当代中医皮科流派临床传承书系

四川文氏皮科流派

艾儒棣◎主审

方明◎主编

中国健康传媒集团
中国医药科技出版社

内 容 提 要

四川文氏皮科流派的渊源，最早可追溯到清朝末年四川佛家名医天应大和尚，经释灵溪上人、文琢之、艾儒棣等医家，薪火相传，守正发展，至今已至六代，历经一百余年。流派融佛、道医学思想，博采古今医家所长，有着独特、完整的理、法、方、药体系，临床疗效显著。本书系统梳理了流派渊源、学术体系、学术特色、常用药物、经典方剂、特色技法与优势病种诊治经验，对于四川文氏皮科流派的学术继承与发展有较高价值，可供皮肤病科临床医师、皮肤病患者阅读参考。

图书在版编目（CIP）数据

四川文氏皮科流派 / 方明主编. -- 北京：中国医药科技出版社，2025.1. --（当代中医皮科流派临床传承书系）. -- ISBN 978-7-5214-4922-8

Ⅰ. R275

中国国家版本馆CIP数据核字第2024FQ1553号

美术编辑　陈君杞
版式设计　也　在

出版　**中国健康传媒集团** | 中国医药科技出版社
地址　北京市海淀区文慧园北路甲 22 号
邮编　100082
电话　发行：010-62227427　邮购：010-62236938
网址　www.cmstp.com
规格　710 × 1000 mm $^1/_{16}$
印张　24 $^1/_4$
字数　447 千字
版次　2025 年 1 月第 1 版
印次　2025 年 1 月第 1 次印刷
印刷　河北环京美印刷有限公司
经销　全国各地新华书店
书号　ISBN 978-7-5214-4922-8
定价　**69.00 元**

获取新书信息、投稿、为图书纠错，请扫码联系我们。

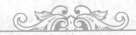

本书编委会

主　审　艾儒棣

主　编　方　明

副主编　肖　敏　艾　华

编　委（按姓氏笔画排序）

　　　　方　明　艾　华　艾忠良　刘紫轩

　　　　李雪梅　肖　敏　陈明岭　郝平生

　　　　郭　静　童丹丹　雷　晴

总　序

　　中医本无学术流派。上自伏羲一画，而分天地，阴阳肇始，要本一家。而后黄帝推演，问道于天师。神农尝百草，日遇七十二毒。乃有针药之分，其用针者，调神化气，以通神明，以虚无之术治有形之身。其用药者，浣涤脏腑，调剂水火，以有形之药而治无形之气。流派之分肇始于此。

　　《汉书·艺文志》载医学有房中、导引、经方、医经四家，其经方十一家。隋唐之际江南诸师秘仲景之书而不传，门户之见生，而医道遂晦。虽有真经在前，而用药之道著于时者自仲景、隐居、之才、元方、孙真人以降，十数人而已。

　　两宋南渡，文兴兵弱，禅、道并起，儒亦随之。乃有理学之盛，乃有鹅湖之辨，儒乃有门户之分，而格致之学为一时之选，时人共识。乃有巨富如东垣者、乃有名儒如丹溪者，由文学而入医学，以格致之学格天地而解病康，乃有思辨之学，乃有门户之分。故曰：儒之门户分于宋，医之门户分于金元，乃有四大家之说，易水、河间、东垣、丹溪。实一而四，四而一也。其理皆本于《内经》，其治皆本于仲景。流派也者，非各见道之一隅而已，须知一派之宗师，必得道之全貌而后乃可就其一端而阐扬。若未窥全豹而欲成一家之言语，开一派之先，未尝闻矣。

　　中医皮肤病内治源于外科消托补三法，复借鉴于内科脏腑经络之说，由学士儒生内观脏腑，思揣生克制化生旺休囚而有所见，实乃由学问而阅历者也。其外治法则，则传自民间匠人之手，出于临床实践，真由阅历而后成学问者也。

　　皮外科肇始神农。《本经》所言大半为外伤、疮疡、疥癣之用。后世刘涓子、陶隐居、巢元方、孙思邈，代有新出。而尤以元方《诸病》所论最详。然元方所论实乃一脉专精之术，而中医皮科流派，实则三派并存：元方其一也，外科东垣之术其二也，脏腑经络之术其三也。以此观之，今日流派，并无第四法门。

　　然皮外科之门开而未久：百年之前民病唯伤寒及疮疡求治于医，以其害人性命于朝夕，余则无论矣；食尚不足以果腹，衣不足以蔽体，疥癣皮毛非所得虑、所能治者。唯升平日久，民生富足，方有中医皮科产生，而燕京赵氏皮科流派为其发轫。1954年，赵炳南先生在当时的"中央皮肤性病研究所"建中医研究室开始，计算至今，中医皮肤科已历68载，庶几近乎知规矩也。众多外科名医、内科名医因使命之感召走入中医皮科行业。复有众多西医开中西结合一派，张志礼、秦万章、边天羽皆一时之选。各个医家互相切磋，如琢如磨。学术交融，互相渗透，而因其所处之时空不同，所治之患者各异，所用之学术模型各别，延绵六十年，各成家法，而成不同流派。

今者，中华中医药学会皮肤科分会专门组织国内专家编写《当代中医皮科流派临床传承书系》，经系统梳理，反复论证，确有独特学术体系且传承三代以上者，定为待扶持的中医皮科学术流派，曰：燕京赵氏皮科流派、燕京金氏皮科流派、盛京皮科流派、龙江皮科流派、齐鲁杜氏皮科流派、北京广安皮科流派、长安皮科流派、海派夏氏皮科流派、黔贵皮科流派、岭南皮科流派、天山刘氏皮科流派、石门皮科流派、吴门孟河皮科流派、盱江皮科流派、湖湘皮科流派、闽山昙石皮科流派、汉上徐氏皮科流派、津门皮科流派、四川文氏皮科流派。

世界之大，以变化为不易之理。从没有流派走向流派产生，是中医皮科学术发展的必经阶段。所谓流派者，非见解互相诋忤，实为各得乎中道，而就所见之患者，自医道之海略取一瓢，以解一方患者之疾苦者也。非为各得一道，道道不同。当知万本一源，众流归海。海也者，神农黄帝之学也，仲景华佗之术也。

众多流派的推出将使学术进一步繁荣，并将促进更广大的医生群体的学术交流，互融互通，互相激发。经过一定时间的充分交流，若干流派，必将再次融汇，产生更高级别的中医皮科学术共识，并带领中医皮科在更高的层面上开创新的学术流派。

作为本书的总主编，在此谨祝丛书能够充分展示各家学术思想，促进中医皮科学术传播与交流，祝愿在不久的将来，我们能够在流派碰撞的基础上，推动中医皮科学术水平达到新的高度。

杨志波

2022年10月

艾 序

常言道：治病必求其本，治病如治水，治其源则流自顺；澄源洁流，犹治病求本，扶正祛邪，重建平衡，则病去体自安。无专长，不可以称学术，无传承，不可以称流派。故流派的确立必须有专长，有学术思想，有传承人，有特色，有代表著作，经代代相传，方能称为"流派"二字。我作为四川省文氏皮科流派的第四代传承人，与第三代传承人共同生活、工作近二十年，把恩师传授我的点点滴滴，全盘托出，与大家分享。现将文氏皮科流派作一简介。

文氏皮科流派的开山祖师是天应大和尚，他是一位走方郎中，行医无定处，居无常处，其生卒年代已不可考。天应大和尚外科医术高明，在蜀中已有口碑，而后更应诏入官为慈禧太后治疗背痈而名声大噪，这在《四川卫生年鉴》中有记载。天应大和尚将全部经验传给释灵溪上人，释氏继承了大和尚的全部经验，精研医技，修合外治，对外科的膏丹丸散潜心研习，达到炉火纯青的地步。释氏在文老（文琢之）十岁时收其为徒弟。文老在成都大慈寺行拜师礼，随即剃度出家，吾师文氏聪颖好学，释氏将毕生本领悉数传授予吾师。文老随师学习八年，内修外治，寒暑从不懈怠，尽得释师真传。出师后悬壶济世，颇受病家欢迎。随后跟蜀中内科名家冯尚忠习脉学三年，尽得内科精髓，再为世人治病，疗效更著，广为病家传颂。文师多才多艺，办过杂志报纸，为防治霍乱送医送药，与任应秋大师合著《霍乱集萃》。主持医师公会，为广大中医药人士维护权益，受到同行称赞。

新中国成立后，国家创办中医学院，文老调入成都中医学院任教，由于师资力量较少，文老同时教授诊断学、温病学、内科学等课程；教学之余还在附属医院外科门诊出诊，并研制膏丹丸散，亲手制作红升丹、白降丹等，亲手为患者换药，疗效十分显著，受患者欢迎，当时在四道街附属医院是一号难求。20世纪70年代，我拜师文老后，文老为了将毕生经验传授于我，不顾中风后手脚不便，在家中教我用青杠材火炼升丹，成功后又教我用焦炭（白煤）炼丹，效果更为显著。待我掌握了炼丹术后，又教我制作膏药（软膏、硬膏），传授我读书要领，先广读书，再精读、细读，原文精彩处要背诵，但要求读书要活，不死记硬背。提出要钻得进去，出得来。这只是读书的第一步。医学必须在临床工作中接受检验，文老要求学生必须坚守临床，动脑筋、动手脚、不怕脏、不怕臭、吃得苦、耐得劳，坚持下去必有寸功，久久为功，才能成功。文老教诲，终生受益。终生牢记恩师的教诲之情，返还于天下病患众生，为减轻患者痛苦而努力。

四川省文氏皮科传承中心建成后，我曾拟一副对联以作纪念。上联：读经典潜心习悟精思笃行医法圆通大道源，下联：多临床审因论治融汇新知不泥不离创新篇。

文氏皮科流派一脉，历经百年，到如今已至六代，有多位学术继承人，形成了学术传承梯队，门人弟子遍及全国多个省市。后继人众，任务亦重，我们要广传文氏经验，弘扬治病救人的医道精神，为振兴中医药事业贡献微薄力量。匆匆数言，以弁书端，是为简介，不当之处，请批评指正。

艾儒棣写于芙蓉城西郊浣花溪畔耕读斋

甲辰年端午节

目 录

第一章　流派概述

第二章　流派学术体系及学术特色

第三章　流派用药经验

第四章　流派常用方剂

第五章　流派特色技法

第六章　流派优势病种诊治经验

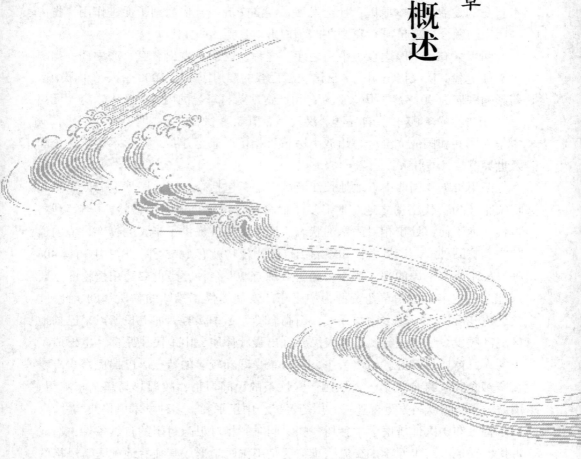

第一章

流派概述

第一节 流派产生背景

医学流派的形成，有其特定的地域文化基础。四川的历史文化背景和地理环境条件，孕育和形成了川派中医的特色。四川文氏皮科流派脱胎于川派中医，也是川派中医的重要组成部分。川派中医是在四川复杂的地理气候和多元的巴蜀社会文化环境等多重因素基础上，经过历代巴蜀中医先贤不懈奋斗而逐渐形成的。地域气候是重要的自然条件，文化渗透与融合是社会核心因素，中医学术自身的发展是根本原因；社会发展、经济交流与合作起到了促进作用，省内外医家的融合交流起到了重要的推动作用。

四川素有"中医之乡、中药之库"之称，巴蜀自古出名医、产中药，据历史文献记载，从汉代至明清，见诸文献记载的四川医家有1000余人，川派中医药影响医坛2000多年，历久弥新；川产道地药材享誉国内外，业内素有"无川（药）不成方"的赞誉。自先秦、汉代，后历经唐、宋、元、明、清各朝代，从中华人民共和国成立至今，川派中医薪火相传、兼容并蓄，其学术影响在全国及世界范围日益壮大。

四川雄踞我国西南，地处长江流域上游，包括今日行政区划上的四川省和重庆市，为古代巴蜀之地，地形复杂而多样。川蜀之地崇山峻岭，天堑阻隔，古代交通不便，处于相对闭塞的状态。地域多样性提供了丰富的物产，境内道地中药材品种多、产量大：如峨眉山仅药用植物就有1655种，其中中药材406种；位于成都平原的都江堰市中药材资源有900余种，是世界药用植物的主要产地之一。丰富的中草药资源为中医药的发展提供了雄厚的物质基础。此外，盆地空气湿度大，时多阴雨天气，山高寒冷，冬季多雾，加上长期以来巴蜀地区战乱频发，疫病流行，巴蜀人民磨练出强壮体质，山地民风彪悍，也形成了巴蜀人民体质禀赋健壮结实为主，但易感受湿邪较多的特点。巴蜀民众素有嗜食辛辣食物、喜食火锅、爱饮酒、常饮茶的民间习俗，故湿热易蕴结于脾胃。因此，不少川派名家重视脾胃、用药轻灵、中正平和，多种学术风格兼容并存，学术特点在中医地域医学中独树一帜。同时，相对艰险封闭的自然条件，造成古代巴蜀地区与中原学术交流困难，这是川派医学形成其独特地域医学风格的重要因素。

由于经历多次战乱、政权更迭及数次疫病流行等因素，四川历史人口数次大规模下降，引发了多次大规模移民潮。据史料记载，四川曾经历八次"移民大潮"。古有秦灭巴蜀之战，引发秦国向蜀移民 4 万余人；三国时期刘备、诸葛亮领兵入西川建蜀汉国，荆楚移民入蜀达 10 余万人；尤其是明末清初因战乱，四川人口从 600 多万骤减到不足 8 万人，几乎"十室九空、千里荒芜"，"天府之国"呈现杂草丛生、虎豹横行的荒凉景象，从而发生了历史上最大规模的"湖广填四川"运动，直至清朝中后期。清末《成都通览》记载"现今之成都人，原籍皆外省人"，说明成都人大多是从外省迁徙而来的移民后裔。发生于近现代以来有抗战内迁、大军南下、三线建设等，因此移民的迁徙与交融逐渐形成了独具特色的四川移民文化，极大改变了本地的居民构成和文化习俗，以及饮食、性格、爱好等特点。在移民文化的影响下，四川文化"从内敛性走向包容性"，在移民带来的先进文化影响下，形成"巴蜀文化具有包容性和积淀性的显著特征"，兼容了全国多地的文化特点。

四川文氏皮科流派薪火相传至今已至六代，历经一百余年。流派最早考证的渊源，可追溯到清朝末年四川佛家名医天应大和尚。根据地方志的记载，清朝末年慈禧太后患背痛，宫廷太医治疗无效，清廷在民间寻访名医。天应大和尚擅用丸散膏丹等外用制剂治疗痈疮疾患，在当时的四川地区四处云游行医，颇有名望，故应清廷传召而为慈禧太后治疗，药到病除，慈禧太后很快就痊愈了，天应大和尚因此而名扬四海。

天应大和尚传人乃释灵溪上人。释灵溪大师，生卒年不详，年轻时师从天应大和尚。释氏出师后，云游四方，曾在成都普贤庵行医，医术精湛，活人无数，享誉甚广。文琢之教授幼年罹患重病，多方求医无果，灵溪大师诊断为外邪入里化热，用急下存阴之法令文师转危为安。文师 10 岁剃度皈依佛门，随侍灵溪大师学医 8 年后出师。释师在继承了天应大和尚外治法的基础上，还善治内外科杂症，从而形成了本流派的雏形。天应大和尚和释灵溪上人积累了众多丰富的中医外科用药经验，但未能系统化，直至释氏亲传弟子文琢之教授将先辈的临床经验沉淀凝练，形成了较系统的学术思想和特色，并收纳弟子，传道授业，在四川地区影响较大，文氏皮科流派应此而生，故后世认文琢之是流派的创始人。

文老师从释氏 8 年，后悬壶执业于成都，再向蜀中名医冯尚忠研习脉学三年，医术精进，内外科兼修。此时正值川内中医事业蓬勃发展，名医涌现。仅成都就有黄济川、"王小儿"王朴诚、"谢小儿"谢铨镕、沈绍九、童辉之、蒲辅周、王伯岳、卓雨农等名医圣手。1939 年间，文老积极参与组建成都市立第一中医诊疗所（1939 年 3 月成立），1943 年 6 月扩建为成都市中医诊疗所，施诊给药免费。文老与各家名医充分交流沟通，博采众长，结合自身临床经验积累，开拓发展，奠定了文氏皮科流派理、法、方、药体系，在四川地区自成一派。

第二节　流派学术渊源

一、丹道源流

从《周礼·天官》记载"疡医"之名开始，我国就有了外科医生和外治药物。巴蜀之地，早在秦朝就有从事丹砂的记载，事迹最早可见于司马迁《史记·货殖列传》中巴清靠开采丹砂致富。汉朝就有外科炼丹活动的记载，历经唐、宋、元、明、清诸代，巴蜀中医外科名医辈出，代有传人。在丹药的炼制应用、毒性药物的使用、治疗方法的创新、外科疾病的治疗等方面，具有独特之处。

因四川鹤鸣山、青城山均是道教圣地，中国最早的炼丹术起源于道家。巴蜀文化及川派中医均有明显的道家特征，道家的炼丹和养生之说，与医学有不解之缘。自古以来，巴蜀地区一直有独立的丹道传授系统。汉代巴国一带的赤斧，就有服食丹药的记载。西汉刘向著《列仙传》记载"能炼丹与硝石，服之身轻，毛发尽赤"。赤斧服丹成仙的故事，在古代广为流传，文学著述多有记载。左思《蜀都赋》中有"山图采而得道，赤斧服而不朽"的诗句。反映了汉代及汉以前巴蜀地区尤其是巴地盛产丹砂与硝石，开采者众，当时已掌握了炼制丹药的方法和技术，服食丹药以求长生不老的风气已广为流传。东汉时期，青城山已有炼丹家传习岷山丹法。《黄帝九鼎神丹经》（原书已亡佚，《抱朴子内篇·金丹》最早著录，考证为东汉初年问世）和《太清金液神丹经》（原著者不详，或托为葛洪著，正一天师张道陵作序，成书约在南朝时期）均诞生于巴蜀地区，其传承也在蜀地。唐元和年间，西蜀江源（今成都崇州市）人梅彪所撰《石药尔雅》是道教历史上第一部专论丹药的著作；五代后蜀道士彭晓（永康人，今都江堰市）撰写的《周易参同契分章通真义》被认定是《周易参同契》（东汉·周伯阳著）不仅是最早的也是最佳的注本之一，"行文晓畅，立论持正"，对后世丹药家影响甚大。五代著名道家陈抟（普州崇龛人，今四川安岳县）作《无极图》《太极图》《易龙图》，创立"先天易学"，奠定了道教内丹修炼的理论基础。蜀地道医人才辈出，知名者有晋代李八百、唐代王玄览、杜光庭、五代末年陈抟、宋代皇甫垣、明代韩懋、清代李西月等。

地理的优势、技术的可能、道医的传承、药物的普及，为四川外科医生提供了便利。四川外科重视使用丹药的特点一脉相承，沿用至今，也成为了四川文氏皮科流派的一大学术特色。我流派先祖天应大和尚和释灵溪上人均善于制作和外用丹药治疗外科疾病。文琢之教授早年苦心孤诣，破解川西灵药"大乘丹"之谜，又经不断试验用于临床，造福无数患者。文老学生艾儒棣致力于挽救濒临失传的炼丹绝技。自 1978 年起开始炼丹教学实践，并坚持亲自授课 30 年，所开设的炼丹课程是国内中医药院校中独有的，使古老的外科绝技得以薪火相传。文老和艾老通过不断钻研，优化炼丹工艺，应用临床 50 余年，疗效显著。

二、远绍释门

文氏皮科流派前两代祖师均为方外高僧，创始人文琢之教授早年也剃度皈依佛门，因此流派与佛教渊源甚厚。自古以来，四川地区佛门僧家知医者众多，著名者有清代僧医本圆。本圆禅师于道光年间乃成都文殊院方丈，改建和扩建了主要殿宇，从而形成现今文殊院的规模。他精研医术，尤其擅长伤寒、金匮之学及针法，撰《铜人针灸》《汇集金鉴》。今成都新繁观音寺有一和尚脉诊塑像，即为四川中医与佛学互通的典型例证。

历代寺庙丛林均有悬壶济世的善举，而天应大和尚和释灵溪上人都是云游四方的僧医，济医度药，深入到社会的最底层，切实感受人们日常生活中的各种痛苦和忧愁，在当时处于战祸频发、缺医少药的巴蜀之地，实属难能可贵，体现了佛家济世慈悲之心，"于暗为明灯，于病为良药"。文琢之教授秉承先祖之志，以济世扶危为己任，1932 年间成都霍乱流行，文师时任成都国医公会救护队副总干事，积极奔走组织医师送医送药，宣传防疫知识。在众人齐心协力下，疫情得以控制。1945 年夏季，成都又一次霍乱横行，来势凶猛，死亡惨重。当时的"国民政府"为获所谓"美授"，作出了所谓中医不得防治霍乱的荒谬规定。文师再一次顶住压力，挺身而出，积极措施，捐款捐药，筹措资金。在西医极少，西药昂贵又奇缺的情况下，中医中药极大限度地发挥了预防和治疗作用，一月之间，治愈霍乱病患三万以上，很快"扑灭"了这场霍乱大流行。文老随即与医界同仁名医任应秋先生将学术经验记录在了《霍乱集萃》一书中，将中医防治霍乱的医理和经验推而广之，实属大善之举。

三、同道融合

流派的传承、发展，与各派医家不断沟通、融合不可分割。文氏皮科流派就是在与不同的医家沟通交流中不断丰富、不断提高。其中，对流派影响较为深远的医家，有罗禹田、陈源生和张觉人，他们亦是艾儒棣教授的传道恩师。以下略作介绍。

（一）罗禹田

罗禹田（1905—1990），国内中医骨外科名家，中医界名宿，学验俱丰，尤以手法整复骨折、软组织损伤、骨病、烧伤、外科杂病、皮肤病见长，深为病者乐道，学生称颂，同道赞许。艾儒棣教授跟随罗老学习十多年。其间，艾老等人将罗老的临床经验总结汇编，出版了《中医外科临证集要》一书。罗老在长期的临床中，除以《内经》《伤寒》《温病》等经典著作作指导外，亦用易学理论与医学相结合，医技更是精湛，曾著《连山易医学讲稿》一书。

艾儒棣教授师从罗老，将罗老强调中医整体观、主张"四诊八纲融于外科诊断与辨证之中"等理念和学术思想指导到自己的临床实践，丰富了文氏皮科流派的学术体系。艾老继承了罗老家传秘方"罗氏伏水丸""紫榆膏"等外用制剂的制作方法，其中有些至今仍是成都中医药大学附属医院皮肤科的院内制剂，临床疗效显著，形成了流派丰富多样的特色外用制剂。

（二）张觉人

张觉人（1890—1981），四川广安人，13岁开始学医，继而师从多名丹道医家，毕生致力丹道研究，著有《外科十三方考》《丹药本草》《中国炼丹术与丹药》等书，擅长炼丹术及用丹药治疗外科疑难病症。在文琢之老和陈源生老的推荐下，艾儒棣结识了张觉人教授，对张师的炼丹术十分推崇，跟随张师学习炼丹术及临床用药经验，张师见艾老学习刻苦认真，将其宝贵经验全部传授。艾老得其真传，将红升丹、白降丹的制作秘方及马钱子的用法尽数发扬。其间，艾老还和文老、张老一起进行了古代秘方"大乘丹"的考证和研究工作。他们破解、还原了"大乘丹"的配方，并进行了工艺改良，临床用于治疗骨关节结核、皮肤慢性溃疡等疾病。艾老从张觉人老先生那里继承所得的炼丹工艺、用药经验等，经过无数的临床实践和沉淀，也成为了文氏皮科流派独具特色的"传家之宝"。

（三）陈源生

陈源生(1897—1992)，四川铜梁人，重庆中医研究所研究员、顾问。陈老出身中医世家，致力于中医临床工作六十余年。对《伤寒论》《金匮要略》的临床意义多有阐发，善于汲取各家学说的长处，对中草药的研究尤有心得。治病不拘成法，主张轻灵巧取，在内、妇、儿科临床上，有较深的造诣。著有《临床常用中草药选编》《简便验方歌括》等书。

陈老常说"活泼圆通医家诀，不离不泥是津梁"，从中艾老领悟到只有通过熟悉和掌握辨证论治的法则，才能步入"谨守病机，各司其属"的境界。因而在几十年的行医生涯中，艾老一直谨记老师良言，临证时严守辨证论治原则，立方简便，用药灵活，治愈了许多疑难杂症。后在研究红斑狼疮疾病过程中，提出了"谨守病机，分期辨证治疗"之观点，或正是脱胎于此。

此外，陈老有独到的用药经验，强调中医宝库包罗万象，不可小视草药单方。陈老为了证实《本草纲目》上关于蓓草、穰草等草药的确切疗效，曾不顾年老体弱，数临悬崖峭壁，采集标本，并先在自己或家人中试用。经过反复试验，证实了对西医诊断之结核病等有显著的疗效；此外，还广泛运用其治疗尿路感染、风湿、低热、肺炎、尿毒症等，都取得较理想的效果。如陈老治疗水肿，用百合知母汤加梓实、鸭跖草、六月雪效果十分显著，艾老则融会贯通将其用于治疗狼疮肾炎，疗效甚佳。

第三节　流派传承核心人物

一、创派祖师文琢之

文琢之（1905—1991），享年 86 岁。四川射洪人，自幼拜师四川方外名医释灵溪上人学习医术，出师后在成都悬壶应诊。后又随蜀中名医冯尚忠精研脉学三年，更兼精通内外科，而后名扬川蜀。文老早年致力于积极传播宣扬四川中医，曾著《医林人物剪影》，生动介绍了当时的四川中医名家。新中国成立后，文老受命创建成都中医学院中医外科专业，授业收徒，制定了多种外用制剂的配方和工艺，文氏皮科流派由此而形成。文琢之学术造诣深，经验丰富，以善治肿块、皮肤病及各种疑难杂病而闻名遐迩，其学术思想和诊疗特色主要包括以下几方面。

1. 倡导内外合治

文师虽然从事外科，但很重视内外合治。他指出，习外科者，必须以《内经》《伤寒论》《金匮要略》《温病条辨》等经典著作来指导临床，结合外科疾病的特点，审其因、究其根、治其本，则效果大彰；反之，不习《内经》《难经》，不探索疾病之源，仅以刀圭之术治病，或只司外治，或仅操数方以治疾，皆非外科医师也。文师指出："人体表现于外的痈疽疔疖，犹江之浊流，树之枯叶，只有澄其源而流自清，润其根而叶乃茂。"

2. 健脾化湿以绝生痰之源，补肺理气以净留邪之所

文师治怪病，多从痰入手。凡怪病多有肿块。朱丹溪指出，人身上、中、下有块者，多是痰，而痰要形成肿块，起因是气血运行的失常，导致气滞、血瘀、痰凝三者相互交结，则可发生有形之肿块。肿块可发于人身各处，外至皮肤、肌肉、骨骼，内及五脏六腑，无处不到，多数可称其名，亦有不可名者，故以怪病论之。其治法，当以顺气为先，见痰休治痰。

3. 发皇古义，融汇新知

文师临证师古而不泥古，方药灵活多变，对中医学理论多有独到见解。尤其是文老晚年还结合新学发皇古义，对西医缺乏特效药物治疗的系统性红斑狼疮，运用中医学理论研究，辨证求因，探索其源，发现了肾虚邪实是系统性红斑狼疮一病的特点。因肾虚则五脏六腑皆虚，红斑狼疮尤以肾阴虚为主，阴虚则阳亢，虚热盛迫血妄行则出现红斑、发热、鼻衄、口糜等症状，邪热炽盛，甚至引发高热而邪犯五脏六腑。因而，肾虚是其本，邪实为其标。

二、流派发展者艾儒棣

艾儒棣，男，1944 年 6 月生，重庆永川人，中共党员，本科学历，成都中医药大学教授、博士研究生导师。他 1970 年毕业于成都中医学院中医专业，是第五、六批全国老中医药专家学术经验继承工作指导老师。2009 年获四川省教育厅"四川省教学名师奖"，2013 年被四川省人民政府授予第二届"四川省十大名中医"称号，2015 年被四川省卫生和计划生育委员会评为"四川省卫生计生首席专家"，2016 年被国家中医药管理局、教育部、国家卫生和计划生育委员会评为"中医药高等学校教学名师"，2022 年被国家中医药管理局评为"第二届全国名中医"。

艾儒棣教授在临床一线工作 50 余年，谨严从医，善治红斑狼疮、天疱疮、硬皮病等重大疑难疾病。基于中医理论辨证论治，以缓解疾病进程，降低死亡率，其临床经验和技术在省内外多家同行单位推广应用，起到引领示范作用。艾儒棣教授提出"以健脾为中心，重建脏腑平衡"的学术思想，包括"脾肾互用""心火脾湿""扶正祛邪、重建平衡"等理念，为中医皮肤科理论发展做出突出贡献。针对疑难疾病，艾儒棣教授提出以"虫蚀为疡"治疗慢性溃疡、"通络开腠"治疗硬皮病、"补肾为要"治疗红斑狼疮等独特观点。

艾儒棣教授成功研制出新药消核片，发表学术论文 200 余篇，编著相关著作及规划教材 16 部，其中主编 10 部、副主编 5 部、主审 2 部。他历时 10 年主编《中华大典·医学分典·外科总部》，首次对 1910 年以前中医外科学古籍进行全面、系统的整理和汇编，具有重要的文献研究和临床参考价值。他先后主

持和参加科研项目 25 项，获国家专利授权 6 项。

艾儒棣教授作为四川"文氏皮科学术流派"第四代传人，为发展、弘扬流派学术精华做出了重要贡献。他自 1978 年起开始进行炼丹教学实践，亲自授课 30 年，其炼丹课程在国内中医药院校中独树一帜，使濒临失传的外科绝技得以薪火相传。他在省内外多家中医院建立名老中医药专家传承工作室，积极推进当地中医皮肤科建设，扩大了学派的学术影响。

三、传承医家

（一）陈明岭

陈明岭，男，医学博士，教授，博士研究生导师。目前担任成都中医药大学临床医学院／附属医院中医外科学教研室主任，国内知名的中医外科、中医皮肤科专家。第五批全国老中医药专家学术经验继承人，师从艾儒棣教授。四川省第九批学术和技术带头人后备人选，四川省卫生厅第二届有突出贡献中青年专家，四川省第四批名中医，担任《中国皮肤性病学杂志》编委，四川省优秀中医人才指导老师。陈明岭作为负责人成功申报了国家中医药管理局"四川文氏皮外科流派传承工作室建设项目"（全国共 64 家），该项目已于 2016 年顺利通过国家验收。

陈明岭在传承艾儒棣教授辨治雄激素性脱发的基础上，提出先天禀赋异常为其本，嗜食肥厚辛辣为其因，毛发失于濡养而致脱落为其果，湿热熏蒸及阴虚血瘀为其发病的关键环节，在治疗上重用化脂降脂及清热除湿解毒中药。

（二）艾华

艾华，川派中医外科第五代学术传人。艾华在中医研究和临床实践方面，坚持继承和发扬川派中医外科的学术优势，在皮肤疾病、免疫系统疾病以及消化系统疾病的诊疗中逐渐形成了自己的特色。提出了玫瑰糠疹、银屑病等皮肤病异病同治的思路，并在临床实践中取得了较好的疗效。结合生物材料和先进制备工艺，针对学派传统外用制剂临床使用不方便、患者接受度低的情况，开发了一系列中医外科、皮肤科现代化制剂。参与撰写《中华大典·医学分典·外科总部》《艾儒棣（当代中医皮肤科临床家丛书）》《文琢之（川派中医药名家系列丛书）》《艾儒棣（川派中医药名家系列丛书）》等。

艾华现任四川大学教授，博士研究生导师，国务院政府特殊津贴专家。美国医学与生物工程院 Fellow，国际生物材料科学与工程联合会 Fellow，中国生物材料学会会士。国家药监局《中药研究技术指导原则》翻译项目专家组成员，国家药监局第二届医疗器械分类技术委员会执行委员。目前担任多家国际学术期刊编委，入选中国高被引学者榜单以及全球前2%顶尖科学家终身影响力榜单。

（三）郝平生

郝平生，博士，博士研究生导师，四川省名中医，成都中医药大学中医外科教研室副主任，成都中医药大学附属医院皮肤科副主任。师承全国名老中医艾儒棣教授，为第六批四川省中医药学术技术带头人、第六批全国老中医药专家学术经验继承人、四川省优抚医疗专家，建立"郝平生四川省名中医工作室"。擅长中西医结合治疗痤疮、玫瑰痤疮、激素依赖性皮炎、湿疹、银屑病、急或慢性荨麻疹、色素障碍性皮肤病（黄褐斑、白癜风等）、各型脱发、结缔组织疾病（系统性红斑狼疮、皮肌炎等）、大疱性皮肤病、变应性血管性疾病、腋臭、疣疹类与疣等病毒性皮肤病以及慢性皮肤溃疡等。

在艾儒棣教授"扶正祛邪、重建平衡"理论的基础上，结合艾老辨治银屑病"本虚标实""阴阳失衡"之证，提出了其标在血热，本在肾阴亏虚，热邪是其主要致病邪气，而肾阴虚、肾不藏精是发病的内在基础的认识，带领研究团队对具有"清透滋肾"之功的加味凉血消风散开展研究，获得国家自然科学基金资助1项、四川省科技厅项目1项、四川省中医药管理局课题2项。并对四川文氏皮科流派的外用药物进行了剂型开发研究，如七星丹水凝胶剂型开发，获得四川省中医药管理局课题1项、四川省科技厅苗子工程项目1项；外用五皮饮泡腾片的剂型开发，获得四川省干部保健科研课题资助1项，并对其疗效与作用机制开展了研究；在参黄膏的基础上，开发了柏参氧化锌糊剂，并研究其疗效与作用机制。

（四）肖敏

肖敏，主任医师，博士研究生导师，国家中医药管理局全国名老中医药专家传承工作室建设项目艾儒棣工作室负责人，四川文氏皮肤省级中医经典传承中心继承人，现任成都中医药大学附属医院皮肤科副主任（主持工作）。擅长运用中西医结合的方法诊疗皮肤病，具备独到见解和丰富的临床经验，特别是在慢性皮肤溃疡、银屑病、痤疮、黄褐斑、脱发和荨麻疹等疾病的治疗上表现突出。

在艾儒棣教授的引领下，结合临床与科研，凝练了主攻方向，致力于守正创新。深入学习并继承了艾老关于慢性皮肤溃疡"虚"与"瘀"的学术精华，提出"调和气血、疏通经络"的综合治疗方法。辨证施治中，不仅关注表面症状，还深入探讨患者整体状况。在此基础上，从新的角度进一步揭示了慢性皮肤溃疡的发病机制，挖掘治疗的分子靶点，为相关研究提供了新思路。通过科技创新，成功改善了慢性皮肤溃疡难治、易复发的问题，帮助患者缓解病痛，提高了治愈率和生活质量。同时，善于从意象思维论治皮肤病，尤其对雄激素性脱发和顽固性皮肤瘙痒有独到见解。这种独特思维为中医药临床理论的发展提供了新思路，有助于疾病分析、治疗方法创新及药物功用扩展。此外，每年在国家及省级学术会议上讲授 10 余次，着力推广流派学术经验。

（五）郭静

郭静，主任医师，二级教授，博士研究生导师，国家中医药管理局青年岐黄学者，第七批全国老中医药专家学术经验继承工作继承人，第十四批四川省学术和技术带头人，四川省天府青城计划科技菁英，第四届四川省卫生健康领军人才。主持国家自然科学基金项目 4 项，省部级及以上课题 27 项，发表高质量论文数篇，申请专利多项。擅长中西医结合诊疗皮肤病，特别是对黄褐斑、急慢性湿疹、带状疱疹后遗神经痛、慢性荨麻疹等皮肤病有独特见解，运用"生殖轴序贯调周法"治疗黄褐斑，创立"培土固元法"治疗小儿湿疹，针药联合治疗带状疱疹后遗神经痛等。

郭静师从艾儒棣教授，为艾儒棣教授学术经验继承人，在艾儒棣教授的引领下紧密结合临床与科研。以艾儒棣教授从"伏瘀"论治慢性荨麻疹为基础，结合"少阴有余"理论，辅以昼夜节律及瘙痒神经环路，探索、发掘经典名方的作用机制及治疗突破口，科技成果"中医药防治慢性荨麻疹的作用机制攻关及临床应用推广"及"四川文氏皮科流派学术研发及推广应用的示范引领作用"先后获得中华中医药学会科学技术奖三等奖、重庆市科学技术奖二等奖、四川省科技进步奖三等奖、四川省中医药学会绿叶杯科学技术奖二等奖等。

（六）雷晴

雷晴，主任医师，硕士研究生导师，国务院政府特殊津贴专家，全国名老中医药专家艾儒棣学术经验传承人，四川省中医药管理局学术和技术带头人，天府青城计划医疗卫生领军人才。从事中医皮肤病临床工作已三十余年，擅长中西医结合诊疗痤疮、湿疹、特应性皮炎、银屑病、黄褐斑、脂溢性脱发、毛囊炎、荨麻疹、结缔组织病、围绝经期前后所致的损容性疾病等，建有"雷晴名中医工作室"。

皮肤病的发生大多与湿邪密切相关，雷晴结合四川独特的地理环境和气候特点，认为寒湿之邪在此地高发。艾儒棣教授认为，寒湿伤脾胃，在治疗皮肤病过程中尤其重视脾胃，以健脾祛湿为要。雷晴在艾儒棣教授以健脾祛湿、顾护脾胃论治湿疹的基础上，提出"通利三焦之法"，善用"三焦气化"理论，认为湿疹通常是因风、湿、热三邪在三焦内积聚所致，由于邪气内停和三焦气化失调，气血津液运行失常，水液代谢发生障碍，从而导致水湿停聚，形成湿疹。选用五苓散合四妙散治疗湿疹，以通利三焦、利水渗湿，并在临床上取得了显著疗效，为湿疹的治疗提供了新的视角和方法。

（七）方明

方明，女，医学博士，第七批全国老中医药专家学术继承经验继承人，四川省第五批老中医专家艾儒棣教授学术经验继承人，四川艾儒棣中医研究所负责人。方明跟随艾儒棣教授学习，至今已有15年。本科毕业于上海交通大学化学化工学院，在美国获得材料科学硕士，有扎实的材料学研究基础。平素热爱中医文化，归国后成为艾儒棣教授弟子，随师临床见习，整理老师临床经验和川派中医外科学派的传承资料，发表多篇相关学术论文，参编《中华大典·医学分典·外科总部》《艾儒棣（当代中医皮肤科临床家丛书）》《文琢之（川派中医药名家系列丛书）》《艾儒棣（川派中医药名家系列丛书）》多本学术著作。

方明继承艾儒棣教授"以健脾为中心，重建脏腑平衡"的学术思想，提出临床应用健脾理论须重视三个方面，即脏腑之根本、调节水道之基础、一身气机之枢纽。擅长中医药治疗皮肤疾病、免疫系统疾病，特别是对红斑狼疮、硬皮病、痤疮、荨麻疹、黄褐斑、湿疹等疾病的治疗有独到经验。此外，方明团队秉承"继承不泥古、发扬不离宗"的理念，在继承流派多样化的特色外用制剂的基础上，致力于研究和开发中医皮肤科外用药现代化制剂工艺，将先进的生物材料技术融入传统中医外用配方，打造一个中药经皮给药新剂型的技术平台。

（八）陈红风

陈红风，女，医学博士，二级教授，主任医师，博士研究生导师，上海市名中医。上海中医药大学附属龙华医院中医外科教研室主任，原乳腺科主任。2009年至2011年入选"全国第二批优秀临床人才培养计划"，拜艾儒棣教授为师，从临床实践中体会"扶正祛邪、重建平衡""脾肾同治""怪病从痰论治"等学术观点，对外科慢性、疑难疾病，如红斑狼疮多脏器损害、皮肌炎、再生性皮炎、薄样肉芽肿湿疹样改变、乳腺增生、体表恶性肿瘤等诊治尤显重要。通过跟师学习拓宽视野，启迪思路，更增强了中医药诊治外科疾病的信心和决心。

（九）李领娥

李领娥，女，主任医师，教授，研究生导师。现任石家庄市中医院皮肤科主任，国家临床重点专科（中医）专业、国家中医药管理局"十二五"重点专科——皮肤科学科带头人。从事临床工作近 30 年，入选国家中医药管理局第三批中医优秀临床人才项目。2013 年拜师艾儒棣教授，系统学习艾老"健脾固本"的学术思想及外治疗法思路，并在临床实践中结合所学，拓宽解决疑难杂症（如坏疽性脓皮病）的思路，提高了临床疗效。在艾老的长期指导下，推进了科室和学科的发展，获批了国家临床重点专科（中医）专业，并成立了国家中医药管理局"十二五"重点专科——皮肤科学科，当选"石家庄市十大名中医"。出版著作 25 部，参编著作 20 余部。

附　流派传承图谱

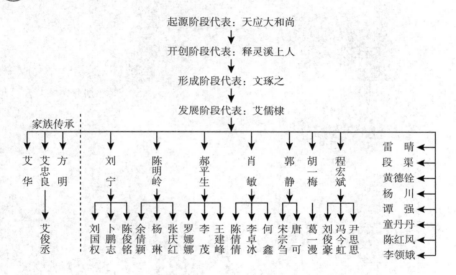

第二章

流派学术体系及学术特色

第一节　学术体系

一、内外合参，整体论治

四川文氏皮科流派创始人文琢之教授，倡导针对中医外科、皮科疾病应内外并举，合而治之。他指出，习外科者，必须以《内经》《伤寒论》《金匮要略》《温病条辨》等经典著作来指导临床，结合外科疾病的特点，审其因、究其根、治其本，则效果大彰；反之，不习《内经》《难经》，不探索疾病之源，仅以刀圭之术治病，或只司外治，或仅操数方以治疾，皆非外科医师也。曾言："人体表现于外的痈疽疔疖，犹江之浊流，树之枯叶，只有澄其源而流自清，润其根而叶乃茂。"如被文师推崇的医家汪机，在《外科理例》中说"外科者，以其痈疽疮疡皆见于外，故以外科名之。然外科必本于内，知乎内，以求乎外，其如视诸掌乎""有诸中，然后形诸外。治外遗内，所谓不揣其本而齐其末，殆必己误于人，己尚不知；人误于己，人亦不悟。呜呼！己虽不知，天必知之；人虽不悟，神必识之"。又如陈实功在《外科正宗》中指出："医之别内外也。治外较难于治内何者？内之症或不及其外，外之症则必根于其内也。此而不得其方，肤俞之疾亦膏肓之莫救矣。"

中医认为，人体是一个有机的整体，人和外界环境密切相关。人是自然的一部分，即人与天地相应，由于人体系统与外界、环境之间存在着密切联系和相互作用。当人体受到各种致病因素的侵袭，机体的阴阳平衡状态被打破，就会发生疾病。局部的病邪可以影响到全身，全身正邪变化也可以外现于局部病变。外科疾病虽多发于体表，但与气、血、津、液、脏腑、经络密切相关。正如朱丹溪所言："盖有诸内者，形诸外。"在临床诊治工作中，要善于运用整体观，舍末求本，应"视其外应，以知其内者，当以观外乎诊于外者，斯以知其内"，抓住疾病的实质，才能提高认识疾病和治疗疾病的水平。《灵枢·玉版》对外科的发病就有论述："病之生时，有喜怒不测，饮食不节，阴气不足，阳气有余，营气不行，乃发为痈疽。"中医对外科疾病病因的认识是基于整体观出发的，既有六淫邪毒、特殊之毒、外来伤害之外因，也有情志内伤、饮食不节、房劳损伤等内因。机体在各种致病因素的作用下，发生阴阳失衡，正邪消长，气、血、津、液、脏腑功能紊乱，通过经络的联系，外合皮毛，表现为皮肤的病理生理变化。

（一）与六淫邪毒的关系

六淫即风、寒、暑、湿、燥、火六种外感病邪的统称。当气候变化异常，六气发生太过或不及；或非其时而有其气；或气候变化过于急骤，超过了一定的限度，使机体不能与之相适应的时候；或是人体抗病力低下不能适应气候变化时，六气由对人体无害而转化为对人体有害，成为致病因素，统称六淫。《外科启玄·卷之一·明疮疡当分三因论》说："天地有六淫之气，乃风、寒、暑、湿、燥、火，人感受之则营气不从，逆于肉理，变生痈肿疔疖。"六淫致生外科疾病，各有特点，当以区别。

风邪所致皮肤病，常发无定处，其肿宣浮，患处色红或皮色不变，走注甚速。常伴恶风、发热、汗出脉浮等表证，多发于面部或者肢体上部。

寒邪致病多为阴证，常侵袭人的筋骨关节，患处多苍白；或青紫或紫绀，局部不温；或麻木或疼痛，不红不热，肿势散漫，痛有定处，得暖则减，遇冷则剧，化脓迟缓。常伴恶寒、四肢不温、小便清长等全身症状。

暑邪为阳证，致病呈一派火热之象。多见患处焮红肿胀，糜烂流脓或伴滋水，或痒或痛，遇冷痛减。常伴口渴、神疲乏力等全身症状。

湿邪为阴邪，黏滞重浊。致病时常见局部肿胀，皮色不变，或皮肤出现丘疹、水疱，破后局部滋水、淋漓不尽、瘙痒。常伴胸闷、食欲不振、肢体乏力等全身症状。且病程较长，常缠绵难愈。湿易合并他邪，致病更为复杂。

燥邪易侵犯手足、皮肤、黏膜等部位，见患部皮肤干燥、枯槁、皲裂脱屑，毛发不荣等。常伴口干唇燥、咽喉干痒或干燥疼痛等全身症状。燥邪多伤人体阴液，故以血虚阴亏之象多见。

火为阳邪，致病多为阳证，来势猛急，焮红灼热，肿势高突，皮薄有光泽，疼痛剧烈，易化脓腐烂；或有皮下红斑、结节。常伴口渴喜饮、小便短赤、大便干燥等全身症状。多发于人体上、中部，颜面五官等部位。

"五气过极，均能化热生火"，六淫中的风、寒、暑、湿、燥，均能化热生火。《医宗金鉴·外科心法要诀》指出："痈疽原是火毒生，经络阻隔气血凝"，在外科疮疡类疾病中，多出现红、肿、热、痛病变，尤以热毒、火毒致病的情况最为常见。

（二）与外来伤害的关系

多数属意外损伤，诸如跌扑损伤、烧烫伤、冻伤等，均可直接伤害人体，引起局部气血凝滞，郁久化热，热胜而肉腐等病变。同时，亦可因外伤染毒而再发疔、痈、破伤风、红丝疔、脱疽等病。

（三）与感受特殊之毒的关系

特殊之毒，包括虫毒、蛇毒、狂犬毒、漆毒、药毒、食物毒和疫疠之毒等。这些特殊之毒导致特殊外科疾病的发生，有的是因禀赋不耐受而发，如漆毒、药毒、食物毒等；有的则是机体不胜克伐，如蛇毒、狂犬毒等。疫疠之毒，吴又可在《瘟疫论》中明确指出，疫疠之气传染的途径是"自口鼻而入"，并有"一病一气"之说。疫疠之毒具有传染性，其所特有的病毒、病菌，侵犯一定的组织，即可引发疾病，如痄腮、麻风、麻疹等。毒邪致病，发病急骤，局部多表现为灼热剧痛或麻木不仁，并伴有发热、口渴等明显的全身症状，病情重则可危及生命。

（四）与情志内伤的关系

喜、怒、忧、思、悲、恐、惊等七情是人类所特有的情感表现，是人类正常的精神活动。但是长期的精神刺激或突然遭受情感创伤，超出了机体调节的范围，就会导致机体的气血、阴阳、脏腑、经络功能失常，从而引发疾病。情志活动与内脏功能有着密切关系。《素问·阴阳应象大论篇》云"人有五脏化五气，以生喜怒悲忧恐"，又说"肝在志为怒""心在志为喜""脾在志为思""肺在志为忧""肾在志为恐"，故情志活动异常也多病及相关脏腑。反过来，脏气的虚实亦可导致情志改变，影响疾病的发生、发展、转归。如银屑病患者、结缔组织病患者、某些病毒感染性患者的病情轻重，与情绪变化就有较为密切的联系。因此，应对此类患者进行心理疏导，帮助患者建立正确的疾病观，也是治疗的重要手段之一。

（五）与饮食不节的关系

脾胃为人之后天之本，是人体消化、吸收食物，并输布精微物质的重要脏器。饮食不节，包括饮食太过、饮食偏嗜、饮食不及和饮食不洁等四个方面。饮食不节均可伤及脾胃，导致水谷精微的消化、吸收、输布功能异常而生病变。如恣食膏粱厚味、醉酒炙煿或辛辣之品，使脾胃功能失常，湿热火毒内生，复感外邪，就容易发生痈、有头疽、疔疮等阳证疮疡，亦可发生痤疮、酒渣鼻等其他皮肤病；湿热致瘀，内结肠道，则易发生肠痈等急腹症。饮食不及或过饥失饱，胃肠无法充养，则脾胃自伤。气血生化无源，外不能润泽肌肤、四肢百骸，内不能濡养五脏六腑，易导致各种因营养物质不足而引起的皮肤疾病。

（六）与劳伤虚损的关系

主要指过度劳累、劳神、房劳等，导致脏腑气血受损，阴阳失调而发病。

过度劳倦则伤脾，生化之源不足，导致元气虚弱。元气为人体生化动力源泉，一旦虚弱则百病丛生。如卫气虚则外邪侵袭；中气虚则脾胃运化无力；脾虚下陷则易患脱肛等；营气虚则血液流行不畅，久立负重则造成下肢经脉瘀血阻滞而发生臁疮等病。劳神则血虚，肌肉、毛发不能濡养，则见毛发枯槁、皮肤干涩、肢体麻木或运动无力失灵。房劳过度则肾精耗伤，肾气亏损，冲任失调，如复遇外邪侵袭，乘机侵入筋脉骨骼，则气血凝滞，筋骨失养，致生瘰疬、流痰等病。

各种致病因素，可以单独致病，也可以两种以上因素同时致病，且常内、外合邪致病。因此，外科疾病的致病因素各异，每种疾病的致病因素应具体分析，不可一概而论。正如喻嘉言说："疮疡之起，莫不有因。外因者，天时不正之时毒也，起居传染之秽毒也。内因者，醇酒厚味之热毒也，郁怒横绝之火毒也。"

（七）与气血的关系

外科疾病的发生与发展，与人体气血盛衰、运行有着密切的关系。《洞天奥旨·疮疡内外论》云"但天地之六气，无岁不有；人身之七情，何时不发。乃有病有不病者，何也？盖气血旺而外邪不能感，气血衰而内正不能拒。此所以六气之伤，伤于气血之亏，而七情之伤，亦伤于气血之乏也"，明确指出了疾病与气血盛衰有着密切关系。气血旺盛，疾病变化快，病程相对短，易肿、易脓、易溃、易敛，多顺证，易治；气血虚弱则病程长，缠绵难愈，发病后难肿、难脓、难溃、难敛，易生变证。另一方面，气、血具有运动的特性，人身气血相辅而行，周流不息。当致病因素作用于人体后，破坏了气血的正常运行，造成了病变部位的气血凝滞，轻者出现疼痛、肿块、出血、面色黧黑、肌肤甲错、舌质紫暗或有瘀斑瘀点等，重者可出现局部缺血坏死。疾病的发生、发展是一个动态的过程，通过祛除病因，恢复气血运行功能，可使局部气血得以通畅，痛减、肿消、结散，则症状得以消退。

（八）与脏腑的关系

人体是一个完整、统一的有机体，人的正常生命活动通过各脏腑间的协同和相互制约以维持协调平衡。《素问·至真要大论篇》曰："诸痛痒疮，皆属于心；诸湿肿满，皆属于脾"，前人也有"凡疮疡，皆由五脏不和，六腑壅滞，令经脉不通则生焉"的说法。这些都表明，外科疾病的发生与脏腑功能失调有着密切的关系。脏腑内在的病变可以反映于体表，反之，局部发生的病变也可以反映内在脏腑的功能状态。此外，体表的毒邪通过经络的传导作用，也可以影响脏腑而发生病变。所谓有诸内者，必形诸外，通过外科病之表面现象，可以推断出脏腑的深在病变。

（九）与经络的关系

经络是联络沟通五脏六腑、联系上下内外、连接四肢百骸的传导通路，也是传导毒邪的通路，它具有沟通联系、运输渗灌、感应传导的功能。体表的毒邪，由外传里，内攻脏腑；脏腑内在的病变、邪毒，由里出表，外达肌肤，均是通过经络传导来完成的。局部经络阻塞，是疮疡疾病发病的重要机制之一。此外，经络局部出现问题，也能成为发病的重要条件。

通过认识患处部位的所属经络，可以对疾病的病变性质和发病原因进行判断。如发在胸胁和外阴的蛇串疮与肝经有关系，发于鼻部的痤疮与肺经有关系，发于口周的口疮与脾经有关系等。而经络气血的多寡，又决定了疮疡外科的疾病预后。如发生在多气多血之经，治疗较为容易；发生在多气少血之经，病程长，疾病易反复发作。临床某些皮肤病较难治愈，且反复发作，实与病位经络之气血多少有关。

二、以健脾为中心，重建脏腑平衡

在文师内外合治、强调整体观的基础上，艾儒棣教授结合四川地区气候湿润多雨、日照少的湿气偏胜特征，以及现代人多思、压力大、熬夜、少动，喜欢冷饮、奶茶等甜食，或嗜好肥甘厚味，临床多见腻苔、舌质偏淡或偏暗、舌边齿痕，其体质多为脾虚湿滞，病证多见虚实夹杂的特点，提出了"今之病患因饮食无节制、起居无常、精神压力大而内伤脾胃者居多。与古代病证有相似之处，但也有新的临床特征和病机变化"的观点。因此，艾老在继承先贤脾胃学说的基础上，结合自有临床经验，完善了学派"以健脾为中心"的学术思想体系。

（一）脾胃为脏腑根本，临床应首重脾胃

治病必求于本，本于阴阳。从古至今，临床医家都十分重视后天之本——脾胃的保养护理，正如明代医家李中梓在《医宗必读》指出："安谷则昌，绝谷则亡。犹兵家之饷道也。饷道一绝，万众立散；胃气一败，百药难施。一有此身，必资谷气。谷入于胃，洒陈于六腑而气至，和调于五脏而血生，而人资之以为生者也。故曰后天之本在脾。"

五行之中，脾为中土。《素问·太阴阳明论篇》曰："脾者，土也，治中央。"《类经·卷三》云："脾胃皆属乎土，所以生成万物，故曰法天地也。土为万物

之本，脾胃为脏腑之本，故上至头，下至足，无所不及。"而外科三大流派之首的陈实功也十分重视脾胃，其在《外科正宗·痈疽治法总论》中指出"脾胃者，脾为仓廪之官，胃为水谷之海。一表一里，一纳一消，运行不息，生化无穷，至于周身气血，遍体脉络、四肢百骸、五脏六腑，皆借此以生养。又谓得土者昌，失土者亡……所以命赖以活，病赖以安，况外科尤关紧要"。故文氏皮科流派在中医外科、皮肤科疾病的治疗中，一直强调首先重视脾胃。

（二）脾胃为散逸精气、调节水湿的通道基础

湿邪乃皮肤病发病的重要病因之一，如临床常见之湿疹、脂溢性皮炎/脱发、结节性痒疹、天疱疮、脓疱病等，均与湿邪在体内的形成、运化及积聚有着密切的关系。因此，善治皮肤病者，必善治湿邪。脾胃乃运化、调节水湿的重要通道。《素问·经脉别论篇》曰："饮入于胃，游溢精气，上输于脾。脾气散精，上归于肺，通调水道，下输膀胱。水精四布，五经并行，合于四时五脏阴阳，揆度以为常也。"《类经·卷三》注解道："水饮入胃，则气化精微，必先输运于脾，是谓中焦如沤也。脾乃散气，上如云雾，而归于肺，是谓上焦如雾也。肺气运行，水随而注，故肺能通调水道，下输膀胱，是谓下焦如渎也。"

（三）脾胃为一身气机升降的枢纽

李东垣提出升降理论，在《脾胃论·天地阴阳生杀之理在升降浮沉之间论》说道："盖胃为水谷之海，饮食入胃，而精气先输脾归肺，上行春夏之令，以滋养周身，乃清气为天者；升已而下输膀胱，行秋冬之令，为传化糟粕，转味而出，乃浊阴为地者也。"他将脾胃视作人体气机升降的枢纽，强调脾气升发的重要性；朱丹溪作了进一步的补充，在《格致余论·鼓胀论》有言"心肺之阳降，肾肝之阴升，亦成天地交之泰，是为无病之人""脾具坤静之德，而有乾之运，故能使心肺之阳降，肾肝之阴升"，提出"心肺之阳降，肝肾之阴升"的五脏系统的升降运动。其水火升降之论，明确"心为火居上，肾为水居下，水能升而火能降，一升一降，无有穷已"。清代医家黄元御结合先贤观点，完善了升降理论，明确脾胃在其中的作用。《四圣心源·卷四·老伤解·中气》云："脾为己土，以太阴而主升，胃为戊土，以阳明而主降，升降之权，则在阴阳之交，是谓中气。胃主受盛，脾主消化，中气旺则胃降而善纳，脾升而善磨，水谷腐熟，精气资生，所以无病。脾升则肾肝亦升，故水木不郁，胃降则心肺亦降，金火不滞。火降则水不下寒，水升则火不上热。平人下温而上清者，以中气之善运也。"

（四）健脾理论在皮科临床之应用

1. 脾肾同治

人有脾肾二脏，称为后天先天，脾肾是决定人一生健康与长寿的关键。脾为后天之本，肾为先天之本。在生理上，二者相互促进，相互资生。首先，脾之运化水谷精微，全赖脾阳推动，而脾阳来源于人体元阳之根本——肾阳，即所谓"脾阳根于肾阳"；其次，先天之本必须得到后天水谷精微的充养，才能不断循环化生，永不枯竭。在病理上，二者相互影响，相互克制。脾肾任何一方的受损，都会直接或间接导致另一方的受损，如肾阳不足，必然出现脾阳虚衰；脾阳久虚，日久也可造成肾阳不足，而渐成脾肾阳虚之病证。现代研究发现，脾的功能与人体多系统、多器官功能密切相关，脾虚可表现为自主神经功能紊乱、消化系统功能降低、内分泌紊乱、免疫功能低下等。而临床上治疗慢性全身性疾病，从中医辨证分析看，多属脾肾两虚、气血失和、阴阳失调的证候，采用健脾益肾、补益气血、调和阴阳的治法往往多奏良效。如艾老应用具有健脾益肾功效的狼疮合剂，在临床上不仅治疗脾肾两虚为主的系统性红斑狼疮、皮肌炎、硬皮病等结缔组织病获效甚佳，而且用于治疗特应性皮炎、慢性湿疹、天疱疮等疾病也获得了良好疗效。

2. 健脾除湿，分期而治

上文提到，无论是外受六淫之湿，还是因饮食不节或脾失健运而水湿内停，湿邪都是皮肤病发病的重要因素之一。诸多难治性、顽固性皮肤病，如慢性湿疹、特应性皮炎、天疱疮、脂溢性脱发、女阴溃疡、结节性痒疹等疾病，湿邪都是造成病程反复、经久难愈的主要原因。善治皮肤病者必善治湿邪，善治湿邪则应善治脾胃。此类疾病往往病程长，病机复杂，病情反复多变，在治疗中应视症状变化而分期治疗。在疾病的急性期，治疗应以健脾利水或除湿解毒之法为主，重点在于尽快缓解症状，减少脏腑损伤；在疾病的慢性期或平稳期，治疗应以健脾胃、补气血之法为主，重点在于扶固正气，防止复发。在每个治疗时期，治疗都应以健脾除湿为中心，贯穿始终。

3. 健脾胃以助新生

脾主肌肉，健脾可以生新肉，其治法应归入补法。补法用于溃疡期，根据辨证，或予以补气养营、补血益卫，或气血双补。艾老特别强调，溃疡期补脾益胃是重点，正如古人云"有胃气则生，无胃气则死"，脾胃为气血生化之源、后天之本，脾胃健运，则气血充足，溃疡愈合亦迅速。因溃疡每日流脓而耗伤气血，日久会导致气阴不足；而溃疡脱腐后，生新肉必赖气血之充养。故中医名家张山雷在《疡科纲要·卷上·论溃后养胃之剂》中指出"外疡既溃，脓毒既泄，其势已衰，用药之法，清其余毒，化其余肿而已。其尤要者，则扶持胃气，清养胃阴，使纳谷旺而正气自充，虽有大疡，生新甚速"。艾老治疗慢性溃疡之经验方加味补血解毒汤合益胃汤，方中黄芪、山药和甘草，均是固脾益胃、生肌敛口之佳品；而且黄芪一味就能够益气、升阳、托毒、透脓、消肿、生肌，用之恰当，效果显著。真是不用其方，不知其妙。

三、"五诊辨证"理论

"五诊辨证"理论经罗禹田教授总结完善，文氏皮科流派借鉴吸纳，在皮肤病的中医诊疗中发挥着重要作用。皮科、外科疾病的诊断，与其他各科有相同点，也有不同之处，涉及与外发形证密切相关的诊断和外科本身独有的诊断。因此，罗老在四诊的基础上，提出了外科诊断应有"五诊辨证"的观点，即常规的望闻问切四诊以外，还应有"测诊"。在皮肤病的测诊，除医生借助手指的感觉或用某种量具、器具对患者患部进行探测的诊断方法外，还有通过皮肤的分泌物、皮疹形态、特别皮疹等的辨识或检查。通过测诊，能了解疮疡的属性、大小、软硬、疼痛、深浅和有无绵管窦道，以及患者是何种皮肤病等。复诊时，亦通过同样手段，得知疾病是改善还是发展。

外科疾病的辨证是根据"五诊"收集的资料，结合疮疡的部位、体之虚实、病之新久、临床表现等情况进行分析考虑，总结其证属阴、属阳。同时，结合兼证表现而定其善恶顺逆，结合患部所属经络、脏腑及气血多少，而知传变规律。

（一）辨部位

首先，看病变部位属哪一经络循行的部位。部位各异，经络也不同。人身上中下部位不同，病机也各异：若发于头颈部，多属风热；发于躯干，多为肝郁、气郁、火郁；发于下肢，多为寒湿或湿热等。

（二）辨经络

人体分部位来辨证，后背正中属督脉，两旁属足太阳膀胱经；面部、乳房，属足阳明胃经；乳头属肝经；耳部前后，属足少阳胆经和手少阳三焦经；手心属手厥阴心包经；足心属足少阴肾经等。

（三）辨表里

外科疾病在辨表里时，以皮、肉、脉、筋、骨为例来说：若疮疡发于皮肉之间，色红、焮热、高肿者多为阳证，是六腑之毒邪升腾于体表外发痈疡，或者外受六淫之邪的影响侵犯体表，导致营卫失调、邪气化毒而致疮肿发生，在表者多为阳邪致病；若疮疡发于筋骨之间，多为五脏之阴毒侵及筋骨而发阴疽，其患耗气血、损筋骨，且肿形不显，或系内有忧郁之事怀抱不去，复遇外邪诱发之，其病缓而邪毒深。疮疡在表、在里的区别，说明疾病的性质属阳或属阴，表明病邪在脏、在腑之不同，因此，表里必须辨清。

（四）辨虚实

补其不足、泻其有余，是中医治疗疾病一个重要法则。辨虚实又是正确使用补泻之法的前提条件。在临床上，常见同一疾病在不同人身上表现出错综复杂的证候。如果虚实辨之不准确，补泻之法不可轻用，倘若稍有差错，必犯"虚虚""实实"之戒，关系甚大。临床常从疮肿之形、色、症、脉诸方面去辨外科疾病的属实或属虚，为治疗提供依据。

（五）辨类型

为了辨证的方便，可将疮疡分为阴阳两大类，下分若干小类。属于阳证的疮疡有痈、疔、疖、肺痈、肠痈、汤泼火伤等，属于阴证的疮疡有疽、瘰疬、流痰、附骨疽、癌、瘤、瘿等。

（六）辨痛痒

痛痒是外科疾病的特有表现，它反映了不同疾病的特点，外科医师十分重视对痛痒的辨证。

1. 辨痛

临床上常将疼痛分为：热痛、寒痛、实痛、虚痛、轻痛、重痛、脓胀痛、气痛、风痛等。

其特点分别为：热痛，痛而灼热，局部焮红，病势迅速加重，遇冷痛减；寒痛，痛轻微或仅有酸痛感，皮色不变，遇热则痛减；实痛，疮疡成脓拒按，溃后痛仍不减；虚痛，疮疡成脓时按之不甚痛，而溃后痛反增加；轻痛，仅在皮肤之间作痛，而痛轻微者；重痛，疼痛深及筋骨之间，而痛甚剧烈者；脓胀痛，疮势逐渐肿胀，痛逐渐增加而持续，随着脉搏的跳动而痛如鸡啄；气痛，游走不定，时感抽痛，每次发作疼痛难受；风痛，痛无定处，时发时止。

此外，还有血瘀作痛，以及疮毒内攻之疼痛剧烈而致神昏不知痛等危候。

2. 辨痒

痒多属风。疮疡初起而发痒者，是因为邪毒炽盛的缘故。疔疮、大痈、有头疽等初起，常有恶痛、恶痒；风邪作痒，常走窜不定；湿邪作痒，常浸淫四窜，抓破流滋；热胜作痒，则红肿灼痛而痒，遇热更甚；疔疮或搭背或脑疽脓将成时而发痒者，为毒邪有内攻或内陷之征兆；溃后脓尽，伤口红活作微痒者，是脓流不畅之故；脓尽而伤口奇痒者，是伤口冒风所致，非生肌之兆；伤口愈合后瘢痕作痒者，是余毒未尽所致；若皮肤病奇痒难忍，接触后又互相传染者，多为虫毒致病。

（七）辨脓血气味

1. 辨脓

辨脓是辨疮疡由肿疡阶段发展到成脓阶段时的独特辨证方法，着重辨脓的有无、脓的深浅、脓的多少，以及脓的气味等，从而可测知外科疾病的预后。辨脓之有无是使用刀针的标准，辨脓之浅深是使用刀法的准绳。

凡红肿高突，皮薄灼热，轻按即痛者，脓浅；凡肿块散漫，皮色不变，重按内软而痛者，脓深；若疮疡化脓成熟而溃，脓稠者气血充足，易愈；若脓清稀者为气血两虚，愈合慢。若溃后伤口无脓，反流污血水者，为败证；若脓液中夹有瘀血块者，为热极伤络所致，尤应注意邪毒内攻，或内陷，逆传犯心，侵犯五脏六腑。此外，还有透光辨脓法，适宜于四肢肢端病变；穿刺辨脓，多用于肌肉肥厚处，病变部位深，且于其他手法辨脓欠准确时使用。

2. 辨气味

疮疡溃后，脓出时略有腥味，其质稠厚者，为顺；若脓出有臭气，其质清薄，或伴有筋骨损伤者，为难愈；若胸、背、腹等处疮口脓出，气味恶臭异常，应考虑其损伤有穿破内膜之可能，而脏腑已受损伤，为逆证。

辨脓血气味时，应以辨脓为重点，还必须结合四诊去辨证。肥人脓多，瘦人脓少。疮疡应先有黄白脓，次出桃花脓，再出淡血水而愈为顺，反之则为逆证。

（八）辨兼证

疮疡初起，发热烦躁，为火毒炽盛，应泻其毒，以防内攻。疮疡肿痛发热，大便秘结，小便涩，为内脏热毒甚，应疏通脏腑。疮疡作渴，疼痛发热，便利调和，为上焦热甚所致。疮疡溃后，发热烦躁，为出血过多；或脓血大泄，以致阴血耗散，阳无所依，浮散于肌肤之间，故发热烦躁，非火也，是无水也，应养阴潜阳。若疮疡溃后，发热失眠者，是血虚；汗出不止者，是气虚；发热烦躁，肉瞤筋惕，是气血两虚；若白昼发热，夜晚安静，是阳气旺；若白昼安静，入夜发热，为阳气下陷于阴中。

疮疡喜热而恶寒，作呕者，宜温养胃气；若喜寒而恶热，作呕者，宜降火。若热毒内攻之证，必现高热烦躁、口渴喜凉、脉数、作呕等，宜清热凉血解毒。疮疡痛伤胃气，或感寒邪秽气而作呕者，虽在初期，亦当扶养胃气，忌用攻伐，否则难治。疮疡脉实而呕，为有余之证，正气盛、邪气实，应通下排毒。因临床出现的兼证较复杂，必先结合四诊八纲分析，辨别其阴阳虚实以及真寒假热、真热假寒等证。

（九）辨阴阳，定顺逆

1. 辨阴阳

痈为阳，为实热之证。热毒壅于肌表而发，症见红肿高突，灼痛甚，皮薄易脓、易溃，脓水稠黏，神清气朗，为毒邪在腑、在肤，其特点为易肿、易脓、易溃、易敛。阴疽为病，为虚寒之证。因毒邪结陷于里而发，其症必现漫肿或不高，色不红，或色暗，或厚如牛领之皮，痛不甚，或全不知痛痒，其形平塌，难脓难溃，脓水清稀或败臭，神色萎疲，其毒在脏在骨，特点为难肿、难脓、难溃、难敛。以上是以痈疽为代表来说明阴证、阳证的特点，从而进行辨证，其余疾病均可由此类推。

2. 定顺逆

疮疡初起红肿热痛，根束高肿；成脓阶段则易脓，皮薄脓浅而易溃；溃后脓液稠厚色黄白，脓出畅而不臭，肿痛随脓泄而减，腐肉易脱，新肉易生，疮面红活，饮食正常，睡眠如常；溃前脓有余，溃后脉不足，五脏未受邪，此为顺证。疮疡初起形如粟米，四周漫肿，坚硬作痒微痛，或木硬不痛不痒，颜色紫暗不泽或色白无华；疮势已成后仍坚硬不化脓，四周肉肿疮不肿，不脓不腐，疮顶软陷；溃后肉腐皮烂不脱，肿痛不随脓泄而减，脓水不净，新肉不生，疮口边缘变硬或疮口形如翻花；溃前脓不足，溃后脉有余，五脏受邪、七恶之证迭现，此为逆证。

（十）辨走黄、内陷

1. 辨走黄

疔毒走散为走黄，是实证疮疡的变证；其余疮疡实证邪毒走散为内攻，其性质、治疗与疔疮走黄相同，故此处仅以疔疮走黄为代表来讨论，疮毒内攻不另作讨论。

发生疔疮走黄的常见原因：其一，疔疮等病变早期失于治疗，毒势迅速发展未能控制。其二，疔疮被挤压，碰伤或涂抹碘酊等刺激药物，或过早切开排脓，使毒邪走窜而发生内攻。其三，疔疮为火毒之证，误用辛温之品，助邪毒扩张，毒邪入血内攻脏腑而发。

当疔疮毒邪走散出现走黄时，症见疔疮突然疮顶下陷，无脓，肿势迅速蔓延，疮色绛或紫暗；全身症状可见寒战高热，烦渴引饮，头痛胸闷，舌红绛，苔黄燥，脉滑数有力。此为毒邪内攻脏腑，元气不得宣通所致。若病势加重，则神昏谵语，遍身多处发毒包化脓（即脓毒败血症），或呕吐咳血，或腹泻抽搐，或全身瘀斑瘀点，六脉暴绝，此为危中之危。若疮毒内攻为体实邪毒太盛，治宜攻下清火解毒，轻者以五味消毒饮合黄连解毒汤加减，重者加犀角地黄汤合紫雪丹同用；虚证用华佗救生汤。

2. 辨内陷

内陷发病是指除疔疮之外的疮疡，由于正虚邪实，正不胜邪，毒邪内陷脏腑所致的危重变证。临床分为三种情况：火陷证、干陷证、虚陷证。

火陷证常见于疮疡初起阶段，热毒炽盛，是由于治疗不及时或治疗失误，正不胜邪，毒邪反内陷入里，内陷营血脏腑，出现疮形平塌，根盘散漫，壮热，恶寒，口渴，烦躁不安，进而神昏谵语，发痉发厥，舌红绛，苔黄燥，脉细数。治宜养阴解毒为法，方选用五味消毒饮加玄参、生地黄、牡丹皮、赤芍等，重症加紫雪丹。

干陷证常见于疮疡成脓阶段，正气虚弱，不能化腐成脓。症见局部胀痛，疮色灰暗，肿势平塌，散漫不聚，疮口干枯，中央糜烂，无脓，渐渐神志不清，食少自汗，发热恶寒，面白气短，体温不高，舌质淡红，苔黄燥，脉虚数或形寒肢冷。此为邪毒内闭，气血虚弱，不能化脓排出于外。治宜补养气血，托毒外出，常用托里消毒散加减。

虚陷证常见于疮疡溃后期，溃后脓腐虽脱，肿势已减轻，但脓水清稀质薄，此乃气血大伤，脾阳未复，气血虚弱故新肉不生，疡面如镜，余毒不出而乘虚内陷入里，全身症状见神差乏力，食少腹胀，便溏，肢冷自汗，舌红绛，脉细数。此为脾肾阳衰，气血两虚，邪毒内陷。治宜温补脾胃、祛邪外出，常以阳和汤加味；若胃阴不足者，常以益胃汤加味治之。

综上，走黄为正盛邪实，发病暴急；内陷为正虚邪盛，发病急。两者皆为变证，前者为实证，后者为虚证。

（十一）辨溃疡形色

掌握不同的溃疡形态，有助于判断、认识疾病。一般说来，阳证疮疡的溃疡，疡面脓液稠厚，色鲜不臭，腐肉易脱，色泽红活，新肉易生，疮口易敛，知觉正常。阴证疮疡的溃疡，疡面脓液清稀，或时流血水，腐肉难脱，新肉难生，色泽灰暗，疮口难敛，不知痛痒。气血凝滞之溃疡，疮面污浊，腐肉难脱，四周紫暗，疡面上方青筋显露，或动脉搏动消失，皮温下降。

（十二）辨损骨透膜

损骨多见于四肢。疮疡发于四肢，由于治疗失误或病情的发展会引起损骨的发生。疮疡期的损骨表现：局部病变处胖肿，患处皮肤表面有细小红丝或青筋显露，触之患处骨骼可能增粗，此为损骨特征。溃疡期的损骨表现：疮口胬肉外翻，经久不愈，脓出臭秽，以探针探之，疡底骨面有锯齿感，多为损骨特征。

透膜多见于胸腹部。疮疡发于躯干，如治疗失误，胸部脓毒可穿透胸膜而造成脓胸；腹部脓毒可穿透腹膜而导致腹腔脓肿，多为危急疾病。肿疡期的透膜表现：患处肿势散漫无边，扪之绵软，或皮下有捻发感，多为气肿或透膜的特征。溃疡期的透膜表现：疡面出脓状如蟹沫，或夹有气泡，在胸壁处透膜可闻及如儿啼声。透膜发于腹部，可见疮口有粪便流出，如脐痈等；疮口深达腹腔，脓多而臭，如腹壁痈等。

第二节　学术特色

一、扶正祛邪不伤身，带癌生存和为贵

自古以来，中医书籍中关于癌瘤的治疗内容很丰富。比如宋代著名医家杨士瀛在他的著作《仁斋直指方论》中对癌形成的原因、症状、辨证、治疗均有十分精彩的论述。癌瘤古称石痈、癥瘕，为顽固难疗之疾。治疗此类疾病，中医治疗有补益气血、活血化瘀、软坚散结、行气化痰等治法，以消散其结，缓解症状，提高生活质量；西医除手术治疗外，多以放疗、化疗治之，这两种治法近期都可缓解症状，尤其放疗、化疗对部分癌瘤效果良好。但放化疗的副作用也最为明显，患者常有疲乏、脱发、恶心、纳差以及气阴两虚等一系列正气不足的表现。

尽管癌瘤的发生有多种原因，但正气不足、脏腑功能紊乱是发生癌瘤的根本原因，正如《素问》所说："邪之所凑，其气必虚"，故治疗之法重在扶正祛邪。《素问·六气正纪大论篇》指出"大积大聚，其可犯也，衰其大半而止，过则死"，指出了治疗岩病的原则。明代医家李中梓在《医宗必读·积聚》中指出："积之成也，正气不足，而后邪气踞之，如小人在朝，由君子之衰也。正气

与邪气势不两立，若低昂然，一胜则一负。邪气日昌，正气日削，不攻去之，丧亡从及矣。然攻之太急，正气转伤，初、中、末之三法，不可不讲也。初者，病邪初起，正气尚强，邪气尚浅，则任受攻；中者，受病渐久，邪气较深，正气较弱，任受且攻且补；末者，病魔经久，邪气侵凌，正气消残，则任受补。盖积之为义，日积月累，非朝伊夕，所以去之，亦当有渐，太亟则伤正气，正伤则不能运化，而邪反固矣。"这里指出了治疗积证时，攻补治法应当分期辨证治疗的重要性。

无论中医、西医，扶正是以提高患者正气及机体免疫力为目的，都应始终贯穿于治疗的全过程。带瘤生存，人体与癌瘤和平共处，往往能获得意想不到的效果，这是正确使用扶正祛邪治法的结果。以扶正祛邪并举，视其不同阶段，有所偏重，只顾攻疾或一味扶正的方法都是不可取的。

扶正方面，根据患者情况可选用四君子汤、生脉散、玉屏风散、四参汤等；祛邪方面，根据不同情况可选用活血化瘀、软坚散结、通络止痛、除湿利水之品。在临床中，艾老还常选用中成药灵芝孢子粉配西黄丸治疗癌瘤。1981年3月，曾治四川省政协参事室工作的夏某，男，56岁，左肺门癌，大如鸭蛋，因不宜手术，亦未用化疗，以沙参麦冬汤合苇茎汤、消瘰丸加减治疗，服药四年余，存活至2000年因心脏病去世。1998年，曾治四川省建筑设计院卫生所内科医生瞿某，其患晚期肝癌，以黄荆四逆散（黄荆子、黄芩、郁金、枳壳、白芍、柴胡、甘草等）、生脉散、斑蝥丸（斑蝥、人参、熊胆）加减治疗，存活至2005年10月。以上治疗肿瘤之法，病虽不同，但补益扶正始终是治疗晚期肿瘤的一个重要方面。在此基础上，根据疾病的不同类型，酌加针对此病的药物，如半枝莲、白花蛇舌草、山慈菇、猫爪草等，虚证患者不宜过度治疗，这是我们临床上的一点体会。

二、玄府理论皮科新用

（一）皮肤玄府理论

"玄府理论"是中医理论体系中的重要组成部分，其建立于《黄帝内经》（以下简称《内经》）的基础之上，由金元医家刘完素发展创立，并经后代医家不断完善。"玄府"一词最早见于《内经》，指汗孔，寓孔窍、毛孔、通道之义。刘完素在《素问玄机原病式·六气为病》中曰"皮肤之汗孔者，谓泄气液之孔窍也……腠理者，谓气液出行之腠道纹理也……玄府者，谓玄微府也，然玄府者，无物不有，人之脏腑、皮毛、肌肉、筋膜、骨髓、爪牙，至于世之万物，尽皆有之，乃气出入升降之道路门户也"，明确指出玄府为气出入升降之道路。

精气血津液布散至肌表，故肌表能维持抵御外邪、温煦、宣发水气等重要功能。玄府既具有体表汗孔的孔窍性，又具有腠理的腔隙性，其窍道合一的结构特点，使之兼有门户的开合属性与道路的通塞属性。

张仲景《金匮要略·脏腑经络先后病脉证》提出"腠者，是三焦通会元真之处，为血气所注；理者，是皮肤脏腑之纹理也"，认为腠理这种纹理状的细胞结构，系通会五脏元真之气的通道，主要分布在皮肤、肌肉、脏腑等处，外布皮肤，里入脏腑，是三焦外通躯体、内通脏腑的通道。三焦既是气升降出入的通道，又是气化的场所，具有总司全身的气机和气化的功能，人体之气通过三焦通路而布达于五脏六腑，充沛于全身。《素问·灵兰秘典论篇》载："三焦者，决渎之官，水道出焉。"三焦是水液升降出入的通道，人体的水液代谢必须以三焦为通道，在三焦气化的促进和调控下，才能保证水液的升降环流、协调平衡。全身水液代谢中，三焦犹如江河，腠理犹如溪流，玄府犹如沟渠，三者逐级分化，各司其能，构成了人体水液运行的完整通道系统。皮肤是人体保持体内水液代谢动态平衡的重要器官，而玄府又是皮肤的重要组成部分，玄府门户开通，道路畅达，则气机出入、津液流布；反之，门户闭密，道路阻塞，气液不得宣通，则可导致气液不能升降出入而引起种种病变。由此可见，玄府启闭、腠理开合对调节人体正常的水液代谢具有重要作用。

综上所述，玄府是遍布人体、网络全身、沟通内外的孔道状微观结构，以通为用，构成人体气血津液升降出入、流行运转的微观结构；腠理，即肌肉和皮肤的纹理，是渗泄体液、流通气血的门户，有抗御外邪内侵的功能；三焦亦被称为水道，是人体水液运行的主要通道。"玄府－腠理－三焦"相互贯通，彼此相接，气液流行其中，形成一个相对连贯的气液循环系统。在皮肤病的治疗上以通透玄府、开发腠理、畅达三焦，共同维持人体"玄府－腠理－三焦"水液代谢的平衡，使汗孔开、腠理和、三焦畅、津液行、气血动、汗液出、邪气去，则疾病愈。

（二）汗法通玄府

《素问·阴阳应象大论篇》载"其有邪者，渍形以为汗，其在皮者，汗而发之"，皮毛为表，在表者可汗之而解。通过疏通肌腠，使腠理通达，微有汗出，则湿邪可从汗而解。湿邪弥漫，阻滞气机，易导致三焦气化失权，故分消走泄，以祛除湿邪，宣通三焦气机。有形之湿得以祛除，无形之热也随之而散，则上焦湿热之邪可一并从表而祛。正如吴鞠通曰："治上焦如羽，非轻不举。"汗法具有开宣腠理、引邪气从表而解的作用，运用发汗、解表等方药，使玄府开通、湿邪得泄，则玄府郁闭、邪气郁滞得以解除。《疡科心得集·卷下·辨诸疮总论》曰"故疮在皮肤，则当因其轻而扬之，汗之浴之"，故开通玄府，透达表里，因势利导；畅达三焦，分消走泄，疏通内外，使弥漫于三焦的湿邪分道而消，从汗而解。但运用汗法时不能过汗，因汗出过多，必致耗气伤津，反致正气虚耗，难以鼓邪外出。《素问·阴阳应象大论篇》曰"味厚则泄，薄则通。气薄则发泄，厚则发热"，故宜选用轻清之品，透邪外出。同时，开通玄府，夏季宜清透，多用桑叶、青蒿、薄荷；冬季宜温透，多用紫苏叶、麻黄；寒温互透，多用桑叶、紫苏叶。

（三）开玄府，气血和畅

玄府调畅气机，是气出入升降之道路门户。体表皮肤之腠理、玄府闭塞不通，则通行于其中的气血津液流注失于常道，血不循经，溢于肌表，而皮肤病中如黄褐斑、里尔黑变病、皮肤扁平苔藓等的发生与之有密切关系。

玄府通畅是全身气血津液等物质在体内的输布及代谢活动的保障。玄府不畅，则气液停滞，水津不得正常流通，气血不得正常运行，脏腑经络失和，从而导致疾病的发生。若肝气郁结，久而化热，灼炼精血、津液，致气滞血瘀、痰结内生；或脾虚湿蕴，久酿化热成痰，痰热阻碍气血运行；或肾虚无以温阳化气，血瘀滞行，颜面气血不和；或肾精不足，水枯血少，无以上荣肌肤，等等。

1. 运用风药，发散开玄

风性轻扬，易袭阳位，高巅之上，唯风可到。常用的风药主要有：荆芥、防风、麻黄、羌活、独活、白芷、柴胡、川芎、薄荷，根据辨证选取风药。一方面风药能发散解表，开通玄府，玄府得通，气血津液得通，褐斑得消；另一方面风药又能引药上行，使药物在面部更好地发挥作用。

2. 运用虫类药，搜剔开玄

运用虫类药物，取虫药善行之性入络搜邪，进而搜剔开玄。常用的虫类药物有乌梢蛇、僵蚕、蝉蜕。

3. 运用化瘀药，活血开玄

玄府通畅是人体气血正常运行的保障。玄府不畅，则血瘀滞行，颜面气血不和，故而运用活血化瘀之药，开通玄府，使得气血正常运行。常用的化瘀药有川芎、郁金、当归、红花、桃仁。

4. 运用祛痰药，豁痰开玄

玄府不畅则气液停滞，痰液蕴滞，阻碍气血运行，不能濡养肌肤，此时当治以祛痰之药，豁痰开玄，痰液得祛，使得玄府通畅而病消。常用的祛痰药有石菖蒲、法半夏、陈皮、茯苓。

5. 运用藤类药，通络开玄

藤类药物多具有散气活血、舒筋活络、养血调经的功效，临床治疗皮肤病选用藤类药物以达到通络开玄的作用。经络通畅则玄府通畅，气血津液得以正常运行，从而更好地滋养皮肤。常用的藤类药物有鸡血藤、钩藤、海风藤、络石藤。其中，鸡血藤性温，长于舒筋活络；络石藤性凉，长于祛风通络；海风藤性微温，善走经络而祛经络之风。

6. 运用调气药，理气开玄

玄府调畅气机，是气出入升降之道路门户。若玄府闭塞，则气机不畅，气血不能上达于面部而生褐斑，故而运用调气之药调畅气机，理气开玄则褐斑得消。常用的理气药有香附、柴胡、薄荷、青皮。

（四）玄府开阖有道以化湿邪

玄府作为人体内气液血脉、营卫精神升降出入之通道，玄府以通为安。引起玄府开阖失常的原因，有虚实两面。虚者多因气血阴阳津精亏损，导致玄府衰竭，无力开阖。一方面，可使机体卫外功能减弱，易受风、湿、热等邪气侵袭；另一方面，无法使气血津液环流输布，内生水湿痰瘀，留下致病祸根。实者则多为外邪侵袭或痰湿热阻，而令玄府闭塞或异常开泄。其中，痰湿热阻的产生不仅包括外受风邪、湿邪之气，亦可因七情失调、饮食偏嗜，引起气郁、湿郁、痰郁、食郁、火郁而酿生痰湿热邪。种种原因导致玄府开阖失常，则气、血、津、液、精、神升降出入障碍，形成水湿痰瘀等病理产物，在皮肤中壅滞积聚，则发为湿疹。《医宗金鉴·外科心法要诀·血风疮》曰："血风疮……外受风邪，袭于皮肤，郁于肺经，致遍身生疮。"论述了风邪袭表，玄府郁闭，使阳气不能正常外散，郁而化热，形成外闭而燥的病理过程，强调了玄府郁闭是发病的重要因素之一。由此可见，内外合邪、玄府开阖失常、气液停聚则可酿生湿疹。湿疹属皮肤疾病，其病位在表；其皮损形态各异，且在红斑基础上出现丘疹、丘疱疹，常伴溃烂、渗出及瘙痒，多属湿热，属阳实；亦有慢性湿疹以苔藓样变、局部干燥、鳞屑为主，此者多属血虚，属阴虚。虽临床症状多有不同，但玄府郁闭是该病发生的关键因素，在湿疹的治疗中运用通调玄府之法，可使玄府开阖有度，气液通畅，疹退病愈。

刘河间治疗玄府郁闭，重在开发郁结。他认为"所谓结者，怫郁而气液不能宣通也"，因此，提倡使用辛药散结，可令郁结开通，气液畅行，其谓"盖辛热之药能开发（肠胃）郁结，使气液宣通，流湿润燥，气和而已"。辛味药一可除风湿之邪，一可振奋阳气以散水湿，使玄府通畅，水津得以敷布而病自除。湿疹发病多属阳，全以辛热之药发之则有不妥，应以通调玄府为总则，辨明玄府开阖失常之病机，同时根据患者体质，选用相应的方药以解除致玄府开阖失常之因为妥。在药物的运用中，可选择直接开通玄府之药，亦可施用间接通调玄府之品。直接开玄之药，能够直接作用于郁闭的玄府使其畅通，此类药物或味辛行散，或气香宣透，或体轻升达，或虫类走窜，或藤类通络。直接开玄之风药在湿疹治疗中应贯穿始终，因风药质轻，能升、能散、能透、能燥，可祛风通玄、胜湿通玄、引经达玄，疏其壅塞，可令上下无碍，气液通畅。间接开玄药则包括清热泻火、利水化痰、行气活血化瘀之品。此类药物宣通气血、促津液运行、祛除壅滞玄府之病理产物，而间接通调玄府。在具体治疗中，急性期当辨别风邪、湿邪之偏盛，予以辛热之法开通玄府，祛风除湿止痒。对于慢性湿疹当以辛润、辛温之法为主，以辛味药物宣通开发腠理，风邪得祛，玄府开阖正常，津液得以正常蒸腾敷布，肌表得以濡润而燥自除。阳气是维持机体生理活动的原动力，具有推动、气化等作用，津液的生成输布代谢均有赖于阳气的蒸腾气化固摄作用。反之，阳气虚则津液化生不足，津液运行输布失常，因此予以温阳之法可助阳化气、布散津液，滋润肌肤。至于血虚不润而致病者，在大队滋阴补血药中配伍辛味药，通达玄府，运转神机，使药物更好地发挥作用。

三、虚证补肾为要，治疗痼疾奏效

肾是人身中的关键脏腑，为先天之本，又是确定人体健康与否及健康程度的重要参考。因为肾是人体元阴元阳的收藏之所，主调节一身之阴阳，阴阳平衡则气血调和，百病不生；一旦阴阳失调，则百病丛生。在临床实践中，如能以肾为本，通过调节肾中之阴阳平衡，从而使全身的阴阳达到相对平衡，则顽疾亦可调治。

如"红斑狼疮"一病，病根在肝肾，本于肾精亏损，而致骨痛、水肿、脱发、恐慌、口中有咸味等症状，常因劳累加重等。根据五行生克制化理论，若肾亏母不养子，水不涵木，则肝失濡养；一则肝失疏泄，肝气郁结，故而出现情志抑郁、悲观失望；二则阴不潜阳，肝阳上亢，出现癫痫、头痛、狼疮性脑病等神经系统受损的表现，此乃母病及子。肾虚子盗母气，则致肺气亏损，肺阴耗伤，出现口燥咽干、少气懒言、潮热盗汗等表现，此乃子病及母。肾精亏损，则肾水不能上济于心，水火失济，则心火独旺于上而无水能制，出现心烦不寐、口腔溃疡等表现；再因日光照射，内外之毒火相搏，热盛迫血妄行则发面部红斑，形如蝴蝶状红斑。肾亏日久，阴损及阳，阳虚失于温煦，水气不化，则浊水内泛，可见浆膜腔积液、水肿；又因先天肾阳亏损，必累及后天脾胃之阳，故而脾胃失于运化，一方面水谷不得腐熟，则见腹胀腹痛或腹泻完谷不化，另一方面水湿不化则浊水停于中焦，出现腹水或溢于肌肤，上下相合，出现水肿，此乃相侮。可见该病肾精亏损为本，继之累及五脏六腑，而出现多种复杂症状。因此在治疗该病时补肾最为重要，故而以金匮肾气丸或首乌地黄汤为基础方加减治疗。

又如"阳痿"一病，病因复杂，玉茎为肝所主，宗筋所聚，故此病与肝关系至为密切，但疾病发展最终影响至肝肾，乙癸同源，除治肝之外，当补其肾。因痿虽为虚证，但今世之人，多纵欲过度，耗散真阴，阴损及阳，日久致阳痿不用。若纯用壮阳之品，只可兴一时之痿而竭其精，而痿日益加重，治宜阴中求阳，滋肾水而涵肝木，略加温肾之品如韭菜子、菟丝子，是治本之道，遂用经验方（含鹿角胶、仙茅、淫羊藿、女贞子、熟地黄等），即是此例。又如慢性骨髓炎、骨结核，其溃疡日久不消，或创口久不愈合，治疗则从肝肾入手，补益肝肾、温养筋髓，使肾气旺、筋骨强、气血充，疮口自可愈合。艾老临床常以虎潜丸加减合金宫散，即在补益肝肾的基础上，加和血通络药物（蜈蚣、全蝎、土鳖虫各等分研末，每日 3g，蒸鸡蛋 1~2 枚服，十日一疗程，间断服用），其效甚佳。

四、怪病从痰治

临床疾病千奇百怪，如果没有抓住主要矛盾，就不知如何下手治疗。艾老临床就诊患者中，怪病顽疾颇多，针对这类疾病，遵从"百病多由痰作祟""怪病多从痰治"的理论，从痰论治，获得满意疗效，这也是艾老治疗疾病的一大特色。中医认为，痰既是病理产物，又是致病因素，艾老将此理论灵活运用于临床，认为人身上中下有肿块者皆是痰，并结合"见痰休治痰，当以顺气为先"的理论，用消瘰丸合二陈汤或逍遥散治疗乳腺增生、甲状腺瘤、乳病、子宫肌瘤、脂肪瘤等疾病，并常常加用四君子汤或健脾除湿之品。因为"脾为生痰之源"，只有脾脏功能正常才能促进水湿的运化，从而减少痰的生成。

艾老曾治疗一患乳病的男性患者，用消瘰丸合四逆散治疗一周后，局部肿块变软，4 周后肿块缩小，守方 2 月后临床痊愈。

成都某设计公司任某，男，60 岁。发现右甲状腺瘤数月，考虑不同治疗方法的利弊后，选择用药物治疗。检查：右甲状腺瘤大约 4cm×4cm，活动，质中等硬，边界清楚，随吞咽活动肿块上下移动。彩色超声波检查结论是实性占位，诊断为甲状腺瘤（中医称肉瘿）。舌苔薄白、质常、脉弦。治疗仍以疏肝行气、健脾化痰为法，用消核散加减治疗，服药半年余，2006年甲状腺瘤完全消散，随访5年未复发。10年后，2015年因朋友聚会相见，问其病情，一切正常。

由于受《外科正宗》"海藻玉壶汤"的启发，临证时还往往配伍淡海藻、淡昆布、甘草以化痰软坚散结，并认为海藻反甘草，用之恰当不为害，而是"相反相激，激之以溃其坚"，用于临床可获良效，非寻常药可比，临床治疗肿块患者数以万计，无一例出现中毒，实安全效佳之良药，其精妙之理，诚如李时珍《本草纲目·十二卷》所说甘草配海藻"乃不为害，非妙达精微者，不知此理"。《本草纲目·十九卷》又言东垣治瘰病用甘草反海藻，以消肿溃坚，"盖以坚积之病，非平和之药所能取捷，必令反夺以成其功也"。清代名医冯兆张在《冯氏锦囊秘录》中有精彩论述："畏恶之中，亦可相成，在因病制方轻重多寡之间也。至于相反，两仇不共，然大毒之病，又须大毒之药劫之，虽相反之中，亦有相成之妙，神化在是，顾良工用之耳，奈何近医舍至灵至变之玄理，而执不灵不变之成方，果若斯之奇，则上古圣贤，千言万卷，只为赘余，而今之学人，神圣工巧，一切可废矣。"以上先贤的论述十分精彩，将临床反药的应用要领说得十分明白，供同道参悟。一般体质患者，甘草仅用3g即可，体强者可加到6g，则效力倍增。在此基础上，将文老的经验方消核散研究制成治疗乳腺增生病的新药获得成功，造福万千乳病患者。

编者按：此方非平常治法，阅读者未经医生指导，不可自用！慎之！

五、虫药治顽疾

虫药虽药性猛烈，若用之得当，有疗疴疾、起生死的功效。艾老治疗顽固性外科杂病，常于处方中巧用虫药，较之草木之药效显力专，但是虫药用之不当，其副作用也较草木之药明显，应当准确应用。下面从几个方面来介绍虫类药的具体使用。

（一）虫药善行入络，搜邪直达病所

艾老认为临床治疗顽疾，草木之品确有一定疗效，但总不尽如人意。同时根据顽毒深入肌腠筋骨，难散难除，以及"久病入络"的病机特点，重点运用虫类药物，以虫药毒性之偏以攻其毒，取虫药善行走窜之性入络搜邪，即所谓："辄仗蠕动之物，松透病根"（《临证指南医案》），直捣病所。且虫药走窜之力甚著，内而脏腑，外而经络，凡气血凝滞者兼能开之散之。如治疗顽固性神经性皮炎、慢性湿疹、银屑病，在辨证基础上佐以乌梢蛇、僵蚕、蝉蜕、地龙、全

蝎等入络搜邪；治疗脱疽、附骨疽、瘰疬，以金宫散（全蝎、蜈蚣、土鳖虫等量药粉，取 3g，蒸鸡蛋 1~2 个）内服。

例如 2011 年 5 月治疗患者文某，男，56 岁。左膝关节骨髓炎 30 年加重 3 年，经成都某医院摄片诊断为慢性骨髓炎，拟行人工关节置换术，因考虑手术的风险，加上患者是独居一人，顾虑甚多，经人介绍应用中医药治疗，艾老上门仔细询问病史，分析病情，仔细诊断。分析患者由于患病时间久，没有及时治疗，疾病发展而损筋伤骨；加上营养不够，又失于治疗，导致患者下肢残废。由于患者长期生病，气血两虚，未予治疗，下肢因痛苦而行走不便，病痛折磨，苦不堪言，舌苔薄黄，脉弦细。艾老分析，患者病久，没有及时治疗，目前是本虚标实，治疗当以大补气血、滋养肝肾、强筋壮骨为法，方用加味虎潜丸治疗，配以金宫散（全蝎、蜈蚣、土鳖虫等量药粉，取 3g，蒸鸡蛋 1 个）内服。一月后疼痛减轻，三月后走路比较轻松，决定长期服药治疗，经治疗一年后，X 片反映膝关节病变处有明显好转，2013 年时仅有轻微疼痛，2016 年行走自如，2023 年在华西医院 X 片显示，膝关节病情稳定，病变处有好转。目前还在继续巩固治疗中。

若治疗脱疽疼痛明显者，可以水蛭、土鳖虫、虻虫并用，取其峻烈之性，飞、潜、动并举，逐瘀通络止痛的效果明显；治疗带状疱疹后遗神经痛，佐以虫药破血逐瘀定痛，同时应注意使用峻烈虫药如水蛭、虻虫、全蝎、蜈蚣时，需同时重用补益气血之品如黄芪、当归等，以免耗伤正气。曾见艾老治疗一带状疱疹后遗神经痛的 83 岁老人，右侧手臂、右胸半侧疼痛难忍伴右手及手臂肿胀 2 个月，舌红苔黄，脉弦，辨证为血瘀阻络兼夹湿邪，治以活血化瘀通络兼清解湿热，方选桃红四物汤佐以全蝎 6g、蜈蚣 1 条、生黄芪 30g、土茯苓 60g 等。治疗 1 个月后，患者疼痛肿胀悉除，惊喜异常，不断称谢。

（二）杀虫药可速愈溃疡，验证"虫蚀为疡"之理

艾老认为"虫"为中医外科疾病重要的致病因素，应用"虫蚀为疡"观点来指导治疗溃疡的经验非常丰富。《诸病源候论》有多处虫邪致病论述。《证治准绳》认为："虫由湿热郁蒸而生，观之日中有雨，则禾节生虫，其理明矣。"著名眼科专家陈达夫教授治疗眼角膜溃疡用杀虫药效果良好，著名外科专家文琢之教授使用杀虫药治疗外阴溃疡效果亦佳，各位专家使用杀虫药治疗溃疡的经验十分丰富。结合古代医家的经验，认为"染触含灵之毒，聚而成疮，溃而为疡"，经过长期的临床观察，在治疗顽固性皮肤黏膜溃疡疾患（如白塞综合征、顽固性口腔及角膜溃疡、口腔扁平苔藓等）时，于辨证基础上佐以燥湿杀虫之

品如榧子、鹤虱，确能收到显著疗效。

曾有一白塞综合征的 24 岁女性患者，反复口腔溃疡 8 年，加重 1 个月来诊，疲乏无力，口干舌燥，舌苔薄黄，舌质干红，脉弦细。辨证为气阴两虚兼肝肾不足，一诊予生脉散合升麻鳖甲汤、百合知母汤加减，服药 7 剂后复诊，效果不明显。仍有新发溃疡 5 个，伴口干，舌红少苔，脉弦细，乃气阴两虚兼肝肾不足之证，兼之虫蚀为疡。二诊予生脉散合升麻鳖甲汤、百合知母汤、二至丸，并加用鹤虱 15g、榧子 15g、百部 30g，服药 7 付奏效，服至 21 剂时溃疡已明显好转，逐渐向痊愈方面发展，无新发皮损，守方 2 个月巩固治疗，获临床痊愈。

六、善用丹药起沉疴

文师随释灵溪大师入室求学，尽得其传。文师在探索白降丹的用法时，认为降丹腐蚀力强，且疼痛剧烈，为克服这一缺点，文师进行了艰苦的探索研究。如文师曾得清末川西著名降丹"大乘丹"的俚歌，其歌云："一人圭，千人降，非也。大丹古，八七五。"其歌意之禅机颇费思考，经多方破译不得要旨，后文师与外科名家张觉人老先生反复推敲，始悟其理："一人"合并为大字，"千人圭"相合而为乘字，合起来为大乘丹之意。"降"是指本丹为降丹的性质。"非也"是指古人对秘方多秘而不外传，十分神秘，往往以暗语传于后人，这里指该处方为八味药，非字八画即暗指药味的数量。"八七五"又是什么意思呢？大乘丹有多个处方，数方之中，仅一方的全剂重量是八两七钱五分（合今日大约270g），这八七五即暗合该方药剂总重量。

自此，大乘丹的神秘面纱才算揭开。古方终于恢复了原貌，为了确认是否正确，文师还请教了成都中医药大学教授、全国药学大家徐楚江，徐老认为解释是可信和正确的。古秘方之谜终解，将濒临失传的大乘丹发掘出来，验之临床，其效彰彰。但其弊病是疼痛不可忍，为减轻大乘丹的副作用，文师思之再三：可否用"先降后升"的方法来制取，降法取其本，升法取其性。随后，以此法制出的大乘丹，果然疼痛之弊顿减，后来又将方中白砒改为寒水石，如此一来，大乘丹既保持了化腐蚀管的作用，又减轻了患者的痛苦，在临床上很受患者欢迎，一直沿用至今。大乘丹原方：水银45g，硝石45g，白矾45g，食盐60g，硼砂15g，寒水石（原方白砒）15g，皂矾45g，硇砂7.5g。

文师还亲自制取各种升丹、降丹，疗效皆佳。我们将古代的青杠木烧炭炼丹，改用焦炭，操作更容易，火候更好掌握，药物的质量也更稳定可靠。目前，临床上仍常用三仙丹、红升丹、大乘丹、七星丹等丹药，治疗各种疮疡获效甚捷。

七、治疗疑难杂症，多有奇方妙药

文师跟随释灵溪大师学医时，将释师毕生治疗杂症的经验悉数继承下来。文老身怀绝技，治疗杂症多获奇效，其方药之多，治法之妙，被同道誉为"多宝和尚"，足见文老方多效显。如治疗皮肤黏膜处的溃疡，在辨证治疗的同时，加用山药糯米粥，往往获效甚捷。又如治肺痨者，用冬虫夏草炖老鸭肉服食，再加全蝎散 3g 蒸鸡蛋空腹食，往往应手而效，常被患者称颂。又如治阳痿方，对虚证之阳痿，用之确有捷效，采用阴阳双补，主要有鹿茸、熟地黄、淫羊藿、鸽蛋等。文师在治疗某些慢性病时，推崇药食同用，如肾虚者用乌苓参（又名雷震子）炖肉或炖鸡服；肺痨者用冬虫夏草炖老鸭肉服；脾虚者以山药糯米粥，往往获效甚捷。又如治骨髓炎、骨结核破溃日久，死骨已脱离未出者，用地牯牛粉配九一丹，捻条插入疮口内，则可迅速退出死骨，不必开刀，使伤口愈合时间缩短。

巴豆性烈且有毒，又能使人峻泻，但文师取其以毒攻毒之理，用于治疗顽固性痤疮、多发性疖疮等皮肤顽疾，每次用 60g 巴豆，其破烂者弃之，取完好者布包炖瘦猪肉，食汤及肉，弃巴豆，其效果异常显著，深受患者欢迎。1977年，成都中医学院附属医院某职工家属患结节性痤疮，十分严重，经过多家医院治疗，效果不显。请文老治疗，症见面部满布结节痤疮，潮红油腻，口中有异味，喜食辛辣，尿黄便通，面带愁容，舌红，苔黄腻，脉弦滑。文老认为，患者是湿热内蕴、气血瘀滞而成，内治以清利湿热、活血化瘀、解毒消肿为法。方用枇杷清肺饮合仙方活命饮加减，内服 7 剂；另用巴豆 60g（布包），瘦猪肉60g，文火炖 4 小时，去巴豆，食肉喝汤。1 周后患者复诊，自言食后不温不燥，无腹泻、腹痛，面部无新皮疹出现，情绪明显好转。舌、脉同前，守方再进 7剂。治疗 1 个月后，面部结节消退，痘印增多，停巴豆剂，服消瘰丸合清肺饮加味，前后服药半年，面部平复，精神爽朗，已有女友，结婚时文老表示祝贺，患者及家属称谢不已，在我院传为佳话。

编者按：巴豆一药，性烈且有毒，又能使人峻泻，非临床医师有应用经验者，不可自行照搬使用。慎之又慎！

第三章

流派用药经验

第一节　解表药

麻黄

【一般认识】麻黄，味辛、微苦，归肺、膀胱经。具有发汗解表、平喘止咳、利尿之功效。本品可开泄腠理、透发毛窍，主要用于外感风寒的表实证；平喘作用强，不论是否外受风寒所致，均可配伍应用；止渴利尿，可用于风水水肿及风邪犯肺之咳嗽。研究发现，本品含有麻黄碱、伪麻黄碱、麻黄次碱及挥发油等成分，具有拟肾上腺素作用、升压作用、舒缩血管、发汗解热、兴奋神经中枢、抗菌、抗病毒、抗过敏、镇咳祛痰平喘及利尿等作用。

【皮科性能】麻黄主要用于外邪郁闭所致的疮疡、皮肤瘙痒症、荨麻疹、湿疹、银屑病等疾病。本品辛温发散力强，配合温阳药物，则温散寒邪、宣通气血，如阳和汤中配伍炮姜、肉桂、鹿角霜等；其可宣肺疏风，不论寒热，凡肺卫闭郁、营卫不和引起皮肤风团、瘙痒者均可配伍应用。麻黄杏仁甘草石膏汤中，配伍石膏、杏仁宣肺祛风止痒，用于瘾疹、湿疮、白疕等邪郁肌表，营卫失和之证。麻黄连翘赤小豆汤中，配伍桑白皮、连翘、杏仁、赤小豆等，清利湿热、祛风止痒，用于风湿热蕴阻肌肤导致的湿疹、单纯疱疹、荨麻疹等。

【外用性能】麻黄含有麻黄碱，对血管有收缩作用，能防止血管过度扩张，从而阻止热量散发过多。在现代药理学中，麻黄可起到免疫抑制及抗过敏、抗病毒的作用，可联合芒硝、冰片等药物外用治疗湿疹等过敏性疾病。

【配伍应用】配杏仁、石膏，治疗风热闭肺；配连翘、桑白皮、杏仁，治疗风湿热蕴阻肌肤；配肉桂、鹿角霜、干姜，调血气、散寒滞；配伍松节、老鹳草、青风藤，治疗寒湿痹阻关节。

【剂量要点】常用剂量3~10g。小剂量，开泄腠理；中等剂量，宣肺祛风；大剂量，发汗解表。外用适量。

【各家论述】《神农本草经》：主中风，伤寒头痛，温疟，发表出汗，去邪热气，止咳逆上气，除寒热，破癥坚积聚。

《名医别录》：主治五脏邪气缓急，风胁痛，字乳余疾，止好唾，通腠理，疏伤寒头痛，解肌，泄邪恶气，消赤黑斑毒。

【常用方剂】麻黄汤、麻杏石甘汤、麻黄连翘赤小豆汤、阳和汤等。

桂枝

【一般认识】桂枝，辛、甘、温，归心、肺、膀胱经。本品具有发汗解肌、温通经脉、助阳化气之功效，常用于风寒感冒、脘腹冷痛、血寒经闭、关节痹痛、痰饮、水肿、心悸、奔豚等。研究发现，桂枝煎剂有降温解热作用，对金黄色葡萄球菌、白色葡萄球菌、伤寒杆菌、常见致病皮肤真菌、流感病毒均有抑制作用。桂皮油、桂皮醛对结核杆菌有抑制作用，桂皮油有健胃、缓解胃肠道痉挛及利尿、强心等作用。

【皮科性能】桂枝，具有辛温发散、温阳通脉、化气行水之功效，主要用于风寒湿痹阻引起的关节病型银屑病、硬皮病、水肿、冻疮、血栓性脉管炎等。本品温阳通脉、发散风寒，配合活血化瘀、散寒除痹药物，治疗冻疮、脉管炎等痹证，如加味当归四逆汤中，与水蛭、土鳖虫、虻虫、牛膝、红花、地龙配伍，化瘀通络、散寒止痛。二号脱疽方中，配秦艽、防己、威灵仙、乌梢蛇，祛风除湿、温经通络。龙蛇丸中，与地龙、羌活、独活、海风藤等配伍，祛风除湿、活血通络。

【外用性能】桂枝含有桂皮醛，对皮肤血管有扩张作用，有利于局部血液循环。桂枝、麻黄两药一扩一收，具有维持和调节局部正常血运功能，故对习惯性冻伤能起治疗作用。

【配伍应用】桂枝与赤芍、白芍配伍，调和营卫；配伍水蛭、土鳖虫、虻虫，化瘀通络；配伍泽泻，化气行水；配秦艽、威灵仙、乌梢蛇，祛风除湿；配伍海风藤、地龙、细辛、乳香、蜈蚣，祛风除湿、活血通络。

【剂量要点】煎服，3~15g。小剂量，温经通脉；中等剂量，发汗解表；大剂量，下气行水。外用适量。

【各家论述】略。

【常用方剂】桂枝汤、五苓散、加味当归四逆汤、龙蛇丸、二号脱疽方等。

白芷

【一般认识】白芷，辛，温，归肺、胃经。功善发表散风、通窍、止痛、燥湿止带、消肿排脓，主要应用于风寒表证，或风寒表证夹湿，如感冒头痛、眉棱骨痛、鼻塞、鼻渊、牙痛、白带、疮疡肿痛等。药理研究发现，白芷含有异欧前胡素、欧前胡素、佛手柑内酯、珊瑚菜素、氧化前胡素等，具有抗炎、解热镇痛、解痉、降血压、抗菌、抗光敏等作用。此外，本品尚可治皮肤风湿瘙痒及毒蛇咬伤，白芷水煎剂对大肠杆菌、痢疾杆菌、伤寒杆菌、绿脓杆菌、变形杆菌有一定的抑制作用；水浸剂对奥杜盎氏小芽孢癣菌等致病菌有一定的抑制作用。

【皮科性能】白芷具有燥湿止带、止痛、消肿排脓的功效，常用于治疗皮肤疮疡、痒疹、皮肤瘙痒等。龙蛇丸中，配伍羌活、独活、防风、威灵仙等，祛风除湿。痒症丸中，配伍刺猬皮、僵蚕、蝉蜕、苍耳子等，止痒除湿。仙方活命饮中，配伍金银花、菊花、薄荷、防风等疏风消肿。托里消毒散中，与金银花、皂角刺、黄芪等同用，透脓排毒。

【外用性能】白芷外用具有燥湿止痒、止痛、杀虫疗癣的功效；同时，外用制剂中，白芷具有促进药物透皮吸收的作用。紫草油中，与地榆、紫草、当归等同用，消肿止痛、止血生肌；复方苦参汤中，与苦参、花椒、蛇床子、白矾、香附等同用，清热除湿、杀虫止痒。

【配伍应用】配花椒、贯众，杀虫止痒；配薄荷、菊花、银花，疏风清热；配刺猬皮、地肤子，除湿止痒；配伍紫草、地榆，消肿止痛。

【剂量要点】煎服，3~10g。外用适量。

【各家论述】《神农本草经》：主女人漏下赤白，血闭阴肿，寒热，风头侵目泪出。

《本草纲目》：治鼻渊、鼻衄、齿痛、眉棱骨痛、大肠风秘……蛇伤、刀箭金疮。

【常用方剂】仙方活命饮、透脓散、托里消毒散、龙蛇丸、痒症丸、紫草油、复方苦参汤等。

防风

【一般认识】防风，辛、甘，微温，归膀胱、肝、脾经。功善发表散风、胜湿止痛、解痉。本品主要用于感冒头痛，风湿痹痛，风疹瘙痒，破伤风。药理研究发现，本品具有解热、镇痛、镇静、抗菌作用。

【皮科性能】防风新鲜汁对绿脓杆菌和金黄色葡萄球菌有一定的抗菌作用，煎剂对痢疾杆菌、溶血性链球菌等有不同程度的抑制作用。皮肤科常用于外受风邪所致的荨麻疹、湿疹、接触性皮炎、皮肤真菌感染等。如常将麻杏石甘汤与玉屏风散合用，治疗卫表亏虚、外受风热型荨麻疹。加味仙方活命饮中，配伍白芷、菊花、薄荷，疏风透邪；加味防风通圣散中，配伍麻黄、大黄、荆芥、薄荷、石膏、黄芩、黄连等，表里双解、清利湿热。藿香解毒汤中，配伍藿香、香薷、马齿苋、蒲公英，清解暑热，治疗暑疖。黄芪丸中，与黄芪、刺蒺藜、丹参、萆薢，调和营卫，除湿止痒，治疗初期臁疮。消风散中，配伍荆芥、蝉蜕等，祛风止痒。

【外用性能】可外用于痤疮、玫瑰痤疮、黄褐斑、湿疹、银屑病等，联合徐长卿还可用于治疗药疹、荨麻疹等。

【配伍应用】配黄芪、白术，实为固表；配刺蒺藜、地肤子，祛风止痒；配薄荷、白芷，疏风透邪；配马齿苋、蒲公英，祛风除湿解毒；配白芷、陈皮，祛风胜湿。

【剂量要点】煎服，5~15g。本品善祛风，无论外风、内风之病证，均可使用，为治风之通药。本品甘缓微温，不峻烈，又可胜湿，故外感风寒、风热、风湿表证，均可使用。外用适量。

【各家论述】《神农本草经》：主大风，头眩痛，恶风。风邪，目盲无所见，风行周身，骨节疼痹。

《本草汇言》：主诸风周身不遂，骨节酸痛，四肢挛急，痿躄痫痉等症。

【常用方剂】玉屏风散、加味仙方活命饮、消风散、加味藿香解毒汤、加味防风通圣散、黄芪丸、痛泻要方等。

细辛

【一般认识】细辛，辛，温，有小毒，归肺、肾经。具有祛风散寒、通窍、止痛、温肺化饮之效，常用于治疗风寒感冒、头痛、牙痛、鼻塞鼻渊、风湿痹痛、痰饮喘咳等。细辛挥发油、水及醇提取物具有解热、抗炎、镇静、抗惊厥及局麻作用；大剂量挥发油可使中枢神经系统先兴奋后抑制，具有一定毒副作用；其醇浸润液及挥发油体外实验有抑菌作用。

【皮科性能】细辛具有温散、止痛、通窍之功效，皮肤科常将其应用于寒湿阻滞、络脉不通之证，如带状疱疹、关节病型银屑病、寒冷性荨麻疹、硬皮病、结节性红斑等。细辛温通之力较强，不论内伤、外感，凡属寒邪痹阻之证，均可配伍应用。如麻黄细辛附子汤治疗寒湿凝滞型关节病型银屑病，常与松节、老鹳草、青风藤等同用；治疗寒冷性荨麻疹，则常与玉屏风散合用。治疗带状疱疹神经痛，常合用蜈蚣、路路通、丝瓜络等。

【外用性能】本品主要内服。

【配伍应用】配麻黄，通阳解表；配石菖蒲、薄荷，开窍；配蜈蚣、全蝎，通络止痛。

【剂量要点】煎服，1~6g。小剂量，通窍；中等剂量，发汗解表；大剂量，散寒止痛。

【各家论述】《神农本草经》：主咳逆，头痛脑动，百节拘挛，风湿痹痛，死肌。久服明目，利九窍，轻身长年。

《类证本草》引《本草别说》：细辛若单用，不可过半钱匕，多则气闷塞，不通者死。

【常用方剂】麻黄附子细辛汤等。

苍耳子

【一般认识】苍耳子，辛、苦，温，有小毒，归肺经。具有祛风除湿、通窍止痛之效，应用于风寒头痛、鼻渊流涕、风疹瘙痒、湿痹拘挛等。药理研究发现，苍耳子煎剂对金黄色葡萄球菌有一定的抑菌作用，其丙酮或乙醇提取物对红色毛癣菌有抑菌作用。过量服食苍耳子可致中毒，严重者可引发肝、肾功能衰竭。

【皮科性能】苍耳子具有祛风除湿、杀虫疗癣的功效，常用于湿疹、荨麻疹等过敏性皮肤疾病，如治疗风寒型荨麻疹，常与麻黄、杏仁、防风等配伍。本品具有通窍止痛之功，所以也用于头面部带状疱疹的治疗，如常与普济消毒饮及通络止痛之品配伍，如丝瓜络、石菖蒲、路路通等。

【外用性能】本品研末，用大枫子油为丸，治疗癣麻风。此外，苍耳的茎叶外用又可用于麻风、疔毒、皮肤瘙痒诸证。

【配伍应用】可配伍辛夷、白芷、薄荷等，治疗鼻渊头痛、不闻香臭、时流浊涕；配防风、白芷、羌活、藁本等，祛风散寒；配地肤子、白鲜皮、白蒺藜，祛风止痒。

【剂量要点】煎服，3~9g。小剂量，通窍止痛；中等剂量，祛风杀虫止痒；大剂量，发汗解表。外用适量。

【各家论述】《日华子本草》：治一切风气，填髓，暖腰脚。治瘰疬、疥癣及瘙痒。

《本草蒙筌》：止头痛善通顶门，追风毒任在骨髓，杀疳虫湿䘌，主恶肉死肌。

【常用方剂】苍耳子散等。

辛夷

【一般认识】辛夷，味辛，性温，归肺、胃经。可发散风寒、宣通鼻窍，常用于风寒头痛、鼻塞、鼻渊、鼻流浊涕等。药理研究发现，本品具有一定的局部刺激、麻醉作用，具有抗菌、抗炎、镇痛、抗过敏等作用。

【皮科性能】辛夷辛温发散、通利鼻窍，皮肤科常用于银屑病、荨麻疹、湿疹等兼外感风寒者。如治疗上呼吸道感染诱发的银屑病时，辨证属于风寒者，常与白芷、防风、细辛、苍耳子等配伍，发散风寒、通窍。

【外用性能】本品主要内服。

【配伍应用】配杏仁，宣肺疏风；配白芷、细辛、苍耳子、防风，散寒止痛。

【剂量要点】煎服，3~9g。

【各家论述】《神农本草经》：主五脏身体寒热，头风脑痛，面黑。

《本草纲目》：鼻渊，鼻鼽，鼻窒，鼻疮及痘后鼻疮。辛夷之辛温，走气而入肺，能助胃中清阳上行通于天。所以能温中，治头面目鼻九窍之病。

【常用方剂】常于麻杏石甘汤、玉屏风散、胆星汤等方中加减应用。

薄荷

【一般认识】薄荷，味辛，性凉，归肺、肝经。功可疏散风热、清利头目、利咽、透疹、疏肝解郁，主要用于风热感冒、风温初起，见头痛、目赤、喉痹、口疮、风疹、麻疹、胸胁胀闷等。药理研究发现，薄荷主要含有挥发油，其中主要为薄荷醇，其次为薄荷酮，还含乙酸薄荷酯、莰烯、柠檬烯、异薄荷酮等，具有抗病毒、镇痛、杀菌、止痒等作用。

【皮科性能】薄荷具有疏风、透疹的功效，常用于湿疹、荨麻疹、银屑病、接触性皮炎、玫瑰糠疹、脂溢性皮炎等，主要运用其透邪外出之效。银屑病血热证或风热证患者，常于凉血消风散、简化消风散中，配伍青蒿等清轻之品。

【外用性能】本品外用可用于治疗小儿红痱。

【配伍应用】配青蒿，透邪清热；配菊花、冬桑叶，清利头目；配地肤子、白鲜皮，祛风止痒。

【剂量要点】常用3~10g。外用适量。

【各家论述】《新修本草》：主贼风伤寒，发汗，治恶气心腹胀满。

《本草纲目》：利咽喉口齿诸病，治瘰疬、疥疮、风瘙瘾疹。

【常用方剂】银翘散、透疹汤、逍遥散、凉血消风散、简化消风散等。

柴胡

【一般认识】柴胡，味苦、辛，性微寒，归肝、胆经。功可和解退热、疏肝解郁、升举阳气，主要用于感冒发热、寒热往来、胸胁胀痛、月经不调、子宫脱垂、脱肛等。柴胡具有镇静、镇痛、解热、镇咳等广泛的中枢抑制作用；柴胡及其有效成分柴胡皂苷有抗炎作用；柴胡煎剂对结核杆菌有抑制作用；柴胡挥发油具有抗病毒作用，还有增强机体免疫的作用。

【皮科性能】柴胡可疏肝解郁，主要用于肝郁不舒导致的皮肤疾病，如带状疱疹、神经性皮炎、黄褐斑、荨麻疹、斑秃等。如肝郁不舒，气郁化火，循经外发，发为带状疱疹，常用龙胆泻肝汤加减治疗，其中柴胡与当归、黄芩等配伍。柴芍龙牡汤中，柴胡与白芍、龙骨、牡蛎配伍，适用于神经性皮炎、黄褐斑、荨麻疹、斑秃等，证属肝木不舒、肝阳上亢、肝肾失调、水不涵木者。

【外用性能】本品主要内服。

【配伍应用】配黄芩，和解少阳、祛邪解热；配当归、白芍等，用于肝郁气滞、月经不调、胸胁疼痛；配黄芩、常山、草果等，治疗疟疾寒热。

【剂量要点】煎服，5~15g。

【各家论述】《神农本草经》：主心腹，去肠胃中结气，饮食积聚，寒热邪气，推陈致新。

《本草正义》：约而言之，柴胡主治，止有二层。一为实邪，则为外寒在半表半里者，引而出之，使还于表，而寒邪自散；一为正虚，则为清气之陷于阴分者，举而升之，使返其宅，而中气自振。

【常用方剂】柴芍龙牡汤、逍遥散、龙胆泻肝汤等。

木贼

【一般认识】木贼，味甘、苦，性平，归肺、脾经。具有疏散风热、明目退翳、止血之效，主要用于目生云翳、迎风流泪、肠风下血、血痢、脱肛、疟疾、喉痛、痈肿等。药理研究表明，本品外用具有抗炎、止血之效，同时具有镇静、抗惊厥作用。

【皮科性能】皮肤科应用本品，主要取其祛风止痒之效，用于荨麻疹、湿疹、神经性皮炎、脂溢性皮炎等；祛风解毒，用于扁平疣、寻常疣等病毒感染性疾病。治疗扁平疣时，常用祛疣汤加减治疗，将本品与马齿苋、板蓝根、白芷、赤芍、重楼等同用，祛风解毒、消疣。治疗风水水肿，常用本品配伍浮萍、杏仁、桔梗等通利水道。

【外用性能】本品外用有抗炎、止血作用，与紫花地丁、蒲公英等捣汁外敷，用于疔疮肿痛；与五倍子、白及等研极细末外敷创面，有止血止痛之效。

【配伍应用】配薏苡仁、板蓝根、香附，以渗湿、解毒，治疗扁平疣等；配浮萍、杏仁，利水道，消肿；配五倍子、白茅根、白及，止血；配黄芩、地榆、槐角、石菖蒲，消痔止血；配谷精草、蝉蜕，明目退翳。

【剂量要点】煎服，3~10g。外用适量。

【各家论述】《本经逢原》：主眼目风热暴翳、止泪，取发散肝肺风邪也。多用令人目肿，若久翳及血虚者，非所宜，而伤暑或暴怒赤肿，亦勿用之。

《玉楸药解》：明目退翳，清风止崩。

【常用方剂】祛疣汤、神消散等。

第二节　清热药

知母

【一般认识】知母，味苦、甘，性寒，归肺、胃、肾经。功可清热泻火、滋阴润燥，常用于外感热病、高热烦渴、肺热燥咳、骨蒸潮热、内热消渴、肠燥便秘等。本品主含皂苷，具有抗菌、解热之效。

【皮科性能】知母具有清热泻火、滋阴润燥之功效，常用于系统性红斑狼疮、激素依赖性皮炎、红皮病、玫瑰糠疹、银屑病、脂溢性脱发等，证属阴虚火旺、津液不足者。知母味苦可以坚阴，甘寒可以清热生津。针对阴虚火旺证，常与清泻相火药味同用，如知柏地黄丸、加味虎潜丸。阴虚津液亏虚者，常与天花粉、玉竹、五味子等配伍，如玉液汤。热毒炽盛、津液亏虚者，常与生地黄、玄参、金银花、连翘、黄柏等同用，如生津解毒汤。

【外用性能】本品主要内服。

【配伍应用】用于热病烦渴，温热病邪热亢盛，壮热、烦渴、脉洪大等肺胃实热证，常与石膏相须为用；用于肺热咳嗽、痰黄黏稠，常配瓜蒌、大贝母、胆南星等药；本品可滋肾阴、润肾燥而退骨蒸，用于阴虚火旺，见骨蒸潮热、盗汗、心烦等症，常配伍黄柏；用于阴虚消渴、肠燥便秘，常与何首乌、当归、麻仁同用。

【剂量要点】煎服，10~15g。清热泻火宜生用，滋阴降火宜盐水炙用。能上清肺热而泻火，中泻胃火而除烦渴，下润肾燥而滋阴。

【各家论述】《神农本草经》：主消渴热中，除邪气，肢体浮肿，下水，补不足，益气。

《本草纲目》引《用药法象》：泻无根之肾火，疗有汗之骨蒸，止虚劳之热，滋化源之阴。

《本草纲目》：知母之辛苦寒凉，下则润肾燥而滋阴，上则清肺金而泻火，乃二经气分药也。

【常用方剂】百合地黄汤、白虎汤、知柏地黄丸、玉液汤、百合知母汤等。

天花粉

【一般认识】天花粉，味甘、微苦，性微寒，归肺、胃经。功可清热生津、清肺润燥、解毒消痈，主要用于热病烦渴、肺热燥咳、内热消渴、疮疡肿毒等症。药理研究发现，天花粉具有抗早孕、致流产作用，故孕妇不宜使用；另外，本品具有抗癌、抗菌及抗病毒作用。

【皮科性能】天花粉具有清热解毒、消肿排脓的功效，适用于疔疮、丹毒、天疱疮、湿疹等皮肤疾病。治疗一切阳证疮疡时，常用加减仙方活命饮，其中天花粉与浙贝母、夏枯草、蒲公英、乳香、没药等同用。

【外用性能】《本草纲目》曾引《海上方》以瓜蒌根捣敷，治疗"箭镞不出""针刺入肉"。可见天花粉不但有清热解毒、消肿止痛之效，且有排出异物之功。《医学衷中参西录》谓之"善通行经络，解一切疮家热毒"，有"消肿毒，排脓生肌长肉"的作用。

【配伍应用】配连翘、蒲公英、浙贝母，清热解毒、散结消肿；配芦根、麦冬，清热生津止渴；配滑石、泽泻，利湿解毒。

【剂量要点】煎服，10~15g。孕妇忌服。反乌头。外用适量。

【各家论述】《神农本草经》：主消渴，身热，烦满大热，补虚，安中，续绝伤。

《日华子本草》：通小肠，排脓，消肿毒，生肌长肉，消扑损瘀血。治热狂时疾，乳痈，发背，痔瘘疮疖。

【常用方剂】加减仙方活命饮等。

芦根

【一般认识】芦根，味甘，性寒，归肺、胃经。功可清热生津、除烦、止呕、利尿，主要用于热病烦渴、胃热呕哕、肺热咳嗽、肺痈吐脓、热淋涩痛等。

【皮科性能】芦根具有清泄肺胃邪热、利湿除烦之功，常用于治疗痰热结于肺之咳嗽，也可治疗痰、瘀、毒所致的皮肤病，如痤疮、酒渣鼻、黄褐斑、结节性痒疹等。针对痰、瘀、毒邪气蕴结所致的黄褐斑、痤疮等病证，常用胆星汤加减，其中芦根与胆南星、鱼腥草、黄芩、杏仁、桃仁等同用。

【外用性能】本品主要内服。

【配伍应用】配麦冬、天花粉，清热生津；配竹茹、枇杷叶，清热止呕；配瓜蒌皮、知母、浙贝，清肺止咳；配冬瓜子、生薏苡仁、桃仁，清肺排脓。

【剂量要点】煎服，15~30g。鲜品 30~60g。脾胃虚寒者忌服。本品清肺胃热又能生津，清肺热又能排脓。

【各家论述】《名医别录》：主消渴客热，止小便利。

《新修本草》：疗呕逆不下食，胃中热，伤寒患者弥良。

【常用方剂】桑菊饮、苇茎汤、胆星汤等。

夏枯草

【一般认识】夏枯草，苦、辛，寒，归肝、胆经。功能清肝火、散郁结，应用于目赤肿痛、头痛眩晕等。本品清泄肝火、消肿止痛，配菊花、决明子、当归、枸杞子等；针对瘰疬瘿瘤，本品能清肝散结，配大贝母、玄参、牡蛎、海蛤壳、昆布、海藻等。此外，本品的清泄肝火作用，现代常用于高血压病属肝热、阳亢之证者，有清肝降压之效。夏枯草煎剂对体外痢疾杆菌、伤寒杆菌、霍乱弧菌、大肠杆菌、金葡萄球菌均有不同程度的抑制作用。

【皮科性能】夏枯草辛以散结，苦以泄热，主入肝经，有良好的清肝散结之效，可用于肝郁化火、痰火凝聚之病证，如乳痈、瘿瘤、瘰疬等病；同时，常用于痰瘀互结之皮损肥厚之症，如结节性痒疹、斑块型银屑病、结节性红斑等。治疗乳痈，常用瓜蒲通络汤、疏肝通络饮治疗，常将夏枯草与浙贝母、全瓜蒌、蒲公英等同用，解毒散结。治疗斑块型银屑病、结节性痒疹等痰、湿、瘀蕴结之证，常配伍徐长卿、山慈菇、郁金等散结。治疗暑疖，常用藿香解毒汤；治疗疔疮，常用菊花解毒汤；其中，常与蒲公英、紫花地丁、鱼腥草、马齿苋等同用。

【外用性能】本品外用可治疣，还可用于癌肿初期。

【配伍应用】用于肝火上炎，见目赤肿痛、头痛目眩者，常与菊花、决明子等同用；治疗肝阴不足，见目珠疼痛，至夜尤甚者，常配伍当归、枸杞子等药；治疗瘰疬，常与大贝母、玄参、牡蛎等药同用；治疗瘿瘤，常与海蛤壳、昆布、海藻等药配伍；治疗斑块型银屑病、结节性痒疹，常配伍徐长卿、山慈菇、郁金，散结消肿。

【剂量要点】煎服，10~15g；或熬膏服。外用适量。

【各家论述】《神农本草经》：主寒热，瘰疬，鼠瘘，头疮，破癥，散瘿结气，脚肿湿痹。

《本草衍义补遗》：补养血脉。

【常用方剂】瓜蒲通络汤、疏肝通络饮、藿香解毒汤、菊花解毒汤、加味消瘰丸、加减仙方活命饮等。

栀子

【一般认识】栀子，苦、寒，归心、肝、肺、胃、三焦经。功能泻火除烦、清热利湿、凉血解毒。应用于热病烦闷，本品能泻火清心除烦，如栀子豉汤；火毒炽盛，高热烦躁，神昏谵语者，本品能清热泻火，如黄连解毒汤、清瘟败毒饮；湿热黄疸，本品能清热利湿、利胆退黄，如茵陈蒿汤、栀子柏皮汤；热淋、阴痒、带下，本品能清下焦湿热，配苦参、黄柏等；热证出血，本品能清热凉血而止血，如十灰散；热毒疮疡，本品能清热凉血解毒，配金银花、连翘、蒲公英等。

【皮科性能】栀子具有凉血解毒、消肿止痛之效，故可用于有热毒疮疡、红肿热痛相关表现的皮肤疾病。本品的煎剂对溶血性链球菌和皮肤真菌均有抑制作用。栀子常用于疔疮、银屑病、湿疹、过敏性紫癜等疾病的治疗。治疗湿热蕴结日久的疥疮顽癣，常用加味防风通圣散，其中栀子、黄芩、石膏等同用，清泄里热。治疗热毒疮疡、湿热型银屑病，常用黄连解毒汤加减。

【外用性能】生栀子粉调敷，可用于外伤性肿痛。

【配伍应用】用于温热病，邪热客心，见心烦郁闷、躁扰不宁等症，可配伍淡豆豉等药；火毒炽盛，见高热烦躁、神昏谵语，常与黄芩、黄连、黄柏等药配伍；用于热毒疮疡、红肿热痛时，多与金银花、连翘、蒲公英等药配伍。

【剂量要点】煎服，5~15g。

【各家论述】《神农本草经》：主五内邪气，胃中热气，面赤酒皶皱鼻，白癞赤癞，疮疡。

《本草衍义补遗》：屈曲下行降火，又能治痞块中之火。

【常用方剂】加味防风通圣散、栀子豉汤、黄连解毒汤、茵陈蒿汤等。

黄芩

【一般认识】黄芩，味苦，性寒，归肺、胃、胆、大肠经。可清热燥湿、泻火解毒、凉血止血、除热安胎。临床主要用于湿温、暑温，见胸闷呕恶、湿热痞满、泻痢、黄疸、肺热咳嗽、高热烦渴、血热吐衄、痈肿疮毒、胎动不安等。黄芩煎剂在体外有较广的抗菌谱，对伤寒杆菌、痢疾杆菌、绿脓杆菌、葡萄球菌、链球菌等均有抑制作用；对流感病毒、钩端螺旋体及多种致病真菌亦有抑制作用。

【皮科性能】黄芩有较强的泻火解毒、燥湿之力，可用于肺热炽盛之痤疮、玫瑰痤疮、脂溢性皮炎、湿疹等。治疗湿热蕴结日久导致的疥疮顽癣，常用加味防风通圣散，其中黄芩、黄连、黄柏、栀子、连翘、薄荷等同用，表里双解。治疗火热循经发于头面的带状疱疹，常用加味普济消毒饮，其中黄芩、黄连、牛蒡子等同用，清热解毒。治疗肺胃热盛证之痤疮，常用化裁枇杷清肺饮，其中黄芩与栀子、桑白皮、白花蛇舌草等同用。治疗风湿热蕴结之湿疹、尖锐湿疣，常用马齿苋汤加减，黄芩与马齿苋、栀子、野菊花等同用。

【外用性能】本品外用可用于治疗急性湿疹。

【配伍应用】配栀子、黄连、黄柏，清热解毒燥湿；配桑白皮、鱼腥草，泻肺止咳；配白花蛇舌草、紫花地丁、蒲公英，清热消肿。

【剂量要点】煎服，5~15g。清热多生用，安胎多炒用，止血炒炭，清上焦热多酒炒。外用适量。

【各家论述】略。

【常用方剂】加味普济消毒饮、加味防风通圣散、马齿苋汤、化裁枇杷清肺饮等。

黄连

【一般认识】黄连，味苦，性寒，归心、肝、胃、大肠经。功可清热燥湿、泻火解毒。临床主要应用于湿热痞满、呕吐吞酸、泻痢、黄疸、高热神昏、心火亢盛、心烦不寐、血热吐衄、目赤、牙痛、消渴、痈肿疔疮等；外治湿疹、耳道流脓等。酒黄连善清上焦火热，姜黄连清胃和胃止呕，萸黄连舒肝和胃止呕。黄连有很广的抗菌范围，对痢疾杆菌、伤寒杆菌、葡萄球菌等菌均有明显的抑制作用，对钩端螺旋体、阿米巴原虫、滴虫、流感病毒及多种致病性皮肤真菌也有抑制作用。

【皮科性能】黄连清热燥湿、泻火解毒，尤善疗疔毒，可用于治疗痈肿疔毒、皮肤湿疮、外耳道疖肿、耳道流脓、眼目红肿等。临床中，常用黄连解毒汤治疗湿热蕴结之证，如银屑病、湿疹、疔疮、带状疱疹等。治疗肝胃不和导致的反酸、胃痛，常用香连丸，其中黄连与木香等同用。治疗一切疔疮，常用菊花解毒汤，其中黄连与紫花地丁、鱼腥草、夏枯草、黄花地丁、赤芍等同用。

【外用性能】黄连外用，具有燥湿、解毒、止痒、杀虫之功效，如香连金黄散治疗热毒疮痈。外用黄连粉，治疗脓疱型银屑病。

【配伍应用】配干姜、黄芩、半夏，开郁降火；配黄芩、黄柏、栀子，泻火解毒；配连翘、夏枯草、紫花地丁，散结消肿；配吴茱萸，和胃止呕。

【剂量要点】煎服，5~15g。外用适量。

【各家论述】《神农本草经》：主热气目痛，眦伤泣出，明目，肠澼腹痛下痢，妇人阴中肿痛。

《本草纲目》引《珍珠囊》：其用有六。泻心脏火，一也；去中焦湿热，二也；诸疮必用，三也；去风湿，四也；赤眼暴发，五也；止中部见血，六也。

【常用方剂】加味普济消毒饮、香连丸、葛根芩连汤、黄连解毒汤等。

黄柏

【一般认识】黄柏，味苦，性寒，归肾、膀胱、大肠经。功可清热燥湿、泻火解毒、退热除蒸，主要用于湿热泻痢、黄疸、带下、热淋、脚气、骨蒸劳热、盗汗、遗精、疮疡肿毒等。黄柏抗菌谱和抗菌效力与黄连相似，对痢疾杆菌、伤寒杆菌、金黄色葡萄球菌等多种致病菌均有抑制作用；对某些皮肤真菌也有抑制作用。

【皮科性能】黄柏既能清热燥湿，又能泻火解毒，常用于痤疮、湿疹、银屑病、荨麻疹等属湿热证者；黄柏可退热除蒸，常用于银屑病、红斑狼疮、玫瑰痤疮、激素依赖性皮炎、骨髓炎、骨结核等属阴虚火旺者。治疗红斑狼疮性肾炎，证属阴虚火旺者，常用知柏地黄丸、加味虎潜丸等，其中知母、黄柏同用。治疗湿热蕴阻型痤疮、银屑病等病证时，常用黄连解毒汤加减治疗。治疗脾虚湿蕴型湿疹、结节性红斑，可用四妙散加减，黄柏与苍术、白术、薏苡仁同用。

【外用性能】黄柏清热燥湿，外用可收湿止痒、消肿。如黄柏溶液湿敷具有清热解毒消肿之效。如意金黄散中，黄柏与黄连、黄芩、大黄、芙蓉叶等同用，清热解毒、消肿止痛，用于阳证疮疡；蛇黄散中，黄柏、蛇床子、赤石脂、寒水石、广丹同用，具有清热除湿止痒之效，用于湿疹、黄水疮等。

【配伍应用】配苍术、牛膝，治疗湿热下注、脚气痿痹、足膝肿痛；配黄连、黄芩、栀子，清热解毒消肿；配苦参、蛇床子，除湿止痒；配知母，滋阴降火。

【剂量要点】煎服，5~15g。外用适量。清热燥湿多生用，治阴虚火旺多盐水炙用，止血多炒炭用。

【各家论述】《神农本草经》：主五脏、肠胃中结热，黄胆，肠痔，止泄利，女子漏下赤白，阴阳蚀创。

《珍珠囊补遗药性赋》：黄柏，味苦，性寒，无毒。沉也，阴也。其用有五。泻下焦隐伏之龙火；安上焦虚哕之蛔虫；脐下痛单制而能除；肾不足必炒用而能补；痿厥除热药中，诚不可缺。

【常用方剂】加味虎潜丸、四妙散、知柏地黄丸、黄连解毒汤、如意金黄散、蛇黄散等。

龙胆草

【一般认识】龙胆草，味苦，性寒，归肝、胆、膀胱经。功善清热燥湿、泻肝胆火，常用于湿热黄疸、阴肿阴痒、带下、强中、湿疹瘙痒、目赤、耳聋、胁痛、口苦、惊风抽搐等。龙胆草煎剂对绿脓杆菌、金黄色葡萄球菌、某些皮肤真菌及钩端螺旋体等，均有一定的抑制作用，并有抗炎作用。龙胆草大苦大寒，清热燥湿，尤善清下焦湿热，可用于治疗阴肿阴痒、湿疹瘙痒等。

【皮科性能】龙胆草常用于肝胆湿热、实火所致的带状疱疹、湿疹、疖肿、丹毒、生殖器疱疹及银屑病等。龙胆草大苦大寒，上泻肝胆实火，下清下焦湿热；龙胆泻肝汤中，与栀子、黄芩、柴胡等同用，清肝泻肝。治疗生殖器疱疹时，常与山慈菇、夏枯草、白土苓等解毒之品同用。

【外用性能】本品主要内服。

【配伍应用】治疗湿热下注，见阴痒阴肿、女子带下黄稠、男子阴囊肿痛、湿疹瘙痒等，常配伍黄柏、苦参、苍术等药；用治肝胆湿热，见黄疸、尿赤等，可与茵陈、栀子、黄柏等药配伍；龙胆草能清泻肝胆实火，多与牛黄、钩藤、黄连等药配伍，能协同发挥清肝息风的作用。

【剂量要点】煎服，5~15g。主清肝胆实火及下焦湿热。

【各家论述】《神农本草经》：主骨间寒热，惊痫邪气，续绝伤，定五脏，杀蛊毒。

【常用方剂】龙胆泻肝汤等。

苦参

【一般认识】苦参，味苦，性寒，归心、肝、胃、大肠、膀胱经。功可清热燥湿、杀虫利尿，常用于治疗热痢、便血、黄疸尿闭、赤白带下、阴肿阴痒、湿疹、湿疮、皮肤瘙痒、疥癣麻风等，外治滴虫性阴道炎。苦参含有多种生物碱，如d-苦参碱、d-氧化苦参碱、槐花醇1-臭豆碱、1-甲基金雀花碱、1-穿叶赝靛碱及槐果碱等。苦参煎剂对结核杆菌、痢疾杆菌、金黄色葡萄球菌均有一定的抑制作用，对多种皮肤真菌也有抑制作用；并有利尿、抗炎、抗过敏的作用。

【皮科性能】苦参清下焦湿热，兼通利小便，使湿热从小便排出，可用于带下阴痒、湿疹疥癣、银屑病等，又能杀虫止痒。本品内服主要用于治疗湿热型皮肤疾病，如银屑病、湿疹，常与黄连解毒汤、龙胆泻肝汤、二术煎等配伍应用。

【外用性能】苦参外用可以清热燥湿、杀虫止痒，常用于银屑病、湿疹、手足癣、痒疹、皮肤瘙痒症等疾病的外治。如复方苦参汤、加减苦参汤、蛇床子汤、苦参止痒消银汤等，可用于皮损处熏洗、药浴、湿敷，具有杀虫止痒、燥湿解毒之功。另外，本品与大枫子同用，可用于麻风的外治。治疗疥癣，可配伍枯矾、硫黄等药。

【配伍应用】苦参用于治疗湿热蕴结肠胃，见腹痛泄泻，以及下痢脓血，可配伍木香，白头翁等药；治疗湿热便血、肠风下血、痔疮出血，可与生地黄、地榆配伍；苦参用于湿热下注，见带下色黄、阴肿阴痒，以及湿疹、皮肤瘙痒，多与黄柏、蛇床子同用。

【剂量要点】煎服，5~15g。外用适量。反藜芦。

【各家论述】《神农本草经》：心腹结气，癥瘕积聚，黄疸，溺有余沥，逐水，除痈肿。

《名医别录》：除伏热，肠澼，止渴，醒酒，小便黄赤，治恶疮。

【常用方剂】苦参地黄丸、贝母苦参丸、复方苦参汤、加减苦参汤、蛇床子汤、苦参止痒消银汤等。

白鲜皮

【一般认识】白鲜皮，味苦，性寒，归脾、胃、膀胱经。功能清热燥湿、祛风解毒，常用于湿热疮毒、黄水淋漓、湿疹、风疹、疥癣疮癞、风湿热痹、黄疸尿赤等。白鲜皮含有白鲜碱、白鲜内酯、谷甾醇、黄柏酮酸、胡芦巴碱、胆碱、梣皮酮等成分，具有抗真菌、抗细菌、解热等作用。

【皮科性能】白鲜皮具有清热燥湿、泻火解毒、祛风止痒之功，可用治湿热疮毒、肌肤溃烂、黄水淋漓等皮肤相关疾病。此外，还可用于治疗湿疹、疥癣，皮肤瘙痒等。皮类药取材于植物外表，同人体皮肤一样俱为身体之藩篱、卫外之屏障，多具有祛风固表的功用。白鲜皮常与桑白皮、地骨皮、紫荆皮、牡丹皮同用，治疗荨麻疹、湿疹、神经性皮炎等属湿热之证的皮肤病。此方临床使用时，常与马齿苋汤或简化消风散合用。

【外用性能】白鲜皮外用具有清热燥湿、杀虫止痒之功，常与苦参、地肤子、蛇床子等同用。如控油止痒方中，白鲜皮与明矾、枯矾、苦参、蛇床子、地肤子、香薷等同用，用于湿热偏重型脂溢性皮炎、湿疹。苦参止痒消银汤中，白鲜皮与苦参、黄柏、大黄、地肤子、徐长卿、生地黄等同用，外治进行期银屑病。首乌润肤消癣汤中，白鲜皮与生何首乌、丹参、当归、黄精、苦参、地肤子等同用，治疗缓解期、消退期银屑病。

【配伍应用】白鲜皮治疗湿热疮毒、肌肤溃烂、黄水淋漓，常与苍术、苦参、金银花等药配伍；治疗疥癣、湿疹、皮肤瘙痒，可与苦参、防风、地肤子等药配伍；白鲜皮既清热燥湿，又祛风通痹，治疗湿热黄疸、尿赤，配伍茵陈有利胆退黄之功；治疗风湿热痹、关节热痛，配伍苍术、黄柏、牛膝等药。

【剂量要点】煎服，6~10g。外用适量。

【各家论述】《神农本草经》：主头风，黄疸，咳逆，淋沥，女子阴中肿痛，湿痹死肌，不可屈伸、起止、行步。

《本草纲目》：治一切热毒风、恶风，风疮疥癣赤烂，眉发脱脆，皮肌急，壮热恶寒，解热黄、酒黄、急黄、谷黄、劳黄（甄权）。

【常用方剂】多皮饮、控油止痒方、苦参止痒消银汤、首乌润肤消癣汤等。

金银花

【一般认识】金银花，甘，寒，归肺、心、胃经。功能清热解毒，疏散风热。用于治疗痈肿疔疮，本品清热解毒力强，为治一切痈肿疔疮阳证的要药，如仙方活命饮、五味消毒饮、清肠饮（配黄芩、地榆、当归等），配鱼腥草、桃仁、芦根等；本品芳香，可用于治疗外感风热或温病初起，疏散风热，如银翘散；若热入营血，使用清营汤，具有"透热转气"之功；治疗热毒血痢，本品能解毒凉血止痢，单用浓煎频服，配黄芩、黄连、白头翁等。此外，本品制成的银花露具有清热解暑作用，可用于治疗暑热烦渴、咽喉肿痛等症。

【皮科性能】金银花甘寒，清热解毒，散痈消肿，可用于治疗痈肿疔疮，为治疗一切痈肿疔疮阳证的要药。金银花加水蒸馏可制作成为金银花露，有清热解毒的作用，可用于咽喉肿痛，以及小儿热疮、痱子等症。

【外用性能】本品主要内服。

【配伍应用】治疗疔、痈、疮初起，红肿热痛者，可配伍皂角刺、白芷等；用于疔疮肿毒，红肿热痛、坚硬根深者，可与紫花地丁、蒲公英、野菊花等药配伍；治疗肠痈腹痛者，常与当归、地榆、黄芩配伍；若用于肺痈咳吐脓血者，可配伍鱼腥草、芦根、桃仁等药。

【剂量要点】煎服，15~20g。

【各家论述】《本草拾遗》：主热毒、血痢、水痢，浓煎服之。

《本草纲目》：一切风湿气，及诸肿毒、痈疽疥癣、杨梅诸恶疮。散热解毒。

【常用方剂】仙方活命饮、五味消毒饮、银翘散、清营汤等。

连翘

【一般认识】连翘，苦，微寒，归肺、心、胆经。功能清热解毒，消痈散结，疏散风热。用于治疗痈肿疮毒，本品既可清热解毒，又散痈消肿，为"疮家圣药"，常配金银花、蒲公英、野菊花等；治疗瘰疬痰核，本品可解毒散结，常配伍夏枯草、玄参、贝母等；外感风热或温病初起，本品能疏散风热，如银翘散；热入营血，热入心包，本品能清心火、解热毒，如清营汤、清宫汤。此外，本品苦寒通降，善清泻心与小肠之火，兼有利尿之功，用于热淋、小便短赤，多与车前子等药配伍。

【皮科性能】连翘苦寒，主入心经，"诸痛痒疮，皆属于心"，本品既能清心火、解疮毒，又能散气血凝聚，兼有消痈散结之功，故有"疮家圣药"之称。治疗痈肿疮毒，常与金银花、蒲公英、野菊花等配伍；治疗瘰疬痰核，常与夏枯草、象贝母、玄参、牡蛎等配伍，清肝散结；连翘有广谱的抗菌作用，对金黄色葡萄球菌、贺氏痢疾杆菌有很强的抑制作用，对其他的致病菌、流感病毒、真菌亦有一定的抑制作用，有明显的抗炎作用。

【外用性能】本品主要内服。

【配伍应用】治疗痈肿疮毒时，常与金银花、薄荷、牛蒡子等配伍使用；治疗瘰疬痰核，配伍夏枯草、象贝母、玄参、牡蛎等药。连翘苦能泻火，寒能清热，入心、肺二经，治疗热入营血，见舌绛、神昏，常与牡丹皮、金银花等配伍使用；连翘还可治热淋涩痛，多与竹叶、木通、白茅根等利尿通淋药配伍。

【剂量要点】煎服，5~10g。

【各家论述】《神农本草经》：主寒热，鼠瘘，瘰疬，痈肿，恶疮，瘿瘤，结热，蛊毒。

《证类本草》：日华子云，连翘为使。治小儿壮热，通小肠，泄精，尿血，风赤眼，乳痈，发背，瘰疬，肠风，排脓，补血。治扑损，续筋骨，傅金疮，止血长肉，通经脉。

《珍珠囊补遗药性赋》：连翘……其用有二。泻诸经之客热，散诸肿之疮汤。

【常用方剂】银翘散、清宫汤、加味普济消毒饮等。

板蓝根

【一般认识】板蓝根，苦、寒，归心、胃经。功能清热解毒，凉血利咽。本品清热解毒、凉血消斑，常用以治疗热毒发斑、血热发斑；可清热解毒、消肿，常用来治疗痄腮及热毒疮痈；长于解毒利咽，常用以治疗血热毒盛的咽喉肿痛。

板蓝根对多种革兰氏阳性菌、革兰氏阴性菌及病毒均有抑制作用；可增强免疫功能。

【皮科性能】板蓝根有清热解毒凉血之功，常用于疖肿、丹毒、过敏性紫癜、银屑病等属热毒炽盛者。同时，本品常用于病毒感染性皮肤疾病，如寻常疣、扁平疣、生殖器疱疹、带状疱疹、尖锐湿疣等。肝经郁热，火热循经外发所致的头面部带状疱疹，常用加味普济消毒饮治疗，其中板蓝根与牛蒡子、马勃、连翘、黄芩、黄连等同用。治疗寻常疣、扁平疣等皮肤病毒感染性疾病，常用祛疣汤加减治疗，板蓝根与马齿苋、木贼、白芷、重楼等同用。

【外用性能】板蓝根外用可凉血解毒，如平疣外洗方中，配伍山慈菇、苦参、郁金、马齿苋、蛇床子、苍术等，用于跖疣隔蒜灸前熏洗局部，具有增效的作用。

【配伍应用】用于外感风热头痛或温病初起者，常与金银花、连翘、荆芥等药配伍使用；治疗大头瘟，见头面红肿、咽喉不利，常配伍玄参、连翘、牛蒡子等药；配山慈菇、苦参、郁金，解毒散结；配石膏、知母，化斑解毒。

【剂量要点】煎服，10~15g。外用适量。

【各家论述】《日华子本草》：治天行热毒。

《分类草药性》：能解诸毒恶疮，捣汁或服或涂，散毒去火。

【常用方剂】加味普济消毒饮、平疣外洗方、祛疣汤等。

蒲公英

【一般认识】蒲公英，味苦、甘，性寒，归肝、胃经。功能清热解毒、消痈散结、利湿通淋，常用于疔疮肿毒、乳痈、瘰疬、目赤、咽痛、肺痈、肠痈、湿热黄疸、热淋涩痛等病症。蒲公英煎剂对金黄色葡萄球菌、溶血性链球菌等有一定的抑制作用。除此之外，煎剂还有激发机体免疫功能的作用。

【皮科性能】蒲公英可清热解毒、消痈散疖，常用于热毒炽盛导致的疮痈、疖肿、带状疱疹、丹毒等。如加减仙方活命饮治疗一切阳证疮痈，蒲公英与夏枯草同用，解毒散结；加减普济消毒饮治疗头面带状疱疹属肝经郁热者，蒲公英同黄芩、黄连、连翘、板蓝根、马勃等同用，清热解毒；藿香解毒汤、菊花解毒汤治疗疔疮、疖肿，蒲公英与白土苓、夏枯草、马齿苋、鱼腥草、紫花地丁等同用，消肿散结。

【外用性能】本品水煎剂或其白色汁液有抗病毒作用，对某些真菌有较强的抑制作用。可外用治疗寻常疣、疔疮肿毒等。

【配伍应用】蒲公英用于治疗痈肿疮毒，常与野菊花、金银花、紫花地丁等药配伍；治疗乳痈肿痛，可以与全瓜蒌、金银花、牛蒡子等药配伍；治疗肠痈腹痛，常与大黄、牡丹皮、桃仁等药配伍；蒲公英苦寒，清热利湿、利尿通淋，治疗热淋涩痛时，常配伍白茅根、车前子、金钱草等药。此外，蒲公英还有清肝明目的作用，常配伍菊花、夏枯草、黄芩等药。

【剂量要点】煎服，10~25g，鲜品 50~100g。外用适量。

【各家论述】《新修本草》：主妇人乳痈肿。

《本草衍义补遗》：化热毒，消恶肿结核有奇功……解食毒，散滞气。

《本草备要》：专治乳痈疔毒，亦为通淋妙品。

【常用方剂】五味消毒饮、加减仙方活命饮、加味普济消毒饮、菊花解毒汤、藿香解毒汤、瓜蒲通络汤等。

野菊花

【一般认识】野菊花，味苦、辛，性微寒，归肺、肝经。功能清热解毒，常用于痈疽疔疖、丹毒，热毒上攻之咽喉肿痛、风火赤眼等症。野菊花煎剂对金黄色葡萄球菌、痢疾杆菌均有抑制作用。

【皮科性能】野菊花可清热解毒，主要用于火热邪气导致的疮痈、丹毒、湿疹、接触性皮炎、脂溢性皮炎等。如菊花解毒汤治疗一切疔疮，其中野菊花与金银花、连翘、蒲公英、紫花地丁等同用，可清热解毒消肿。

【外用性能】取鲜品捣烂外敷，可治疗疔疮疖肿，具有消肿止痛之功。

【配伍应用】配金银花、连翘，疏风清热；配蒲公英、紫花地丁等，解毒散结；配黄芩、黄连、马齿苋，清热泻火。

【剂量要点】煎服，10~20g。外用适量。

【各家论述】《本草汇言》：破血疏肝，解疔散毒之药也。主妇人腹内宿血，解天行火毒丹疔……煮汤洗疮疖，又能去风杀虫。

【常用方剂】五味消毒饮、菊花解毒汤等。

紫花地丁

【一般认识】紫花地丁，苦、辛，寒，归心、肝经。功能清热解毒、消痈散结，用于治疗疔疮肿毒、痈疽发背、丹毒、毒蛇咬伤等。紫花地丁煎剂对于金黄色葡萄球菌、皮肤真菌及钩端螺旋体有抑制作用。此外，尚有解热、消肿、消炎等作用。

【皮科性能】紫花地丁苦泄辛散，寒能清热，入心肝经血分，故能清热解毒、消痈散结，可用于治疗痈肿疔疮、乳痈、肠痈、丹毒肿痛等。此外，兼可解蛇毒，用治毒蛇咬伤。治疗阳证疮疡，与蒲公英、金银花、野菊花等配伍，如菊花解毒汤、五味消毒饮。

【外用性能】本品可外用治疗疔疮肿毒、痈疽发背、丹毒、毒蛇咬伤等。

【配伍应用】紫花地丁用于治疗痈肿、疔疮、丹毒等，可配伍金银花、蒲公英、野菊花等药；治疗乳痈时，常与蒲公英相配伍；治疗肠痈时，可与大黄、红藤、白花蛇舌草等配伍。此外，可用于肝热目赤肿痛，常配伍菊花、蝉蜕等药。

【剂量要点】煎服，15~30g。外用适量。

【各家论述】《本草纲目》：治一切痈疽发背，疔肿瘰疬，无名肿毒恶疮。

【常用方剂】五味消毒饮、菊花解毒汤等。

重楼

【一般认识】重楼，味苦，性微寒，有小毒，归肝经。功能清热解毒、消肿止痛、凉肝定惊，主要用于治疗疔疮痈肿、咽喉肿痛、毒蛇咬伤、跌扑伤痛、惊风抽搐等。重楼煎剂对于绿脓杆菌、金黄色葡萄球菌有明显抑制作用，有明显的抗过敏作用。

【皮科性能】重楼苦以降泄，寒能清热，故有清热解毒、消肿止痛之功，为治疗痈肿疔毒、毒蛇咬伤的要药；又可用于跌打损伤、外伤出血。此外，重楼具有化瘀止痛、凉肝定惊之功。临床应用中，常以重楼代替天葵子，与金银花、蒲公英、紫花地丁、野菊花同用，治疗阳证疮痈，以及湿疮、痤疮、白疕、药毒等热毒炽盛之证。祛疣汤中，重楼与板蓝根、马齿苋、木贼、白芷、赤芍同用，清热祛湿、解毒散结，治疗扁平疣、尖锐湿疣、多发性跖疣等湿浊热结之皮肤病证。

【外用性能】本品主要内服。

【配伍应用】配夏枯草、郁金，解毒散结；配野菊花、金银花、蒲公英，消痈散疖、止痛；配板蓝根、木贼，凉肝解毒；配钩藤、菊花，凉肝泻火、息风止痉。此外，本品用于跌打损伤、外伤出血，可配伍血竭、自然铜等药。

【剂量要点】煎服，5~10g。

【各家论述】《神农本草经》：主惊痫，摇头弄舌，热气在腹中。

《神农本草经》引《名医别录》：主癫疾，痈疮，阴蚀，下三虫，去蛇毒。

【常用方剂】五味消毒饮、祛疣汤等。

忍冬藤

【一般认识】忍冬藤，味甘，性寒，归肺、胃经。功可清热解毒、疏风通络，常应用于温病发热、热毒血痢、痈肿疮疡、风湿热痹、关节红肿疼痛等。现代医学研究证明，忍冬藤对于链球菌、葡萄球菌都有较强的抑制作用。

【皮科性能】忍冬藤具有解毒通络止痛之功，对于疮痈肿痛、跌打损伤、银屑病、结节性红斑等都有一定的治疗效果。如加味三妙丸治疗臁疮，与五加皮、海桐皮、蒲公英、苍术、黄柏、当归、黄芪、山药等同用，和营益气、祛湿通络。四妙勇安汤中，常以忍冬藤代替金银花，治疗臁疮、下肢丹毒、带状疱疹、结节性红斑等属热毒炽盛者。简化仙方活命饮治疗面部痤疮，忍冬藤与防风、白芷、赤芍、皂角刺、丹参同用。

【外用性能】本品主要内服。

【配伍应用】常配伍金银花、连翘、栀子等药，治疗痈肿疮疡属热证者；配桑叶，疏风清热、宣肺平喘；忍冬藤又具有通络的功效，常配伍活血及舒筋通络药治疗风湿痹痛，如威灵仙、秦艽等。

【剂量要点】煎服，9~30g。

【各家论述】《苏沈良方》：古人但为补药，未尝治痈。其用甘草煮饮之法，制方皆同。若仓卒求不获，只用干叶为散，每服三方寸匕。

【常用方剂】简化消风散、加味补血解毒汤、简化仙方活命饮、四妙勇安汤、加味三妙丸等。

漏芦

【一般认识】漏芦，味苦，性寒，归胃经。功能清热解毒、消痈散结、通经下乳，常用于治疗乳痈肿痛、痈疽发背、瘰疬疮毒、乳汁不通、湿痹拘挛等。

【皮科性能】漏芦苦寒降泄，有清热解毒、消痈散结之效，可用于治疗痈肿疮毒、银屑病、湿疹、痤疮、结节性红斑、接触性皮炎等。

【外用性能】漏芦外用具有通经止痛之功，常用于疮疡久溃不敛，尤其是日久不愈的臁疮。如漏芦猪蹄汤治疗下肢溃疡，将解毒疗疮的漏芦，与血肉有情之品的猪蹄同用，煎汤淋洗溃疡，具有补益气血、解毒生肌之功效。

【配伍应用】治疗痈肿疮毒，常与大黄、连翘、紫花地丁等药同用；治疗乳痈，常与瓜蒌、贝母、蒲公英等药相配伍。漏芦味苦降泄，有通经下乳之功，故可配伍王不留行等药治疗乳络壅滞。

【剂量要点】煎服，3~12g。外用适量。

【各家论述】《神农本草经》：主皮肤热毒，恶疮疽痔，湿痹，下乳汁。

《日华子本草》：（治）乳痈，发背，瘰疬，肠风，排脓，补血，治扑损，续筋骨，敷金疮，止血长肉，通筋脉。

【常用方剂】漏芦猪蹄汤等。

土茯苓

【一般认识】土茯苓，甘、淡，平，归肝、胃经。功能解毒除湿、通利关节，常用于湿热淋浊、带下、痈肿、瘰疬、疥癣、梅毒及汞中毒所致的肢体拘挛、筋骨疼痛等。药理研究发现，土茯苓中含落新妇苷、黄杞苷、3-O-咖啡酰莽草酸、莽草酸、阿魏酸等，具有抗肿瘤、抗菌等作用。

【皮科性能】土茯苓甘淡，解毒利湿，又能通利关节、解汞毒，故对于梅毒或者因梅毒服汞剂中毒而致肢体拘挛者，功效尤佳，为治疗梅毒的要药。除此之外，土茯苓还可用于治疗湿热疮毒、痒疹、湿疹等病。如加味四妙散治疗湿热疮疡、痒疹，土茯苓与木通、苦参、蒲公英、当归同用，清热解毒除湿。

【外用性能】本品外用可用于治疗类丹毒，还有小儿皮肤病（包括小儿疖肿、小儿暑痱、婴儿湿疹等）。

【配伍应用】土茯苓治疗杨梅毒疮、肢体拘挛，常配伍金银花、白鲜皮、威灵仙、甘草等；土茯苓甘淡，解毒利湿，故可用于湿热引起的热淋、带下、疮毒等症；用治热淋，常与木通、萹蓄、蒲公英、车前子等配伍；治疗湿热疮毒，常配伍苍术、苦参、黄柏等药。此外，还可配伍生地黄、赤芍、地肤子、白鲜皮等药，治疗湿热型的皮肤瘙痒疾病。

【剂量要点】煎服，15~60g。外用适量。

【各家论述】《本草纲目》：食之当谷不饥，调中止泄，健行不睡（藏器）。利关节，止泄泻，治拘挛骨痛，恶疮痈肿。解汞粉、银朱毒（时珍）。能健脾胃，去风湿。

《本草备要》：治筋骨拘挛，杨梅疮毒，瘰疬疮肿。

【常用方剂】除湿胃苓汤、加味四妙散等。

鱼腥草

【一般认识】鱼腥草，辛，微寒，归肺经。功能清热解毒，消痈排脓，利尿通淋。本品可清热解毒，常用于治疗热毒痈肿及内痈，善治肺痈；能清肺热，用于治疗肺热咳嗽；可清热利尿通淋，用于治疗湿热淋证，常配伍海金沙、石韦、金钱草等。鱼腥草煎剂对金黄色葡萄球菌、伤寒杆菌及结核杆菌等多种革兰氏阳性及阴性细菌，均有不同的抑制作用；能增强白细胞吞噬能力，提高机体免疫能力，有抗炎作用。

【皮科性能】鱼腥草辛寒，既能清热解毒，又能消痈排脓，故可用于治疗疔疮、痤疮、脂溢性皮炎、银屑病、玫瑰痤疮等。鱼腥草用于治疗疔疮时，常与马齿苋、蒲公英、紫花地丁、夏枯草等同用，如藿香解毒汤、菊花解毒汤。治疗肺热炽盛导致的痤疮、脂溢性皮炎、玫瑰痤疮等时，常与芦根、黄芩、胆南星等同用，如胆星汤。

【外用性能】本品外用可用于佐治水痘，还能治疗疔疮等。

【配伍应用】鱼腥草辛寒，常配伍野菊花、蒲公英、金银花等治疗热毒疮疡；鱼腥草还可用于治疗湿热淋证，常配伍车前草、白茅根、海金沙等药；鱼腥草寒能降泄，辛以散结，主入肺经，常与桔梗、芦根、瓜蒌等配伍治疗肺痈。

【剂量要点】煎服，25~50g，不宜久煎。专入肺经，且可排脓，为治肺痈要药。外用适量。

【各家论述】《神农本草经疏》：能治痰热蕴肺，发为肺痈吐脓血之要药。

《本草纲目》：散热毒痈肿。

【常用方剂】胆星汤、菊花解毒汤、藿香解毒汤等。

金荞麦

【一般认识】金荞麦，苦，平，归肺、脾、胃经。具有清热解毒、清肺化痰的功效，常用于治疗肺脓肿、麻疹肺炎、扁桃体周围脓肿等。金荞麦煎剂具有祛痰、解热、抗炎等作用，对于金黄色葡萄球菌具有一定的抑制作用。

【皮科性能】金荞麦能清热解毒、排脓祛瘀，常用于治疗阳证疮疡；同时，可健脾消食，故用于银屑病、湿疹、荨麻疹等慢性疾病的治疗，清热解毒、顾护脾胃。

【外用性能】本品主要内服。

【配伍应用】金荞麦可用于治疗肺痈咳痰浓稠腥臭及瘰疬疮疖，常配伍鱼腥草、金银花、苇茎等药；治疗瘰疬，常与何首乌配伍。此外，金荞麦有清肺化痰、利咽喉之效，配黄芩、鱼腥草，可清肺化痰止咳。

【剂量要点】煎服，15~30g。

【各家论述】《新修本草》：主赤白冷热诸痢，断血破血，带下赤白，生肌肉。

《本草纲目拾遗》：治白浊用根，捣汁冲酒服。其根专治喉闭，故得此名。喉风喉毒，用醋磨嗽喉，涎痰去而喉闭自开矣。

【常用方剂】加减四君子汤、加减除湿胃苓汤等。

败酱草

【一般认识】败酱草，辛、苦，微寒，归胃、大肠、肝经。功能清热解毒，消痈排脓，祛瘀止痛。本品能清热解毒、消痈止痛，常用于治疗肠痈（治肠痈要药），脓成者或未成者均可使用；能活血祛瘀止痛，常用于血瘀证，如跌打损伤、痛经、血滞胸腹疼痛等。败酱草对于金黄色葡萄球菌具有一定的抑制作用，并有抗病毒的作用。

【皮科性能】败酱草辛散苦泄，既可解毒排脓，又可活血消痈，常用于痈肿疮毒的治疗。如银花红藤败酱散治疗直肠溃疡、慢性肠炎、痔疮，败酱草与金银花、红藤、薏苡仁、地榆、槐花、枳实、厚朴、冬瓜子等同用，具有清热除湿、理气排脓之功。

【外用性能】本品外用，可治疗带状疱疹、扁平疣等。

【配伍应用】败酱草辛散苦泄，既可解毒排脓，又可活血消痈。治疗肠痈已成者，常配伍薏苡仁、附子等同用；治疗痈肿疮毒，常与金银花、连翘等药相配伍。败酱草辛散行滞、破血行瘀、通经止痛，常配伍五灵脂、香附、当归等药，治疗产后瘀阻腹痛。

【剂量要点】煎服，5~15g。脾胃虚弱、食少泄泻者忌服。外用适量。

【各家论述】《名医别录》：主除痈肿，浮肿，结热，风痹，不足，产后疾痛。
《本草纲目》：败酱，乃手足阳明、厥阴药也。善排脓破血，故仲景治痈及古方妇人科皆用之。

【常用方剂】银花红藤败酱散、薏苡附子败酱散等。

射干

【一般认识】射干，味苦，性寒，归肺经。功能清热解毒、祛痰利咽，常用于治疗热毒痰火郁结，症见咽喉肿痛、痰涎壅盛、咳嗽气喘等。射干对常见致病性真菌有较强的抑制作用。此外，射干煎剂有抗炎作用，并有解热止痛的作用。

【皮科性能】射干苦寒泄降，入肺经，能清热解毒、清肺泻火、降气消痰、消肿，主要用于肺卫热盛导致的银屑病、荨麻疹、湿疹、玫瑰糠疹等。如简化消风散中，射干与金银花、连翘、龙骨、紫荆皮、牡丹皮同用，具有疏风清热、解毒止痒之功，常用于银屑病、湿疹、荨麻疹等属风热者。

【外用性能】本品主要内服。

【配伍应用】配桔梗、青果，利咽止痛；配黄芩、鱼腥草，泻肺止咳；配桑白皮、葶苈子，泻肺平喘；配杏仁、薄荷，宣降肺气。

【剂量要点】煎服，5~15g。孕妇忌用或慎用。

【各家论述】《神农本草经》：主咳逆上气，喉痹咽痛不得消息，散急气，腹中邪逆，食饮大热。

《本草纲目》：射干能降火，故古方治喉痹咽痛为要药。

【常用方剂】简化消风散、马齿苋汤、射干麻黄汤等。

马齿苋

【一般认识】马齿苋，酸，寒，归大肠、肝经。功能清热解毒，凉血止痢。常用于治疗细菌性痢疾、急性胃肠炎、急性阑尾炎、乳腺炎、痔疮出血、白带异常等；外用治疗疗疮肿毒、湿疹、带状疱疹等。马齿苋可促进上皮细胞的生理功能恢复正常，促进溃疡的愈合。同时，本品具有抗菌、收缩血管、利尿等作用。

【皮科性能】马齿苋具有清利湿热、凉血消肿之功，适用于皮炎湿疹类皮肤疾病，如湿疹、接触性皮炎、银屑病等的治疗。同时，本品可解毒消肿，适用于扁平疣、尖锐湿疣等病毒性疾病及疗疮等。马齿苋汤是治疗皮炎、湿疹的常用方，其中马齿苋与射干、野菊花、牡丹皮、龙骨、紫荆皮等同用。祛疣汤中，马齿苋与板蓝根、木贼、重楼、白芷等同用，治疗扁平疣、跖疣、尖锐湿疣等。藿香解毒汤、菊花解毒汤，适用于一切暑疖、疗疮，其中马齿苋与野菊花、鱼腥草、蒲公英等同用。

【外用性能】马齿苋外用，具有解毒消肿止痛之功。平疣外洗方中，马齿苋与苍术、板蓝根、蛇床子、白芷、苦参等同用，用于跖疣外洗。鲜马齿苋捣烂外敷疮疡，具有解毒消肿止痛之效。

【配伍应用】马齿苋性寒质滑，酸能收敛，入大肠经，具有清热解毒、凉血止痢之功，常配伍黄芩、黄连治疗湿热下痢；治疗热毒疮疡可配伍蒲公英、金银花及连翘等药。

【剂量要点】煎服，30~60g，鲜品加倍。外用适量。

【各家论述】《新修本草》：主诸肿瘘疣目，捣揩之；饮汁主反胃，诸淋，金疮血流……用汁洗唇、疮面。

《本草纲目》：散血消肿，利肠滑胎，解毒通淋，治产后虚汗。

【常用方剂】马齿苋汤、藿香解毒汤、菊花解毒汤、祛疣汤等。

生地黄

【一般认识】生地黄，甘、苦，寒，归心、肝、肾经。功能清热凉血，养阴生津。常用于热入营血，舌绛口干，壮热神昏；温病后期，余热未尽，阴液已伤，夜热早凉，舌红脉数。本品能清热凉血、养阴生津，如清营汤；若见血热妄行、斑疹吐衄，本品能清热凉血而止血、消斑，如犀角地黄汤（配赤芍、丹皮等）、四生丸；阴虚发热者，本品能养阴降火、泄伏热，如青蒿鳖甲汤；津伤口渴、便秘及消渴者，本品能养阴生津而止渴、通便，如益胃汤（配玉竹、麦冬、沙参等）、增液汤、玉泉散（配五味子、葛根、天花粉等）。

【皮科性能】生地黄清热泻火、凉血止血，常用于治疗红斑狼疮、银屑病、荨麻疹、湿疹、玫瑰痤疮、过敏性紫癜等。二参地黄丸是红斑狼疮善后常用方，具有滋阴清热、活血解毒之功，其中生地黄与南沙参、丹参、泽泻、茯苓、女贞子、墨旱莲等同用。菊花解毒汤治疗一切疗疮，其中生地黄与牡丹皮、赤芍、紫花地丁、蒲公英等同用，凉血解毒。疏风活血汤中，生地黄与制何首乌、僵蚕、蝉蜕、当归、地肤子等同用，养血祛风、解毒止痒，是治疗各种皮肤病的基础方。

【外用性能】本品主要内服。

【配伍应用】配牡丹皮、赤芍，凉血消斑；配当归、制何首乌，养血息风；配水牛角，清热凉血；配玄参、麦冬，滋阴增液。

【剂量要点】煎服，10~30g。鲜地黄功偏清热生津，凉血止血；干地黄功偏滋阴。

【各家论述】《神农本草经》：主折跌绝筋，伤中，逐血痹，填骨髓，长肌肉。

《名医别录》：主男子五劳七伤、女子伤中胞漏下血。

《珍珠囊补遗药性赋》：其用有四。凉心火之血热，泻脾土之湿热，止鼻中之衄热，除五心之烦热。

【常用方剂】凉血消风散、菊花解毒汤、疏风活血汤、二参地黄汤等。

玄参

【一般认识】玄参，苦、甘、咸，寒，归肺、胃、肾经。功能清热凉血，滋阴解毒。常应用于温热病热入营分，或邪热内陷心包的治疗，本品能清热凉血养阴、泻火解毒，如清营汤、清宫汤；若见温毒发斑，本品能滋阴、清热、解毒以消斑，如化斑汤（配伍犀角、石膏、知母等）；咽喉肿痛者，本品能滋阴降火解毒，善清无根之火。热毒壅盛者，可用普济消毒饮；阴虚火旺者，常用玄麦甘桔汤；痈肿疮毒、瘰疬痰核者，本品能清热解毒散结，如四妙勇安汤、消瘰丸（配贝母、牡蛎等）；若见劳嗽咳血、骨蒸劳热、津伤便秘、内热消渴等症，本品有清热凉血、滋阴润燥之功，如百合固金汤配地骨皮、银柴胡、牡丹皮等，增液汤配麦冬、枸杞子、五味子等。玄参煎剂对多种皮肤真菌具有抑制作用，对绿脓杆菌也有抑制作用。

【皮科性能】玄参能清热滋阴、凉血解毒散结，可疗瘰疬、痤疮、扁平疣等痰湿凝结之疾；还可用于结节性红斑、银屑病、玫瑰糠疹、下肢丹毒、带状疱疹等疾病。如消瘰丸中，玄参、浙贝母、牡蛎同用，清热化痰、软坚散结，可用于多种痰湿聚集之证。四妙勇安汤治疗下肢溃疡，其中玄参与忍冬藤、当归、甘草同用，具有清热解毒、活血止痛之功。玄麦甘桔汤中，玄参与麦冬、甘草、桔梗同用，临床可用于红蝴蝶疮、天疱疮等，见咽痒、干咳等症。

【外用性能】本品主要内服。

【配伍应用】配马勃、牛蒡子，解毒利咽；配麦冬、生地黄，滋阴清热；配浙贝母、牡蛎，软坚散结；配忍冬藤、石菖蒲、丝瓜络，通络止痛；配金银花、连翘、紫花地丁，解毒消肿。

【剂量要点】煎服，15~25g。反藜芦。本品以滋阴降火为长，且可解毒散结。

【各家论述】《神农本草经》：主腹中寒热积聚，女人产乳余疾，补肾气，令人目明。

《名医别录》：下水，止烦渴，散颈下核，痈肿。

【常用方剂】玄麦甘桔汤、加味普济消毒饮、消瘰丸、四妙勇安汤等。

牡丹皮

【一般认识】牡丹皮，苦、辛，微寒，归心、肝、肾经。功能清热凉血，活血散瘀。本品能清热凉血，常用于治疗热入营血、吐衄发斑等；可活血散瘀，常用于治疗血滞经闭、痛经、癥瘕、痈肿疮毒等；凉血力强，可除蒸退热，常用于治疗阴分伏热、无汗骨蒸，如青蒿鳖甲汤。牡丹皮中含有的丹皮酚具有抗炎作用，其煎剂对于痢疾杆菌及伤寒杆菌等多种致病菌及致病性皮肤真菌均有抑制作用。

【皮科性能】牡丹皮微寒，能清营分、血分实热，有凉血止血之功，常用于治疗银屑病、荨麻疹、湿疹、红斑狼疮等。简化消风散是治疗风热型皮肤病常用基础方，其中牡丹皮与忍冬藤、射干、龙骨、紫荆皮同用，具有疏风清热、解毒止痒之功。凉血消风散中，牡丹皮与水牛角、生地黄、僵蚕、龙骨等同用，凉血清热、解毒止痒，用于血热型皮肤病。

【外用性能】本品主要内服。

【配伍应用】牡丹皮微寒，能清营分、血分实热，有凉血止血之功，常配伍生地黄、赤芍等药治疗斑疹吐衄；本品苦寒，能清热凉血、散瘀消痈，可用于治疗火毒炽盛、痈肿疮毒，可与金银花、连翘、蒲公英等药配伍；用于治疗肠痈初起时，常配伍大黄、桃仁、芒硝等药。

【剂量要点】煎服，10~15g。

【各家论述】《神农本草经》：主寒热，中风，瘰疬，痉，惊痫，邪气，除癥坚，瘀血留舍肠胃，安五脏，疗痈疮。

《本草纲目》：治血中伏火。除烦热。

【常用方剂】加味补血解毒汤、凉血消风散、简化消风散等。

赤芍

【一般认识】赤芍，苦，微寒，归肝经。功能清热凉血，散瘀止痛。本品能清热凉血，主治热入营血、吐衄发斑等；可活血散瘀，主治血滞经闭、痛经、癥瘕、痈肿疮毒；能清泻肝火，主治肝火上炎之目赤、翳障。本品具有抗炎、镇痛的作用，对多种病原微生物有不同程度的抑制作用。

【皮科性能】赤芍苦寒，主入肝经，善走血分，能清肝火、除血分郁热，具有凉血、止血、散瘀消斑之功，可用于治疗热入营血、斑疹吐衄。赤芍苦降，有活血通经、散瘀消癥、行血止痛之功效，可用于治疗经闭、跌打损伤、痈肿疮毒等。

【外用性能】本品主要内服。

【配伍应用】治疗温病热入营血，斑疹紫暗，以及血热吐衄，常配伍生地黄、牡丹皮等药；赤芍苦降，有活血通经、行滞止痛的功效，用于治疗跌打损伤、瘀肿疼痛，多与乳香、没药、血竭等药配伍使用；治疗热毒壅盛、痈肿疮毒，常与金银花、连翘、栀子等药配伍。

【剂量要点】煎服，10~15g。

【各家论述】《神农本草经》：主邪气腹痛，除血痹，破坚积寒热，疝瘕，止痛，利小便，益气。

《滇南本草》：泄脾火，降气行血，破瘀血，散血块，止腹痛，散血热，攻痈疮，治疥癞疮。

【常用方剂】桂枝茯苓丸等。

水牛角

【一般认识】水牛角，咸，寒，归心、肝、胃经。功能清热，凉血，解毒。温热病，热入血分，本品能清热凉血解毒，常配伍生地黄、牡丹皮、赤芍等；血热吐衄，应用本品能清热凉血。此外，水牛角还具有镇惊、抗感染、抗炎、降低毛细血管通透性的作用。

【皮科性能】水牛角能入血分，清心、肝、胃三经之火，而有凉血解毒之功，常用于皮肤血管炎、银屑病、玫瑰糠疹、玫瑰痤疮等。凉血消风散常用于治疗血热型皮肤病，其中水牛角与生地黄、僵蚕、牡丹皮、龙骨、紫荆皮同用，具有清热凉血、解毒止痒之功，常用于湿疹、银屑病、荨麻疹、玫瑰糠疹、药物性皮炎等血热生风化燥之皮肤病证者。

【外用性能】本品主要内服。

【配伍应用】水牛角治疗温病热入营血，身热烦躁、神昏谵语常配伍玄参、生地黄、金银花、连翘等药；若高热烦躁、惊厥抽搐者，又常与石膏等药相配伍。

【剂量要点】15~30g，挫碎先煎，或挫末冲服。可凉血、解毒，功似犀角而力不及。

【各家论述】《名医别录》：疗时气寒热头痛。

《本草纲目》：煎汁，治热毒风及壮热。

【常用方剂】凉血消风散等。

青蒿

【一般认识】青蒿，苦、辛，寒，归肝、胆、肾经。功能清虚热，除骨蒸，解暑，截疟。本品常用于治疗暑邪发热、阴虚发热、夜热早凉、骨蒸劳热、疟疾寒热、湿热黄疸等。研究发现，青蒿具有抗疟、抗菌、抗寄生虫、解热等作用。

【皮科性能】青蒿具有清热、解暑、除蒸之效，常用于银屑病、玫瑰糠疹、荨麻疹、湿疹、玫瑰痤疮等属邪热郁闭之证。青蒿味苦、微辛，性寒，具有轻清之性，可开宣郁闭、透热外出。临床治疗银屑病属风热、湿热者，常与青蒿、薄荷同用，清透邪热；常于简化消风散、凉血消风散等方剂中配伍应用。

【外用性能】本品主要内服。

【配伍应用】配鳖甲、知母、牡丹皮，退热除蒸；配银柴胡、胡黄连，清虚热；配藿香、佩兰，清热解暑；配女贞子、墨旱莲，凉血消斑；配薄荷、金银花，清热透邪。

【剂量要点】煎服，5~15g，不宜久煎；或鲜用绞汁服。

【各家论述】《神农本草经》：主疥瘙，痂痒，恶创，杀虱，留热在骨节间，明目。

《医林纂要》：清血中湿热，治黄疸及郁火不舒之证。

【常用方剂】青蒿鳖甲汤、清骨散等。

地骨皮

【一般认识】地骨皮，甘、淡，寒，归肺、肝、肾经。功能凉血退蒸、清肺降火，临床常用于阴虚潮热、骨蒸盗汗、肺热咳嗽、咯血、衄血、内热消渴等症。其煎剂对于各种真菌均有一定的抑制作用。

【皮科性能】地骨皮是皮肤科中较为常用的药物之一，常取"以皮治皮"之法，用于治疗各类皮肤疾病。皮肤病发于肌表，治疗时遵从中医"以皮达皮"思维，在辨证基础上选用皮类药物，常可获得良好疗效。五皮饮中，地骨皮与桑白皮、牡丹皮、紫荆皮、白鲜皮同用，具有清热除湿、解毒止痒之功，常用于荨麻疹、湿疹、神经性皮炎等属湿热之证的皮肤病。

【外用性能】本品主要内服。

【配伍应用】地骨皮甘寒清润，能清肝肾之虚热，常与知母、鳖甲、银柴胡等药配伍，治疗阴虚发热、盗汗骨蒸；治疗肺热咳嗽，常配伍桑白皮、甘草等药；地骨皮甘寒清热，凉血止血，可配伍白茅根、侧柏叶等治疗血热妄行的衄血及吐血。

【剂量要点】煎服，10~15g。

【各家论述】《神农本草经》：主五内邪气，热中消渴，周痹。

《本草纲目》引《珍珠囊》：解骨蒸肌热，消渴，风湿痹，坚筋骨，凉血。

【常用方剂】五皮饮、泻白散等。

胡黄连

【一般认识】胡黄连，苦，寒，归心、肝、胃、大肠经。功能退虚热，除疳热，清湿热。本品能退虚热，主治阴虚发热；可除疳热，主治小儿疳积发热。

【皮科性能】胡黄连苦寒沉降，善除胃肠湿热及下焦湿火蕴结，为治疗湿热泻痢及痔疮肿痛的良药。其煎剂具有一定的抗菌作用。

【外用性能】本品主要内服。

【配伍应用】治疗骨蒸潮热，常配伍银柴胡、地骨皮等药；治疗湿热下痢，常与黄芩、黄柏、白头翁等药配伍；治疗痔疮，常与槐花、石决明等药配伍。

【剂量要点】煎服，5~15g。

【各家论述】《药品化义》：胡黄连，独入血分而清热。丹溪云：骨蒸发热，皆积所成，此能凉血益阴其功独盛，若夜则发热，昼则明了，是热在血分。

【常用方剂】清骨散、肥儿丸等。

第三节　泻下药

大黄

【一般认识】大黄，苦，寒，归脾、胃、大肠、肝、心经。功能泻下攻积，清热泻火，止血，解毒，活血祛瘀。常用于治疗实热便秘、积滞腹痛、泻痢不爽、湿热黄疸、血热吐衄、目赤、咽肿、肠痈腹痛、痈肿疔疮、瘀血经闭、跌打损伤，外治水火烫伤。酒制大黄，善于清上焦邪热，可用于咽喉肿痛、目赤、齿龈红肿。大黄炭善于化瘀止血，用于血热出血。大黄具有较强的广谱抗菌作用，对许多革兰氏阳性和阴性细菌均有抑制作用，其中最为敏感的为葡萄球菌和链球菌。同时，具有止血、降低胆固醇等作用。

【皮科性能】大黄具有泻火解毒、止血、活血化瘀等功效，主要用于湿疹、银屑病等实证。大黄攻邪力峻、推陈出新，适用于湿热证、火毒炽盛证、热入营血证等。加味防风通圣散对湿热郁久疖疮、顽癣有特效，其中大黄与芒硝、黄芩、黄连、石膏、荆芥、防风同用，表里双解、清利湿热。

【外用性能】大黄具有清热泻火、燥湿解毒、活血止血等功效，常用于疮疡、湿疹、银屑病、烫伤等。如五妙膏中，大黄、黄柏、羌活、红花、苍术同用，适用于半阴半阳之疮疡、多发性疖肿、瘢痕疙瘩等。金黄膏治疗一切阳证疮疡及外伤感染，大黄与黄芩、黄连、黄柏、胆南星、半夏、白及、芙蓉叶等同用。

【配伍应用】大黄内服能清热解毒，并借其泻下通便作用，使热毒下泄，治疗热毒痈肿疔疮，常配伍金银花、蒲公英、连翘等药；治疗肠痈腹痛，常与牡丹皮、桃仁等配伍使用；大黄有较好的活血祛瘀作用，常配伍桃仁、红花等治疗皮肤病中肌肤甲错之证。

【剂量要点】煎服，5~10g。生大黄泻下力较强，入汤剂后下，久煎则泻下力减弱；酒制大黄活血力较强，且善清上焦热；大黄炭则多用于出血证。外用适量。

【各家论述】《神农本草经》：下瘀血，血闭寒热，破癥瘕积聚，留饮宿食，荡涤肠胃，推新致新，通利水谷，调中化食，安和五脏。

《本草纲目》：下痢赤白，里急腹痛，小便淋沥，实热燥结，潮热谵语，黄疸，诸火疮。

【常用方剂】加味防风通圣散、金黄膏、五妙膏、如意金黄散等。

火麻仁

【一般认识】火麻仁，甘，平，归脾、大肠经。功能润肠通便，常用于治疗肠燥便秘。

【皮科性能】火麻仁归大肠经，肺与大肠相表里，肺在体合皮，其华在毛，故在皮科治疗当中，特别是对于有大便秘结的患者，常加用火麻仁治疗。

【外用性能】本品主要内服。

【配伍应用】配郁李仁、牛蒡子、瓜蒌子，润肠通便。

【剂量要点】煎服，10~15g，打碎入煎剂。

【各家论述】《神农本草经》：主补中益气，肥健不老神仙。

《药品化义》：麻仁，能润肠，体润能去燥，专利大肠气结便秘。凡年老血液枯燥，产后气血不顺，病后元气未复，或禀弱不能运行者皆治。

【常用方剂】五仁丸、麻子仁丸等。

第四节　祛风湿药

威灵仙

【一般认识】威灵仙，辛、咸，温，归膀胱经。功能祛风湿，通经络，消骨鲠。常用于治疗风湿痹痛、肢体麻木、筋脉拘挛、屈伸不利、骨鲠咽喉等。

【皮科性能】威灵仙常用于治疗风湿痹痛、骨髓炎、骨结核、类风湿关节炎、陈旧性软组织损伤等。加减阳和汤治疗骨结核、淋巴结核、骨髓炎等属阴证者，其中威灵仙与防风、防己、续断、鹿角霜、熟地黄、细辛等同用。龙蛇丸治疗类风湿关节炎、陈旧性软组织损伤，其中威灵仙与防己、桑寄生、五加皮、海桐皮、海风藤等同用。

【外用性能】本品主要内服。

【配伍应用】威灵仙辛散温通，性猛善走，为治疗风湿痹痛的常用药，常配伍羌活、防风、川芎、姜黄等药。

【剂量要点】煎服，5~15g。治骨鲠可用30~50g。

【各家论述】《证类本草》：主诸风，宣通五脏，去腹内冷滞，心膈痰水，久积癥瘕，痃癖气块，膀胱宿脓恶水，腰膝冷疼，及疗折伤。

《药品化义》：灵仙，性猛急，善走而不守，宣通十二经络。主治风、湿、痰壅滞经络中，致成痛风走注，骨节疼痛，或肿，或麻木。

【常用方剂】加味消瘰丸、痒症丸等。

乌梢蛇

【一般认识】乌梢蛇，甘、平，归肝经。功能祛风、通络、止痉，常用于治疗风湿顽痹、麻木拘挛、中风口眼歪斜、麻风疥癣、瘰疬恶疮等。

【皮科性能】乌梢蛇可搜风止痒、通络逐痹。皮科临床多取其祛风通络之力，治疗瘙痒性皮肤疾病，又用于治疗结缔组织病伴有风湿痹症者，可达通络止痛的效果。龙蛇丸是治疗类风湿关节炎、关节型银屑病等关节疼痛、变形的经验方，其中乌梢蛇与地龙、红花、乳香、川牛膝等同用，祛风除湿、活血通络。痒症丸适用于一切痒疹、风疹等瘙痒性皮肤病，其中乌梢蛇与生地黄、赤芍、当归、蜈蚣、全蝎等同用，具有养血息风、止痒除湿之功。

【外用性能】本品通络逐痹，外用可用于治疗硬皮病；还能用于治疗白癜风，可直接渗透刺激白斑下末梢血管而激活失活的黑色素细胞。

【配伍应用】配松节、老鹳草，祛风湿、止痹痛；配蜈蚣、全蝎，祛风止痒。

【剂量要点】煎服，10~15g。外用适量。

【各家论述】《玉楸药解》：起风瘫，除疥疬。

【常用方剂】痒症丸、龙蛇丸等。

蚕沙

【一般认识】蚕沙，味辛、甘，性温，归胃、脾、肝经。功能祛风除湿，和胃化浊，活血通经。用于治疗风湿痹痛、肢体不遂、湿疹瘙痒等。

【皮科性能】蚕沙属祛风通络、解痉散结的药物，皮科临床取其祛风除湿之功，用于治疗风郁于表而导致的荨麻疹、皮肤瘙痒等症；本品又有活血通经之效，用于治疗气滞血瘀所致的硬皮病、结节病慢性丹毒，以达软坚散结通络之功。

【外用性能】本品主要内服。

【配伍应用】常配伍防己、薏苡仁、滑石等，治疗风湿痹痛、湿疹瘙痒；常与桑叶、菊花、防风相配伍，治疗荨麻疹及皮肤瘙痒等症。

【剂量要点】5~10g。

【各家论述】《本草纲目》：治消渴癥结，及妇人血崩，头风、风赤眼，去风除湿。

【常用方剂】加味香连丸等。

松节

【一般认识】松节，味苦，性温，归肝、肾经。功能祛风燥湿，舒筋通络，活血止痛。用于治疗风湿痹痛、跌打损伤疼痛等。松节有一定的镇痛、抗炎作用。

【皮科性能】松节具有祛风燥湿的功效，在皮科常用于治疗荨麻疹及湿疹等疾病。因其又可舒筋通络，常配伍活血通经之药，治疗风湿病引起的关节疼痛、肢体麻木等。龙蛇丸中，松节与羌活、独活、千年健、海桐皮等同用，祛风湿、止痹痛。

【外用性能】本品主要内服。

【配伍应用】临床用于治疗风湿病关节疼痛，常配伍威灵仙、川芎、防风等药；治疗水肿、湿疹时，常配伍茯苓、猪苓等药。

【剂量要点】煎服，10~15g。

【各家论述】《本草纲目》：松节，松之骨也。质坚气劲，久亦不朽，故筋骨间风湿诸病宜之。

【常用方剂】龙蛇丸等。

路路通

【一般认识】路路通，具有祛风通络、利水除湿之效。治疗肢体痹痛、手足拘挛、胃痛、水肿、胀满、经闭、乳少、痈疽、痔漏、疥癣、湿疹等。药理学研究表明，其有抗炎、镇痛作用，故可用于带状疱疹、硬皮病关节痛等皮肤疾病；其祛风止痒，可用于治疗荨麻疹。

【皮科性能】不仅可祛风止痒用于荨麻疹，尚可用于带状疱疹神经痛、硬皮病关节痛等伴有疼痛的皮肤病。

【外用性能】煅后存性研末调敷或烧烟闻嗅，或适量煎水洗敷，治疗湿疹、接触性皮炎。

【配伍应用】路路通与刺蒺藜配伍用于荨麻疹，与苍术、百部配伍治疗皮肤瘙痒症，与板蓝根配伍用于带状疱疹，配伍甘温扶阳药用于硬皮病等。

【剂量要点】煎服，5~15g，或煅后存性研末。外用适量。

【各家论述】《现代实用中药》：烧灰外用于皮肤湿癣、痔漏等，有收敛、消炎、消毒作用。

广州部队《常用中草药手册》：祛风除湿，行气活血。治风湿性腰痛，心胃气痛，少乳，湿疹，皮炎。

【常用方剂】常与桃红四物汤、羌活胜湿汤等加减使用。

老鹳草

【一般认识】老鹳草，具有通经络、清热毒、止泻痢之效。临床常用于治疗风湿痹痛、麻木拘挛、筋骨酸痛、泄泻痢疾等症。药理研究表明，老鹳草具有抗菌、抗病毒、抗炎、抗肝损伤等作用。此外，尚有止咳、抗氧化、抗诱变及杀伤癌细胞等药理作用。

【皮科性能】老鹳草在皮肤科的应用，一是用于皮肤疾病伴有神经痛或关节疼痛者，如带状疱疹神经痛、关节型银屑病、系统性红斑狼疮关节痛等。二是防治病毒疱疹性疾病、变态反应性皮肤病，特别是湿疹皮炎伴发感染。

【外用性能】老鹳草煎汁雾化还可治疗褥疮。煎水洗或制膏涂以止痛。

【配伍应用】白芷辛温，功能解表止痛，两者合用可增强止痛效果。

【剂量要点】用量9~15g，水煎服；或熬膏、浸酒服。外用适量。

【各家论述】《滇南本草》：祛诸风皮肤发痒。通行十二经，治筋骨疼痛，痰火痿软，手足筋挛，麻木，利小便，泻膀胱积热，攻散诸疮肿毒，退痨热发烧，治风火牙疼，痘疹疥癞等症。

《本草纲目拾遗》：去风，疏经活血，健筋骨，通络脉。治损伤，痹症，麻木，皮风，浸酒常饮。

治蛇虫咬伤：老鹳草鲜品，雄黄末少许，捣，外敷伤口周围。（《四川中药志》1982年）

【常用方剂】老鹳草软膏，三草汤（老鹳草、紫草、生甘草）等。

徐长卿

【一般认识】徐长卿，可镇痛、止咳、利水消肿、活血解毒。治疗胃痛、牙痛、风湿疼痛、经期腹痛、慢性气管炎、腹水、水肿、痢疾、肠炎、跌打损伤等。相关研究表明，其主要活性成分为丹皮酚，有抗炎、抗过敏的作用，故可用于治疗湿疹、荨麻疹，取其镇静、镇痛及解热的作用，亦可用于毒蛇咬伤。

【皮科性能】徐长卿具有祛风除湿、止痛、止痒之功效，可用于治疗荨麻疹、湿疹、银屑病、玫瑰糠疹等。常与地肤子、白鲜皮、夏枯草等同用，或配伍于多皮饮、马齿苋汤、凉血消风散等方剂中应用。

【外用性能】徐长卿外用，具有解毒止痛止痒之效；捣敷或煎水洗，可用于带状疱疹、结节性痒疹以镇痛止痒。单味药水煎服或捣烂敷患处，治疗跌打损伤、毒蛇咬伤；与苦参等配伍，入气疗机熏蒸患部，治疗结节性痒疹。

【配伍应用】徐长卿配伍牡丹皮，治疗血热、血瘀之荨麻疹；与威灵仙、秦艽等配伍，治疗结缔组织病；与龙胆草、生山栀、黄芩配伍，治疗带状疱疹；配伍苦参、地肤子、白鲜皮等药，治疗湿疹；与半边莲、野菊花等药同用，治疗毒蛇咬伤。

【剂量要点】煎服3~15g，入煎剂宜后下，可在群药滤取前5~10分钟加入，此时丹皮酚浸出率最高。外用适量。

【各家论述】广州部队《常用中草药手册》：祛风止痛，解毒消肿，温经通络。治毒蛇咬伤，风湿骨痛，心胃气痛，跌打肿痛，带状疱疹，肝硬化腹水，月经不调，痛经。

治皮肤瘙痒：徐长卿适量。煎水洗。（《吉林中草药》）

【常用方剂】徐长卿洗剂、徐长卿散等。

桑寄生

【一般认识】桑寄生，具有补肝肾、强筋骨、除风湿、通经络、益血、安胎之效。本品常用于治疗腰膝酸痛、筋骨痿弱、偏枯、脚气、风寒湿痹、胎漏血崩、产后乳汁不下等。药理学研究表明，桑寄生具有抗病毒、抗菌、调节免疫等作用，故在皮肤科常用于治疗带状疱疹等疾病，亦可用于疮疡的治疗。

【皮科性能】桑寄生具有补肝肾、强筋骨、祛风湿之效，常用于银屑病、荨麻疹、红斑狼疮等属肝肾不足或风湿痹阻者。本品性平，不论寒热，均可辨证加减应用。临床常与独活、羌活、松节、老鹳草、路路通等同用，祛风湿、止痹痛；与菟丝子、桑椹、枸杞子、杜仲、川牛膝等同用，补益肝肾、强筋骨。

【外用性能】本品主要内服。

【配伍应用】配独活、松节，祛风湿；配菟丝子、续断、杜仲，补肝肾。

【剂量要点】内服煎汤，10~20g；入散剂、浸酒或捣汁服。

【各家论述】《日华子本草》：助筋骨，益血脉。

《本草蒙筌》：外科散疮疡，追风湿，却背强腰痛笃疾。

《本草蒙筌》：凡风湿作痛之证，古方每用独活寄生汤煎调……川续断与桑寄生气味略异，主治颇同，不得寄生即加续断。

【常用方剂】独活寄生汤等。

第五节　化湿药

佩兰

【一般认识】佩兰，具有芳香化湿、醒脾开胃、发表解暑的功效。用于治疗湿浊中阻、脘痞呕恶、口中甜腻、口臭、多涎、暑湿表证、头胀胸闷等症。研究表明，佩兰有抑制细菌、病毒作用，故可用于带状疱疹及湿疹。

【皮科性能】可用于药浴以祛风止痒，或者取其利湿功效应用于湿疹。佩兰叶治夏天蚊虫叮咬，佩兰叶搓出水后搽于被咬处，可立止蚊虫叮吸之瘙痒，如加配藿香泡酒外搽则疗效更佳。佩兰煎水沐浴，预防和治疗多种夏季皮肤病的发生，因含有挥发油可抑菌杀菌，还可起到开窍提神、祛风止痛、舒筋活络等功能。

【外用性能】本品主要内服。

【配伍应用】与砂仁配伍，芳香悦脾，可用治湿疹以及其他皮肤病属脾虚湿蕴者；与木香配伍，芳香行气，治疗湿阻气滞型皮肤疾病；与泽兰配伍，一气一血，芳香化浊，活血利水而消肿，对湿疹、跌打损伤之红肿作痛均有效；配茯苓既祛湿又健脾胃，助脾运化暑湿，可用于湿疹、天疱疮患者；配石菖蒲芳香开胃，能治湿疹，以及通过开玄府理论治疗荨麻疹。

【剂量要点】内服煎汤，10~15g。

【各家论述】《神农本草经》：主利水道，杀蛊毒。

《本草便读》：功用相似泽兰，而辛香之气过之，故能解郁散结，杀蛊毒，除陈腐，濯垢腻，辟邪气。至于行水消痰之效，二物亦相仿耳，但泽兰治水之性为优，佩兰理气之功为胜，又为异也。

【常用方剂】藿香正气散等。

豆蔻

【一般认识】豆蔻，具有化湿消痞、行气温中、开胃消食之功效。用于湿浊中阻、不思饮食、湿温初起、胸闷不饥、寒湿呕逆、胸腹胀痛、食积不消等。研究表明，其抑菌作用较好，可用于湿疹的治疗。

【皮科性能】豆蔻取其化湿作用，入中焦，常用于脾虚湿阻型湿疹、带状疱疹、脂溢性皮炎、脂溢性脱发、银屑病等。豆蔻化湿和中，入中焦，常与杏仁、薏苡仁、通草、半夏等同用，宣畅三焦气机、除湿。

【外用性能】本品主要内服。

【配伍应用】配砂仁，醒脾开胃、和中消食；配杏仁、薏苡仁，宣畅三焦；配藿香，温中行气，化湿之力更著，可用湿疹及其他皮肤疾病属脾虚湿蕴证型；配苍术，健脾燥湿，化湿导滞，用于湿疹的治疗；配半夏，健脾和胃、除湿化痰，湿痰去则脾胃健，用治痰湿困脾、中焦不运。

【剂量要点】内服煎汤，10~20g，后下。

【各家论述】《神农本草经疏》：白豆蔻，主积冷气及伤冷吐逆，因寒反胃。暖能消物，故又主消谷；温能通行，故主下气。东垣用以散肺中滞气，宽膈进食，去白睛翳膜，散滞之功也。

《本草求真》：白豆蔻，本与缩砂密一类，气味既同，功亦莫别，然此另有一种清爽妙气，上入肺经气分，而为肺家散气要药；其辛温香窜，流行三焦，温暖脾胃，而使寒湿膨胀、虚疟、吐逆、反胃、腹痛、并翳膜、目眦红筋等症悉除，不似缩砂密辛温香窜兼苦，功专和胃、醒脾、调中，而于肺、肾他部则止兼而及之也。

【常用方剂】三仁汤、黄芩滑石汤、甘露消毒丹、香砂养胃丸等。

苍术

【一般认识】苍术，具有燥湿健脾、祛风散寒、明目之效；常用于治疗脘腹胀满、泄泻、水肿、脚气、风湿痹痛、风寒感冒、夜盲等。苍术提取物可抗菌且降低细菌耐药性的产生，可进行空气消毒；亦有抗炎和免疫调节作用，有抗炎止痛的效果。

【皮科性能】苍术燥湿健脾，可去下焦寒湿，常用于陈旧性臁疮、湿疹、结节性红斑、过敏性紫癜、皮肤血管炎、丹毒等。二术煎中，苍术、白术、黄柏、薏苡仁同用，健脾除湿。加味三妙丸可治疗陈旧性臁疮，其中三妙丸与黄芪、当归、海桐皮、五加皮、忍冬藤、山药等同用，和营益气、除湿通络。用四妙丸合犀角地黄汤加减，可用于过敏性紫癜、色素紫癜性皮炎、结节性红斑、小腿静脉溃疡等。取其抗菌杀虫作用，可用于疥疮；与白芷等配成制剂后黑光照射，取其光敏作用可用于白癜风的治疗。

【外用性能】苍术外用，适用于痰湿蕴结导致的肥厚性皮损，如慢性湿疹、神经性皮炎、斑块型银屑病等；常与当归、白芷、威灵仙、乌梅、苦参等同用。

【配伍应用】配黄柏，清利下焦湿热；配白术、陈皮，健脾理气；配独活、牛膝，除湿宣痹。

【剂量要点】用量3~10g，水煎服。外用适量。

【各家论述】《玉楸药解》：燥土利水，泄饮消痰，行瘀，开郁，去漏，化癣，除瘕，理吞酸去腐，辟山川瘴疠，回筋骨之痿软，清溲溺之混浊。

【常用方剂】加味三妙丸、除湿胃苓汤、二术煎等。

第六节　利水渗湿药

茯苓

【一般认识】茯苓可渗湿利水、健脾和胃、宁心安神，用于小便不利、水肿胀满、痰饮咳逆、呕吐、脾虚食少、泄泻、心悸不安、失眠健忘、遗精白浊等。茯苓中的白茯苓，尤有祛斑的功效。白茯苓有抑制酪氨酸酶的活性，故有祛斑的功效，长期口服或者打粉外敷色斑处，可减轻色素沉着；其抗氧化活性，清除多糖的能力稍逊于维生素C；该品还具有抗炎、抗变态反应、抗病原微生物的功能，还可修复皮肤屏障。

【皮科性能】茯苓具有健脾利湿、宁心安神之效，常用于脾虚湿蕴型湿疹、荨麻疹、银屑病、丹毒、黄褐斑等。五味异功散中，南沙参、茯苓、白术、甘草、陈皮同用，作为基础方，治疗属脾胃气虚兼气滞之天疱疮、带状疱疹、银屑病、皮肤溃疡、湿疮、肌痹等病。四君子汤中，以南沙参易人参，茯苓与白术、甘草同用，作为调补中焦、顾护脾胃的基础方。

【外用性能】白茯苓配白术、白及、白附子等外用，具有淡斑美白之效，常用于黄褐斑的外治。

【配伍应用】茯苓配伍白术不仅可改善脾虚（艾老尤善运用四君子汤），两者配合祛斑美容也有叠加效果；茯苓配伍泽泻，加上利湿功效，用于脾虚以及多数湿疹患者；茯苓配伍桂枝、牡丹皮、桃仁、丹参等，治疗面部痤疮，尤其是伴有色素沉着的患者。

【剂量要点】煎服，10~15g；或大剂量打粉。外用适量。

【各家论述】《本草纲目》：茯苓气味淡而渗，其性上行，生津液，开腠理，滋水源而下降，利小便，故张洁古谓其属阳，浮而升，言其性也；东垣谓其为阳中之阴，降而下，言其功也。

《本草正义》：有赤白之分，总为渗利之药，通窍去湿，逐水燥脾，故亦能补中健脾；祛惊痫，厚肠胃，治痰之本，助药之降，鲜有补益，但补少利多。

【常用方剂】五味异功散、复方茯苓汤、桂枝茯苓汤、四君子汤、七宝美髯丹等。

茯神

【一般认识】茯神，具有宁心、安神、利水之效，治心虚惊悸、健忘、失眠、惊痫、小便不利等。药理研究表明，其镇静作用较强，皮肤科常用于瘙痒难忍影响睡眠的严重湿疹、荨麻疹等。

【皮科性能】取其宁心安神之效，用于湿疹、荨麻疹、结节性痒疹、泛发性神经性皮炎等瘙痒严重的疾病以安神止痒；取其利湿功效用于湿疹、疱疹等的治疗。

【外用性能】本品主要内服。

【配伍应用】与合欢花相伍，药力平和，气血兼顾，共奏养血解郁、宁心安神之功；与栀子相伍，一甘一苦，一温一寒，补心血、泻心火，标本兼顾，寒温并调，为治疗血虚阴亏、心神不宁之妙品；与白芍配伍，相须为用，增强益气养血、柔肝益心、定魄安神之效；配伍桂枝利水除湿，桂枝得茯神不发表而专于化气行水，茯神得桂枝通阳除湿，利水除湿功效大增，可用于湿疹、疱疹等的治疗。

【剂量要点】内服煎汤，10~15g；或入丸、散。

【各家论述】《名医别录》：治风眩，风虚，五劳，口干。止惊悸，多恚怒，善忘。开心益智，定魂魄，养精神。

《药性论》：主惊痫，安神定志，补虚乏；主心下急痛坚满，人虚而小肠不利者。

【常用方剂】安神定志丸，酸枣仁汤等。

薏苡仁

【一般认识】薏苡仁可药食两用，具有健脾渗湿、除痹止泻、清热排脓之效。用于水肿、脚气、小便不利、湿痹拘挛、脾虚泄泻、肺痈、肠痈、扁平疣等的治疗。研究表明，其有抗病毒、抗肿瘤、抗病原微生物和抗炎的作用，故可用于治疗皮肤恶性肿瘤、皮肤疣、带状疱疹、湿疹及进行性指掌角皮症等。

【皮科性能】薏苡仁酯注射液可用于皮肤恶性肿瘤的辅助用药；薏苡仁研末冲服，可用于皮肤疣的治疗；单用薏苡仁 30~60g 煎服，或配伍甘草可用于增强抗炎、抗病毒作用，用于带状疱疹；其渗湿作用可用于湿疹的治疗。

【外用性能】打粉外敷可美白，用于扁平疣等，加入防晒护肤品中具有防紫外线功效。

【配伍应用】湿热内蕴之证，若见小便短赤，可与滑石、通草等同用；对湿温病邪在气分、湿邪偏胜者，可与杏仁、白蔻仁、竹叶、木通等同用；本品又具健脾之功，用以治疗脾虚水肿、脚气肿痛，配伍茯苓、白术、木瓜、吴茱萸等同用；用于脾虚有湿的泄泻、带下，可与白术、茯苓等配伍；用于湿滞皮肉筋脉引起的痹痛拘挛，常与桂枝、苍术等配合应用；配伍甘草，可增强抗炎、抗病毒作用。配伍金银花、连翘清热解毒，用于疮疡后期脓成者。

【剂量要点】内服煎汤，10~30g；或成散剂；健脾炒用，余生用。外用适量。

【各家论述】《本草纲目》：健脾益胃，补肺清热，去风胜湿。炊饭食，治冷气；煎饮，利小便热淋。

【常用方剂】苍术薏苡仁汤、麻杏苡甘汤、解毒排脓汤等。

冬瓜子

【一般认识】冬瓜子功能利水渗湿，并可清热化痰、排脓，常用于淋证、水肿、痰热咳嗽、肺痈、肠痈等。研究表明，其有抑制酪氨酸酶活性的作用，可显著降低轻中波紫外线引起的色素沉着。皮科临床常用其治疗黄褐斑等疾患。

【皮科性能】冬瓜子治疗皮肤病常研末与蜜调和敷面，可令颜面润泽、白腻，用于祛斑等。

【外用性能】冬瓜子具有清肺、排脓、利湿的功效，常用于治疗脂溢性皮炎、痤疮、黄褐斑、玫瑰痤疮、结节性痒疹等。常与芦根、杏仁、鱼腥草、黄芩等同用，泻肺祛痰排脓，如胆星汤。

【配伍应用】配苇茎、薏苡仁、桃仁治疗肺痈咳嗽、微热、烦满；配大黄、芒硝、牡丹皮、桃仁治肠痈脓未成者。

【剂量要点】内服煎汤，10~15g；或研末服。外用适量。

【各家论述】《本草经集注》：主令人悦泽，好颜色，益气，不饥。久服轻身，耐老。主除烦满不乐，久服寒中，可作面脂，令悦泽。

《日华子本草》：去皮肤风剥黑䵟，润肌肤。

【常用方剂】胆星汤、千金苇茎汤、大黄牡丹汤等。

车前草

【一般认识】车前草功能清热利湿，常用于水肿尿少、热淋涩痛等。研究表明，其有抗病原微生物、抑制炎症的作用。皮肤科取其清热利湿之功，常用于治疗脚癣、湿疹、带状疱疹、荨麻疹、系统性红斑狼疮等疾患。

【皮科性能】车前草在皮科，常用于由湿、热引起的皮肤病。车前草治疗系统性红斑狼疮尿少水肿，常与温补脾肾、利水消肿药物同用；另可治疗湿疹、溃疡等渗液较多的疾患，使邪从小便出。

【外用性能】本品主要内服。

【配伍应用】配萆薢、苦参、金银花、泽泻等治疗阴囊湿疹；配龙胆草、栀子、黄芩增清热利湿之功，治疗带状疱疹；配蒲公英、黄芩、龙胆草治疗脓疱疮；配茯苓、泽泻、黄芪、山药、熟附子等治疗系统性红斑狼疮水肿尿少；配茵陈治疗黄疸。

【剂量要点】内服 15~30g，鲜品 30~60g。

【各家论述】《证类本草》：主金疮，止血，衄鼻，瘀血，血瘕。下血、小便赤，止烦，下气，除小虫。

《湖南药物志》：祛痰止咳，滑胎，降火泄热，除湿痹，祛膀胱湿热，散血消肿。治火眼，小儿食积，皮肤溃疡，喉痹。

【常用方剂】萆薢苦参汤、龙胆泻肝汤等。

通草

【一般认识】通草功能清热利尿，并可通气下乳，常用于水肿尿少、淋病涩痛等症。研究表明，通草有明显增加尿钾排出量、抗病原微生物及抗炎作用。皮科临床常配萆薢等治疗湿热下注之臁疮；配伍止血药物治疗过敏性紫癜。

【皮科性能】通草功能导湿邪、湿热之邪从小便而出，常配伍其他清热利湿之药，用于湿疹、丹毒等皮肤病。通草入阳明胃经，其气寒，斑为阳明热毒，通草可清阳明热，配伍其他止血药物治疗过敏性紫癜等。

【外用性能】本品主要内服。

【配伍应用】配伍萆薢、薏苡仁、赤茯苓、黄柏、牡丹皮、泽泻、滑石治疗臁疮、湿疹、丹毒等；配生地黄、藕节、蒲黄治疗过敏性紫癜；配当归、桂枝、芍药、细辛、甘草治疗血虚寒厥之证；配冬葵子、滑石、石韦治疗热淋；配细辛、附子研末蜜和外用治疗鼻痈；配通脱木、小人参炖猪蹄治疗乳汁不下。

【剂量要点】煎服 5~15g；或入丸、散。

【各家论述】《神农本草经》：主去恶虫，除脾胃寒热，通利九窍、血脉、关节，令人不忘。

《本草经集注》：治脾疸，常欲眠，心烦，哕出音声，治耳聋，散痈肿诸结不消，及金疮，恶疮，鼠瘘，踒折，齆鼻，息肉，堕胎，去三虫。

【常用方剂】萆薢渗湿汤、当归四逆汤、小蓟饮子、通草饮子、通草散等。

地肤子

【一般认识】地肤子功能清热利湿，并可祛风止痒，常用于治疗淋证、湿热带下、湿疹、风疹瘙痒等。研究表明，其有抑制真菌、抑制单核巨噬细胞系统的吞噬功能及迟发型超敏反应的作用。皮科临床取其清热利湿、祛风止痒之功，用于治疗湿热蕴结皮肤或风湿、风热侵犯肌肤所致的湿疹、皮肤瘙痒等疾患。

【皮科性能】地肤子利湿祛风止痒，常用于皮科瘙痒性疾患。地肤子性寒，故多用于热邪、湿热蕴结皮肤而瘙痒之证。可用于荨麻疹、湿疹、结节性痒疹、足癣等瘙痒性疾病，也可用于脓疱疮、玫瑰糠疹、药物性皮炎等瘙痒明显者。

【外用性能】配白矾煎汤频洗，可用于治疗肢体疣目。

【配伍应用】配伍白鲜皮、苦参、土茯苓，清热燥湿止痒；配白鲜皮、防风、蝉蜕、紫荆皮，祛风止痒。治疗血虚生风化燥致痒，常配伍制何首乌、生地黄、女贞子、墨旱莲、紫荆皮等养血润燥、祛风止痒之药；配黄柏、苦参、车前子治疗湿热下注之带下；配木通、瞿麦、冬葵子治疗膀胱湿热小便淋沥涩痛之证；配徐长卿，祛风除湿止痒，治疗荨麻疹、湿疹。

【剂量要点】内服煎汤，6~15g；或入丸、散。外用适量。

【各家论述】《名医别录》：去皮肤中热气，散恶疮，疝瘕，强阴，久服使人润泽。

《本草原始》：去皮肤中积热，除皮肤外湿痒。

【常用方剂】简化消风散、苦参汤等。

茵陈

【一般认识】茵陈功能利湿退黄，并可清热解毒，常用于黄疸、带状疱疹、湿疮瘙痒等。研究表明，其有促进胆汁分泌、保肝、抗病原微生物、抗炎及解热镇痛的作用。皮科取其利湿、清热解毒之功，用于治疗湿疹、脂溢性皮炎、风痒疥疮等疾患。

【皮科性能】茵陈功能清热利湿解毒，常用于湿热蕴结皮肤所致的皮损有渗出倾向的皮肤病，如蛇串疮、湿疹、脂溢性皮炎等，配伍其他清热除湿药物治疗寻常痤疮，配伍祛风止痒药物可治疗皮肤瘙痒等症。

【外用性能】本品可联合青黛、冰片，共同外用治疗湿疹。

【配伍应用】配龙胆草、柴胡、黄芩等药物，治疗蛇串疮肝经湿热证；配栀子、大黄治疗湿热蕴结肝胆之黄疸；配黄芩、黄柏、栀子、白花蛇舌草、浙贝母、天花粉等，治疗脾胃湿热上蒸颜面而致寻常痤疮；配滑石、黄芩、藿香等治疗湿温证；配白鲜皮治疗湿疮、湿疹；配黄柏、苦参、地肤子治疗风痒疥疮；配荷叶，冷蜜水调服，治疗瘾疹。

【剂量要点】煎服6~15g。外用适量。

【各家论述】《医学入门》：化痰利膈行滞气，兼消遍身疮疥。

《本草再新》：泻火，平肝，化痰，止咳发汗，利湿，消肿，疗疮火诸毒。

【常用方剂】龙胆泻肝汤、茵陈蒿汤等。

第七节　温里药

白附片

【一般认识】白附片功能回阳救逆、补火助阳，并可散寒止痛，常用于亡阳证及阳虚诸证。研究表明，其有镇静、抗破伤风、抗炎及抑制酪氨酸酶活性的作用。皮科常用于治疗黄褐斑等疾患。

【皮科性能】白附片在皮科常用于治疗皮损色苍白、紫暗、皮温低、关节冷痛等一派阳气不足之象的疾病，如关节型银屑病、冻疮、结节性红斑、皮肤血管炎等。

【外用性能】本品主要内服。

【配伍应用】配伍地龙、僵蚕、五灵脂、草乌为丸，清茶送服，治疗血风顽疮、肌肤不仁等；配干姜、甘草治疗阳气暴脱之证；配人参、白术治疗脾肾阳虚之脘腹冷痛；配吴茱萸、川芎、白芷治疗虚寒头痛。

【剂量要点】本品小剂量助阳扶正祛邪；中等剂量温经止痛、温阳化饮、温阳托毒；大剂量可回阳救逆。

【各家论述】《神农本草经》：主风寒咳逆邪气，温中，金疮，破癥坚积聚，血瘕，寒湿踒躄，拘挛膝痛，不能行步。

《本草纲目》：治三阴伤寒，阴毒寒疝，中寒中风，痰厥气厥，柔痓癫痫，小儿慢惊，风湿麻痹，肿满脚气，头风肾厥头痛，暴泻脱阳，久痢脾泄，寒疟瘴气，久病呕哕，反胃噎膈，痈疽不敛，久漏冷疮。合葱涕，塞耳治聋。

【常用方剂】四生丸、四逆汤、附子理中汤等。

第八节　理气药

陈皮

【一般认识】陈皮理气，并可燥湿化痰，常用于脾胃气滞、湿痰咳嗽等病证。研究表明，其有降低毛细血管通透性、抗组胺、抗菌、抗炎及美白等作用。皮科临床常配伍其他行气燥湿药物，用于治疗湿疹、痤疮等疾病；配伍白茯苓、冬瓜子等，治疗肌肤暗沉、色斑。

【皮科性能】陈皮常用于气滞、湿邪为患而致的皮肤病，配伍清热除湿、活血之品可用于治疗脂溢性脱发；配伍其他行气除湿化痰药物，治疗皮肤包块性疾病，如汗管瘤、瘰疬、乳癖、脂肪瘤等疾患；可用于治疗面部油腻、皮损较重的痤疮、酒渣鼻等。如五味异功散中，南沙参代人参，与茯苓、白术、陈皮、甘草同用，理气健脾。作为基础方，用于脾胃气虚兼气滞之天疱疮、带状疱疹、银屑病、皮肤溃疡、脚湿气、湿疮、肌痹、热疮等的治疗。

【外用性能】本品主要内服。

【配伍应用】配伍山楂、建曲、苍术、厚朴、牡丹皮、赤芍等治疗发蛀脱发；配伍蒲公英、玄参、浙贝母、牡蛎等治疗乳癖、瘰疬；配伍南沙参、茯苓、白术治疗痤疮脾虚湿蕴证，化热可加黄芩、栀子；配伍黄芩、干葛、杏仁、枳实、麻黄、厚朴、甘草治疗蕴毒发斑；配白术、防风、白芍治疗肝郁乘脾之痛泻；配山楂、神曲治疗食积气滞证。

【剂量要点】煎服 3~10g。

【各家论述】《神农本草经》：主胸中瘕热逆气，利水谷，久服去臭，下气通神。

《本草纲目》：疗呕哕反胃嘈杂，时吐清水，痰痞，疟疟，大肠秘塞，妇人乳痈。入食料，解鱼腥毒。

【常用方剂】楂曲平胃散、二陈汤、如意金黄散、异功散等。

青皮

【一般认识】青皮疏肝破气，并可散结消积，常用于肝郁气滞、食积等病证。研究表明，其有升压、抗休克的作用，用于防治急性、过敏性、组胺性休克。皮科常用于治疗红丝疔等疾患。

【皮科性能】青皮行气力度较强，常配伍其他行气燥湿、化痰散结、活血药物，治疗气滞痰凝血瘀的皮肤疾病，如瘿瘤、瘰疬等。瓜蒲通络汤治疗乳痈时，青皮与柴胡、香附、青木香、木通等同用，疏通乳络。复元通气汤治疗乳痈未溃、肿势已消者，其中青皮、陈皮、瓜蒌、甲珠同用，行气散结。

【外用性能】本品主要内服。

【配伍应用】配陈皮、木香，健脾理气；配甲珠、瓜蒌、浙贝母，行气散结；配丝瓜络、路路通，理气通络；配川楝子、香附、柴胡，理气止痛。

【剂量要点】煎服 3~10g；或入丸、散。

【各家论述】《本草纲目》：治胸膈气逆，胁痛，小腹疝气，消乳肿，疏肝胆,泻肺气。

《本草备要》:疏肝泻肺,破滞削坚,除痰消痞,治肝气郁结,胁痛多怒,久疟结癖,疝痛,乳肿。

【常用方剂】瓜蒌通络汤、疏肝通络饮、疏肝和胃散、消瘰丸等。

枳壳

【一般认识】枳壳行气宽中,常用于胸胁气滞、食积不化等证。研究表明,其有促进胃肠运动、抗变态反应、抗菌、抗炎、抗氧化、中枢镇静及抑制黑素细胞和酪氨酸酶活性的作用。皮科常用于治疗荨麻疹、酒渣鼻等疾病。

【皮科性能】枳壳在皮科常用于治疗Ⅰ型变态反应引起的皮肤瘙痒,如荨麻疹。另外,其对中枢的镇静、镇痛作用,可加强止痒之力度。

【外用性能】本品主要内服。

【配伍应用】配人参、麦冬,治气虚大便不快。配川芎、当归、生地黄、白芍、秦艽,治肠风下血。

【剂量要点】煎服3~9g;或入丸、散;

【各家论述】《药性论》:治遍身风疹,肌中如麻豆恶痒,主肠风痔疾,心腹结气,两胁胀虚,关膈拥塞。

《日华子本草》:健脾开胃,调五脏,下气,止呕逆,消痰。治反胃,霍乱泻痢,消食,破癥结痃癖,五膈气,除风明目及肺气水肿,利大小肠,皮肤痒。痔肿可炙熨。

【常用方剂】川连枳壳汤、枳壳半夏汤等。

木香

【一般认识】木香行气止痛,常用于脾胃、大肠、肝胆气滞之证。研究表明,其有扩张血管、抗炎镇痛及抗病原微生物的作用。皮科常用于治疗表皮癣菌病、聚合性痤疮、尖锐湿疣、黄褐斑等疾患。

【皮科性能】木香辛行苦泄温通,功能行气除湿,在皮科常与陈皮等健脾除湿、行气化痰药物配伍,治疗脾胃气虚、湿邪阻滞疾患,如聚合性痤疮;配伍其他行气活血、补益脾肾药物治疗黄褐斑;治疗皮肤感染性疾病,常配伍其他抗病原微生物药物治疗癣病、毛囊炎等。

【外用性能】配伍黄芩、黄柏、百部煎煮浸泡,治疗表皮癣菌病。

【配伍应用】配伍陈皮、半夏、砂仁、四君子汤治疗脾胃气虚、寒湿留滞中焦所致的疾患;配伍黄连、煅瓦楞子治疗脾虚聚湿生痰所致的各种皮肤病;配伍黄连解毒汤治疗马拉色菌毛囊炎；配黄连治疗湿热壅滞大肠，里急后重证。

【剂量要点】煎服3~9g，不宜久煎；入丸、散1.5~6g；外用适量，研末；调敷；或熬膏涂。生用行气力强，煨用行气力缓多用于止泻。

【各家论述】《证类本草》：治女人血气，刺心心痛不可忍，末，酒服之，治几种心痛，积年冷气，痃癖癥块胀痛，逐诸壅气上冲，烦闷，治霍乱吐泻，心腹疗刺。

【常用方剂】香砂六君子汤、香连丸等。

沉香

【一般认识】沉香行气止痛，并可温中降逆、温肾纳气，常用于寒凝气滞证。研究表明，其有抗炎、抑菌、抗氧化的作用。皮科临床取其行气通窍、散寒止痛、下气降逆之效，常用于疗疮、石淋等疾患。

【皮科性能】沉香治疗皮肤病，常用于急性皮肤病或慢性病急性发作，如烂疗的毒入营血证，表现为寒战高热、神昏谵语、烦躁不安、气促呃逆、胸闷呕吐等；局部高度水肿发亮，迅速呈暗紫色，间有血疱，肌肉腐烂，气味恶臭，相当于西医的气性坏疽。此时服用紫雪散，有清营凉血解毒之效，沉香在其中发挥行气通窍的功效，助麝香醒神。

【外用性能】本品主要内服。

【配伍应用】配干姜、肉桂、附子治疗寒凝气滞证；配人参、丁香、白豆蔻治疗胃寒气逆证；配紫苏子、前胡、半夏、厚朴治疗虚喘证。

【剂量要点】小剂量研末入丸剂或磨汁服，中剂量煎汤后下。

【各家论述】《名医别录》：疗风水毒肿，去恶气。

《海药本草》：主心腹痛，霍乱，中恶邪鬼疰，清人神，并宜酒煮服之；诸疮肿宜入膏用。

《药品化义》：治胸背四肢诸痛及皮肤作痒，且香能温养脏腑，保和卫气。若寒湿滞于下部，以此佐舒经药，善驱逐邪气；若跌扑损伤，以此佐和血药，能散瘀定痛；若怪异诸病，以此佐攻痰药，能降气安神。总之，流通经络，血随气行，痰随气转，几属痛痒，无不悉愈。

【常用方剂】沉香散、苏合香丸、六磨汤、紫雪散等。

檀香

【一般认识】檀香行气止痛，有理气散寒、温中止痛之功，常用于寒凝气滞、胸痹心痛。研究表明，其有促进胃排空、心血管再灌注的作用。

【皮科性能】常用于湿性脚气病，即表现为腿脚麻木、酸痛、腿部无力，而且还伴有水疱、脱皮等症状，类似于西医糖尿病足、维生素 B12 缺乏症等疾患。如丹参饮，与丹参配伍行气活血；檀香汤，配川芎、白芷调中理气。艾老喜欢在银屑病等治疗中，加入 3g 檀香以透邪出表。

【外用性能】研末外涂。和酥油调用外擦，可治疗陈旧的疱疹、疥疮。

【配伍应用】配丹参行气活血；配木香、丁香理气健脾；配川芎、白芷调中理气。

【剂量要点】小剂量入丸散剂或磨汁服用，也可熏用。外用适量。

【各家论述】《本草备要》：调脾肺，利胸膈，去邪恶，能引胃气上升，进饮食，为理气要药。

《本草求真》：白檀香，熏之清爽可爱，凡因冷气上结，饮食不进，气逆上吐，抑郁不舒，服之能引胃气上升。且能散风辟邪，消肿住痛，功专入脾与肺，不似沉香力专主降，而能引气下行也。

【常用方剂】丹参饮、檀香汤等。

甘松

【一般认识】甘松，有行气止痛、醒脾健胃之功，用于寒凝气滞或思虑伤脾的脘腹胀痛、纳呆、腹胀。研究表明，其有抗心律失常、止痛、抗氧化的生物活性，对皮肤黏膜无局部刺激作用。皮肤科常用其泡汤漱口，或煎汤泡脚。

【皮科性能】甘松有收湿拔毒之效，常用于寒湿困阻、脾虚气滞的皮肤疾患。如甘松汤中配合荷叶、藁本治疗湿性脚气；甘松香散中配合川乌、细辛，以辛温止痛之功治疗牙疳、牙痛。

【外用性能】本品可用于泡汤漱口止牙痛；以及煎汤泡脚治疗脚气。

【配伍应用】配木香、厚朴健脾行气；配半夏、天南星行气化痰。

【剂量要点】小剂量 3~6g，煎汤服用；或入丸、散。

【各家论述】《本草纲目》：芳香能开脾郁，少加入脾胃药中，甚醒脾气……治脚气膝浮，煎汤淋洗。

《本草拾遗》：主黑皮䵟𪒟，风疳齿䘌，野鸡痔。

【常用方剂】甘松香丸、甘松汤等。

九香虫

【一般认识】九香虫常于 11 月至次年 3 月前捕捉，置适宜容器内，用酒少许将其闷死，取出阴干；或置沸水中烫死，取出，干燥。为虫类行气药，有理气止痛、温中助阳之用。研究表明，其有抗菌、抗癌作用。配车前子、陈皮可用于阳痿等疾患。多用于痹证。

【皮科性能】九香虫可理气止痛、温中助阳，治疗肝胃不和或寒郁中焦所致的胸胁胃脘胀痛，以及肾阳不足之腰痛、阳痿、痹证。九香虫治疗痹证，常与其他药物配伍使用，如治疗寒邪偏盛的痛痹，常配伍川乌、桂枝、细辛温阳散寒祛湿；治疗湿邪偏盛的着痹，常配伍五加皮、薏苡仁除湿通络。有医家用九香虫配徐长卿，用以治疗带状疱疹后遗神经痛。

【外用性能】本品主要内服。

【配伍应用】配川乌、桂枝温阳祛湿；配五加皮、防己除湿通络。

【剂量要点】小剂量入丸散剂，中剂量煎汤服用。

【各家论述】《本草新编》：九香虫，虫中之至佳者，入丸散中，以扶衰弱最宜，但不宜入于汤剂，以其性滑，恐动大便耳。

《本草纲目》：治膈脘滞气，脾肾亏损，壮元阳。

【常用方剂】乌龙丸等。

鸡矢藤

【一般认识】鸡矢藤消食，可祛风利湿、止痛解毒、消食化积、活血消肿。用于风湿筋骨痛、跌打损伤、外伤性疼痛、肝胆及胃肠绞痛、消化不良、小儿疳积、放射反应引起的白细胞减少症。研究表明，鸡矢藤有抗炎、镇痛、抑菌、抗肿瘤及改善胃肠道功能等多种药理作用；皮科临床常外用治疗皮炎、湿疹及疮疡肿毒等疾患。

【皮科性能】鸡矢藤外用，可治疗湿浊凝滞等皮肤病。如皮炎、湿疹及疮疡肿毒等疾患。鸡矢藤可祛风利湿、活血消肿、清热解毒，常外用煎汤做洗剂。鸡矢藤煎水擦洗法治疗疥疮，疗效颇佳，较硫磺软膏相比，毒副作用弱，无难闻气味，疗程短，不易复发。配伍甘草、苦参煎汤坐浴治疗肛周湿疹。

【外用性能】外用适量，捣烂敷患处，可治疗皮炎、湿疹、疮疡肿毒等。

【配伍应用】配金荞麦，消食和胃；配豨莶草、路路通，祛风除湿止痛；配丝瓜络、石菖蒲，通络止痛；配苦参清热解毒；配苍术健脾祛湿。

【剂量要点】适量，研末外敷。

【各家论述】《本草纲目拾遗》：治瘰疬用根煎酒，未破者消，已溃者敛。

《植物名实图考》：为洗药，解毒、祛风、清热、散寒。敷无名肿毒，并补筋骨。

【常用方剂】一般单味药煎煮口服。

莱菔子

【一般认识】莱菔子消食化积，兼降气化痰之功，用于饮食停滞、脘腹胀痛、大便秘结、积滞泻痢、痰壅喘咳等。研究表明，其有促进胃肠运动、抗炎的作用，其水浸剂有不同程度抑制多种致病性真菌的作用。

【皮科性能】莱菔子有降气化痰之功，皮肤科临床常用于治疗痰凝积聚的疾患。所含多种抗病原微生物的活性物质，初步观察入复方治疗皮肤病毒疣有效，对消除面部黑色素沉着亦有疗效。临床常用三子粉加柴胡注射液治疗扁平疣，莱菔子单味药治疗黄褐斑，莱菔子研末加麻油调和外用治疗湿疹。另如沿肛痔，表现为"周遭皆有，痛痒出水"，"可服清金丸（莱菔子研，和姜汁浸，蒸饼为丸，如绿豆大），则毒尽根除"（见于《外科大成》）。

【外用性能】本品外用，有清热利湿解毒、疏风止痒之功效，可外用治疗湿疹等。

【配伍应用】配山楂子、白芥子化痰；配伍茯苓、半夏，和胃化浊。

【剂量要点】内服煎汤，5~30g；或入丸、散，宜炒用。外用适量，研末调敷。

【各家论述】《本草纲目》：下气定喘，治痰，消食，除胀，利大小便，止气痛，下痢后重，发疮疹。

《医林纂要》：生用，吐风痰，宽胸膈，托疮疹；熟用，下气消痰，攻坚积，疗后重。

【常用方剂】清金丸、三子养亲汤、保和丸等。

第九节　消食药

山楂

【一般认识】山楂功可消食健胃、行气散瘀，常用于肉食积滞、胃脘胀满、泻痢腹痛、瘀血经闭、产后瘀阻、心腹刺痛、疝气疼痛、高脂血症等。焦山楂消食导滞作用增强，用于肉食积滞、泻痢不爽。研究表明，其有促进消化、降压、降脂、增强免疫、抗菌、防癌、收缩子宫、促进子宫复原、止痛等作用。

【皮科性能】山楂为消积化瘀之药，对症治疗由积瘀为病机所引起的皮肤疾病，积郁得化则气血通，气血通则气血畅行，皮损易消，痒、痛、肿等皮肤表现也迎刃而解。临床常取山楂的酸甘生津、降脂防脱、消积化瘀之功，治疗各种皮肤病。如以山楂、防风治疗荨麻疹；以山楂、桃仁治疗慢性湿疹；以山楂、女贞子治疗白癜风、须发早白及脱发；以山楂为主治疗银屑病、痤疮、脂溢性皮炎和冻疮等。山楂消疤软坚、光滑皮肤，对手术或疥疮引起的瘢痕也有辅助治疗作用。艾老的原创方"楂曲平胃散"中，山楂与神曲相配伍，增强健脾和胃、除湿祛脂之功。

【外用性能】山楂，《新修本草》谓："沐头及洗身上疮痒。"山楂性微温，具有扩张血管、加速局部血液循环、消肿、减轻疼痛、促进创面愈合的作用。可外用于多种皮肤病变，如冻疮、疖肿、疮疡等。

【配伍应用】配苍术、白术，健脾祛湿；配升麻、葛根，提升脾气。

【剂量要点】久用或大剂量使用未见明显副作用，但高蛋白、高脂饮食后不宜生食。外用适量。

【各家论述】《唐本草》：汁服主利，洗头及身差疮痒。

《本草撮要》：冻疮涂之。

《本草纲目》：化饮食，消肉积，癥瘕，痰饮痞满吞酸，滞血痛胀。

【常用方剂】大山楂丸、山楂化滞丸、楂曲平胃散等。

建曲

【一般认识】建曲为面粉、麸皮和炒麦芽、炒谷芽、苍术、紫苏、藿香等二十余种中药，经混合发酵而成。本品有消食化滞、理气化湿、发散风寒兼能健脾的功效。研究表明，其有促进消化、增进食欲、促进消化液分泌、提高消化能力等作用。

【皮科性能】皮肤科临床常用其健脾之功效，治疗小儿湿疹，特别是对于先天不足，或胃强脾虚所致的婴儿湿疹。胃强则纳入食量大，脾弱则运化失职，胃肠积滞蕴热，以致完谷不化，湿热内生，浸淫成疮。重用建曲，可使脾胃湿热得以解除，防止湿疹复发。

【外用性能】本品主要内服。

【配伍应用】配山楂、麦芽，增强健脾消食作用；炒焦后配伍焦山楂、焦麦芽称"焦三仙"，有消食和止泻的双重作用。丸剂中含金石、贝壳类药物，用本品糊丸助消化、防伤胃。

【剂量要点】研末入丸散剂，炒用止泻。

【各家论述】《本经逢原》：其功专于消化谷麦酒积，陈久者良。但有积者能消化，无积而久服，则消人元气。

《本草求真》：盖取辛不甚散，甘不甚壅，温不见燥也。然必合以补脾等药，并施则佳。

【常用方剂】保和丸、楂曲平胃散等。

第十节　驱虫药

鹤虱

【一般认识】鹤虱杀虫，主要用于蛔虫、钩虫及绦虫的治疗，但力弱，需相须配伍使用。研究表明，其有抗菌、抑制中枢神经、抗生殖、扩血管解痉的作用。

【皮科性能】鹤虱有杀虫消积的作用，多应用于蛔虫病、蛲虫病、钩虫病，同时可作为淋病的辅助治疗药物。临床使用鹤虱配伍苦参、地肤子、百部等药物，熏洗外阴及坐浴，有效治疗妇女急性淋病；用于瘙痒严重的疾病以杀虫止痒，如湿疹、泛发性神经性皮炎等。

【外用性能】鹤虱外用，具有杀虫止痒之效，常与百部、白及、大枫子、雄黄等同用，如外用皮炎酒、癣油膏等。

【配伍应用】虫积腹痛，配川楝子；蛔虫、蛲虫病，配槟榔、使君子；绦虫病，配苦楝皮、槟榔。

【剂量要点】3~10g，孕妇禁用。外用适量。

【各家论述】《日华子本草》：杀五脏虫，止疟及敷恶疮上。

《本经逢原》：善调逆气，能治一身痰凝气滞，杀虫方中最要药。

【常用方剂】皮炎酒、癣油膏等。

使君子

【一般认识】使君子，可杀虫消积，常用于蛔虫病、蛲虫病、虫积腹痛等，亦可用于小儿疳积。研究表明，使君子对猪蛔虫、蚯蚓、蚂蟥、蛲虫均有较强的驱除效能。此外，使君子有抗真菌作用。

【皮科性能】使君子常用于久治不愈的湿疹、溃疡等。久治不愈的湿疮、溃疡、狐惑病，多为虫邪所致，故临证时多加用杀虫之品，如使君子、鹤虱等。在治疗顽固性皮肤黏膜溃疡疾患（如白塞综合征、顽固性口腔及角膜溃疡、口腔扁平苔藓等）时，在辨证基础上常佐以燥湿杀虫止痒之品，此举可使溃疡面加速恢复。

【外用性能】使君子烧焦，捣末，以生油调涂之，可治疗头疮久不瘥；使君子煎汤，频漱，治虫牙疼痛。

【配伍应用】配苦楝皮、槟榔杀虫降气，治虫积腹痛；配百部、槟榔、大黄，治蛲虫病；配槟榔、神曲、麦芽健脾消积，治小儿疳积。

【剂量要点】使君子9~12g，捣碎入煎剂；使君子仁6~9g，多入丸散或单用，作1~2次分服。小儿每岁1~1.5粒，炒香嚼服，1日总量不超过20粒。大量服用可致呃逆、眩晕、呕吐、腹泻等反应。外用适量。

【各家论述】《普济方》：疗治鼻面部生疮，俗呼酒鼻。用使君子去皮，不以多少，用香油一盏，浸三五个。临卧时细嚼，用香油送下。

《本草纲目》：健脾胃，除虚热。治小儿百病疮癣。

【常用方剂】使君子散、肥儿丸等。

乌梅

【一般认识】乌梅，味酸、涩，性平，归肝、脾、肺、大肠经。功可敛肺止咳，涩肠止泻，生津止渴，安蛔止痛。本品炒炭固冲止漏，外用消疮毒。临床主要用于肺虚久咳、久痢滑肠、虚热消渴、蛔厥呕吐腹痛、胆道蛔虫症、崩漏、便血、胬肉外凸、头疮等。药理研究发现，乌梅具有抑制多种细菌、真菌，轻度收缩胆囊及促进胆汁分泌，抑制蛔虫活动，增强免疫等多重作用。

【皮科性能】皮科主要运用其杀虫、收涩、生津之功，治疗慢性皮肤病属脾肺气虚者，如慢性湿疹、银屑病、荨麻疹、脂溢性皮炎等。本品常配伍应用于生脉散，与太子参、五味子、麦冬同用，益气生津、敛阴止汗。常配伍山楂、神曲、槐米、百部等，健脾胃、杀虫止痒。

【外用性能】本品外用，杀虫解毒、蚀恶肉、除烦止痒。用于治疗鸡眼、胼胝、白癜风、疮疡等。如与苦参、黄柏、花椒、百部、明矾配伍外用，散结杀虫止痒。

【配伍应用】配五味子，敛肺止咳；配百部、苦参，杀虫止痒；配槐角、地榆，治消痔止血；配伍山茱萸、白芍、杜仲，固冲止血。

【剂量要点】常用剂量为3~30g。外用适量。

【各家论述】《神农本草经》：主下气，除热烦满，安心，肢体痛，偏枯不仁，死肌，去青黑痣，恶疾。

《证类本草》引《日华子本草》：除劳，治骨蒸，去烦闷，涩肠止痢，消酒毒，治偏枯皮肤麻痹，去黑点，令人得睡。又入建茶、干姜为丸，止休息痢。

【常用方剂】乌梅丸、乌梅黄连散等。

第十一节　止血药

大蓟

【一般认识】大蓟凉血止血，用于血热迫血妄行之衄血、吐血、尿血、崩漏等出血证，亦可散瘀解毒消痈，鲜品捣烂外敷或配伍清热解毒药，治疗痈肿疮毒。

【皮科性能】大蓟凉血止血，常用于治疗皮肤科血管炎性、出血性疾病，如过敏性紫癜、烧烫伤、外伤出血。现代研究显示，大蓟具有抗菌、抗病毒作用，对金黄色葡萄球菌、单纯疱疹病毒等病原微生物有抑制作用，还可治疗荨麻疹、湿疹、痈肿等。

【外用性能】本品凉血解毒、散瘀消肿，可外用鲜品捣敷患处，治疗痈肿疮毒。此外，鲜大蓟绞汁涂抹可治漆疮、水火烫伤。

【配伍应用】与小蓟相须为用，凉血止血之力倍增，治疗血热出血；配茜草、金银花，清热解毒、活血祛瘀，治肠炎、痢疾、便脓便血。配三七、侧柏叶清热止血，治疗肺及支气管扩张咯血和上消化道出血等。

【剂量要点】常用量为 10~15g，大蓟鲜品可用至 30g。可外敷，亦可内服。

【各家论述】《千金方》：癣疮作痒，刺蓟叶，捣汁服之。

《简要济众方》：小儿浸淫，疮痛不可忍，发寒热者，刺蓟叶新水调敷疮上，干即易之。

【常用方剂】十灰散等。

小蓟

【一般认识】小蓟于凉血止血，用于血热迫血妄行之衄血、吐血、崩漏等出血证，兼能清心火、利尿通淋，尤善治疗尿血、血淋。本品尚能清热解毒、散瘀消痈，用于治疗热毒疮疡初起之肿痛。

【皮科性能】小蓟有止血、抗菌、抗炎的作用，可用于治疗皮肤黏膜出血及紫癜类皮肤病，特别是感染诱发的过敏性紫癜，也可治疗脓皮病。小蓟有明确的抗结核杆菌作用，尚可试治各种皮肤结核。

【外用性能】本品能清热解毒、散瘀消肿，可外用鲜品捣敷治疗热毒疮疡初起肿痛之证。

【配伍应用】与大蓟、侧柏叶、白茅根同用，治疗各种出血证；配伍生地、栀子、淡竹叶，凉血止血、利尿通淋，治疗血淋、尿血、小便涩痛等。

【剂量要点】小蓟鲜品可用至 30g。可外敷，亦可内服。

【各家论述】《千金方》：癣疮作痒，刺蓟叶，捣汁服之。

《简要济众方》：小儿浸淫，疮痛不可忍，发寒热者，刺蓟叶新水调敷疮上，干即易之。

【常用方剂】小蓟饮子等。

白茅根

【一般认识】白茅根，善凉血止血，炒炭用治血热出血之吐血、衄血、尿血证；又善清热利尿；生用治疗热病烦渴、胃热咳嗽、湿热黄疸、热淋涩痛等。研究表明，白茅根有抗病原微生物、免疫调节、镇痛、抗炎等作用。

【皮科性能】白茅根清热凉血，多用于有热象的皮肤疾患；如寻常型银屑病血虚风燥、阴虚者，加白茅根可凉血利尿；狼疮性肾病急性发病，证属热毒炽盛，症见高热、面部红斑、甲下出血、巩膜出血、鼻衄、血尿、便血等出血现象，或出现蛋白尿者，加用白茅根可凉血止血；亦可用于治疗多形性红斑风热证、水疱明显者；或治疗过敏性紫癜、疱性类天疱疮、狐惑病等皮肤红斑甚者。

【外用性能】本品主要内服。

【配伍应用】配伍赤芍、黄芩、血余炭清热利尿，治疗下焦血热之尿血、血淋；配伍芦根、天花粉清肺止咳，治疗热病烦渴；配伍茵陈、栀子清热利尿退黄，治疗湿热黄疸；配伍黄芪，甘温相济，有益气利尿的功效，常用于气虚水肿。

【剂量要点】用于产后，应忌寒凉太过且中病即止，使用小剂量；外感温病时，为显其透发清热之功而使热邪尽除，则使用大剂量；在单味药使用时，其用量可大，以达药专力宏之功。

【各家论述】《张山雷医集》：其甘寒之力，清泄肺胃，尤有专长，凡齿痛龈肿，牙疳口舌诸疮，及肺热郁窒之咽痛腐烂诸证，用以佐使，功效最著，而无流弊。

《本经逢原》：治胃反上气，五淋疼热及痘疮干紫不起。

《景岳全书》：善理血病，凡吐血衄血，瘀血血闭，及妇人经水不调，崩中漏下。且通五淋，除客热，止烦渴，坚筋骨，疗肺热哕逆喘急，解酒毒及黄疸水肿，久服大是益人。若治痈疽疖毒，及诸毒诸疮诸血，或用根捣敷，或用此煮汁调敷毒等药，或以酒煮服，无不可也。

【常用方剂】凉血五根汤、十灰散等。

三七

【一般认识】三七，善散瘀止血，用于各种出血证，如咯血、便血、崩漏，止血不留瘀；又消肿定痛，用于胸腹刺痛、跌扑肿痛等，化瘀不伤正。研究表明，三七具有抗炎、镇痛、调节免疫功能的作用，用于治疗变态反应性血管炎皮肤病，如过敏性紫癜、色素性紫癜性皮肤病、血管炎，亦可治疗荨麻疹。三七既可止血消斑，还能抗炎止痛，先较快地止住微血管皮下渗血，再促进皮下淤血、含铁血黄素的吸收、消散。

【皮科性能】三七有化瘀止血的功效，不仅常用于内伤、外伤出血，其用于皮科也成效显著。三七还有化瘀消肿定痛之功，可用于治疗疖痈、毒虫咬伤、单纯疱疹，扁平苔藓、寻常疣等。此外，三七具有良好的抗纤维化作用，尚可应用在预防和治疗增生性瘢痕与瘢痕疙瘩等。

【外用性能】《医学衷中参西录》中记载："外用善治金疮，以其末敷伤口，立能血止痛愈，若跌打损伤，内连脏腑经络作痛者，外敷内服奏效尤捷，疮疡初起肿疼者，敷之可消（当与大黄末等分，醋调敷）。"故三七可单品研末外敷治疗外伤出血，亦可治疗无名痈肿，疼痛不止。

【配伍应用】单用或与花蕊石、血余炭同用止血收敛，治疗出血证；配伍血竭活血化瘀、生肌止痛，用于痈肿疮疡、创伤肿痛；配伍延胡索、川芎、郁金等活血行气药活血定痛，治疗血滞胸腹刺痛。

【剂量要点】三七小剂量（1~5g）止血之功更佳，中大剂量（6~15g）活血之力更甚。外用适量。

【各家论述】《医宗金鉴》：腐尽生肌疮不敛，儿茶乳没冰麝香，血竭三七水加骨，收口珍珠共蟹黄。或用猪油溶黄蜡，调前七味贴之良，一用火煨鹿腿骨，为散生肌效甚长。

《玉楸药解》：三七行瘀血而敛新血，凡产后、经期、跌打、痈肿，一切瘀血皆破，凡吐衄、崩漏、刀伤、箭射，一切新血皆止，血产之上药也。

【常用方剂】七厘散等。

艾叶

【一般认识】艾叶，有温经止血、散寒止痛、调经、安胎等功效，可用于虚寒性出血病证，如崩漏；亦可用治妇科下焦虚寒或寒客胞宫之少腹冷痛、经寒不调；艾叶为妇科安胎要药，可用于胎动不安、胎漏下血。

【皮科性能】艾叶外用，有温经散寒、除湿止痒的功效。研究表明，艾叶有抗过敏、抗炎、抗病原微生物、调节免疫、清除自由基等作用，故艾叶可用于治疗皮肤瘙痒、疥癣、疖肿、阴囊皮炎、湿疹、丘疹性荨麻疹、头风面疮等；若因血瘀而致痤疮经前加重者，可加用生艾叶温经活血。

【外用性能】本品辛香苦燥，局部煎汤外洗有祛湿止痒之功，可用治湿疹、阴痒、疥癣等皮肤瘙痒；艾叶外用还可用于治疗寻常疣、扁平疣、白癜风等。此外，将本品捣绒，制成艾条、艾炷等，用以熏灸体表穴位，能温煦气血、透达经络。

【配伍应用】与阿胶、芍药、干地黄等同用，治疗下焦虚冷、冲任不固；与香附、吴茱萸、当归配伍，温经理血散宫寒，开郁调经止疼痛，用于下焦虚寒、月经不调、经行腹痛、宫冷不孕、带下清稀等症；与阿胶、桑寄生同用，治胎动不安、胎漏下血；与地肤子同用，温经散寒、除湿止痒，治皮肤瘙痒、疥癣、阴囊皮炎、湿疹等。

【剂量要点】艾叶 3~5g 可开胃，8g 左右温经止血、止痛。口服大量艾叶制剂后，可出现消化系统、中枢神经系统中毒症状。外用适量。

【各家论述】《新修本草》：捣叶以灸百病，亦止伤血。汁，又杀蛔虫。苦酒煎叶，疗癣甚良。

《子母秘录》：小儿烂疮，艾叶烧灰，敷之，良。

《肘后方》：白癞风疮，干艾随多少，以浸曲酿酒如常法，日饮之，觉痹即瘥。

【常用方剂】艾附暖宫丸、四生丸等。

炮姜

【一般认识】炮姜温经止血，常用于脾胃虚寒、脾不统血之出血病证；也可用于虚寒性腹痛腹泻、产后血虚寒凝，小腹疼痛等。

【皮科性能】炮姜温通经脉。王维德说："（阴疽）非麻黄不能开其腠理，非肉桂、炮姜不能解其寒凝。此三味虽酷暑，不可缺一也。腠理一开，寒凝一解，气血乃行，毒亦随之消矣。"故在治疗风寒湿阻型硬皮病时，艾老常用含有炮姜的阳和汤，其炮姜温经散寒，可解硬皮病之寒凝；狼疮性肾炎大便溏而完谷不化者，亦可加入炮姜温中止泻。药理研究显示，炮姜有抗溃疡作用，可用于虚寒经久不愈之体表溃疡。

【外用性能】本品主要内服。

【配伍应用】与人参、黄芪、附子同用，治疗虚寒性吐血、便血；与乌梅、棕榈炭同用，治疗冲任虚寒、崩漏下血；与厚朴、附子同用，治疗脾虚冷泻不止；配伍高良姜，治疗寒凝脘腹冷痛；与当归、川芎、桃仁同用，治疗产后血虚寒凝、小腹疼痛。

【剂量要点】炮姜温中散寒常用 6~30g，配伍干姜、制附子、小茴香等；温经止血常用 6~60g，可配伍当归、桂枝、吴茱萸等。

【各家论述】《冯氏锦囊秘录》：炮姜能温脾理中，内虚吐利，脏腑沉寒，脾胃虚冷，中气不足，身凉脘白者，宜用内实，壮热者忌之。

【常用方剂】生化汤、姜术二仁汤等。

第十二节　活血化瘀药

郁金

【一般认识】郁金，具有活血止痛、行气解郁、利胆退黄作用，用于气滞血瘀、胸胁刺痛、胸痹心痛、月经不调等气滞血瘀之证。本品清心凉血，可治热病神昏、血热吐衄；能利胆退黄，用于黄疸、尿赤等。研究表明，郁金有免疫抑制、抗炎、镇静、止痒等作用。

【皮科性能】郁金活血行气，适用于过敏性皮肤病和自身免疫性皮肤病的治疗，如荨麻疹、银屑病、湿疹、皮肤血管炎等。本品具有抗炎作用，可用于治疗急性化脓性皮肤疾患初期、皮肤炎症、化脓肿胀；郁金活血化瘀，有抗皮肤上皮细胞过度增殖作用，可化瘀消散肥厚顽硬皮损，使得皮肤软化，善治硬皮病、结节性痒疹、跖疣、痤疮结节、囊肿者属痰湿阻滞者。

【外用性能】本品主要内服。

【配伍应用】与柴胡、香附、当归配伍，治疗肝郁化热、经前腹痛；与石菖蒲、竹沥、栀子配伍，治湿温病浊邪蒙蔽清窍、胸脘痞闷、神志不清；与生地黄、牡丹皮、栀子配伍，治疗肝郁化热、迫血妄行之吐血衄血；配伍茵陈、栀子，治疗湿热黄疸。

【剂量要点】常用量为 10~15g。郁金入气分以行气解郁，入血分以凉血破瘀，善治肝胆，善行下焦；小剂量郁金有疏肝解郁止痛的作用，用于治疗肝郁疼痛、血瘀痛经等；中剂量有行气利胆、安石解痉止痛的作用，用于治疗传染性肝炎、胆结石疼痛；大剂量有溶石排石利胆的功用。

【各家论述】《新修本草》：主血积，下气，生肌，止血，破恶血，血淋，尿血，金疮。

《本草备要》：宣，行气解郁，泻，泄血破瘀。辛苦气寒。纯阳之品，其性轻扬上行，入心及包络，兼入肺经。凉心热，散肝郁，下气破血（行滞气，亦不损正气；破瘀血，亦能生新血）。

【常用方剂】柴芩活血散结汤等。

川芎

【一般认识】川芎，可活血行气、祛风止痛，为"血中气药"，善治气滞血瘀诸痛证，如胸痹心痛、跌扑肿痛等；有祛风止痛之功，为治头痛之要药，治疗各种头痛。除此之外，尚可治风湿痹阻，肢节疼痛。

【皮科性能】川芎有活血行气之功，艾老认为活血化瘀类药在银屑病的治疗过程中用不嫌晚，而在带状疱疹的治疗用不嫌早。研究表明，其具有抗炎、抗纤维化、免疫调节、抗变态反应等作用，因此川芎可广泛应用于硬皮病、银屑病、黄褐斑、聚合性痤疮、过敏性紫癜、带状疱疹后遗神经痛、痈疽疮疡等皮科疾患。

【外用性能】本品主要内服。

【配伍应用】与柴胡、香附相配，活血行气止痛，治疗肝郁气滞、胸胁作痛；配伍赤芍、桃仁、牛膝活血止痛，治疗瘀滞痛经、闭经、月经不调；配白芷、细辛、羌活散风止痛，治疗外感头痛；配羌活、当归、姜黄，治风湿痹阻，肢节疼痛。

【剂量要点】外感头痛，用量宜轻，最多不超过4g；川芎引经少阳胜于柴胡，用量不宜多，一般在4.5~6g；肝阳头痛，用量宜重，宜9~12g；瘀血头痛，宜重剂量，可用至15~30g。

【各家论述】《日华子本草》：治一切风，一切气，一切劳损，一切血，补五劳，壮筋骨，调众脉，破癥结宿血，养新血，长肉，鼻洪，吐血及溺血，痔瘘，脑痈发背，瘰疬瘿赘，疮疥，及排脓消瘀血。

【常用方剂】透脓散、托里消毒散、桃红四物汤等。

桃仁

【一般认识】桃仁活血调经，善治瘀血阻滞之经闭、痛经、产后腹痛等；活血祛瘀以消痈，治疗肺痈、肠痈；润肠通便治疗肠燥便秘；可止咳平喘，治疗咳嗽气喘。研究表明，桃仁有抗过敏作用，既能抑制皮肤过敏抗体及溶血性细胞的产生，又能抗过敏、抗渗出。

【皮科性能】桃仁苦泄质润，有活血润燥之功效，可除皮肤血热燥痒、皮肤凝聚之血，用于治疗气滞血瘀型硬皮病、银屑病、淤积性湿疹、小腿慢性顽固性湿疹或静脉曲张性湿疹，皮损苔藓化、乌黑肥厚者；也被广泛用于黄褐斑斑色深褐而面色晦暗者、荨麻疹病程较久兼有瘀滞者、痤疮日久兼口臭大便秘结者、带状疱疹血瘀疼痛甚者、原发性皮肤淀粉样变阴虚血瘀者；还被用于治疗皮肤瘙痒症、鸡眼、尖锐湿疣、寻常疣、跖疣等。桃仁具有抗过敏、抗炎、抗渗出作用，为治疗血管炎症的重要药物，临床用于治疗变应性血管炎性疾病，如过敏性紫癜、溃疡、结节性红斑、色素性紫癜性苔藓样皮炎。

【外用性能】本品主要内服。

【配伍应用】配伍红花、川芎、当归，行气活血散瘀，治疗瘀血经闭、痛经；配伍大黄、牡丹皮，凉血活血、逐瘀生新，治疗青肿疼痛、肠痈；配伍当归、火麻仁，治疗肠燥便秘；配伍杏仁，润燥滑肠、活血降气，治疗血枯便秘、咳嗽气喘。

【剂量要点】桃仁因其平和的药性和活血化瘀的功效，可以通过不同的配伍治疗上、中、下三焦各处的瘀血病证。其中 5~15g 为常用量，15g 以上的大剂量多用于肠痈、脑出血等急重症。过量服用可引起中毒。

【各家论述】略。

【常用方剂】桃红四物汤、通窍活血汤等。

川牛膝

【一般认识】川牛膝，味苦、酸，性平，归肝、肾经。具有活血化瘀、引药下行、补益肝肾、利关节之功，善逐瘀通经、通利关节，治疗各科瘀血所致病证常用；能利尿通淋，引血、引火下行，治疗湿热下注、血热上涌及肝阳上亢效良。研究表明，其能改善血液微循环、抗炎、增强免疫功能及抗生育、抗早孕、抗着床等作用。

【皮科性能】皮肤科将其应用于气血不和、血脉瘀阻之证，如下肢丹毒、过敏性紫癜、冻疮、臁疮、结节性红斑等。川牛膝性平，不论阳证、阴证均可加减应用。加味当归四逆汤治疗皮肤血管炎、冻疮，常将虻虫、水蛭、地龙、䗪虫与牛膝同用，化瘀通脉止痛。加味七厘散治疗外伤性瘀肿疼痛，其中当归尾、乳香、没药、红花、血竭、牛膝同用，活血化瘀止痛。加味三妙丸治疗陈旧性臁疮，其中牛膝、苍术、黄柏、当归、黄芪、山药、五加皮、海桐皮、忍冬藤同用，和营益气、除湿通络。

【外用性能】本品主要内服。

【配伍应用】配水蛭、虻虫、䗪虫，逐瘀止痛；配路路通、丝瓜络、石菖蒲，通络止痛；配伍桑寄生、威灵仙等，祛风湿、通经络、止痛；配伍当归、川芎、红花等，治疗血瘀经闭、痛经等；配伍木通、滑石、瞿麦、蒲黄等，治疗热淋、血淋、尿血等。

【剂量要点】内服煎汤，6~10g；或入丸、散；或泡酒。

【各家论述】《神农本草经》：味苦，酸。主寒，湿痿痹，四肢拘挛，膝痛不可屈伸，逐血气伤，伤热火烂，堕胎。久服轻身耐老。

《本草正义》：用之于肩背手臂，疏通脉络，流利关节，其效颇著。

【常用方剂】加味三妙丸、四妙丸、独活寄生汤等。

益母草

【一般认识】益母草，辛、苦、微寒，归心、肝、膀胱经。功能活血祛瘀、利尿消肿，用于妇女血脉阻滞之月经不调、经行不畅、小腹胀痛、经闭、产后瘀阻腹痛、恶露不尽，以及跌打损伤、瘀血作痛等症；可用于小便不利，水肿；也可清热解毒，适用于疮痈肿毒、皮肤痒疹，可同时内服外用。研究表明，其有较强的子宫兴奋作用，提高冠脉和心肌血流量，改善微循环，降低血液、血浆黏度，抗血栓等作用。

【皮科性能】益母草善于活血祛瘀调经，又可清热解毒，尚能利水，对水瘀互结型皮肤病尤其适宜，如系统性红斑狼疮、激素依赖性皮炎、银屑病、丹毒、皮肌炎等。艾老常用此药配伍蚕沙，用于兼有月经不调的各种疾病中，对于狼疮性肾炎的患者效果更佳。其能清热解毒、活血化瘀、祛腐生新，大剂量的益母草煎剂有一定的抑制皮肤真菌的作用，临床上也用于荨麻疹、皮肤痒疹、疮痈肿毒等，内服外用均可。急性湿疹常配伍金银花、草河车、桑白皮、冬瓜皮等清热利湿，亚急性湿疹配以焦三仙、鸡内金、生薏苡仁等健脾除湿，慢性湿疹配以鸡内金、首乌藤、阿胶等养血润肤。

【外用性能】可用于荨麻疹、皮肤痒疹、疮痈肿毒等。

【配伍应用】配当归、赤芍、川芎等，活血祛瘀以通经，为妇科经产要药，亦可治损伤瘀痛等症；与鲜茅根合用，可利尿消肿。

【剂量要点】10~15g，大剂量可用至30g。外用适量，取鲜品洗净，捣烂外敷。

【各家论述】《神农本草经》：主瘾疹痒，可作浴汤。

《雷公炮制药性解》：味辛甘，性微寒，无毒，入诸阴经。主行血养血，安胎利产，消浮肿，恶毒疔疮，治头风，血虚目疾，瘾疹发痒，堪作浴汤。益母本功治血，故入诸阴之经，行血而不伤新血，养血而不滞瘀血，所以为胎产圣药。又能消疮肿者，取其行血而且辛甘发散也。

【常用方剂】八珍益母汤、散结定痛汤等。

红花

【一般认识】红花，辛、甘、苦，温，归心、肝经。功能活血祛瘀、通经，用于痛经、血滞经闭、产后瘀阻腹痛、癥瘕积聚、跌打损伤麻痛，以及关节疼痛等症。还可用于斑疹色暗，因于热郁血滞者。研究表明，其有扩张血管、改善微循环、抗凝血、抗血栓、兴奋子宫、降血脂、保肝、抗缺血所致损伤的作用。

【皮科性能】红花能活血通络、散瘀消肿，可治疗跌打损伤、肿毒初起、皮肤皲裂、鸡眼、冻疮、带状疱疹等皮肤疾患；红花性轻扬，可用于发散上半身红斑类皮肤病，如多形性红斑、玫瑰糠疹等；由血热发斑、热毒阻络导致的皮肤红斑、紫癜等，常配伍野菊花、玫瑰花等，凉血活血、疏风解毒。

【外用性能】本品联合红花、生姜、侧柏叶等制成酊剂，可用于治疗斑秃。

【配伍应用】配桃仁、当归、川芎、赤芍等活血祛瘀药，治诸种瘀阻之症；配伍当归、紫草、大青叶等活血凉血、泄热解毒之品，治疗斑疹色暗、热郁血滞所致者；配伍当归、桃仁、赤芍、乳香、没药等，治疗血栓闭塞性脉管炎属气滞血瘀者。

【剂量要点】内服煎汤，3~10g。养血和血宜少用，活血祛瘀宜多用。外用适量。

【各家论述】《长沙药解》：味辛，入足厥阴肝经。专行血瘀，最止腹痛。

《本草纲目》：活血，润燥，止痛，散肿，通经。

《本草正义》：达痘疮血热难出，散斑疹血滞不消。

【常用方剂】复元活血汤、通窍活血汤、血府逐瘀汤等。

第十三节　化痰止咳平喘药

桑白皮

【一般认识】桑白皮，性寒、味甘，主归肺经，功善泻肺平喘、利水消肿，常用于肺热咳喘、肺失宣降之水肿诸证。此外，本品可清肝降压止血，可用于衄血、咯血肝火上炎之高血压病。

【皮科性能】桑白皮性寒，主清泄肺热、利水消肿，因肺主皮毛，故痤疮、湿疹、慢性单纯性苔藓及银屑病等，属肺热或湿热证者宜用。如枇杷清肺饮中桑白皮与枇杷叶配伍，清泄肺热。若兼风热者，与川银花、连翘配伍，防邪气深入。《本草纲目》中提到"治胃以胃，以心归心，以血当血，以骨入骨，以髓补髓，以皮治皮"，五皮饮中桑白皮与地骨皮、紫荆皮等配伍，常作为皮肤科基础方剂以清利湿热、解毒止痒。

【外用性能】本品外用消肿定痛，与蓖麻子油、生猪油配伍（千锤膏）；中药膏、散制剂使用时，皮损处外贴桑皮纸，可减少过敏反应。

【配伍应用】配葶苈子，治疗饮停于肺所致的咳喘；配枇杷叶、白花蛇舌草，治疗痤疮肺热证；配地骨皮、紫荆皮、牡丹皮、白鲜皮，清利湿热、解毒止痒，治疗湿疹、荨麻疹属湿热证；配槐米、生山楂，治疗脂溢性皮炎属湿热证。

【剂量要点】常用剂量 10~15g。外用适量。

【各家论述】《本草纲目》：桑白皮长于利水，乃实则泻其子也，故肺中有水气及肺火有余者宜之。

【常用方剂】化裁枇杷清肺饮、五皮饮等。

枇杷叶

【一般认识】枇杷叶，味苦，性微寒，归肺、胃经。可化痰止咳，兼清肺热，和胃降逆；常用于咳喘痰稠及胃热口渴、呕哕等症。本品蜜炙则止嗽最善。研究表明，枇杷叶有镇咳祛痰平喘、抗炎、抗菌、清除氧自由基、增强机体免疫功能等作用。

【皮科性能】肺主气，气热则上逆，其能降肺气，肺气降则热自平，配桑白皮、黄芩等，多用于肺胃热盛型痤疮、玫瑰痤疮、脂溢性皮炎等。化裁枇杷清肺饮是治疗肺胃热盛型痤疮的常用方剂，其中枇杷叶、桑白皮、黄芩同用，清泄肺热。

【外用性能】本品可与黄芩、白芷、连翘、赤芍、丹参等制成膏剂后外用治疗痤疮。

【配伍应用】配前胡、桑叶可治风热咳嗽；配桑白皮、沙参治疗燥热咳喘；配麦冬、竹茹、芦根可治胃热口渴；配伍黄芩、甘草、天花粉，主治肺风、粉刺、酒渣鼻，初起红色，久则肉皰发肿者。

【剂量要点】内服煎汤，10~15g（鲜品 15~30g）；熬膏或入丸、散。

【各家论述】《本草经集注》：味苦，平，无毒。主治猝噎不止，下气。

《雷公炮制药性解》：味苦，性平无毒，入肺经，主除呕和胃，解渴止嗽，下气清痰。刷去黄毛，蜜炙用。枇杷叶入肺，苦能泄气故也，不去黄毛，射入肺中，发咳不已，枇杷多食，亦能发热生痰。

《食疗本草》：煮汁饮之，止渴。治肺气热嗽及肺风疮，胸、面上疮。

《本草再新》：清肺气，降肺气，止咳化痰，止吐血呛血、治痈痿热毒。

【常用方剂】清燥救肺汤、化裁枇杷清肺饮等。

瓦楞子

【一般认识】瓦楞子，咸，平，归肺、胃、肝经。功能消痰化瘀、软坚散结，可用于瘰疬、瘿瘤等病证及癥瘕痞块。煅用可制酸止痛，治胃痛吐酸。研究发现，其含碳酸钙，能中和胃酸，减轻胃溃疡之疼痛。

【皮科性能】煅瓦楞子咸平，消痰软坚、化瘀散结、制酸止痛，用于气滞血瘀及痰积而成的癥瘕痞块。顽固性皮肤病多由痰邪作祟，故临床上多用化痰散结治疗，多配伍行气散结药，治疗脾虚聚湿生痰所致的各种皮肤病，如结节性痒疹、聚合性痤疮等。将煅瓦楞子研成细末，加冰片少许，用香油调匀，涂患处，可治烧烫伤、皮肤刀伤及冻疮溃疡。本品可制酸止呕，常用于反酸呕吐，如加味香连丸，木香、黄连、瓦楞子同用，清热化湿、行气止痛。

【外用性能】本品主要内服。

【配伍应用】与丹参、赤芍、海藻、昆布、莪术等同用，可消痰软坚，治疗痤疮后遗瘢痕疙瘩；与三棱、莪术、鳖甲同用，可行气活血、散结消痞，可用于肝脾肿大及消化道肿瘤；与乌贼骨、九香虫同用，可治疗胃痛吐酸。

【剂量要点】内服煎汤，9~15g，宜打碎先煎；研末，每次1~3g；或入丸散。外用，煅后研末调敷。

【各家论述】《本草拾遗》：烧，以米醋三度淬后，醋膏丸。治一切血气，冷气，癥痞。

《药性切用》：甘咸性平，消老痰、血块。醋淬，研用。

【常用方剂】瓦楞子丸等。

桔梗

【一般认识】桔梗，味苦、辛，性平，归肺经。功可开宣肺气、祛痰、排脓，常用于咳嗽痰多，或咳痰不爽、胸膈痞闷、咽痛音哑等症，也可用于肺痈胸痛、咳吐脓血、痰黄腥臭等症。研究表明，其有祛痰、抗炎、润肤美白、免疫调节、保肝、抗肿瘤等作用，其内含桔梗皂苷D，可通过减弱去甲肾上腺素及5-羟色胺起到镇痛作用，且镇痛较强，作用于中枢系统，不受阿片类受体影响，其镇痛效果与剂量呈正相关。

【皮科性能】桔梗开宣肺气，常配伍玄参、麦冬等养阴药，治疗以皮损干燥、肥厚、结节、肿块为主要表现的慢性复发性皮肤病；又祛痰排脓，配伍黄芪、当归等，去腐生肌，可治疗一切疮疡溃后；《神农本草经》言其"能主胸胁痛如刀刺"，带状疱疹常见胸胁疼痛，且其不仅走气分以调气，更可入血分以散瘀，与带状疱疹外邪由气分陷入血分之病机相吻合，故常用于带状疱疹及其后遗神经痛的治疗中。桔梗为"舟楫之官"，载药上行，其入肺，能宣畅肺气，可助诸药宣发于上焦，上承于面部，濡养面部气血，故常用其配伍治疗黄褐斑。气血得养，阳气通行，则瘀斑可消。在治疗黄褐斑中，桔梗主要为引经之用，用量宜小，否则桔梗上升发散太过，则有拔肾水反而亏耗肝肾精血之过。对于痤疮脓头未熟者，桔梗可"养气"，因桔梗载药上行以养头面，促脓头成熟；对于痤疮已成熟脓头，则可"养血排脓"，使得脓排而生新。桔梗一味，用于肺风粉刺之热毒瘀滞证以及囊脓结节。

【外用性能】本品主要内服。

【配伍应用】本品性平，治咳嗽痰多，不论肺寒肺热，俱可应用。配杏仁、紫苏叶、陈皮等，用于风寒咳嗽；配桑叶、菊花、杏仁等，用于风热咳嗽。配薄荷、牛蒡子、蝉蜕，治咽痛音哑；配枳壳、瓜蒌皮，用于气滞痰阻、胸闷不舒；配伍甘草，可排脓；配鱼腥草、薏苡仁、冬瓜子等，可治肺痈吐脓。

【剂量要点】内服煎汤 3~6g；或入丸散。作为引经药一般用量小。

【各家论述】《神农本草经》：辛，微温，有小毒。主胸胁痛如刀刺，腹满，肠鸣幽幽，惊恐悸气。

《药性论》：治下痢，破血，去积气，消积聚、痰涎，主肺气气促嗽逆，除腹中冷痛，主中恶及小儿惊痫。

《证类本草》引《日华子本草》：下一切气，止霍乱转筋，心腹胀痛，补五劳，养气，除邪辟温，补虚消痰，破癥瘕，养血排脓，补内漏及喉痹。

【常用方剂】加味桔梗汤、桔梗白散、桑菊饮、止嗽散等。

川贝母

【一般认识】川贝母，苦，甘，微寒，归肺、心经。功能化痰止咳、清热散结，用于肺虚久咳、痰少咽燥，以及外感风热咳嗽或痰火郁结，咳痰黄稠等症。研究表明，其有祛痰、降压、抗菌及抗溃疡等作用。反乌头。

【皮科性能】川贝母清热散结，常配伍金银花、连翘、蒲公英、天花粉、赤芍、白芷等，清热解毒、散瘀消肿、活血止痛，主治蜂窝组织炎，痈证初起及深部脓肿；也可用于瘰疬疮痈肿毒等症。消瘰丸是常用基础方，以玄参、贝母、牡蛎相伍而成，具有清热化痰、软坚散结之功，常用于瘰疬、痤疮、扁平疣、脂肪瘤、甲状腺瘤、乳痈、子宫肌瘤、乳腺增生等痰湿凝结之疾。

【外用性能】本品主要内服。

【配伍应用】配伍沙参、麦冬、天冬等，养阴润肺，治疗肺虚久咳、痰少咽燥等症；配伍玄参、牡蛎，治瘰疬；配伍蒲公英、天花粉、连翘，治疗疮痈、乳痈等；配伍鱼腥草、鲜芦根、薏苡仁，可治肺痈。

【剂量要点】内服煎汤 3~9g；研末 1~1.5g；或入丸散。

【各家论述】《神农本草经》：味辛，平。主伤寒烦热，淋沥邪气，疝瘕，喉痹，乳难，金创，风痉。

《本草述》：疗肿瘤疡，可以托里护心，收敛解毒。

【常用方剂】甘露消毒丹、消瘰丸、贝母瓜蒌散等。

紫苏子

【一般认识】紫苏子，味辛，性温，归肺、大肠经。可止咳平喘、润肠通便，常用于痰壅气逆、咳嗽气喘及肠燥便秘。药理研究表明，紫苏子有抗炎、抗过敏、抗氧化等作用。

【皮科性能】紫苏子下气消痰、宽胸利膈，临床常用于痰湿蕴阻之证，如痤疮、酒糟鼻、黄褐斑、结节性痒疹等。临床应用中，常以紫苏子、莱菔子、白芥子同用，化痰理气；多与胆星汤相合应用，加强祛痰解毒之功效。

【外用性能】本品主要内服。

【配伍应用】常与白芥子、莱菔子同用，降气消痰、止咳平喘；与半夏、厚朴、陈皮同用，治疗痰涎壅盛、喘咳上气、胸膈满闷；与火麻仁、瓜蒌子、杏仁同用，可润肠通便。

【剂量要点】内服煎汤 5~10g；或入丸散。

【各家论述】《雷公炮制药性解》：子能开郁下气，定喘消痰。

《本草经解》：其（子）尤良，下降之性辛温气味尤甚也。

《本草汇》：苏子，散气甚捷，最能清利上下诸气，定喘痰有功，并能通二便，除风寒湿痹，若气虚而胸满者，不可用也，或同补剂兼施亦可。

【常用方剂】三子养亲汤、苏子降气汤等。

白附子

【一般认识】白附子，辛、甘，温，有小毒，归脾、胃经。可燥湿化痰、祛风止痉、解毒散结、杀虫止痒。用于风痰壅盛、口眼歪斜、破伤风，以及偏头痛等，还可用于毒蛇咬伤及瘰疬痰核。研究表明，其有镇静、抗炎、祛痰、消除黑色素、抗破伤风等作用。

【皮科性能】其能祛风散结、杀虫止痒，多用于脂溢性皮炎、黄褐斑、白癜风、手足癣等；配伍苍术、苦参、黄柏等，祛风攻毒、除湿止痒，主治银屑病、神经性皮炎、慢性湿疹；白芷、白附子、薏苡仁三者配伍，常作为美白配方。

【外用性能】本品主要内服。

【配伍应用】配伍天南星、半夏、天麻、全蝎等，治风痰壅盛，见抽搐或口眼歪斜；配伍天南星、天麻、防风，治疗破伤风；配伍白芷、川芎等，治疗偏头痛；单用本品外敷，可治毒蛇咬伤、瘰疬痰核。

【剂量要点】一般炮制后用，3~6g。外用生品适量捣烂，熬膏或研末以酒调敷患处。

【各家论述】《本草经集注》：主治心痛血痹，面上百病，行药势。

《雷公炮制药性解》：味甘辛，性温无毒，入肺、脾二经。主中风失音，一切冷风气，头面百病，斑点风疮疥癣，心痛血痹，阴囊湿痒，入药炮用，新罗出者佳。白附色白味辛，故宜入肺，以治风痰。甘而且温，故宜入脾，以治皮肤。阳中之阳，能上升，故治面病。

【常用方剂】祛斑散、玉真散、玉肌散等。

胆南星

【一般认识】胆南星，苦、微辛，凉，归肺、肝、脾经。可清热化痰、息风定惊，用于痰热咳嗽、咳痰黄稠、中风痰迷、癫狂惊痫等。研究发现，有抗惊厥、镇静、镇痛、祛痰、抗心律失常等作用。

【皮科性能】其能清化热痰，息风定惊。配伍芦根、黄芩、桃仁等，治疗痰、瘀、毒所致的痤疮、酒渣鼻、黄褐斑、结节性痒疹等皮肤病；也可配伍其他清热化痰药，治疗痤疮等痰热内蕴型皮肤病。

【外用性能】本品主要内服。

【配伍应用】配龙骨，治痰热内盛、心神受扰所致的癫狂痫证；配半夏，治风痰上扰，头目眩晕；配薤白，清热化痰、通阳宽胸。

【剂量要点】内服煎汤，3~6g；或入丸剂。

【各家论述】《本草备要》：燥湿，宣，祛风痰。味辛而苦，能治风散血；气温而燥，能胜湿除痰；性紧而毒，能攻积拔肿，补肝风虚，为肝、脾、肺三经之药。

《中药大辞典》：清热化痰，豁痰镇惊。

【常用方剂】涤痰汤、清气化痰丸、定痫丸等。

杏仁

【一般认识】杏仁，性微温，味苦，有小毒，主归肺、大肠经。功善止咳平喘、润肠通便，主要用于肺失宣降之咳嗽气喘及肠燥津亏所致的便秘。本品含苦杏仁苷，经口服后，在下消化道分解产生氢氰酸，可抑制咳嗽中枢而止咳；苦杏仁油对蛔虫、钩虫及伤寒杆菌、副伤寒杆菌有抑制作用，且可润肠通便。此外，本品外用，可以起到杀虫止痒之效，适用于外阴瘙痒及湿疹等瘙痒性皮肤病。

【皮科性能】杏仁味苦降泄，可宣降肺气、开玄府，用于治疗荨麻疹、湿疹、银屑病、脂溢性皮炎等。如麻黄连翘赤小豆汤中，与麻黄、生姜等配伍，宣发肺卫；如麻黄杏仁甘草石膏汤中，配伍生石膏清泄肺热。本品外用可杀虫止痒，可配伍苦参、百部、大黄、桑叶煎汤淋浴，用于银屑病、手足癣等瘙痒性皮肤病。

【外用性能】本品外用可杀虫止痒；研碎麻油调敷，可治皮肤疮疡肿痛；配合桑叶、大黄等煎汤外洗，可促进皮损消退、止痒。

【配伍应用】配伍麻黄，宣降肺气；配伍桑白皮、石膏，泄肺热；配伍鹤虱、百部，杀虫止痒；配伍桑叶、白芷，疏风止痒。

【剂量要点】内服常用剂量3~12g。小量3~6g，宣发卫气；中量6~10g，宣降肺气；大量12g，降肺气止咳。外用适量，杀虫止痒。

【各家论述】《本草拾遗》：杀虫。以利咽喉，去喉痹、痰唾、咳嗽、喉中热结生疮。

《神农本草经》：主咳逆上气雷鸣，喉痹，下气，产乳金疮，寒心奔豚。

《本草纲目》：杀虫，治诸疮疥，消肿，去头面诸风气皱疱。

【常用方剂】常用方剂有麻杏甘石汤、麻黄连翘赤小豆汤。

矮地茶

【一般认识】矮地茶，味苦、辛，性平，主归肺、肝经。功可止咳平喘、清利湿热、活血化瘀，常用于咳喘、黄疸、淋证、带下病及痹证。其煎剂中所含岩白菜素、杨梅苷、槲皮素有明显祛痰止咳作用。

【皮科性能】矮地茶，无问寒热，凡皮肌炎、硬皮病、银屑病、荨麻疹及结节性红斑兼咳喘或肢节疼痛者，均可配伍应用。本品性平，寒证、热证均可选用，如硬皮病、皮肌炎、咳喘、肌痛，可与黄精、椒目、制何首乌、熟地黄配伍应用。

【外用性能】捣汁或打散外敷可消肿止痛，可用于蚊虫叮咬、跌扑损伤。

【配伍应用】外感咳嗽，多与紫苏叶、荆芥、防风等配伍；饮停胸胁，多配伍葶苈子、桑白皮、桔梗；肺肾亏虚，配伍补骨脂、五味子、桑椹等；湿热痹阻，配伍徐长卿、夏枯草、桑枝。

【剂量要点】轻剂 10~15g，止咳喘；重剂 15~30g，化瘀行痹。外用适量。

【各家论述】《草木便方》：肺痨久咳，肺痿除寒，风湿顽痹，腰腿酸痛，跌打损伤，寒毒肿痛，黄疸病。

【常用方剂】胆星汤等。

第十四节 安神药

龙骨

【一般认识】龙骨，性平，味甘、涩，归心、肝、肾经。可镇惊安神、平肝潜阳、收敛固涩，常用于心神不宁、肝阳上亢及滑脱诸证；外用收湿敛疮生肌，用于疮疡久溃不敛、湿疮渗液。研究发现，本品含有碳酸钙、磷酸钙，以及铁、钾、钠、氯、铜等，具有助眠、抗惊厥、降低血管壁通透性等作用。

【皮科性能】龙骨性平，皮肤科主要使用本品安神、止痒、收敛的功效，常用于荨麻疹、湿疹、银屑病等瘙痒性皮肤病；本品外用，收湿敛疮生肌，外用于疮疡溃后久不收口。本品性平，不论寒热属性皮肤病，均可因病情需要配伍使用。如简化消风散中，与川银花、连翘、射干、紫荆皮等配伍；疮疡溃后，阴虚盗汗者，使用六味地黄丸配伍龙骨、牡蛎、浮小麦；化腐丹中，与乳香、没药、炉甘石等配伍；生肌散中，与天龙骨（老石灰）、水龙骨（桐油石灰）合用；象皮生肌散中，与象皮、炉甘石、冰片等配伍。

【外用性能】外用收湿敛疮生肌，用于疮疡久溃不敛。

【配伍应用】配牡蛎、浮小麦，收敛止汗；配紫荆皮，解毒止痒；配伍天龙骨、水龙骨，收敛生肌；配伍龟甲、代赭石，平肝潜阳；配石菖蒲、郁金，解郁安神。

【剂量要点】本品常用量为 15~30g。小量煅用可收敛止汗；中等剂量可安神止痒；大剂量可镇静止惊。外用适量。

【各家论述】《神农本草经》：主心腹鬼注，精物老魅，咳逆，泄利脓血，女子漏下，癥瘕坚结，小儿热气惊痫。

《本草纲目》：益肾镇惊，止阴疟，收湿气，脱肛，生肌敛疮。

【常用方剂】简化消风散、生肌散、化腐丹、象皮生肌散、外伤特效方（《文琢之中医外科经验论集》）等。

首乌藤

【一般认识】首乌藤，别名夜交藤，性平，味甘，归心、肝经。功善养血安神、祛风通络，常用于血虚所致的失眠多梦、皮肤瘙痒及风湿痹痛。本品性平，兼有攻、补作用，养血而无瘀滞之弊，祛风通络而无温燥之虑。本品含蒽醌类化合物，研究发现，其具有镇静催眠作用，同时有一定的降血脂作用，并能提高机体免疫力。

【皮科性能】首乌藤主要用于血虚风燥、肌肤失养所致的湿疹、荨麻疹等皮肤瘙痒，同时用于血虚风湿痹阻引起的痛证。本品攻补兼施，皮肤病久病，气血不足，邪气留恋，尤为适用。如治疗慢性荨麻疹血虚风燥证，当归饮子常与首乌藤、合欢皮、龙骨、珍珠母配伍；治疗关节型银屑病，常将松节、老鹳草、首乌藤搭配应用。

【外用性能】煎汤外洗，祛风通络止痒。

【配伍应用】配合欢皮、郁金、龙骨，安神止痒；配徐长卿、山慈菇，解毒散结；配忍冬藤、丝瓜络、桑枝，通络止痛。

【剂量要点】本品常用剂量，9~15g。外用适量。

【各家论述】《本草纲目》：风疮疥癣作痒，煎汤洗浴，甚效。

《陕西中草药》：祛风湿，通经络。治失眠，多汗，贫血，周身酸痛，疥癣等皮肤病。

【常用方剂】当归饮子、凉血消风散等。

酸枣仁

【一般认识】酸枣仁，味甘、酸，性平，归心、肝、胆经。功可养心益肝、安神、敛汗、生津，适用于阴血不足所致的心悸失眠、自汗盗汗以及口渴咽干等症。研究发现，本品含皂苷、三萜类化合物与黄酮类，具有镇静催眠、抗心律失常、降温、降压以及增强免疫力等作用。

【皮科性能】酸枣仁主要用于阴血亏虚型的皮肤瘙痒性疾病，如银屑病、慢性荨麻疹、痒疹、湿疹和神经性皮炎等疾病。

【外用性能】本品多内服。

【配伍应用】配合欢皮、郁金，解郁安神；配当归、茯神，养血安神；配知母、淡竹叶，除烦安神。配远志，安神定志。

【剂量要点】本品常用剂量，9~30g。重剂，养心安神；轻剂，敛汗生津。

【各家论述】《本草纲目》：其仁甘而润，故熟用疗胆虚不得眠，烦渴虚汗之证；生用疗胆热好眠。皆足厥阴、少阳药也。

【常用方剂】酸枣仁汤等。

柏子仁

【一般认识】柏子仁，性平，味甘，归心、肾、大肠经。柏子仁归心经，功可养心安神，可用于阴血亏虚所致的心悸失眠；又本品质润，多用于老年及产后肠燥便秘；因本品味甘，性平，质润多脂，具有一定的滋阴补液功效，适用于阴虚盗汗、小儿惊痫。药理研究发现，柏子仁可延长慢波睡眠深睡期，有助于体力恢复。

【皮科性能】柏子仁性平，质润，适用于一切阴血偏虚型的银屑病、皮肤瘙痒症、神经性皮炎等皮肤病。本品养心安神，兼可滋阴润燥，尤其适用于阴虚血燥型瘙痒性皮肤疾病，如慢性湿疹、神经性皮炎、皮肤瘙痒症，常将本品与制何首乌、生地黄、黄精等滋阴润燥药味配伍使用。

【外用性能】捣汁外敷润泽皮肤，可用于单纯糠疹、玫瑰糠疹。

【配伍应用】配酸枣仁、远志、茯神，养心安神；配郁李仁、松子仁等，润肠通便；配黄精、知母、生地黄，滋补阴液。

【剂量要点】本品常用剂量为3~20g。小剂量，养心安神；大剂量，润肠通便。外用适量。

【各家论述】《日华子本草》：治风，润皮肤。

《本草纲目》：养心气，润肾燥，益智宁神；烧沥治疥癣。

《药性论》：能治腰肾中冷，膀胱中冷脓宿水，兴阳道，去头风，主小儿惊痫。

【常用方剂】柏子仁丸等。

合欢皮

【一般认识】合欢皮，性平，味甘，归心、肝、肺经。功善解郁安神，兼能活血消肿，适用于情志不畅所致的失眠、烦躁，同时可用于外伤肿痛及内外痈肿。研究发现，本品水煎剂可以延长实验小鼠睡眠时间、增强免疫以及抗肿瘤作用。

【皮科性能】合欢皮主要用于肝郁不舒所致的烦躁失眠及疮疡肿痛，同时作为止痒助眠之药味配伍应用，适用于神经性皮炎、湿疹等疾病。

【外用性能】本品外用主要能消肿活血止痛，适用于皮肤阳证疮疡。

【配伍应用】配郁金、首乌藤，解郁安神；配伍白芍，柔肝解郁；配白花蛇舌草、冬瓜子、芦根，清肺排脓；配乳香、没药、无名异，活血止痛；配紫花地丁、连翘、蒲公英，解毒散结。

【剂量要点】本品常用剂量，6~15g。轻剂，重在安神解郁；重剂，偏重活血止痛。外用适量。

【各家论述】《神农本草经》：主安五脏，和心志，令人献乐无忧。久服轻身明目得所欲。生山谷。

《本草害利》：甘平安五脏，和心志，令人欢乐无忧，和血止痛，明目消肿，续筋骨，长肌肉，杀虫，和调心脾，得酒良。

【常用方剂】黄昏汤、合欢饮等。

远志

【一般认识】远志，性温，味苦、辛，归心、肾、肺经。可交通心肾、安神益智、祛痰开窍、消散痈肿，主要用于心肾不交、痰蒙心窍、疮疡肿毒。药理研究发现，远志含有皂苷，水解可得到远志皂苷元A和远志皂苷元B；远志皂苷有祛痰、镇咳、降压的作用；全远志具有镇静、催眠、抗惊厥的作用。

【皮科性能】远志主要用于痰蒙心神证之神志错乱、心失所养之健忘症、气血壅滞之疮疡肿毒等皮肤病证。如定痫丸，与石菖蒲、胆南星配伍，化痰开窍；归脾丸中，与酸枣仁、茯神、龙眼配伍，安神强志。

【外用性能】本品外用，杀虫止痒、避秽解毒。煎汤外洗，可用于皮炎、湿疹、痒疹；作散外敷，可疏通气血、止痛散结。

【配伍应用】配石菖蒲、郁金，化痰开窍；配伍酸枣仁，安神定志；配龙骨、牡蛎，镇静助眠；配贝母、杏仁，化痰止咳；配蛇床子、苦参、乌梅，杀虫止痒。

【剂量要点】常用剂量，3~10g。小剂量，可开窍；大剂量，化痰解毒。外用适量。

【各家论述】《神农本草经》：主咳逆伤中，补不足，除邪气，利九窍，益智慧，耳目聪明，不忘，强志倍力。

《本草再新》：行气散郁，并善豁痰。

【常用方剂】归脾丸、定痫丸等。

第十五节　平肝息风药

石决明

【一般认识】石决明，性寒，味咸，归肝经。功可平肝潜阳、清肝明目，适用于肝阳上亢所致的头昏目眩，以及肝火上炎所致目赤、视物昏花等。本品经煅制，可收敛、制酸、止痛、止血，适用于胃酸过多及创面出血等证。研究表明，石决明具有一定的抑菌、保肝及抗凝等作用。

【皮科性能】石决明，咸寒，质重，皮肤科运用本品主要取其重镇潜阳安神和外用止痛止血之效，适用于肝火旺导致的失眠，如神经性皮炎、银屑病、带状疱疹。本品性寒，专入肝经，重镇潜阳息风，尤其适用于肝火上炎型皮肤疾患，如治疗黄褐斑，常配伍龙胆草、夏枯草等平肝清肝。

【外用性能】外用止痛、止血。研极细粉外用，配伍无名异，可加强止痛功效；配乳香、没药，可生肌、止痛、止血。

【配伍应用】配白芍、当归，平肝柔肝；配川牛膝、代赭石，平肝潜阳；配菊花、桑叶、夏枯草，清肝平肝；配龙骨、珍珠母，重镇安神；配乌贼骨、瓦楞子，制酸和胃。

【剂量要点】本品常用量为3~20g。小剂量可清肝热，重剂量可重镇潜阳。煅用，可制酸止血。外用适量。

【各家论述】《神农本草经疏》：石决明得水中之阴气以生，故其味咸，气应寒无毒，乃足厥阴经药也。足厥阴开窍于目，目得血而能视，血虚有热，则青盲亦痛障翳生焉。咸寒入血除热，所以能主诸目疾也。

《要药分剂》：石决明大补肝阴，肝经不足者，断不可少。

【常用方剂】常配伍用于柴芍龙牡汤、简化消风散。

珍珠母

【一般认识】珍珠母，性寒，味咸，归肝、心经。功可平肝潜阳、清肝明目、镇惊安神、燥湿敛疮。本品主要用于肝阳上亢型头晕目眩，心神不安、惊悸失眠，以及清肝明目治疗视物昏花。研究表明，珍珠母粉对胃、十二指肠溃疡有一定的治疗作用。

【皮科性能】珍珠母兼入心、肝二经，平抑肝阳、清肝明目之余，可安神定志。尤其适用于慢性皮肤病，见肝阴不足、肝阳浮越，伴心神不安之证，如皮肤瘙痒症、系统性红斑狼疮、皮肌炎、银屑病等。如银屑病的治疗中，常将珍珠母、磁石、石决明同用以安神。

【外用性能】本品可燥湿敛疮，研极细末外用，可治疗疮疡溃后久不收口以及湿疹渗液、浸渍。

【配伍应用】配石决明、磁石，清肝明目、镇惊安神；配夏枯草、龙胆草，清泄肝火；配伍钩藤、刺蒺藜、防风，祛风止痉。

【剂量要点】本品常用量为 10~30g。小剂量可清肝明目，重剂量可镇惊安神。外用适量，燥湿敛疮。

【各家论述】《中国医学大辞典》：滋肝阴，清肝火。治癫狂惊痫，头眩，耳鸣，心跳，胸腹膨胀，妇女血热，血崩，小儿惊搐发痉。

《饮片新参》：平肝潜阳，安神魂，定惊痫，消热痞、眼翳。

【常用方剂】许学士珍珠母丸等。

牡蛎

【一般认识】牡蛎，性微寒，味咸，归肝、胆、肾经。功善重镇安神、平肝潜阳、软坚散结、收敛固涩。本品主要用于心神不安、惊悸失眠之证；肝阳上亢，头晕目眩；痰核、结聚等；滑脱诸证，以及泛酸、胃痛之证。研究发现，本品含碳酸钙、磷酸钙及硫酸钙，并含有铜、铁、锌、锰、铬等微量元素。研究表明，本品具有镇静、抗惊厥作用，煅牡蛎对胃溃疡有一定作用；而牡蛎多糖具有降血脂、抗凝、抗血栓等作用。

【皮科性能】牡蛎，性微寒，在皮肤科主要应用其软坚散结、重镇安神功效，用于结节性疾病（如乳腺增生、结节性红斑、结节性痒疹、皮肤血管炎、纤维瘤、脂肪瘤等）及瘙痒性疾病（如慢性荨麻疹、银屑病等）。本品性微寒，无苦寒伤阳之弊，咸可软坚，故多种皮肤病可配伍使用。消瘰丸中，将玄参、浙贝母、牡蛎相配伍，以散结软坚。若患者素体脾胃不和，兼反酸、胃脘疼痛，常配伍牡蛎、煅瓦楞子、九香虫等制酸止痛。柴芍龙牡汤中，牡蛎、龙骨配伍应用，潜阳安神。

【外用性能】本品研极细粉外用，可用于自汗、盗汗证，如牡蛎散（《和剂局方》）。

【配伍应用】配玄参、浙贝母，软坚散结；配伍煅瓦楞子、九香虫，和胃制酸止痛；配珍珠母、首乌藤，安神助眠；配龙骨，潜阳安神；配沙苑子、芡实，涩精止遗。

【剂量要点】本品常用量为 9~30g。外用适量。

【各家论述】《神农本草经》：主伤寒寒热，温疟洒洒，惊恚怒气，除拘缓鼠瘘，女子带下赤白。久服强骨节、杀邪气、延年。

《本草纲目》：化痰软坚，清热除湿，止心脾气痛，痢下，赤白浊，消疝瘕积块，瘿疾结核。

【常用方剂】柴芍龙牡汤、消瘰丸等。

天麻

【一般认识】天麻，性平，味甘，归肝经。可祛内、外风，息风止痉、平抑肝阳，用于肝风内动、惊痫抽搐、眩晕、头痛等；祛风、通络、止痛，可用于肢体麻木、手足不遂、风湿痹痛等。研究发现，天麻浸膏有明显对抗戊四氮阵挛性惊厥作用；天麻苷可减轻马桑内酯诱发的家兔癫痫发作程度；天麻对冠状动脉、外周血管有一定程度的扩张作用；天麻素有促进心肌细胞能量代谢、抗炎、免疫调节等作用。

【皮科性能】临床辨证属于肝风内动或风湿痹痛者，均可使用本品，如硬皮病、红斑狼疮、皮肌炎、慢性荨麻疹等疾病。天麻，性平，不论病性寒热偏盛，均可运用。如系统性红斑狼疮病程后期，常用二参地黄丸配伍天麻、二至丸善后。

【外用性能】外用活血止痛，如外科接骨方——活血散（香附、白芷、羌活、附子、天麻、生半夏）。

【配伍应用】配羚羊角、钩藤，息风止痉；配石决明、牛膝，平肝潜阳；配香附、白芷，活血止痛；配乳香、没药、牛膝，通络止痛。

【剂量要点】本品常用量为3~15g。外用适量。

【各家论述】《本草汇言》：主头风，头痛，头晕虚眩，癫痫强痉，四肢拘挛，语言不顺，一切中风，风痰。

【常用方剂】活血散、秦艽天麻汤等。

僵蚕

【一般认识】僵蚕，性平，味咸、辛，归肝、肺、胃经。功善息风止痉、祛风止痛、化痰散结。本品主要用于治疗惊痫抽搐；风中经络，口眼歪斜；风热证，目赤、咽痛；痰核、瘰疬等病证。研究发现，本品含蛋白质、脂肪、多种氨基酸及微量元素；其醇水浸出液对小鼠、家兔有催眠、抗惊厥作用；其提取液有抗凝作用。另外，本品具有一定的降血糖、抗菌、抗肿瘤作用。

【皮科性能】皮科主要用其祛风作用，应用于多种风邪偏盛的皮肤疾病，如荨麻疹、银屑病、湿疹、神经性皮炎、日光性皮炎等。本品性平，适用范围较广，如凉血消风散中，与紫荆皮配伍祛风止痒；普济消毒饮中，与牛蒡子、薄荷、桔梗、柴胡等配伍，清热疏风。

【外用性能】外用化痰解毒散结，如消核膏（《文琢之中医外科经验论集》）中与白芥子、甘遂、半夏、藤黄等配伍；拔毒散（《文琢之中医外科经验论集》）

中，与全蝎、血竭、斑蝥等配伍；配伍白芷、白及、芙蓉花等外用，具有美白亮肤功效。

【配伍应用】配紫荆皮，祛风止痒；配连翘、牛蒡子、升麻，疏风清热解毒；配天麻、乌梢蛇，息风止痒；配牡蛎、浙贝母、玄参，清热化痰散结；配藤黄、白芥子、甘遂，化痰解毒散结；配血竭、全蝎，祛腐生新。

【剂量要点】本品常用量为5~15g。小剂量疏风止痒，大剂量可化痰散结。外用适量。

【各家论述】《神农本草经》：主小儿惊痫、夜啼，去三虫，灭黑䵟，令人面色好，男子阴疡病。

《本草纲目》：散风痰结核、瘰疬、头风、风虫齿痛，皮肤风疹，丹毒作痒……一切金疮，疔肿风痔。

【常用方剂】凉血消风散、普济消毒饮、消核膏、三妙膏、拔毒散等。

第十六节　开窍药

石菖蒲

【一般认识】石菖蒲，性温，味辛、苦，归心、胃二经。功可开窍醒神、化湿和胃、宁神益智。本品常用于以下病证：痰蒙清窍，神志昏迷；湿阻中焦，脘腹痞满，胀闷疼痛；噤口痢；健忘，失眠，耳鸣，耳聋。研究发现，本品水煎剂、挥发油或细辛醚具有镇静、抗惊厥作用；另可解痉、平喘；也具有一定的抗心律失常作用；其水煎剂具有一定的改善胃消化功能的作用；高浓度浸出液具有抗真菌作用。

【皮科性能】石菖蒲常用于瘀阻、络脉损伤及湿邪困阻型皮肤病。石菖蒲性温，味辛、苦，其性走而不守，祛邪为主。如菖蒲郁金汤中，与郁金、竹沥等配伍，开泄痰热、醒神；如治疗湿热困阻型湿疹，常于马齿苋汤中配伍青皮、竹茹、石菖蒲等，行水中之气。

【外用性能】本品水煎外用，可除湿止痒，如配伍蛇床子煎汤坐浴，可治疗阴疮、湿疹；复方苦参汤中，与苦参、蛇床子、薄荷等同用，水煎外洗治疗痒疹。另外，本品作为熏洗剂，对久不愈合的溃疡、瘘管、窦道有奇效，常用本品配伍地榆熏洗患处。

【配伍应用】配郁金，醒神开窍；配丝瓜络、路路通，通络止痛；配伍青皮、浮萍，行水中之气；配伍半夏、黄连，开中焦湿阻；配地榆，化腐生新。

【剂量要点】本品常用剂量为3~10g。小剂量，开窍醒神；中等剂量，化湿和胃；重剂，通络。鲜品，宜酌加量。外用适量。

【各家论述】《神农本草经》：主风寒湿痹，咳逆上气，开心孔，补五脏，通九窍，明耳目，出音声。

《名医别录》：主耳聋，痈疮，温肠胃，止小便利，四肢湿痹，不得屈伸，小儿温疟，身积不解，可作浴汤。久服聪耳明目，益心智，高志不老。

《日华子本草》：除风下气，除烦闷，止心腹痛，霍乱转筋。治客风疮疥，涩小便，杀腹藏虫。耳痛：作末、炒，承热裹，甚验。

【常用方剂】马齿苋汤、复方苦参汤及冲和膏等。

第十七节　补虚药

太子参

【一般认识】太子参，味甘、微苦，性平，主归脾、肺经。功可益气健脾，生津润肺。本品主要用于脾肺气虚之证，见脾虚体倦、食欲不振、病后虚弱、气阴不足、自汗口渴、肺燥干咳等症。研究认为，太子参可以增强机体对各种有害刺激的防御能力，还可增强人体内的物质代谢。

【皮科性能】皮肤科主要运用其补益作用，治疗肺脾气虚型慢性皮肤病。太子参性平，用之无温燥动血、生风之弊，青少年、老年患者尤为适宜。如生脉饮中，以太子参易人参，与麦冬、五味子相配伍，作为益气养阴基础方，联合六味地黄丸用于皮肤干燥综合征的治疗。四参汤中，与北沙参、明沙参、生晒参搭配，大补气阴，用于肿瘤后期、免疫性皮肤病。托里消毒散中，以太子参易人参，配伍黄芪、川芎、当归，补气血、托毒外出。

【外用性能】本品主要内服。

【配伍应用】配麦冬、五味子，养阴益肺；配生晒参、西洋参，补益元气；配黄芪、当归，补益气血。

【剂量要点】本品常用剂量为9~30g。

【各家论述】《陕西中草药》：补气益血，健脾生津。治病后体虚，肺虚咳嗽，脾虚腹泻，小儿虚汗，心悸，口干，不思饮食。

《本草再新》：治气虚肺燥，补脾土，消水肿，化痰止渴。

【常用方剂】四参汤、三参冬燕汤等。

白术

【一般认识】白术，味苦、甘，性温，归脾、胃经。功可健脾益气、燥湿利水、止汗、安胎，常用于脾虚食少、腹胀泄泻、痰饮眩悸、水肿、自汗、胎动不安等症。前人誉之为"脾脏补气健脾第一要药"，但其性偏温燥，热病伤津与阴液素亏者不宜。研究发现，白术对肠道活动有双向调节作用；具有促进细胞免疫、升高白细胞等功能；同时，还具有一定的保肝、利胆、利尿、抗菌及抗肿瘤等作用。

【皮科性能】皮肤科主要应用本品健脾益气燥湿之功效，用于虚实夹杂之皮肤疾病。因本品性温，故多用于气虚、阳虚型病证，若患者素体阴虚、津液缺乏，不宜应用。如四君子汤、异功散中，与茯苓、白术、甘草同用，作为健脾益气的基础方。如玉屏风散中，与黄芪、防风同用，益气固表。如二术煎中，与苍术同用，健脾燥湿。

【外用性能】本品外用，亮肤美白，七白散中本品与白牵牛、白蔹、白附子、白芷、白芍药、僵蚕同用，研末，淘米泔调敷面部。有报道指出，白术外用具有消骨刺之效：黄酒调白术粉外敷，或白术煎汤熏洗患处。

【配伍应用】配南沙参，健脾益气；配黄芪、防风，益气固表；配茯苓、苍术、黄柏，健脾燥湿；配僵蚕、白芷、白附子，祛斑美白。

【剂量要点】本品常用量为 10~30g。外用适量。

【各家论述】《药性论》：主大风顽痹，多年气痢，心腹胀痛，破消宿食，开胃，去痰涎，除寒热，止下泄，主面光悦，驻颜去皯，治水肿胀满，止呕逆，腹内冷痛，吐泻不住，及胃气虚冷痢。

《医学启源》：除湿益燥，和中益气，温中，去脾胃中湿，除胃热，强脾胃，进饮食，和胃，生津液，主肌热，四肢困倦，目不欲开，怠惰嗜卧，不思饮食，止渴，安胎。

【常用方剂】二术煎、四君子汤、异功散、七白散等。

山药

【一般认识】山药，性平，味甘，归脾、肺、肾经。本品肺、脾、肾同补，气阴双补，兼可固精止带。主要用于脾虚食少、久泻不止、肺虚喘咳、肾虚遗精、带下、尿频、虚热消渴等。麸炒山药补脾健胃，用于脾虚食少、泄泻便溏、白带过多。研究发现，山药含有薯蓣皂苷元、黏液质、胆碱、淀粉、糖蛋白、游离氨基酸、维生素 C、淀粉酶；本品对脾虚实验鼠模型有预防、治疗作用；

具有助消化、增强免疫、降血糖及抗氧化作用。

【皮科性能】皮肤科主要使用本品补益正气，用于治疗脾虚型慢性湿疹、荨麻疹、银屑病、红斑狼疮等；治疗慢性皮肤溃疡、结直肠溃疡及痔疮等。本品性平，无寒热偏盛之虞，故可作为平补正气的基础用药。如补血解毒汤中，与生黄芪、当归、牛膝、忍冬藤配伍，解毒生肌。银花红藤败酱散中，与地榆、红藤、薏苡仁、冬瓜子等配伍，清热排脓。定经汤中，配伍当归、白芍、菟丝子、熟地黄，补肾填精。首乌地黄汤中，与熟地黄、制何首乌、山茱萸配伍，补益肝肾。

【外用性能】山药外用，解毒消肿止痛，如山药、蓖麻子共捣为泥，外敷疮肿处。

【配伍应用】配黄芪、白术，健脾益气；配熟地黄、制何首乌、山茱萸，补益肝肾；配菟丝子、女贞子、墨旱莲，填精补髓；配太子参、麦冬，补肺益气；配白扁豆、茯苓、莲子，健脾止泻。

【剂量要点】常用剂量为15~30g。外用适量。

【各家论述】《神农本草经》：主伤中，补虚羸，除寒热邪气，补中益气力，长肌肉，久服耳目聪明。

《本草纲目》：益肾气，健脾胃，止泄痢，化痰涎，润皮毛。

【常用方剂】首乌地黄汤（文琢之经验方）、定经汤等。

鹿角霜

【一般认识】鹿角霜，味咸，性温，归肝、肾经。功善温肾助阳，收敛止血，强筋骨，调冲任，托疮毒。鹿角霜常用于脾肾阳痿、食少吐泻、白带、遗尿、尿频、崩漏下血、痈疽痰核等。

【皮科性能】鹿角霜，皮肤科主要使用本品助阳托毒功效，用于气血不足、阳虚证；治疗阴证疮疡，皮肤溃疡，骨结核，慢性骨髓炎；治疗狼疮性肾炎、皮肤结缔组织疾病等。加减阳和汤［见于《文琢之（川派中医药名家系列丛书）》］中，与干姜、肉桂、白芥子、续断等配伍，温阳通络、活血除湿。

【外用性能】本品外用，治创伤出血、疮疡久溃不敛。

【配伍应用】配熟地黄、当归、枸杞子，温阳补血；配续断、杜仲、补骨脂，补肾强筋骨；配白芥子、麻黄，温阳托毒。

【剂量要点】常用量为10~25g。本品大剂量，可补肾温阳；中剂量，可温心肾之阳；小剂量，可托毒外出。外用适量。

【各家论述】《四川中药志》：补中益血，止痛安胎。治折伤，痘疮不起，疗疮，疮疡肿毒。

《本草便读》：鹿角胶、鹿角霜，性味功用与鹿茸相近，但少壮衰老不同，然总不外乎血肉有情之品。能温补督脉，添精益血。如精血不足，而可受腻补，则用胶；若仅阳虚而不受滋腻者，则用霜可也。

【常用方剂】斑龙丸、鹿角霜丸等。

淫羊藿

【一般认识】淫羊藿，又名仙灵脾，性温，味辛、甘，归肝、肾经。功能补肾壮阳、强筋骨、祛风除湿，用于阳痿、遗精、筋骨痿软、风湿痹痛、麻木拘挛等。药理研究发现，本品煎剂及水煎乙醇浸出液具有降压作用，临床常应用于更年期高血压。

【皮科性能】皮肤科主要应用其温补肾阳之功效，用于阳虚证，治疗系统性红斑狼疮、黄褐斑、阴证疮疡、白癜风、关节型银屑病等。如治疗系统性红斑狼疮阴损及阳，常配伍附子、肉桂、补骨脂等，温补肾阳；治疗阴证疮疡，常与熟地黄、当归、黄芪等同用，补益气血、扶正托毒；治疗黄褐斑、关节型银屑病等辨证属肾阳虚者，常配伍覆盆子、菟丝子、韭菜子等补肾固精。又如，常用基础方剂二仙汤中，仙茅、淫羊藿、知母、黄柏同用，温肾阳、泻相火。

【外用性能】淫羊藿外用，温燥除湿、杀虫，疗阴疮。常将本品与蛇床子、地肤子、苦参、冰片同用，燥湿杀虫、祛风止痒。

【配伍应用】配仙茅，温补肾阳；配菟丝子、巴戟天、知母、黄柏，固肾精、清相火；配当归、熟地黄、黄芪，益气血、托毒；配松节、老鹳草，祛风湿、止痹痛。

【剂量要点】本品常用量为3~15g。小剂量，祛风湿寒痹；大剂量，温补肾阳。外用适量。

【各家论述】《神农本草经》：主阴痿绝伤，茎中痛。利小便，益气力，强志。

《名医别录》：主坚筋骨。消瘰疬，赤痈，下部有疮，洗出虫。

【常用方剂】二仙汤等。

杜仲

【一般认识】杜仲，性温，味甘，归肝、肾经。功能补肝肾、强筋骨、安胎，用于肾虚腰痛及各种腰痛、筋骨无力、妊娠漏血、习惯性流产、胎动不安等。药理研究发现，本品具有降血压、利尿作用。杜仲浸剂，能使高血压患者血压有所降低，并改善头晕、失眠等症状；大剂量杜仲煎剂给实验用狗灌胃，能使其安静、贪睡，不易接受外界刺激。故本品也用于高血压的辨证治疗。

【皮科性能】杜仲善于缓解腰痛、强筋骨，常用于治疗肝肾不足型皮肤疾病，如硬皮病、系统性红斑狼疮、慢性荨麻疹、慢性湿疹等。如治疗肝肾不足型白癜风，常与补骨脂、菟丝子等同用；治疗关节型银屑病，与松节、老鹳草、桑寄生同用，除痹止痛。

【外用性能】本品外用消肿定痛。外科灸条方（文琢之经验方）中，与乳香、没药、白芷、细辛等同用，温散寒湿、化阴和阳。

【配伍应用】配桑寄生、附片、独活，治疗风湿腰痛；配刺蒺藜、防风，补肾祛风；配伍姜黄，活血定痛；配伍白芷、细辛，温化寒湿。

【剂量要点】本品常用剂量为10~15g。大剂量外用，止痛；中、小剂量内服，补肝肾、强筋骨。外用适量。

【各家论述】《神农本草经》：主腰脊痛，补中益精气，坚筋骨，强志，除阴下痒湿，小便余沥。

《玉楸药解》：荣筋壮骨，健膝强腰。去关节湿淫，治腰膝酸痛，腿足拘挛，益肝肾，养筋骨。

【常用方剂】杜仲丸、加味虎潜丸（《景岳全书》）等。

韭菜子

【一般认识】韭菜子，性温，味辛、甘，归肝、肾经。功可温补肝肾、壮阳固精，主要用于阳痿、遗精、腰膝酸痛、遗尿、尿频、白浊带下等。研究发现，本品含生物碱及皂苷，具有一定的祛痰、抗菌作用。

【皮科性能】韭菜子功善温补肾阳，常用于肾虚精亏型皮肤病，如白癜风、狼疮性肾炎、硬皮病、黄褐斑等。本品性温，常与养血、补气之品同用。如与覆盆子、菟丝子、枸杞子、金樱子配伍，温肾固精；在狼疮性肾炎中，常配伍芡实、莲须，补肾固精。

【外用性能】本品外用，散寒除痹止痛；韭菜子焙热外敷局部，可温散寒湿、止痹痛，常与肉桂、小茴香、川乌、草乌同用。

【配伍应用】配淫羊藿、仙茅，补肾壮阳；配金樱子、芡实，补肾固精；配枸杞子、熟地黄、鹿角霜，补肾填精；配川乌、草乌，除痹止痛。

【剂量要点】本品常用量为3~30g。小剂量温补肝肾，大剂量补肾壮阳。外用适量，散寒止痛。

【各家论述】《本草纲目》：补肝及命门，治小便频数、遗尿，女人白淫白带。

【常用方剂】固精丸等。

当归

【一般认识】当归，性温，味甘、辛，归肝、心、脾经。功善补血活血、调经止痛、润肠通便，酒制活血通经。本品主要用于血虚萎黄、眩晕、心悸、月经不调、经闭、痛经、虚寒腹痛、肠燥便秘、风湿痹痛、跌扑损伤、痈疽疮疡等。研究发现，本品具有一定的改善心肌缺血、抗血栓、补血、降血脂及抗心律失常等作用。

【皮科性能】当归兼可养血活血，主要用于血虚风燥型或气血不足型皮肤疾病，如慢性荨麻疹、银屑病、皮肤瘙痒症；治疗皮肤慢性溃疡、阴证疮疡等。如当归饮子中，与白芍、川芎、刺蒺藜等配伍，养血祛风；补血解毒汤中，配伍黄芪、山药、牛膝，补血解毒生肌；托里消毒散中，配伍人参、黄芪、川芎，补益气血、托毒外出。

【外用性能】本品外用，润肤止痒，如首乌润肤消癣汤（艾儒棣经验方）、润肤止痒方；常与制何首乌、生地黄、紫草等同用，润肤止痒。

【配伍应用】配黄芪，补气养血；配制何首乌、生地黄，养血润燥；配山药、黄芪，生肌；配玄参，养血清热；配白芍、川芎、生地黄，养血活血。

【剂量要点】本品常用剂量为5~15g。外用适量。

【各家论述】《神农本草经》：主咳逆上气，温疟寒热洗洗在皮肤中，妇人漏下，绝子，诸恶疮疡金疮，煮饮之。

《本草纲目》：治头痛，心腹诸痛，润肠胃筋骨皮肤。治痈疽，排脓止痛，和血补血。

【常用方剂】四物汤、四妙勇安汤、当归饮子、当归拈痛汤等。

白芍

【一般认识】白芍，性微寒，味苦、酸，归肝、脾经。功可养血敛阴，柔肝止痛，平抑肝阳，敛阴止汗。本品可生用，或者酒制或炒制，主要用于头痛、眩晕、胁痛、腹痛、四肢挛痛、血虚萎黄、月经不调、自汗、盗汗等。研究发现，白芍含有芍药苷、牡丹酚、芍药花苷、芍药内酯及苯甲酸等，具有调节免疫、抗炎、镇痛及解痉作用。

【皮科性能】皮科主要用其治疗阴血不足类皮肤病，如气血不足型疮疡、溃疡；阴血亏虚型黄褐斑、红斑狼疮、皮肌炎、硬皮病、慢性荨麻疹、皮肤瘙痒症等。本品性微寒，适用于阴虚内热证，或者配伍性温药品同用。如桂枝汤中，桂枝配白芍，既可制约桂枝温燥之性，又可敛阴和营止汗。逍遥散中，与当归相配，养血柔肝；配伍柴胡，又可柔肝疏肝。四物汤中，配伍熟地黄、川芎、当归，养血活血。托里消毒散中，配伍黄芪、当归、人参，补益气血、扶正托毒。

【外用性能】本品主要内服。

【配伍应用】配当归，养血柔肝；配柴胡，柔肝疏肝；配延胡索、甘草，缓急止痛；配熟地黄、山药、黄芪，补益气血。

【剂量要点】本品常用剂量为5~30g。小剂量，敛阴止汗；中等剂量，养血柔肝；大剂量，平肝逐瘀。

【各家论述】《神农本草经》：主邪气腹痛，除血痹，破坚积，治寒热疝瘕，止痛，利小便，益气。

《证类本草》引《日华子本草》：治风补痨，主女人一切病，并产前后诸疾，通月水，退热除烦，益气，治天行热疾，瘟瘴惊狂，妇人血运，及肠风泻血，痔瘘发背，疮疥，头痛，明目，目赤，胬肉。

【常用方剂】柴芍龙牡汤、四物汤、八珍汤、逍遥散、定经汤、托里消毒散等。

阿胶

【一般认识】阿胶，性平，味甘，归肺、肝、肾经。功可补血，滋阴，润肺，止血。本品主要用于血虚萎黄、眩晕、心悸、肌痿无力、心烦不眠、虚风内动、肺燥咳嗽、劳嗽咯血、吐血、尿血、便血、崩漏、妊娠胎漏等。本品滋腻碍胃，脾虚者不宜服用。阿胶，别名驴皮胶，多由骨胶原组成，水解后得到多种氨基酸。研究发现，本品具有显著的补血作用。

【皮科性能】皮科主要用其治疗阴血亏虚型皮肤病，如治疗久病气血不足型系统性红斑狼疮、银屑病、慢性荨麻疹等。本品黏腻碍胃，虚实夹杂、脾胃虚弱者均应慎用。如治疗红斑狼疮久病气血不足，常用首乌地黄汤或者二参地黄丸，配伍阿胶、当归、黄芪等补益气血。老年性皮肤瘙痒症患者，多因阴血亏虚、肌肤失养所致，常于当归饮子中配伍阿胶、黄精，与当归、白芍、地黄同用，养血滋阴润燥。若肺阴亏虚，皮肤枯槁、鳞屑层层等，常用清燥救肺汤治疗，取阿胶润肺、补血、滋阴之功。

【外用性能】本品为血肉有情之品，主要烊化内服。

【配伍应用】配当归、白芍、熟地黄，滋阴补血；配龟甲、白芍，滋阴息风；配桑叶、矮地茶，润肺止咳。

【剂量要点】本品常用剂量为5~15g。小剂量，润肺、止血；大剂量，补血滋阴。

【各家论述】《本草纲目》：疗吐血、衄血、血淋、尿血，肠风，下痢。女人血痛、血枯、经水不调，无子，崩中，带下，胎前产后诸疾。男女一切风病，骨节疼痛，水气浮肿，虚劳咳嗽喘急，肺痿唾脓血，及痈疽肿毒。和血滋阴，除风润燥，化痰清肺，利小便，调大肠。

《本草经疏》：主心腹内崩，劳极，洒洒如疟状，腰腹痛，四肢酸疼，女子下血安胎，久服轻身益气，一名傅致胶。

【常用方剂】首乌地黄汤、清燥救肺汤等。

楮实子

【一般认识】楮实子，味甘，性寒，归肝、肾经。功可补肾清肝、明目、利尿，主要用于腰膝酸软、虚劳骨蒸、头晕目昏、目生翳膜、水肿胀满等。研究发现，楮实子果实含有皂苷维生素 B 和油脂，种子含有皂化物、饱和脂肪酸及油酸，对发癣菌有抑制作用。

【皮科性能】皮科主要用其治疗肝肾阴虚火旺或兼夹湿热型皮肤疾病，如湿疹、银屑病、神经性皮炎、荨麻疹、红斑狼疮等。本品性寒，又可滋补肾阴、利尿，补益而无壅滞之弊。如治疗湿疹，辨证为阴虚湿热者，可于马齿苋汤中，配伍女贞子、墨旱莲、楮实子、金荞麦等滋阴清热利湿。凡阴虚水肿型皮肤病，如红斑狼疮、荨麻疹等，均可将黄精、椒目、楮实子配伍应用。

【外用性能】本品甘寒，寒可清热，甘可解毒，捣敷外用可治疗疮痈、外伤。本品水煎剂，可做药浴缓解银屑病皮损。

【配伍应用】配女贞子、墨旱莲，滋阴补肾；配伍谷精草、菊花、枸杞子，清肝明目；配伍黄精、椒目，滋阴利湿。

【剂量要点】本品常用剂量为 6~15g。小剂量，清肝明目、利尿；中等剂量，滋阴补肾；大剂量，滑利通便。外用适量。

【各家论述】《名医别录》：主阴痿水肿，益气，充肌肤，明目。

【常用方剂】楮实子丸等。

北沙参

【一般认识】北沙参，性微寒，味甘、微苦，归肺、胃经。功可养阴清肺，益胃生津。本品主要用于肺热燥咳、劳嗽痰血、热病津伤口渴等。《本草从新》认为，本品"反藜芦"，故不宜配伍应用。研究发现，北沙参含有生物碱、淀粉、多糖、多种香豆素类成分。本品低浓度水浸液，可加强心脏收缩功能，浓度增高时，可抑制心跳；同时，本品具有抑制免疫、降低体温及镇痛作用。

【皮科性能】皮科主要用其滋补肺胃，治疗久病肺胃津液耗伤、热病后期，如银屑病、特应性皮炎等；治疗元气亏虚病证，如皮肤肿瘤、结缔组织疾病。如四参汤中，与明沙参、太子参、生晒参同用，补益元气。如热病后期，津液匮乏，皮肤干燥、瘙痒，常配伍石斛、山药、黄精、玉竹等滋阴养液。

【外用性能】本品主要为内服剂。

【配伍应用】配麦冬、五味子，养肺阴、敛肺气；配伍黄精、玉竹、石斛，益肺胃阴；配伍桔梗、黄芩，清泄肺热。

【剂量要点】本品常用剂量为 10~15g。

【各家论述】《本草从新》：专补肺阴，清肺火，治久咳肺痿。

《中药志》：养肺阴，清肺热，祛痰止咳。治虚劳发热，阴伤燥咳，口渴咽干。

【常用方剂】益胃汤、沙参麦冬汤等。

南沙参

【一般认识】南沙参，味甘，性微寒，归肺、胃经。功善养阴清肺，益胃生津，化痰，益气。主要用于治疗肺热燥咳、阴虚劳嗽、舌红少津、饥不欲食、干咳痰黏、气阴不足、烦热口干等。本品与北沙参功用相似，但兼具益气祛痰作用。研究发现，南沙参含有三萜类皂苷、黄酮类化合物、多种萜类和烃类化合物等。药理研究发现，本品可提高细胞免疫和非特异性免疫，且可抑制体液免疫，具有调节免疫平衡的作用；另外，还具有祛痰、强心及抗真菌等作用。

【皮科性能】皮科主要用其补益肺脾，治疗湿疹、银屑病、荨麻疹、带状疱疹等疾病。本品性微寒，补益而无燥热之弊。如四君子汤、异功散、参苓白术散等方剂中，常以南沙参易人参，起到清补脾胃的功效。

【外用性能】本品主要内服。

【配伍应用】配白术、茯苓、薏苡仁，健脾利湿；配黄芪，健脾益气；配北沙参、杏仁、浙贝母，润肺祛痰。

【剂量要点】本品常用剂量为 10~30g。

【各家论述】《神农本草经》：主血积惊气，除寒热，补中益肺气。

《黄元御药解》：沙参凉肃冲淡，补肺中清气，退头上郁火，而无寒中败土之弊。但情性轻缓，宜多用乃效。山东、辽东者佳，坚脆洁白，迥异他产，一切疮疡疥癣、肿痛瘙痒皆效。

【常用方剂】于四君子汤、异功散、参苓白术散等方剂中，以南沙参易人参。

川明参

【一般认识】川明参，味甘、微苦，性凉，归肺、胃、肝经。功能滋阴补肺、健脾。本品用于肺燥咳嗽，食少口干，热病伤阴、病后体弱等。研究发现，川明参含少量挥发油、大量淀粉，具有调节免疫、抗氧化的作用。

【皮科性能】皮科主要用其补养肺胃，治疗肺胃气阴两虚证，如单纯疱疹、激素依赖性皮炎、脂溢性皮炎等；治疗气血虚弱型皮肤肿瘤、结缔组织疾病。如四参汤中，与太子参、北沙参、生晒参同用，大补气血。

【外用性能】本品主要内服。

【配伍应用】配北沙参、玉竹，清养肺胃；配人参、麦冬、五味子，补肺益气；配黄精、合欢皮，养脾阴；配黄芪、天花粉、皂角刺，托毒疗疮。

【剂量要点】本品常用剂量为10~30g。

【各家论述】《本草从新》：补肺气，通、下行，补气生津。治咳嗽喘逆、痰壅火升，久疟，淋沥，难产，经闭，泻痢由于肺热，反胃噎膈由于燥涩。

《四川中药志》：祛风，解热，补肺镇咳。治肺虚咳嗽有痰，头昏目眩，风热目赤及口干。外感咳嗽无汗者忌用。

【常用方剂】四参汤等。

百合

【一般认识】百合，味甘，性寒，归心、肺经。功可养阴润肺、清心安神，主要用于治疗阴虚久咳、痰中带血、虚烦惊悸、失眠多梦、精神恍惚等。本品尚可养胃阴、清胃热，用于胃阴虚，见舌红少津、饥不欲食、口干舌燥诸症。药理研究证实，百合水提取液具有止咳祛痰功效，还有镇静、抗过敏作用。

【皮科性能】皮科主要运用其养阴清心作用，治疗久病瘙痒、心烦不寐、口干舌燥等症，如慢性湿疹、银屑病、荨麻疹、红斑狼疮等。本品滋腻，性寒，故病性属实、水湿停聚之证均不宜使用。如百合知母汤中，百合、知母相配，清热养阴润肺，用于热病后期余热未尽、津液已伤、阴虚内热诸证。如百合固金汤中，配伍生地黄、玄参、贝母，清肺祛痰。

【外用性能】本品主要内服。

【配伍应用】配知母、玉竹，益胃生津；配贝母、玄参、生地黄，清肺祛痰。

【剂量要点】本品常用剂量为6~20g。

【各家论述】《神农本草经》：主邪气腹胀、心痛。利大小便，补中益气。

《日华子本草》：安心，定胆，益志，养五脏。治癫邪啼泣、狂叫，惊悸，杀蛊毒气，燔乳痈、发背及诸疮肿，并治产后血狂运。

【常用方剂】百合知母汤、百合地黄汤、百合固金汤等。

麦冬

【一般认识】麦冬，味甘、微苦，性微寒，归心、肺、胃经。功善养阴生津，润肺清心。本品常用于肺阴虚证，见鼻燥咽干、干咳少痰、咳血、喑哑；胃阴虚证，见口干舌燥、口渴、饥不欲食、呕逆；心阴虚证，见心烦失眠、健忘、心悸怔忡等。麦冬含有多种甾体皂苷、β-谷甾醇、豆甾醇及多种氨基酸等。药理研究发现，本品具有提高免疫力、改善心肌缺血、抗心律失常、镇静及抗菌作用。

【皮科性能】皮科主要用其治疗心、肺、胃阴虚证，可治疗天疱疮、湿疹、单纯疱疹、银屑病、神经性皮炎、皮肌炎、红斑狼疮等。如玄麦甘桔汤中，与玄参配伍，滋阴清热。生脉散中，临床常以太子参易人参，与麦冬、五味子配伍，益心肺之气阴。

【外用性能】本品多内服。

【配伍应用】配太子参，补益心肺气阴；配玄参，滋阴清热；配五味子，滋补肺肾；配北沙参、生地黄、玉竹，滋养胃阴。

【剂量要点】本品常用剂量为6~15g。

【各家论述】《神农本草经》：主心腹结气，伤中，伤饱，胃络血绝，羸瘦，短气。

《神农本草经百种录》：甘平滋润，为纯补胃阴之药。后人以为肺药者，盖土能生金，肺气全恃胃阴以生。

【常用方剂】生脉散、玄麦甘桔汤、益胃汤、麦门冬汤等。

枸杞子

【一般认识】枸杞子，味甘，性平，归肝、肾经。功可滋补肝肾、益精明目，常用于治疗虚劳精亏、腰膝酸痛、眩晕耳鸣、内热消渴、血虚萎黄、目昏不明等。枸杞子中含胡萝卜素、硫胺素、核黄素、烟酸、维生素C、β-谷甾醇及亚油酸。药理研究发现，枸杞子具有调节免疫、促进造血功能、抗肿瘤、降血脂、保肝、抗衰老等多重作用。

【皮科性能】皮科主要用其治疗肝肾亏虚型皮肤病，多用于慢性病或禀赋素亏的患者；常用于治疗白癜风、斑秃、脱发、黄褐斑、关节型银屑病、红斑狼疮等。如杞菊地黄丸常用于治疗红斑狼疮、银屑病等属肝肾亏虚型，视力受累者，其中枸杞子配菊花，养肝明目。如加味虎潜丸中，与黄芪、山药、当归、白芍等同用，调补气血、补益脾胃。

【外用性能】本品多内服。

【配伍应用】配谷精草、菊花、绞股蓝，养肝明目；配熟地黄、山茱萸、山药，滋养肝肾；配伍覆盆子、金樱子、菟丝子补肾固精；配伍当归、黄芪，补血。

【剂量要点】本品常用剂量为 10~20g。

【各家论述】《药性论》：能补益精诸不足，易颜色，变白，明目，安神。

《食疗本草》：坚筋能老，除风，补益筋骨，能益人，去虚劳。

【常用方剂】杞菊地黄丸、加味虎潜丸等。

龟甲

【一般认识】龟甲，味咸、甘，性微寒，归肝、肾、心经。功可滋阴潜阳，益肾强骨，养血补心。龟甲常用于阴虚潮热、骨蒸盗汗、头晕目眩、虚风内动、筋骨痿软、心虚健忘、发育迟缓等。本品还可止血，适用于阴虚内热导致的月经量多、崩漏。龟甲含有动物胶、角蛋白、脂肪、多种氨基酸及微量元素。药理研究发现，龟甲能够增强免疫、解热、补血、镇静。

【皮科性能】皮科主要用其治疗阴虚火旺、肝肾不足型皮肤疾病，如银屑病、激素依赖性皮炎、荨麻疹、红斑狼疮、骨髓炎、骨结核等。如加味虎潜丸中，常与知母、黄柏、熟地黄同用，滋阴潜阳，用于治疗附骨疽等属阴虚火旺者。

【外用性能】本品外用可止血，用于疮痈久溃不敛。

【配伍应用】配鳖甲、熟地黄，滋阴潜阳；配伍菟丝子、补骨脂、杜仲，益肾强骨；配伍黄芪、山药、当归，补益气血；配伍地榆、槐花、黄芩，凉血止血。

【剂量要点】本品常用剂量为 10~30g。小剂量，养血补心；中等剂量，补肾强筋骨；大剂量，滋阴潜阳。外用适量。

【各家论述】《神农本草经》：主漏下赤白，破癥瘕，痎疟，五痔，阴蚀，湿痹，四肢重弱，小儿囟不合。

《本草纲目》：治腰脚酸痛，补心肾，益大肠，止久痢久泄，主难产，消痈肿，烧灰敷臁疮。

【常用方剂】加味虎潜丸、大补阴丸等。

第十八节　收涩药

浮小麦

【一般认识】浮小麦，味甘，性凉，功善养心安神、和血润燥、去热除烦、固表止汗、益气除热，常用于体虚多汗、骨蒸劳热、脏躁等。浮小麦主要含有淀粉及酶类蛋白质、脂肪、钙、磷、铁、维生素等。

【皮科性能】皮科常用其治疗皮肤瘙痒症、银屑病、湿疹、特应性皮炎等皮肤病。多数皮肤疾病呈慢性、复发性，尤其是部分皮肤疾病属于损容性疾病，严重影响患者身心健康。故常于柴芍龙牡汤等方剂中，配伍浮小麦、酸枣仁、白芍、郁金等，安神解郁。如甘麦大枣汤中，浮小麦与甘草、大枣同用，甘润滋养、和中缓急，治疗皮肤瘙痒症、银屑病等疾病。

【外用性能】本品多内服。

【配伍应用】配甘草、大枣，甘润滋养、和中缓急；配酸枣仁、郁金，解郁安神；配栀子、淡豆豉，清心除烦；配黄芪、牡蛎、麻黄根，收敛止汗。

【剂量要点】本品煎服 15~30g；研末服 3~5g。

【各家论述】《本草纲目》：益气除热，止自汗盗汗，骨蒸虚热，妇人劳热。
《现代实用中药》：补心，止烦，除热，敛汗，利小便。

【常用方剂】甘麦大枣汤、牡蛎散（《医方集解》）、柴芍龙牡汤等。

五味子

【一般认识】五味子，味酸、甘，性温，归肺，心、肾经。功可收敛固涩，益气生津，补肾宁心。本品常用于久咳虚喘、梦遗滑精、遗尿尿频、久泻不止、自汗盗汗、津伤口渴、短气脉虚、内热消渴、心悸失眠等。五味子主要含有挥发油（五味子素）、有机酸、鞣质、维生素、树脂等。药理研究发现，五味子具有调节神经中枢、兴奋呼吸中枢、镇咳、祛痰、保肝、抗氧化、提高免疫、抗衰老、抗菌等作用。

【皮科性能】皮科主要用于心、肺、肾气阴亏虚型皮肤病，治疗干燥综合征、特应性皮炎、慢性荨麻疹、湿疹、银屑病、皮肌炎等。如生脉散中，与太子参、麦冬同用，益气生津、敛阴止汗。

【外用性能】本品多内服。

【配伍应用】配山茱萸、山药、地黄，滋补肺肾、平喘；配伍干姜、细辛，温肺化饮；配太子参、麦冬，敛阴生津；配桑螵蛸、金樱子，补肾固精；配补骨脂、吴茱萸、肉豆蔻，涩肠止泻；配酸枣仁、浮小麦，清心安神。

【剂量要点】本品常用剂量为3~10g。

【各家论述】《神农本草经》：主益气，咳逆上气，劳伤羸瘦，补不足，强阴，益男子精。

《日华子本草》：明目，暖水脏，治风，下气，消食，霍乱转筋，痃癖奔豚冷气，消水肿，反胃，心腹气胀，止渴，除烦热，解酒毒，壮筋骨。

【常用方剂】生脉散、天王补心丹等。

山茱萸

【一般认识】山茱萸，味酸、涩，性微温，归肝、肾经。功可补益肝肾，涩精固脱。本品常用于眩晕、耳鸣、腰膝酸痛、阳痿、遗精、遗尿、尿频、崩漏、带下、大汗虚脱、内热消渴等。山茱萸含山茱萸苷、乌索酸、莫罗忍冬苷、7-0-甲基莫罗忍冬苷、獐牙菜苷、番木鳖苷、山茱萸鞣质等。药理研究发现，山茱萸具有抑菌、强心、升压、抑制血小板聚集及抗血栓等作用；也有抗氧化、增强免疫、抗肿瘤等作用。

【皮科性能】皮科主要用其治疗肝肾不足型皮肤病，如红斑狼疮、皮肌炎、黄褐斑、慢性湿疹、荨麻疹等。可与地黄、山药、女贞子、墨旱莲等同用，补益肾阴，作为红斑狼疮善后治疗。六味地黄丸中，与山药、熟地黄、牡丹皮、泽泻、茯苓同用，滋阴补肾。首乌地黄汤中，与制何首乌、熟地黄、山药同用，滋阴补肾，作为基础方治疗各型系统性红斑狼疮。

【外用性能】本品主要内服。

【配伍应用】配山药、熟地黄、制何首乌，滋阴补肾；配伍肉桂、附子，温补肾阳；配伍五味子、覆盆子、金樱子等固精缩尿；配伍白术、苍术、白芷，止带。

【剂量要点】本品常用剂量为5~30g。大剂量（20~30g）急救固脱。

【各家论述】《神农本草经》：山茱萸，味酸，平。主心下邪气，寒热，温中，逐寒湿痹，去三虫。久服轻身。

《药性论》：治脑骨痛，止月水不定，补肾气，兴阳道，坚长阴茎，添精髓，疗耳鸣，除面上疮，主能发汗，止老人尿不节。

【常用方剂】六味地黄丸、首乌地黄汤等。

覆盆子

【一般认识】覆盆子，味甘、酸，性温，归肾、膀胱经。功可固精缩尿、益肝肾明目，主要用于肝肾不足所致的遗精、滑精、遗尿、尿频、目暗不明等症。本品含有有机酸、糖类、少量维生素C、没食子酸、β-谷甾醇、覆盆子酸等。药理研究发现，覆盆子具有雌激素样作用；对葡萄球菌、霍乱弧菌有抑制作用。

【皮科性能】皮科主要用于肝肾亏虚证，治疗红斑狼疮、皮肌炎、过敏性紫癜、斑秃、白癜风、脱发等。与五味子、菟丝子、枸杞子、车前子同用，补肾固精，用于治疗斑秃、脱发、黄褐斑、白癜风、关节型银屑病等。如覆盆子，常与杞菊地黄丸、桑椹、菟丝子等同用，补肝肾明目。

【外用性能】本品多内服。

【配伍应用】配金樱子、菟丝子，补肾固精；配伍桑椹，补肝肾明目。

【剂量要点】本品常用剂量为5~10g。

【各家论述】《本草纲目》引《开宝本草》：补虚续绝，强阴建阳，悦泽肌肤，安和脏腑，温中益力，疗劳损风虚，补肝明目。

《本草述》：治伤劳倦，肝肾气虚，恶寒，肾气虚逆咳嗽，消瘅，泄泻，赤白浊，鹤膝风，诸见血证及目疾。

【常用方剂】五子衍宗丸、覆盆子丸等。

金樱子

【一般认识】金樱子，味酸、甘、涩，性平，归肾、膀胱、大肠经。功可固精缩尿止带，涩肠止泻。常用于遗精、滑精、遗尿、尿频、崩漏、带下、久泻久痢、脱肛、子宫脱垂等。金樱子含柠檬酸、苹果酸、鞣质、树脂、维生素C、皂苷；另含丰富的糖类以及少量淀粉。药理研究发现，金樱子具有抗动脉粥样硬化及抗菌作用。

【皮科性能】皮科主要用其治疗脾肾亏虚不固型皮肤疾病，如过敏性紫癜、红斑狼疮、硬皮病、皮肌炎以及湿疹等。如桂附地黄丸配伍金樱子、莲须、芡实等，补脾肾、固精气，治疗肾虚遗精、滑精、遗尿。参苓白术散配伍金樱子、车前子、金荞麦等，健脾渗湿止泻。

【外用性能】本品外用收敛杀虫，可与苦参、乌梅、冰片同用，治疗湿疹渗液、瘙痒。

【配伍应用】配莲须、芡实，补肾固精；配伍茯苓、山药、车前子，渗湿止泻；配伍苦参、冰片，杀虫止痒。

【剂量要点】本品常用剂量为6~12g。外用适量。

【各家论述】《蜀本草》：治脾泄下痢，止小便利，涩精气。

《本草正》：止吐血，衄血，生津液，安魂魄，收虚汗，敛虚火，益精髓，壮筋骨，补五脏，养血气，平咳嗽，定喘急，疗怔忡惊悸，止脾泄血痢及小水不禁。

【常用方剂】水陆二仙丹等。

桑螵蛸

【一般认识】桑螵蛸，味甘、咸，性平，归肝、肾经。功善固精缩尿、补肾助阳，常用于遗精、滑精、遗尿、尿频、小便白浊等。本品主要含有蛋白质、脂肪、粗纤维，并有铁、钙及胡萝卜素；另外，桑螵蛸外层与内层均含有17种氨基酸、7种磷脂等。药理研究发现，桑螵蛸具有轻微抗利尿及敛汗作用；另外，可促进消化液分泌，降血糖、血脂及抗肿瘤等。

【皮科性能】皮科主要用其治疗脾肾阳气亏虚、精气不固之证，常配伍用于治疗银屑病、特应性皮炎、慢性湿疹、红斑狼疮、斑秃、脱发、黄褐斑、白癜风等。如桑螵蛸散中，与龙骨、龟甲、人参、当归、茯神等同用，补肾养心、涩精止遗。

【外用性能】本品常内服。

【配伍应用】配龙骨、金樱子，补肾固精；配鹿角霜、菟丝子、肉苁蓉、补骨脂，补肾助阳。

【剂量要点】本品常用剂量为10~15g。

【各家论述】《药性论》：主男子肾衰漏精，精自出，患虚冷者能止之。止小便利，火炮令热，空心食之。虚而小便利，加而用之。

《名医别录》：主治男子虚损，五脏气微，梦寐失精，遗溺。

【常用方剂】桑螵蛸散、桑螵蛸丸等。

莲须

【一般认识】莲须，味甘、涩，性平，归心、肾经。功可益肾固精、补脾止泻、止带、养心安神。本品常用于遗精、滑精、带下、尿频、脾虚泄泻、心悸失眠等。研究发现，莲须主要含有木犀草素、槲皮素、异槲皮苷及木犀草素葡萄糖苷。

【皮科性能】皮科常将莲须与芡实同用，治疗脾肾亏虚、精气不固型皮肤病，如系统性红斑狼疮、过敏性紫癜、湿疹、银屑病等。如常用加味虎潜丸、首乌地黄汤配伍芡实、梓实、金樱子，以固涩精气，治疗系统性红斑狼疮兼遗精、蛋白尿。

【外用性能】本品常内服。

【配伍应用】配芡实、龙骨，补肾固精；配党参、茯苓、山药、扁豆，健脾益气、渗湿止泻；配浮小麦、远志，清心安神。

【剂量要点】本品常用剂量为 10~15g。

【各家论述】《本草纲目》：主治清心通肾，固精气，补血止血，养发养颜。

《本经逢原》：莲须，清心通肾，以其味涩，故为秘涩精气之要药。

【常用方剂】金锁固精丸、治浊固本丸等。

芡实

【一般认识】芡实，味甘、涩，性平，归脾、肾经。功可益肾固精，补脾止泻，除湿止带。本品主要用于梦遗、滑精、遗尿、尿频、脾虚久泻、白浊、带下等。本品主要含有淀粉、蛋白质、脂肪、碳水化合物、钙、磷、铁、维生素C及胡萝卜素等。

【皮科性能】芡实，性平，常用于收敛固涩脾肾之精微物质，用于治疗湿疹、系统性红斑狼疮等皮肤疾病。如治疗红斑狼疮善后，兼梦遗、滑精、蛋白尿等，常用加味虎潜丸，或六味地黄丸，或首乌地黄汤，或二参地黄汤等方剂，配伍莲须、芡实、梓实、金樱子等，摄精止漏。治疗湿疹，兼脾虚腹泻，或日久咳唾频频，常于异功散中配伍芡实、白扁豆、茯苓，渗湿止泻。

【外用性能】本品多内服。

【配伍应用】配金樱子、莲须、梓实，固涩精气；配白扁豆、茯苓，渗湿止泻；配白术、苍术、山药，健脾止带。

【剂量要点】本品常用剂量为 10~15g。

【各家论述】《神农本草经》：主湿痹腰脊膝痛，补中除暴疾，益精气，强志，令耳目聪明。

《本草纲目》：止渴益肾。治小便不禁，遗精，白浊，带下。

【常用方剂】金锁固精丸、水陆二仙丹、养心固肾汤等。

刺猬皮

【一般认识】刺猬皮，味苦，性平，归胃、大肠经。具有固精缩尿、止血行瘀、化瘀止痛的功效。刺猬皮腥臭，气味较浓，故多用其炮制品（如滑石粉炒刺猬皮、砂炒刺猬皮），用于胃痛、呕吐、遗精、遗尿、滑精、尿频、便血、痔血等症。研究发现，刺猬皮上层的刺，主要成分为角蛋白；下层真皮层含有胶原、弹性硬蛋白及脂肪等。本品还具有收敛止血的作用。

【皮科性能】皮科主要运用其活血解毒之功效，治疗瘙痒性皮肤病，如湿疹、接触性皮炎、荨麻疹等；运用其固精缩尿之功效，治疗肝肾不足之遗尿、遗精、尿频诸症，如狼疮性肾炎、过敏性紫癜等。

【外用性能】本品外用，具有解毒止痒之效，可配伍地肤子、白鲜皮、制何首乌、苦参同用。

【配伍应用】配当归，养血活血；配地肤子、白鲜皮，解毒止痒；配山药，护胃止痛；配乌梢蛇，疏风止痒。

【剂量要点】本品常用量为 10~20g。外用适量。

【各家论述】《神农本草经》：主五痔阴蚀下血，赤白五色血汁不止，阴肿痛引腰背，酒煮杀之。

《神农本草经疏》：主五痔阴蚀。下血。赤白五色。血汁不止。阴肿、痛引腰背。酒煮杀之，又疗腹痛、疝积。

【常用方剂】刺猬皮散、刺猬皮丸等。

海螵蛸

【一般认识】海螵蛸，味咸，微温，无毒，归肝、肾经。功可固精止带、收敛止血、制酸止痛、收湿敛疮。本品常用于治疗遗精、带下、漏下赤白、吐血、便血及外伤出血、胃痛吐酸等；外用治疗湿疹、溃疡等。海螵蛸含碳酸钙（80%~85%）、壳角质、黏液质和少量氯化钠、磷酸钙、镁盐等，含多种氨基酸。药理研究发现，海螵蛸有骨缺损修复作用，还能抗肿瘤、抗溃疡等；海螵蛸水煎剂具有抗辐射作用。

【皮科性能】皮科主要外用收湿敛疮、止血生肌，治疗湿疹、溃疡。如象皮生肌散（文琢之经验方）中，与龙骨、象皮、炉甘石、血竭、冰片同用，生肌收口除湿。

【外用性能】本品外用收湿敛疮，如象皮生肌散。

【配伍应用】配煅瓦楞子、九香虫，制酸和胃止痛；配栀子炭、黄芩炭，止血；配芡实、莲须、金樱子、龙骨，补肾固精；配冰片、龙骨，收敛生肌。

【剂量要点】本品常用量为 6~12g。外用适量。

【各家论述】《神农本草经》：主女子漏下，赤白经汁，血闭，阴蚀肿痛，寒热症瘕，无子。

《名医别录》：主治惊气入腹，腹痛环脐，阴中寒肿，令人有子，又止疮多脓汁不燥。肉平，主益气强志。

【常用方剂】象皮生肌散（文琢之经验方）等。

第十九节　攻毒杀虫止痒药

蛇床子

【一般认识】蛇床子，味辛、苦，性温，有小毒，归肾经。功可温肾壮阳，燥湿，祛风，杀虫。常用于治疗阳痿、宫冷、寒湿带下、湿痹腰痛；外治外阴湿疹、妇人阴痒；滴虫性阴道炎。研究发现，蛇床子主要成分为蒎烯、莰烯、异戊酸龙脑酯、异龙脑等，具有抗滴虫、类性激素作用及一定的抗真菌作用。

【皮科性能】蛇床子具有燥湿、祛风、杀虫止痒的作用，内服常用于治疗阴囊湿疹、皮肤瘙痒症；外用治疗湿疹，细菌、真菌感染性皮肤疾病，白癜风等。本品性偏温燥，阴虚津亏者慎用。

【外用性能】本品外用祛风、杀虫、止痒，如苦参蛇床子溶液，可煎水熏洗；或作坐药治疗阴道炎；或研末撒、调敷。

【配伍应用】配苦参、百部、地肤子，杀虫止痒；配薏苡仁、车前草，除下焦湿热。

【剂量要点】本品常用剂量为10~15g。外用适量。

【各家论述】《神农本草经》：主妇人阴中肿痛，男子阴痿、湿痒，除痹气，利关节，癫痫，恶创。

《药性论》：治男子、女人虚，湿痹，毒风，顽痛，去男子腰疼。浴男女阴，去风冷，大益阳事。主大风身痒，煎汤浴之瘥。疗齿痛及小儿惊痫。

【常用方剂】苦参蛇床子溶液、蛇床子散、加味苦参汤（文琢之经验方）等。

紫荆皮

【一般认识】紫荆皮，味苦，性平，归肝、肾经。功可活血通经，消肿止痛，解毒，祛风止痒。主要用于月经不调、痛经、经闭腹痛、风湿性关节炎、跌打损伤、咽喉肿痛等；外用治疗痔疮肿痛、虫蛇咬伤等。研究发现，紫荆皮具有抗炎、镇痛、抗菌、解毒的作用。

【皮科性能】皮科主要应用于治疗外风较盛的皮肤病，如湿疹、荨麻疹、单纯疱疹、面部激素依赖性皮炎等。如马齿苋汤中，紫荆皮与龙骨、马齿苋、栀子、野菊花、牡丹皮等同用，清热除湿、凉血解毒、祛风止痒。如简化消风散中，紫荆皮与忍冬藤、连翘、牡丹皮、龙骨、射干同用，疏风清热、解毒止痒。

凉血消风散中，紫荆皮与水牛角、生地黄、牡丹皮、僵蚕、龙骨、甘草同用，凉血清热、解毒止痒。五皮饮中，与桑白皮、地骨皮、白鲜皮、牡丹皮同用，清热除湿、解毒止痒。冲和散中，与独活、白芷、赤芍、石菖蒲同用，疏风消肿、活血止痛、透阴和阳，用于治疗半阴半阳之疮疡。

【外用性能】本品外用，消肿解毒止痛。与白芷、石菖蒲同用外敷，解毒消肿，用于疮痈初期。

【配伍应用】配龙骨，安神止痒；配忍冬藤、连翘，解毒止痒；配水牛角、僵蚕、生地黄，凉血祛风；配白鲜皮、地骨皮、桑白皮、牡丹皮，清热解毒止痒。配伍赤芍、石菖蒲，活血止痛。

【剂量要点】本品常用量为10~15g。外用适量。

【各家论述】《分类草药性》：散血止痛。治跌打损伤，咽喉及牙痛，女人月经不调，红崩，白带。治癣疮，杖伤熬膏。

《滇南本草》：治筋骨疼痛，风寒湿痹，麻木不仁，瘫痪痿软，湿气流痰，暖筋，止腰痛，治妇人血寒腹痛。

【常用方剂】凉血消风散、简化消风散、马齿苋汤、五皮饮等。

百部

【一般认识】百部，味甘、苦，性微温，有小毒，归肺经。功可润肺止咳，杀虫灭虱。本品常用于新久咳嗽、肺痨咳嗽、百日咳等；外用于头虱、体虱、蛲虫病、阴痒等。百部甘润苦降，微温不燥，功专润肺止咳，无论外感、内伤、暴咳、久嗽均可运用；蜜制百部尤善于润肺止咳，可用于阴虚咳嗽。百部含有多种生物碱，如百部碱、百部定碱、原百部碱、次百部碱等，还含糖、脂类、蛋白质、琥珀酸等。药理研究发现，百部所含生物碱能降低呼吸中枢兴奋性，抑制咳嗽反射，而奏止咳之效；有松弛支气管痉挛作用；具有抑制真菌、细菌等作用；具有一定的杀灭体虱、阴虱作用。此外，有一定的镇静、镇痛作用。

【皮科性能】皮科认为本品具有杀虱灭虫、祛风止痒之功效，主要用于湿疹、脂溢性皮炎、神经性皮炎、阴道炎、外阴瘙痒、外阴白斑等疾病。如治疗脂溢性皮炎，常用楂曲平胃散、除湿胃苓汤等方剂配伍乌梅、百部、贯众等，健脾除湿、杀虫止痒。与板蓝根、马齿苋、土茯苓、金银花、黄柏、苍术、桃仁、红花等同用，解毒除湿、祛瘀消疣。与苦参、黄柏、花椒、明矾、乌梅配伍外用，杀虫解毒散结。

【外用性能】本品外用，如常与白土苓、苦参、乌梅、花椒、明矾等配伍，杀虱灭虫、祛风止痒。

【配伍应用】配白鲜皮、地肤子，祛风止痒；配伍蛇床子、苦参、白矾，杀虫止痒；配伍桃仁、红花、黄柏，解毒散结；配伍紫菀、款冬花泻肺止咳；配伍沙参、麦冬、乌梅、五味子，补气润肺止咳。

【剂量要点】本品常用内服剂量为5~15g。外用适量。

【各家论述】《本草拾遗》：火炙浸酒空腹饮，去虫虱咬，兼疗癣疮。

《滇南本草》：润肺，治肺热咳嗽，消痰定喘，止虚痨咳嗽，杀虫。

【常用方剂】清金百部汤、癣油膏等。

雷丸

【一般认识】雷丸，味微苦，性寒，有小毒，归胃、大肠经。功能杀虫消积。本品用于绦虫、钩虫、蛔虫病，虫积腹痛，小儿疳积等的治疗。本品主要成分含蛋白水解酶，加热易破坏失效，故不宜入煎剂，多入丸散剂。药理研究发现，雷丸所含蛋白水解酶能使绦虫虫体蛋白分解破坏，虫头不再附着肠壁而排出；具有抗炎、提高免疫功能的作用。

【皮科性能】皮科主要用于虫邪所致之病，治疗小儿虫积腹痛、疳积；治疗单纯糠疹、花斑糠疹、慢性荨麻疹、湿疹、脂溢性皮炎等。常于除湿胃苓汤、四君子汤、参苓白术散中，配伍雷丸、使君子、鹤虱等杀虫药味，治疗脾虚湿蕴、湿热生虫所致的慢性皮肤疾病。

【外用性能】本品外用，可杀虫止痒；可研末扑粉或煎汤外浴。常与百部、苦参、蛇床子、乌梅、冰片同用。

【配伍应用】配麦芽、神曲、金荞麦，健脾消食化积；配伍贯众、鹤虱、使君子，杀虫。配伍大枫子、冰片、苦参、白矾，杀虫疗癣。

【剂量要点】每次5~7g，饭后温水调服，每日3次，连服3天。外用适量。

【各家论述】《神农本草经》：主杀三虫，逐毒气，胃中热，利丈夫，不利女子，作摩膏，除小儿百病。

《名医别录》：逐邪气，恶风汗出，除皮中热结，积聚蛊毒，白虫、寸白自出不止。

【常用方剂】雷丸鹤虱散等。

大枫子

【一般认识】大枫子，又名大风子，味辛，性热，有毒。善于祛风、攻毒、杀虫。本品常用于治疗麻风；外用治疗疥、癣。本品有毒，多外用取效。大枫子种子含D-果糖、D-葡萄糖、D-蔗糖、乙基-β-D-呋喃果糖苷、异叶大风于腈苷、表－异叶大枫子腈苷、环戊烯基甘氨酸及环戊烯脂肪酸。药理研究发现，本品具有抗真菌作用。

【皮科性能】皮科主要外用取效，常用于治疗疥疮、皮肤真菌感染、慢性湿疹等。如疥疮油膏中，与硫黄、枯矾、雄黄、芝麻油同用，杀虫止痒。止痒软膏中，与轻粉、雄黄同用，清热解毒，杀虫止痒，治疗慢性湿疹、神经性皮炎及瘙痒症。

【外用性能】本品外用，杀虫止痒，如疥疮油膏、风湿疥疮散、止痒膏等。大枫子可研烂搽，或烧后存性，麻油调搽。亦可榨取大枫子油搽患处。

【配伍应用】本品常与冰片、雄黄、轻粉等同用，杀虫止痒。

【剂量要点】本品有毒，用量宜小，常用量为0.3~1g，多入丸、散剂用。外用适量。

【各家论述】《本草纲目》：主风癣疥癞，杨梅诸疮，攻毒杀虫。

《医林纂要》：行痰，杀虫，劫毒。用霜，亦可劫顽痰，行积水。

【常用方剂】疥疮油膏、风湿疥疮散、止痒膏等。

第二十节　拔毒化腐生肌药

冰片

【一般认识】冰片，性寒，味辛、苦，归心、脾、肺经。功可开窍醒神，清热止痛。外用具有清热解毒、去腐生肌、止痛止痒之功效。临床常用于治疗热闭神昏、痰热内闭、暑热卒厥、小儿惊风及各种疮痈肿痛、溃后不敛、烫火伤、咽喉肿痛、喉痹、目赤肿痛、口舌生疮等。研究发现，龙脑冰片含右旋龙脑，又含葎草烯、β－榄香烯等；龙脑、异龙脑均有耐缺氧、镇静作用；同时，冰片具有一定的防腐、抗细菌、抗真菌作用。冰片用于冠心病心绞痛及齿痛有一定的疗效。

【皮科性能】皮肤科多用其外治，取其清热解毒、止痛止痒功效，用于瘙痒性、热毒炽盛性皮肤疾患；可用于治疗手足癣、银屑病、湿疹、皮肤瘙痒症等；内服，多用于丸散剂，取其开窍、解毒、止痛之效，治疗跌扑损伤、疮疡肿痛等。本品性寒，适用于辨证偏阳证疾病。安宫牛黄丸中，冰片与牛黄、朱砂、麝香等同用为丸，清热解毒、避秽开窍。至宝丹中，龙脑与牛黄、麝香、生乌犀屑、生玳瑁屑同用，解毒开窍。文琢之经验方烫伤膏中，冰片与煅石膏、煅寒水石、生黄柏同用，清热解毒、定痛。

【外用性能】本品外用清热、解毒、消肿、定痛，如烫伤膏（文琢之经验方）、皮黏散（文琢之经验方）等。

【配伍应用】配冰片，解毒杀虫消肿；配乌梅、苦参、地肤子，清热杀虫止痒；配黄连、黄芩、黄柏，清热解毒；配麝香、牛黄、朱砂，解毒开窍；配血竭、乳香、没药，活血消肿定痛。

【剂量要点】本品用量宜小，常用量为0.15~0.3g，不入煎剂，入丸、散用；如用于熏洗剂，可溶于酒精后加入药液。外用适量。

【各家论述】《新修本草》：主心腹邪气，风湿积聚，耳聋，明目，去目赤翳。

《医林纂要探源》：冰片主散郁火，能透骨热，治惊痫、痰迷，喉痹、舌胀、牙痛、耳聋、鼻瘜、目赤浮翳、痘毒内陷、杀虫、痔疮、催生，性走而不守，亦能生肌止痛。然散而易竭，是终归阴寒也。

【常用方剂】烫伤膏（文琢之经验方）、皮黏散（文琢之经验方）等。

硼砂

【一般认识】硼砂，又名月石、盆砂、蓬砂、大朋砂，性凉，味甘、咸，有小毒，归肺、胃经。外用清热解毒，内服清肺化痰。主要用于急性扁桃体炎、咽喉炎、咽喉肿痛、口舌生疮、口腔炎、齿龈炎、中耳炎、目赤肿痛、汗斑等，为五官科疾患常用药。内服用于痰热咳嗽，但现代少用。硼酸主要含有四硼酸钠，另含有少量铅、铝、铜、钙、铁、镁等杂质；药理发现，其具有抑制细菌、抑制浅表真菌、防腐作用，对皮肤黏膜有收敛、保护作用。

【皮科性能】本品具有解毒杀虫消肿之效，常用于治疗口腔溃疡、手足癣、花斑癣、痔疮等疾病。因本品有小毒，主要外用为主。如加味冰硼散（文琢之经验方）中，与冰片、青黛、人中白、玄明粉等同用，清热解毒、消肿止痛。皮黏散（文琢之经验方）中，与炉甘石、朱砂、琥珀、熊胆、冰片、麝香同用，消炎止痛、止痒收口。

【外用性能】本品尤其多用于外治，具有解毒消肿杀虫之效，如加味冰硼散、皮黏散、枯痔散等，常与冰片同用。

【配伍应用】配冰片，解毒杀虫消肿；配蛇床子、丹参、补骨脂，祛风杀虫解毒痛。

【剂量要点】本品用量宜小，内服量为1.5~3g。外用适量。

【各家论述】《日华子本草》：消痰止嗽，破癥结喉痹。

《本草纲目》：治上焦痰热，生津液，去口气，消障翳，除噎膈反胃，积块结瘀肉，阴瘱，骨鲠，恶疮及口齿诸病。

【常用方剂】加味冰硼散（文琢之经验方）、皮黏散（文琢之经验方）等。

朱砂

【一般认识】朱砂，味甘，性微寒，有毒，归心经。可清心镇惊，安神解毒。本品用于心神不宁、心悸易惊、失眠多梦、癫痫发狂、小儿惊风、视物昏花、口疮、喉痹、疮疡肿毒等。朱砂主要含有硫化汞。研究发现，朱砂具有镇静、催眠、抗惊厥、抗心律失常的作用；外用具有抑菌、杀菌及抗寄生虫的作用。

【皮科性能】皮肤科主要运用其安神助眠及杀虫疗疮之功效，治疗溃疡、疮疡、银屑病、神经性皮炎、慢性湿疹等。如朱砂安神丸中，与当归、黄连、甘草、生地黄同用，清热镇心安神。皮黏散（文琢之经验方）中，与炉甘石、琥珀、硼砂、熊胆、冰片、麝香同用，消炎止痛、止痒收口。

【外用性能】本品外用，解毒杀疗疮虫，用于治疗瘙痒性皮肤病及疮疡。

【配伍应用】配冰片，杀虫疗疮；配黄连，清心安神；配雄黄、硫黄，杀虫解毒；配炉甘石、硼砂，解毒敛疮。

【剂量要点】内服，宜入丸、散，每次 0.1~0.5g。外用适量。

【各家论述】《名医别录》：通血脉，止烦满、消渴，益精神，悦泽人面，除中恶腹痛，毒气疥瘘诸疮。

《神农本草经》：主身体五脏百病，养精神，安魂魄，益气，明目。

【常用方剂】紫金锭、皮黏散（文琢之经验方）等。

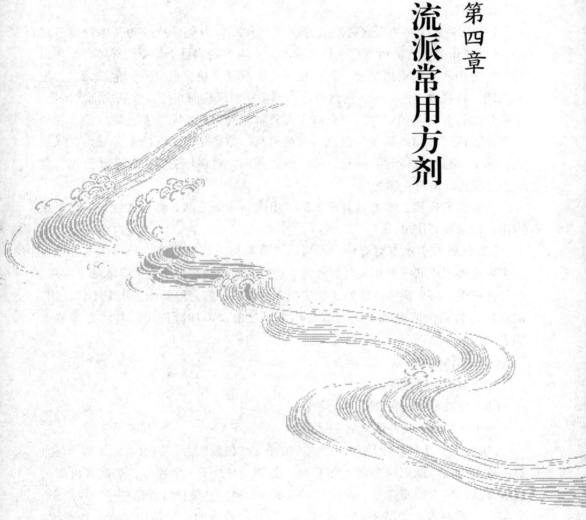

第四章

流派常用方剂

凉血消风散

【组成】水牛角 15g，生地黄 20g，牡丹皮 15g，僵蚕 15g，龙骨 20g，紫荆皮 20g，甘草 6g。

【功效】清热凉血，解毒止痒。

【主治】血热生风化燥引起的湿疹、银屑病、荨麻疹、玫瑰糠疹、药物性皮炎等皮肤病。

【组方特色】本方受《外科正宗》消风散启发自创而成，为艾老经验方之一。《外科正宗》之消风散重在祛风除湿，而本方则侧重于凉血清热解毒，佐以祛风。方中水牛角清热凉血、解毒化斑；生地黄清热凉血、养阴生津，尤善滋养营阴；牡丹皮清热凉血、活血散瘀；僵蚕祛散风热而止痒；紫荆皮活血解毒、消肿止痛；龙骨重镇安神、平肝潜阳；甘草调和诸药。水牛角、生地黄、牡丹皮同用，取"犀角地黄汤"之意，清热解毒、凉血化斑，既清血分热毒，又能滋补阴液。僵蚕配龙骨，一宣一降，散收并用，对瘙痒有奇效。诸药合用，共奏清热凉血、解毒止痒之功。

实验研究证实，本方具有显著的抗组胺、降低毛细血管通透性，减少炎症渗出、抗毒素等作用。

【方证要点】本方对湿疹、银屑病、荨麻疹、玫瑰糠疹、药物性皮炎等血热生风化燥之皮肤病有相关证候者最为适宜。对风热之证引发的荨麻疹、湿疹、神经性皮炎、银屑病等皮肤病（如皮损存在流滋、痂壳等临床表现）不宜使用，但若风热将去、流滋将尽，转有血热生风之象，可加减使用。具体方证要点如下。

（1）素体健康，正气不虚。

（2）血虚生风化燥之证。

（3）皮肤干燥，或红肿，或瘙痒。

（4）舌质暗，舌苔薄黄腻，脉弦滑。

【加减变化】临床应用时，宜随证加减。皮损紫暗者，加茜草、赤芍、鸡血藤；皮损干燥、鳞屑厚多者，加玄参、麦冬、女贞子、旱莲草；热甚者可加黄连解毒汤；腹胀、便溏者，加苍术、陈皮、大腹皮；便秘者加瓜蒌子、决明子、牛蒡子；眠差者，加酸枣仁、珍珠母、磁石、石决明；舌苔厚腻者，加苍术、藿香、佩兰；瘙痒甚者，加徐长卿、地肤子、苦参；纳差者，加四君子汤；痒甚者，加刺猬皮、白鲜皮、刺蒺藜、蝉蜕等。

【使用禁忌】服用此方时，切忌辛燥、油腻之品，切忌熬夜，患处切勿接触刺激性物品，切忌情绪暴躁不定，孕妇慎用，儿童及老年人可酌情减量。

【经典案例】

病案 1 李某，女，34 岁。初诊日期：2015 年 4 月 15 日。

主诉：全身红斑、丘疹伴鳞屑 3 年，复发 4 天。

现病史：3 年前，患者因进食辛辣后，躯干出现数个绿豆大小红斑、丘疹，无鳞屑，未予重视。后皮损逐渐泛发至全身，上覆鳞屑伴瘙痒。患者曾多次经中西医治疗后好转，但每因饮食不慎或受凉后易复发。4 天前，患者感冒后上述皮损复发，自行外用药物后无缓解。

检查：全身散发针尖至绿豆大小红斑、丘疹，色鲜红，上覆银白色鳞屑，刮除鳞屑可见明显的薄膜现象和点状出血，皮损干燥，尤以躯干、四肢为甚。

脉象：滑数。

舌象：舌质红，苔薄黄。

西医诊断：银屑病。

中医诊断：白疕。

中医辨证：血分郁热，化毒生风证。

治法：凉血清热，解毒祛风。

处方：凉血消风散加减。

水牛角粉 20g	生地黄 20g	牡丹皮 15g	僵蚕 15g
龙骨 20g	紫荆皮 20g	玄参 20g	磁石 15g
地肤子 20g	生甘草 6g		

7 剂，水煎服，每日 1 剂。

二诊：患者皮损颜色较前稍有变淡，瘙痒减轻，无新发皮疹。患者诉心中郁结、眠差，上方去磁石、地肤子，加柴胡 10g、白芍 20g、合欢皮 20g。10 剂，每日 1 剂，水煎服。

三诊：皮损颜色变淡红，鳞屑减少，部分皮损消退。上方加女贞子、墨旱莲、南沙参、白术。继服上方 10 剂，巩固治疗 1 个月，皮损基本全部消退。嘱患者避风寒、慎饮食、调情志、防复发。

病案 2 赖某某，男，46 岁，农民。初诊日期：2007 年 6 月 2 日。

主诉：全身瘙痒 2 个月。

现病史：患者入冬后感全身瘙痒，搔抓后起粟粒大小丘疹，皮肤干燥，平日不易汗出，大便稀，腹胀。

检查：皮肤干燥、粗糙，未见明显丘疹。

脉象：弦。

舌象：舌质红，苔薄黄腻。

西医诊断：皮肤瘙痒症。

中医诊断：风瘙痒。

中医辨证：阴虚血热证。

治法：滋阴凉血、解毒止痒。

处方：凉血消风散合玄麦甘桔汤加减。

水牛角 20g	生地黄 20g	牡丹皮 15g	川射干 15g
龙骨 20g	紫荆皮 20g	玄参 20g	麦冬 10g
桔梗 10g	南沙参 30g	茯苓 20g	白术 15g
百合 20g	知母 10g	骨碎补 30g	秦艽 15g
刺猬皮 20g	甘草 6g		

14 剂，水煎服，1 日 1 剂。

二诊：全身瘙痒较前减轻，无新发，皮肤干燥，出汗适量，大便调，未诉腹胀等不适。舌苔薄黄腻，质尖红，脉弦。辨证同前，治法同前。方剂：凉血消风散合玄麦甘桔汤加减。药物：水牛角 20g、生地黄 20g、牡丹皮 15g、川射干 15g、龙骨 20g、紫荆皮 20g、玄参 20g、麦冬 10g、桔梗 10g、女贞子 30g、墨旱莲 15g、石决明 20g、磁石 30g、地肤子 30g、徐长卿 15g、甘草 6g，14 剂，水煎服，1 日 1 剂。随访半年未复发。

病案3 利某某，男，45 岁，工人。初诊日期：2009 年 8 月 17 日。

主诉：手足靶形红斑 1 天。

现病史：2 天前感头痛、发热、全身肌肉、关节酸痛，到外院就诊，诊断为"上呼吸道感染"，予以"泰诺""牛黄解毒胶囊"，服药两天，上述症状稍有好转，两手背、前臂、足背等处出现红斑，伴有灼热、疼痛。大便干，小便黄。

检查：两手背、前臂、足背散在分布扁豆至指甲大小红斑，圆形散在分布，为淡红色扁平丘疹，中央暗红稍凹陷，有水疱，边缘隆起，呈虹膜样。未见黏膜损害。体温 37.7℃。

脉象：弦滑。

舌象：舌质红，苔薄黄。

西医诊断：多形红斑。

中医诊断：猫眼疮。

中医辨证：血分蕴热，外感风邪证。

治法：清热凉血，疏风消斑。

处方：凉血消风散加减。

水牛角片 15g	生地黄 15g	牡丹皮 15g	赤芍 15g
黄连 5g	黄芩 15g	黄柏 15g	栀子 15g
白花蛇舌草 20g	土茯苓 15g	金银花 15g	板蓝根 20g
大青叶 15g	牛蒡子 20g	决明子 30g	甘草 6g

5 剂，日 1 剂，水煎服。

二诊：患者头痛身热、全身酸痛等消失，纳增，大便正常，红斑减少，颜色变淡，灼热疼痛消失，仅有轻度瘙痒感。辨证同前，效不更方。药物：上方去牛蒡子、决明子，加龙骨 20g、紫荆皮 20g，5 剂。

三诊：患者全身症状消退，皮损减轻，呈淡红色，皮损减少，面积明显缩小，部分皮损上覆少量白色鳞屑，无明显自觉症状。治法：凉血养阴。方剂：凉血消风散合二至丸。药物：上方去黄连、黄芩、黄柏，加女贞子 30g、墨旱莲 15g，5 剂。

四诊：患者皮损完全消退，余常。药物：上方去栀子、白花蛇舌草，加山药 20g，5 剂。随访近 1 年，患者未复发。

病案 4　王某某，男，10 岁，学生。初诊日期：2003 年 12 月 5 日。

主诉：全身散发红色斑疹 7 天。

现病史：患者于 7 天前无明显诱因出现散发红色斑片，以躯干多见，瘙痒不明显，未予治疗，逐渐增多，泛发全身，以躯干为重，瘙痒加重，自觉口干，二便正常，纳眠尚可。故来我院就诊。曾有双下肢裂隙样湿疹 1 年余。

检查：全身散发约拇指大小红色卵圆形斑片，长轴与皮纹走向一致，上覆少许糠状鳞屑，皮损以躯干部、近心端多见，同形反应，自觉瘙痒明显，部分皮损有自愈倾向。

脉象：脉弦数。

舌象：舌质红，舌苔薄黄腻。

西医诊断：玫瑰糠疹。

中医诊断：风热疮。

中医辨证：血热生风，闭塞腠理证。

治法：凉血化斑，祛风止痒。

处方：凉血消风散合玄麦甘桔饮加减。

水牛角粉 15g	生地黄 15g	牡丹皮 10g	川射干 10g
龙骨 20g	紫荆皮 15g	玄参 15g	麦冬 10g
桔梗 10g	地肤子 20g	磁石 20g	重楼 10g
甘草 3g			

7剂，水煎服，日1剂，每日3次，饭后半小时温服。

二诊：皮疹色红减轻，鳞屑增多，瘙痒较前稍减轻，自诉口干减轻，二便调，眠可，纳欠佳。舌苔薄，质红，脉弦稍数。服药有效，守方化裁，加入山楂20g、鸡矢藤20g、山药20g，顾护脾胃，又进14剂。

三诊：玫瑰糠疹已明显消退，色稍红，不痒，口不干，二便调，纳食可，眠可。舌苔薄，质稍红，脉弦。再以前方调理7剂而愈。

枇杷清肺饮

【组成】枇杷叶15g，黄芩15g，桑白皮15g，山栀子15g，薏苡仁30g，白花蛇舌草15g，甘草6g。

【功效】清肺泻胃，解毒消肿。

【主治】肺胃热盛引起的面部痤疮、热痱等病。

【组方特色】枇杷清肺饮出自《医宗金鉴》，艾老在临床上经常采用加减枇杷清肺饮为基础方，随症加减治疗肺胃热盛之证。方中以枇杷叶、桑白皮共为君药，枇杷叶味苦，性微寒，归肺、胃经，其味苦能降，性寒能清，能肃降肺气、清肺热，正如《本草纲目》曰："枇杷叶，气薄味厚，阳中之阴。治肺胃之病，大都取其下气之功耳。气下则火降痰顺……"桑白皮味甘，性寒，归肺经，功能泻肺平喘、利水消肿。《本草纲目》中记载："桑白皮长于利小水，乃实则泻其子也，故肺中有水气及肺火有余者，宜之。"二药合用，共奏降肺气、泄肺热之功。以黄芩、山栀子为臣药，黄芩味苦性寒，归肺、胃、胆、大肠经，能清热燥湿、泻火解毒、凉血止血、除热安胎，尤其善于清肺火及上焦之实热。栀子性味苦寒，归心、肝、肺、胃、三焦经，能泻火除烦、清热利湿。二药合用，清热凉血、解毒消肿，助君药清肺之功。以薏苡仁、白花蛇舌草为佐药，薏苡仁性味甘淡微寒，归脾、胃、肺经，能利水渗湿、健脾、除痹，善清肺肠之热，排脓消痈。白花蛇舌草性味微苦甘寒，归胃、大肠、小肠经，能清热解毒、利湿通淋。两药合用，取其清热、除湿、解毒、健脾之功，佐助君臣。以甘草为使，调和诸药。

【方证要点】本方对肺胃热盛引起的面部痤疮、热痱等病最为有效。对外用药物或护肤品引起的面部再生性皮炎（如血管外露、两颧红斑、皮肤薄等）不宜使用，脾胃虚寒、腹泻便溏等亦不宜用。具体方证要点如下。

（1）肺经血热。

（2）脾胃湿热内生。

（3）新发皮疹增多。

（4）舌苔薄黄，脉弦。

【加减变化】若舌苔黄腻者，为胃肠湿热，可加茵陈、藿香、佩兰等以清热除湿；大便干结者，为肺胃气机不通，可加瓜蒌子、火麻仁、决明子、生大黄等以通腑泄热；有脓疱者，为热已化毒，可加金银花、连翘、野菊花、紫花地丁、蒲公英、重楼等清热解毒；若有结节、囊肿者，为痰湿阻滞，可加郁金、夏枯草、皂角刺、丹参、山慈菇、白芥子等行气化痰散结；皮损瘙痒者，为兼夹风邪，宜加地肤子、白鲜皮、紫荆皮等祛风止痒；面部油脂分泌较多者，可加生山楂、槐花等减少油脂分泌；有失眠者，为血虚肝旺，加酸枣仁、柏子仁、首乌藤、合欢皮、龙齿、珍珠母等养血安神。此为随症加减。

【使用禁忌】服用此方应禁食醇酒厚味、辛辣刺激之品，切忌使用护肤品清洁保养面部。孕妇慎用，儿童与老年人酌情减量。

【经典案例】

病案 1 何某，男，24 岁，公司职员。初诊日期：2013 年 3 月 25 日。

主诉：因面部丘疹、脓疱 7 年就诊。

现病史：患者 7 年前无明显诱因出现面部小结节，继而出现丘疹、脓疱，可挤出黄白色稠厚脓液，偶有瘙痒，伴面部毛孔粗大、皮脂溢出多，外用多种药物后无明显好转（具体不详）。纳眠可，二便正常。

检查：患者面部可见散在分布的丘疹、脓疱及白头粉刺，多累及单个毛囊，脓疱红肿，部分脓疱可见黄色脓点，偶有瘙痒，皮损以三角区分布多，偶见于头皮，面部油脂多，毛孔粗大，愈后皮损可见色素沉着。

脉象：弦。

舌象：舌苔薄，质常。

西医诊断：面部痤疮。

中医诊断：粉刺。

中医辨证：肺经风热证。

治法：宣肺清热，疏风散热。

处方：枇杷清肺饮合消风散加减。

决明子 30g	生山楂 30g	枇杷叶 15g	黄芩 15g
桑白皮 15g	栀子 15g	薏苡仁 30g	漏芦 30g
忍冬藤 30g	连翘 15g	川射干 15g	牡丹皮 15g
龙骨 20g	紫荆皮 20g	重楼 10g	百部 15g
南鹤虱 10g	地肤子 30g	苦参 10g	白花蛇舌草 15g
生甘草 6g			

7剂，水煎服，日1剂，每日3次，每次150ml，饭后半小时温服。嘱患者以清水洗净面部即可，不可使用洗面奶及化妆品，清洁面部后以橄榄油与蒸馏水1∶4混合，外涂面部以促进皮损修复，滋润皮肤。忌食辛辣、上火之物。

二诊：患者服药后三角区皮损减轻，新发少，舌苔薄，质常，脉弦，二便正常。治疗有效，继续守方加减，于前方加天葵子10g、山慈菇10g。又进14剂。注意事项同前。

三诊：患者服药后三角区皮损已消，面部皮损减轻，面部油脂减少，耳边新发硬结2粒。治疗有效，继续守方加减，于前方去天葵子、山慈菇，加郁金20g、丹参30g。又进7剂，注意同前。

四诊：患者服药后面部皮损减轻，面部油脂分泌减少，面部偶有小疖，二便正常，舌苔薄黄，质常，脉弦滑。继续守方加减，于前方去郁金、紫荆皮、百部、苦参，加防风5g、白芷5g、赤芍15g、皂角刺30g、浙贝母20g、天葵子10g。又进14剂，注意同前。

五诊：患者服药后面部痤疮新发少，面部油脂分泌较前减少，仍自觉油腻，面部偶发2~3颗小疖，自诉口干，大便偶稀，小便正常，舌苔薄黄，质常，脉弦滑。守方加减，于前方去防风、白芷、赤芍、皂角刺、浙贝母、天葵子，加玄参15g、猫爪草10g、夏枯草20g。又进14剂。

六诊：患者服药后面部痤疮偶有新发，自觉面部油腻，自诉已不觉口干，大便稀，小便正常，舌苔薄黄，质常，脉弦。予四君子汤合消风散加减：南沙参30g、茯苓20g、炒白术15g、桑白皮15g、地骨皮20g、生山楂30g、忍冬藤30g、连翘15g、川射干15g、牡丹皮15g、龙骨20g、紫荆皮20g、重楼10g、白花蛇舌草15g、丹参30g，生甘草6g。又进14剂。

七诊：患者服药后面部油腻感减轻，二便正常，舌苔薄，质常，脉弦。予枇杷清肺饮加减：决明子30g、生山楂30g、丹参30g、重楼10g、枇杷叶15g、黄芩15g、桑白皮15g、栀子15g、薏苡仁30g、漏芦30g、防风5g、白芷5g、赤芍15g、天葵子10g、南鹤虱10g、忍冬藤30g、白花蛇舌草15g、生甘草6g，又进14剂，调理而愈。

病案2 王某某，女，20岁，学生。初诊日期：2012年12月10日。

主诉：面部及胸背部丘疹、脓疱5年。

现病史：患者5年前无明显诱因出现面部小结节，继而出现丘疹、脓疱，可挤出黄白色稠厚脓液，偶有瘙痒，部分皮损深在，呈实性结节，质硬，伴面部毛孔粗大，皮脂溢出多，面部稍潮红，日晒、刺激后更甚，自行外用多种祛痘产品后无好转。纳眠可，二便正常。末次月经时间 11 月 30 日，每次月经延后约半月。

检查：患者皮损见于面部、胸背部，以面部为甚，面部可见丘疹、脓疱，部分皮损深在，形成红肿结节，质硬，按之有波动感，脓疱红肿，部分脓疱可见黄色脓点，偶有瘙痒，面部油脂多，毛孔粗大，愈后皮损可见色素沉着及瘢痕，面部稍潮红。

脉象：弦。

舌象：舌苔薄黄腻，质淡。

西医诊断：面部痤疮。

中医诊断：粉刺。

中医辨证：肺经风热证。

治法：疏风宣肺清热，软坚散结。

处方：枇杷清肺饮合消瘰丸加减。

枇杷叶 15g	黄芩 15g	桑白皮 15g	栀子 15g
薏苡仁 30g	玄参 15g	牡蛎 20g	浙贝母 30g
重楼 10g	漏芦 30g	益母草 15g	蚕沙 30g
当归 5g	川芎 5g	白芍 20g	鸡血藤 30g
夏枯草 15g	皂角刺 30g	白花蛇舌草 20g	生甘草 6g

12 剂，水煎服，日 1 剂，每日 3 次，每次 150ml，饭后半小时温服。嘱患者以清水洗净面部即可，不可使用洗面奶及化妆品，清洁面部后，以橄榄油与蒸馏水 1∶4 混合，外涂面部以促进皮损修复，滋润皮肤。忌食辛辣、上火之物。

二诊：患者服药后面部皮损明显减少，新发少，月经延后，白带黄，大便稀，小便调，舌尖红，舌苔薄腻，脉弦。治疗有效，守方加减，于前方去夏枯草，加生黄柏 15g、合欢皮 20g。又进 7 剂。

三诊：患者服药后面部皮损减少，面部潮红减轻，油脂分泌减少，腰骶部新发少许皮疹，舌尖红，舌苔薄腻，脉弦。治疗有效，继续守方加减，于前方去栀子、川芎，加郁金 20g、丹参 30g。又进 7 剂调理而愈。

病案 3 廖某某，女，21 岁，教师。初诊日期：2013 年 1 月 30 日。

主诉：面部小丘疹 4 年，加重伴面部潮红、瘙痒 4 个月。

现病史：患者于 4 年前无明显诱因出现面部小结节，继而出现丘疹，可挤出白头粉刺，瘙痒不明显，于 4 个月前使用"比杜克"祛痘软膏后丘疹增多，反复发作，面部潮红、瘙痒。纳眠可，大便秘结，小便正常。

检查：面部散在分布小丘疹，不红、不肿，皮疹高出皮肤，抚之碍手，质硬，可挤出白头粉刺，偶有红肿发炎者可挤出少许脓液，瘙痒不明显，面部皮肤潮红、瘙痒，部分陈旧皮损遗留色素沉着，面部油脂多。

脉象：弦数。

舌象：舌苔薄黄，舌质红。

西医诊断：面部痤疮伴激素依赖性皮炎。

中医诊断：粉刺伴红脸疮。

中医辨证：肺经风热证。

治法：疏风宣肺清热。

处方：枇杷清肺饮合消风散加减。

瓜蒌子 30g	决明子 30g	益母草 15g	山楂 30g
蚕沙 20g	枇杷叶 15g	黄芩 15g	桑白皮 15g
栀子 15g	薏苡仁 30g	漏芦 30g	忍冬藤 30g
连翘 15g	牡丹皮 15g	川射干 15g	龙骨 20g
紫荆皮 20g	白花蛇舌草 15g	大菟丝子 15g	泽泻 15g
生甘草 6g			

10剂，水煎服，日1剂，每日3次，每次150ml，饭后半小时温服。嘱患者以清水洗净面部即可，不可使用洗面奶及化妆品，清洁面部后以橄榄油与蒸馏水1∶4混合，外涂面部以促进皮损修复，滋润皮肤。清淡饮食，忌食辛辣、上火之物。

二诊：患者服药后面部潮红、瘙痒较前好转，面部可见明显陈旧色素沉着，二便正常，舌苔薄黄，质常，脉弦。守方加减，于前方去瓜蒌子、大菟丝子、泽泻，加牛蒡子30g。又进15剂。

三诊：患者服药后皮疹无新发，面部及头皮油脂多，经前加重，月经量少，大便秘结，小便正常，舌苔薄黄，质常，脉弦。守方加减，于前方去牛蒡子，加丹参10g、地肤子30g、重楼10g、鸡血藤30g。又进14剂。病愈。

病案4 李某，女，23岁。初诊日期：2005年5月23日。

主诉：面部起皮疹3年余。

现病史：患者于3年前开始面部起红色丘疹，有时出脓疱，时轻时重。有时可挤出白色豆腐渣样分泌物。曾在某医院皮肤科诊断为痤疮，给予罗红霉素、维胺脂胶囊，外用维A酸软膏等治疗近20天，效果不明显。现症见面部起红色丘疹、脓疱，皮肤出油多，口干喜冷饮，小便短赤，大便秘结。

检查：额部、双颊部散在米粒至高粱米大小的红色丘疹，部分皮损表现为黑头粉刺，有散在的脓疱。

脉象：弦滑。

舌象：苔黄腻，舌质红。

西医诊断：寻常痤疮。

中医诊断：粉刺。

中医辨证：肺胃湿热，毒邪蕴结证。

治法：清泄肺胃，解毒。

处方：枇杷清肺饮加减。

枇杷叶 15g	黄芩 15g	桑白皮 15g	山栀子 15g
薏苡仁 30g	白花蛇舌草 15g	连翘 15g	茵陈 20g
瓜蒌子 30g	决明子 30g	生甘草 6g	

14 剂，水煎服，饭后半小时温服。

二诊：服上方 14 剂，红色丘疹减少，脓疱消失，面部油脂减少，二便如常，舌尖红，苔薄白，脉弦。后随症加用生山楂、珍珠母等药物，共治疗 1 个月，皮损基本消失，临床治愈。

病案 5 王某，女，25 岁，职员。初诊日期：2003 年 5 月 6 日。

主诉：弥漫性脱发 3 年余。

现病史：患者于 3 年前开始出现顶、枕部弥漫性脱发，皮质软，有毛囊，红斑，伴瘙痒，油脂分泌多，头晕，乏力，大便干。

脉象：沉细。

舌象：舌淡胖，苔薄黄。

西医诊断：头部脂溢性皮炎。

中医诊断：白屑风。

辨证：脾虚湿滞，肺热郁表证。

治法：健脾除湿，清肺止痒。

处方：楂曲平胃散合枇杷清肺饮加减。

山楂 20g	建曲 20g	苍术 10g	厚朴 15g
陈皮 10g	枇杷叶 15g	黄芩 15g	桑白皮 15g
栀子 15g	薏苡仁 20g	漏芦 20g	重楼 10g
牡丹皮 15g	川射干 15g	龙骨 20g	紫荆皮 20g
槐花 20g	地肤子 20g	石决明 20g	磁石 20g
苦参 10g	甘草 6g		

14 剂，水煎服，日 1 剂，150ml/次，每天 3 次。

二诊：枕部弥漫性脱发较前减少，皮质软，有毛囊，红斑，瘙痒、油脂分泌较前减少。舌淡苔薄，脉沉细。辨证：脾虚湿滞，血瘀化热证。治法：健脾除湿，清热活血。方剂：楂曲平胃散合仙方活命饮加减。药物：山楂20g、建曲20g、苍术10g、厚朴15g、陈皮10g、重楼10g、忍冬藤20g、连翘15g、防风10g、白芷10g、赤芍15g、牡丹皮15g、川射干15g、龙骨20g、紫荆皮20g、地肤子20g、秦艽10g、甘草6g。14剂，煎服法同前。

三诊：脱发较前明显减少，有毳毛生出，瘙痒、油脂较前减轻。辨证：脾虚湿滞，血虚血瘀证。治法：健脾除湿，养血活血。方剂：楂曲平胃散合四物汤加减。用药：山楂20g、建曲20g、苍术10g、厚朴15g、陈皮10g、生地黄20g、鸡血藤20g、川芎5g、赤芍15g、牡丹皮15g、川射干15g、龙骨20g、紫荆皮20g、甘草6g。14剂，煎服法同前。

四诊：每日脱发少于80根，可见大量新生毳毛，头发不觉油腻。辨证：脾虚湿滞，气血两虚证。治法：健脾除湿，补益气血。方剂：楂曲平胃散合二至丸加减。用药：山楂20g、建曲20g、苍术10g、厚朴15g、陈皮10g、女贞子20g、墨旱莲15g、鸡血藤20g、益母草15g、牡丹皮15g、川射干15g、甘草6g。14剂，煎服法同前。随访至今未复发。

马齿苋汤

【组成】马齿苋15~20g，野菊花10~15g，黄芩15g，牡丹皮10~15g，龙骨20g，紫荆皮15~20g。

【功效】清热除湿，凉血解毒，祛风止痒。

【主治】风、湿、热互结，郁于肌肤所致的湿疹、结节性痒疹、过敏性皮炎、尖锐湿疣等皮肤病。

【组方特色】方中马齿苋，性味酸寒，入大肠、肝、脾经，功能清热解毒利湿、凉血散血消肿，最善解痈肿毒热，《本草纲目》云其"散血消肿，利肠滑胎，解毒通淋，治产后虚汗"。野菊花，辛散苦降，功能清热解毒泻火；肺主皮毛，与大肠相表里，用黄芩泻肺热、清大肠之火，以利皮肤湿热；二药合用，助马齿苋清热燥湿解毒。牡丹皮，性味辛苦凉，归心、肝、肾经，功在清热凉血、活血消瘀，长于凉血热、行血滞，防湿热入血分，同时凉血以助祛热外泄。《神农本草经疏》云其"味苦而微辛，其气寒而无毒……辛以散结聚，苦寒除血热，入血分凉血热之要药也……热去则血凉，凉则新血生阴气复，阴气复则火不炎，而无因热生风之证矣"。龙骨，味甘、涩，性微寒，归心、肝、肾经，能平肝潜阳息风、镇静安神、生肌敛疮；紫荆皮，味苦，性平，归肝、脾经，能活血通经、消肿解毒、收敛止血、杀菌去腐、祛风止痒；二味共用，既可安神、止痒，又兼具收涩之性，促进皮损愈合。全方共奏清热除湿、凉血解毒、祛风止痒之功。

【方证要点】本方对风、湿、热互结，郁于肌肤所致的皮肤病最为相宜。适用于实证患者，虚实夹杂患者需加减使用。具体方证要点：皮损肿痛，色鲜红或暗红，瘙痒，舌红苔腻微黄，脉滑数。

【加减变化】若皮损较厚、颜色淡红者，加用桃仁、郁金、夏枯草、丹参等养血活血、软坚散结之品；若兼恶风、发热、汗出，病位偏上部者，可以加用金银花、连翘、薄荷、防风等；若患者兼有腹胀、腹泻、面色萎黄等脾虚症状，则可加用四君子汤或五味异功散。

【使用禁忌】马齿苋汤主要治疗风、湿、热蕴结的湿疹、过敏性皮炎等疾病。服此方时禁食辛辣油腻、海味、酒等食品。皮肤病属阴证者禁用。

【经典案例】

病案 1　李某，男，38 岁。初诊日期：2014 年 11 月 05 日。

主诉：肛周红斑、丘疹反复发作 3 年，加重 1 周。

现病史：3 年前，患者无明显诱因出现肛周针尖大小红斑、丘疹，伴渗液，瘙痒剧烈，严重时影响睡眠。患者长期于某医院门诊及住院治疗，外用药物（药名不详）后可以止痒，但病情反复。患者因此苦恼万分，肛周瘙痒严重影响患者的正常生活与工作。1 周前，患者参加聚会后，自觉瘙痒较平时加重，自行外用糠酸莫米松软膏后无明显缓解，故特来治疗。

检查：肛周散在针尖至米粒大小红斑、丘疹，见少许渗液，偶见黄色结痂，边界不清。

脉象：滑数。

舌象：舌红苔腻微黄。

西医诊断：肛周湿疹。

中医诊断：肛周湿疮。

辨证：湿热蕴结证。

治法：清热利湿解毒，兼以祛风止痒。

处方：马齿苋汤加减。

马齿苋 20g	野菊花 15g	黄芩 15g	牡丹皮 15g
射干 15g	龙骨 15g	紫荆皮 20g	忍冬藤 30g
连翘 15g	茯苓 15g	生白术 20g	槐花 10g
石菖蒲 5g	甘草 6g		

共 7 剂，1 日 1 剂，水煎服，分 3 次于饭后服用。

外用 20% 复方黄柏液湿敷，每日 1 次。

二诊：1 周后患者诉瘙痒减轻。查体：皮损颜色变淡，部分消退，渗液明显减少，舌质淡红，苔薄黄腻，脉滑。药已中病机，守法守方再进6剂。

三诊：患者诉皮损处偶有瘙痒，皮损部分消退。舌质淡红，苔白腻，脉濡。湿邪尚在，热毒已清，故上方去黄芩、忍冬藤、紫荆皮、连翘、牡丹皮，加防风、藿香、木香、薏苡仁，再予6剂内服；外用蛇黄膏涂患处，1日1次。两周后患者皮损基本消退，继续予马齿苋汤合四君子汤加减治疗1月余，巩固治疗1月，随访至今未复发。

病案2 鲜某某，男，7岁。初诊时间：2006年10月20日。

主诉：反复全身泛发斑疹、斑丘疹、丘疱疹7年，加重10天。

现病史：患者出生2个月出现全身泛发丘疹，当地医院诊断为特应性皮炎。外用多种激素药膏，反复发作。10天前进食蘑菇后出现全身多处片块状皮损，剧烈瘙痒，眠差，纳差，大便结。

检查：全身多处片块状皮损，呈斑疹、斑丘疹、丘疱疹伴渗出，色红，抓痕，部分结痂，边界清楚。唇红。

脉象：弦。

舌象：舌尖红，苔黄腻。

西医诊断：特应性皮炎。

中医诊断：湿疮。

辨证：湿热蕴肤证。

治则：清热凉血，除湿止痒。

处方：马齿苋汤合二术煎加减。

马齿苋 15g	野菊花 10g	黄芩 8g	僵蚕 8g
龙骨 10g	紫荆皮 15g	苍术 3g	白术 3g
黄柏 10g	薏苡仁 30g	石决明 10g	磁石 10g
地骨皮 10g	白薇 10g	水牛角粉 8g	漏芦根 15g
白花蛇舌草 10g	神曲 10g	牛蒡子 15g	败酱草 15g
甘草 3g			

外治：红肿渗出处皮损，以黄柏50g、芒硝50g煎水，浓度为10%，不间断开放性冷湿敷。其余皮损用蛇黄膏涂抹加封包，1日1次。

二诊：皮损变薄，渗出明显减少，肿胀减轻，瘙痒减轻，纳稍增，大便通，舌苔薄黄腻，质常，脉弦。上方去水牛角粉、黄柏、薏苡仁，加桑白皮15g、连翘10g。再进3剂。前后用药1个半月左右，临床基本痊愈。随访1年未发作。

病案3 刘某，女，11岁。初诊日期：2009年4月8日。

主诉：全身反复泛发丘疹、水疱伴瘙痒9年，复发加重1个月。

现病史：9 年前无明显诱因出现全身皮肤泛发红色丘疹，予激素类外用药治疗后缓解，但反复发作；有时出现水疱、伴渗液；春夏季病情容易加重。1 个月前患者因进食虾后瘙痒加重，夜间瘙痒剧烈。伴神疲、纳差、大便稀、眠差。

检查：全身泛发粟米至绿豆大小红色丘疹、水疱，以躯干部为甚，部分水疱搔抓后见淡黄色渗出。

脉象：弦。

舌象：舌质淡红，舌苔薄黄腻。

西医诊断：湿疹。

中医诊断：湿疮。

辨证：脾虚夹湿热证。

治法：健脾除湿，清热祛风止痒。

处方：四君子汤合马齿苋汤加减。

南沙参 20g	茯苓 20g	生白术 15g	马齿苋 15g
黄芩 10g	野菊花 10g	牡丹皮 10g	白僵蚕 10g
龙骨 15g	紫荆皮 20g	地肤子 20g	白鲜皮 15g
生甘草 3g			

15 剂，每日 1 剂，水煎 400ml，分 3 次，饭后半小时温服。

二诊：皮损颜色变淡，无渗出，瘙痒减轻，大便稀溏好转，纳可，舌苔薄白，舌质淡红，脉弦。上方去白鲜皮、地肤子，再进 15 剂。

三诊：患者全身皮损基本消退，散在粟米大小丘疹，全身皮肤干燥，纳眠可，舌苔薄黄，舌质淡红，脉细。上方南沙参改 30g，再进 15 剂。前后用药 1 个半月左右，临床基本痊愈。随访 2 年未复发。

加味四君子汤

【组成】南沙参 30g，茯苓 15g，白术 10g，马齿苋 20g，黄芩 15g，牡丹皮 10~15g，炒栀子 10~15g，煅龙骨 20g，煅牡蛎 20g，合欢皮 15g，女贞子 30g，墨旱莲 10~15g。

【功效】健脾祛湿，清心凉血，固肾益精。

【主治】脾失健运，风、湿、热互结郁于肌肤所致的慢性顽固性湿疹、特应性皮炎、天疱疮、尖锐湿疣、过敏性皮炎、神经性皮炎、结节性痒疹等。

【组方特色】四君子汤出于《太平惠民和剂局方》，以脾胃气虚为主证，原方中人参（现以南沙参代之）甘温益气、补脾益肺，为君药；白术苦温，助君药燥湿健脾，为臣药；茯苓甘淡，健脾渗湿，为佐药；炙甘草甘平，和中益气，为使药。四药相辅，如谦谦君子般平和中正，共收益气健脾之效，主治脾胃虚弱、语声低微、气短乏力、食少便溏、舌淡苔白、脉细无力者。艾老易人参为南沙参，南沙参甘、微寒，可养阴清肺、益胃生津、补气化痰；还可去皮间邪热、一切恶疮疥疣及身痒，排脓，消肿毒。艾老认为，皮肤病初期以热证为多，后期以阴虚为主，主张养阴固阴，保护胃气，故用南沙参养阴以复正气。全方除甘草保持原始剂量外，参、术、苓分别增至30g、15g、20g，量大而效专，健脾除湿而不伤阴。

艾老治病"法于正宗，首重脾胃"，加味四君子汤以四君子（南沙参、白术、茯苓）为主药，一则健脾益气以扶正；二则培土生金，治肺以疗皮；三则除湿祛邪，标本兼治，治病求本。马齿苋，味酸，性寒，归大肠、肝经，具有清热解毒、凉血止痢之功，亦可清利湿热，《本草纲目》云其"散血消肿，利肠滑胎，解毒通淋，治产后虚汗"。牡丹皮，味苦、辛，性微寒，归心、肝、肾经，清热凉血、活血散瘀，可凉血和营，防湿热邪气生风之弊，《神农本草经疏》云其"其味苦而微辛，其气寒而无毒……辛以散结聚，苦寒除血热，入血分凉血热之要药也……热去则血凉，凉则新血生阴气复，阴气复则火不炎，而无因热生风之证矣"。黄芩具有清热燥湿、泻火解毒、止血，安胎之功。栀子入三焦，为"治热病心烦、躁扰不宁之要药"，可散三焦火邪，防其扰乱心神；又栀子清热利湿，可导热下行从小便而去。故马齿苋、牡丹皮、黄芩、栀子四味共为臣药，可清心泄热、祛湿解毒，凉血而无瘀滞之弊。龙骨平肝潜阳、镇静安神、收敛固涩；牡蛎敛阴潜阳、固精涩精、固涩止汗、软坚化痰，并能收敛止带。二味共用，一则与合欢皮共行疏肝解郁、安神止痒之效；二则有收涩之性，伍用女贞子、墨旱莲，潜阳益阴，可促进皮损愈合，是为佐药。诸药合用，共奏健脾祛湿、清心凉血、固肾益精之功。

【方证要点】本方尤宜用于治疗疮疡后期，中气虚弱、脾失健运、风湿热蕴结且兼有阴伤之证。而对于湿疹初期，流滋明显者，则需加减使用。具体方证要点如下。

（1）慢性病程。

（2）创面反复结痂裂口，迁延不愈，瘙痒不止。

（3）伴有脾虚纳少、神疲乏力等全身症状。

（4）舌质暗淡，边有齿印。

【加减变化】本方对各种慢性皮肤病出现的脾气虚弱，均可加减应用。若便溏，则改生白术为炒白术，重在健脾止泻。气滞轻者，加陈皮，即异功散；兼胸腹胀闷不舒、恶心呕吐者，加半夏、陈皮，即六君子汤；阴伤者，加天花粉、麦冬、黄精等；湿毒重时，加土茯苓、苦参等；气虚者，可加黄芪等；眠差者，可加首乌藤、合欢皮、柏子仁；中气虚运化无力、气机失畅、胸膈痞满者，加枳壳、陈皮；若兼恶风、发热、汗出、病位偏上部者，则合用简化消风散；皮损较厚、色深红者，可加用郁金、夏枯草等凉血散瘀、软坚散结之品。

【使用禁忌】服此方时，忌食荤腥海味、耗气伤阴的食物。孕妇慎用，儿童与老年人酌情减量。

【经典案例】

病案1 李某，男，22岁。初诊日期：2015年6月18日。

主诉：肘、膝弯曲处反复出现红斑、丘疹、水疱，伴糜烂、渗液，剧烈瘙痒5年。

现病史：患者近5年来，每逢夏季，肘、膝弯曲处反复出现红斑、丘疹、水疱，伴糜烂、渗液，剧烈瘙痒，严重时皮损可累及双上肢、小腿、头面部，口服抗组胺药物、甘草酸苷胶囊等可有所好转，但病情易反复。自诉皮损瘙痒剧烈，纳差、眠差、时有便溏，小便调。

既往史：曾患幼儿湿疹；7年前，诊断为过敏性鼻炎。

家族史：母亲有湿疹病史。

检查：得神，形体偏胖，肘、膝弯曲处可见绿豆至蚕豆大小不等的红斑、丘疹，色偏暗，偶见白色皮屑，部分皮损处形成糜烂、渗液。

脉象：滑。

舌象：舌淡，边有齿痕，苔白腻。

西医诊断：特应性皮炎；过敏性鼻炎。

中医诊断：四弯风。

辨证：脾虚湿蕴证。

治法：健脾除湿，解毒止痒。

处方：加味四君子汤加减。

马齿苋20g	南沙参30g	炒白术20g	辛夷15g（后下）
龙骨20g	合欢皮20g	怀山药20g	薏苡仁20g
紫荆皮20g	桑白皮15g	地骨皮15g	苦参10g
郁金15g	夏枯草15g	土茯苓20g	地肤子20g
甘草6g			

6剂，水煎服，每日1剂，每次150ml，饭后半小时温服，日三服。

外用：嘱患者自行用10%复方黄柏液稀释后湿敷，以4~6层清洁纱布浸药液拧到不滴水为佳，湿敷糜烂渗液面约15~20分钟即可。湿敷后，外用氧化锌糊剂保护创面。

二诊：服上方6剂后，患者于2015年6月25日复诊，诉瘙痒明显减轻，无新发皮损，糜烂、渗液缓解，停止湿敷。舌淡，边有齿痕，苔白微腻，脉滑，二便调。原方加女贞子20g、墨旱莲15g，补肾养阴，以达到先后天同治，从而标本兼治，防复发的目的，再进6剂。前后共计治疗2周左右，患者皮损大部分明显消退，瘙痒明显减轻，守法、守方继续治疗，后期以脾肾同调法善后，巩固疗效。

病案2 杨某，女，35岁，职员。初诊日期：2004年5月12日。

主诉：耳部丘疹伴渗出、瘙痒2个月。

现病史：患者2个月前无明显诱因耳部出现小丘疹，抓破流滋，瘙痒剧烈，自行外用多种药物（具体不详）后无明显好转，并逐渐加重。现患者耳部瘙痒剧烈，纳眠可，二便正常。

既往史：患慢性胃炎10余年。

检查：皮损见于双侧耳廓内及耳背，可见散在红色小丘疹，抓破流滋，渗出多，抓痕明显。

脉象：弦。

舌象：舌苔薄黄，质常。

西医诊断：特应性皮炎。

中医诊断：旋耳疮。

辨证：血虚风燥证。

治法：健脾除湿，祛风止痒，养阴润燥。

处方：加味四君子汤加减。

瓜蒌子 30g	桑白皮 15g	地骨皮 20g	南沙参 30g
茯苓 20g	白术 15g	马齿苋 20g	野菊花 15g
黄芩 15g	川射干 15g	牡丹皮 15g	龙骨 20g
紫荆皮 20g	地肤子 30g	徐长卿 10g	生甘草 6g

7剂，水煎服，每日1剂，每次150ml，饭后半小时温服，日三服。

嘱患者皮损处保持干燥，尽量不要接触水，不可使用香皂、沐浴露等清洁患处。

二诊：患者服药后，皮损渗出明显减少，皮损部分干燥结痂，无新发，瘙痒明显减轻。自诉服药后，胃部胀满不适，不慎外感后，咽喉肿痛，咳吐黄痰，舌苔薄黄腻，质常，脉弦，二便正常。治疗有效，继续守方加减治疗，去石决明，加胆南星20g（先煎）、芦根30g、苦杏仁10g、矮地茶30g、木香15g、黄连 10g、瓦楞子 20g。又进 7 剂，注意同前。

三诊：患者服药后胃部不适缓解，咽喉肿痛好转，皮损近日再度变红，自觉皮损轻度瘙痒，口中异味，二便正常。予四君子汤合消风散，加地肤子 30g、地骨皮 20g、重楼 10g，再进 5 剂。

四诊：患者服药后，皮损少许渗出，瘙痒减轻，现患者舌苔薄黄，质常，脉弦，二便正常。继续守方加减，去地骨皮，加竹叶柴胡 10g、白芍 20g，再进 5 剂，随访病情控制稳定，未再有大发作。

病案 3 杜某某，女，77 岁，退休。初诊日期：2007 年 3 月 9 日。

主诉：四肢屈侧丘疹伴瘙痒 3 年，加重 15 天。

现病史：患者 3 年前无明显诱因四肢屈侧出现红色小丘疹，瘙痒明显，抓破后有少许渗出，曾于多家医院就诊，诊断为"湿疹"，外用多种药物（具体不详）后无明显好转，于 15 天前日晒后出现上述症状明显加重。现患者自觉瘙痒剧烈，夜间更甚，并伴有头面等暴露部位剧烈瘙痒，纳眠欠佳，大便稀溏，小便灼热，夜尿 5~6 次每晚。

既往史：患心脏病 5 年余，自觉心累；慢性咽炎 20 余年，自觉咽部有时有痰。

检查：皮损见于四肢屈侧，为红色小丘疹，皮损处可见抓痕，抓破处有少许渗出，自诉瘙痒剧烈，夜间更甚，头面部皮肤色稍红，上覆少量鳞屑，瘙痒剧烈，未见皮疹，双上睑色红稍肿，自觉瘙痒，可见抓痕。

脉象：弦。

舌象：舌苔薄黄腻，质常。

西医诊断：特应性皮炎；日光疹。

中医诊断：四弯风伴日晒疮。

辨证：血虚风燥证。

治法：健脾除湿，祛风止痒。

处方：加味四君子汤加减。

南沙参 30g	茯苓 20g	炒白术 15g	琥珀 15g
金钱草 30g	马齿苋 20g	野菊花 10g	忍冬藤 30g
连翘 15g	川射干 15g	牡丹皮 15g	龙骨 20g
紫荆皮 20g	石决明 30g	地肤子 30g	磁石 30g
苦参 10g	徐长卿 15g	檀香 3g（冲服）	生甘草 6g

7 剂，水煎服，每日 1 剂，每次 150ml，饭后半小时温服，日三服。

嘱患者四肢皮损处保持干燥，少接触水，尽可能少沐浴，即使沐浴，以清水洗净即可，不可使用香皂、沐浴露等，头面部注意防晒，外涂食用橄榄油滋润皮肤。

二诊：患者服药后皮损减轻，色红减，仅下肢皮疹稍红，瘙痒减轻，自诉夜尿较前减少，夜间时有流涎，舌苔薄黄腻，质常，脉弦，小便仍黄，大便稀。治疗有效，继续守方加减，加重楼 10g、野菊花 15g、黄芩 15g，再进 7 剂，注意同前。

三诊：患者服药后皮疹新发少，尿灼热，夜间流涎好转，纳可，眠差，小便灼热有泡沫，大便 2~3 次/日。舌苔薄黄腻，质常，脉弦。守方加减，前方去苦参、磁石、徐长卿，加杜仲 20g、马勃 15g、黄精 30g、椒目 10g、芦根 30g、重楼 10g，再进 7 剂，注意同前。

四诊：皮损无新发，无其他不适，守方再进 10 剂。随访患者，病情稳定。

病案 4　赵某某，男，19 岁，学生。初诊日期：2012 年 12 月 7 日。

主诉：全身皮肤干燥、瘙痒 19 年。

现病史：患者出生后不久即出现全身皮肤干燥、瘙痒，其上可见散在小丘疹，曾于多家医院就诊，诊断为"湿疹"，外用多种药物（具体不详）后无明显好转。上述症状逐渐加重，自觉瘙痒剧烈，夜间为甚，纳可，眠差，二便正常。平素汗少，仅双腋下汗出。

检查：全身皮肤干燥，瘙痒，其上可见散在小丘疹，皮损处可见少许抓痕，自觉瘙痒剧烈，夜间为甚，皮损以四肢屈侧为甚。

脉象：弦数。

舌象：舌苔薄黄，舌尖红。

西医诊断：特应性皮炎。

中医诊断：四弯风。

辨证：血虚风燥证。

治法：健脾除湿，滋阴清热，祛风止痒。

处方：加味四君子加减。

南沙参 30g	茯苓 20g	白术 15g	玄参 20g
麦冬 10g	桔梗 10g	马齿苋 20g	野菊花 15g
黄芩 15g	川射干 15g	牡丹皮 15g	龙齿 20g
紫荆皮 20g	石决明 20g	地肤子 30g	磁石 30g
徐长卿 15g	地骨皮 20g	檀香 3g（冲服）	生甘草 6g

14 剂，水煎服，每日 1 剂，每次 150ml，饭后半小时温服，日三服。

嘱患者皮损处保持干燥，少接触水，尽可能少沐浴，即使沐浴，以清水洗净即可，不可使用香皂、沐浴液等，外涂食用橄榄油滋润皮肤。注意忌口。

二诊：患者服药 10 天左右病情好转，皮损瘙痒减轻，皮损新发少，于 4 天前吃火锅后病情加重，皮肤干燥明显，新发小丘疹，瘙痒加重，纳可，失眠，二便正常，舌苔薄黄腻，质常，脉弦。治疗有效，继续守方加减，加生石膏15g、酸枣仁20g、柏子仁15g、茯神15g、重楼10g，再进22剂，注意同前。

三诊：患者服药后皮疹减轻，现皮肤干燥、粗糙、瘙痒，纳可，眠欠佳，二便正常。舌苔薄黄腻，质常，脉弦。予四君子汤合消风散加减：南沙参30g、茯苓20g、白术15g、马齿苋20g、忍冬藤30g、连翘15g、牡丹皮15g、川射干15g、龙骨20g、紫荆皮20g、石决明20g、地肤子30g、重楼10g、徐长卿10g、地骨皮20g、檀香3g（冲服）、生甘草6g。再进14剂。

四诊：患者皮疹时有反复，纳可，眠尚可，二便正常。舌苔薄黄，质常，脉弦。守方加减，予前方加二至丸调理。嘱患者间歇服药调理。

病案5 田某某，男，69岁，退休。初诊日期：2011年7月12日。

主诉：全身皮肤丘疹伴渗出、瘙痒2年余。

现病史：患者无明显诱因出现皮肤丘疹，瘙痒剧烈，其上可见散在小丘疹，曾于多处就诊，诊断为"湿疹"。外用多种药物（具体不详）后无明显好转，上述症状逐渐加重，皮损泛发全身，纳尚可，口干，自觉腹部胀气，眠可，大便先干后稀，小便排出不畅。

既往史：患高血压6年，自行服药控制；前列腺肥大4年；关节炎4年，自觉左肘关节疼痛。

检查：全身皮肤散发小丘疹，以四肢多见，瘙痒剧烈，抓破有渗出，部分皮损干燥、肥厚，上覆少量鳞屑及抓痕。

脉象：细数。

舌象：舌苔薄黄腻，质稍干。

西医诊断：特应性皮炎。

中医诊断：湿疮。

辨证：血虚风燥证。

治法：健脾除湿，滋阴清热，祛风止痒。

处方：加味四君子汤加减。

南沙参30g	茯苓20g	炒白术20g	琥珀15g
金钱草30g	马齿苋20g	野菊花15g	黄芩15g
川射干15g	牡丹皮15g	龙骨20g	紫荆皮20g
老鹳草20g	骨碎补30g	地肤子30g	徐长卿20g
桑枝15g	牛膝15g	檀香3g（冲服）	生甘草6g

7剂，水煎服，每日1剂，每次150ml，饭后半小时温服，日三服。

嘱患者皮损处保持干燥，少接触水，尽可能少沐浴，即使沐浴，以清水洗净即可，不可使用香皂、沐浴露等，外涂食用橄榄油滋润皮肤。注意忌口。

二诊：患者服药后皮损减轻，以上肢减轻明显。现自觉头昏，时流眼泪，上周流鼻血一次，胃部反酸、胀气，矢气频转，二便调，仍口干，舌苔薄黄腻，质常，脉弦。治疗有效，继续守方加减，于前方去桑枝、牛膝，加菊花 10g、九香虫 15g、辛夷 15g、苍耳子 15g、合欢皮 20g。又进 7 剂。

三诊：患者服药后皮损渗出减少，部分结痂，右侧皮损轻于左侧。现自觉瘙痒、口干，于丑时至寅时加重，小便调，大便先干后稀；舌苔薄黄腻，质常，脉弦滑。予前方去琥金散、地肤子、徐长卿、九香虫，加桑白皮 15g、地骨皮 20g，再进 7 剂。病情稳定，控制效果可，未再有大发作。

病案 6 贺某，女，27 岁，职员。初诊日期：2009 年 9 月 5 日。

主诉：右腘窝处湿疹伴感染 3 月余。

现病史：患者无明显诱因出现右腘窝处小丘疹，瘙痒明显，搔抓后皮损红肿，渗出大量黄色脓性分泌物，外用多种药物（具体不详）后无明显好转。患者为求进一步诊治，遂来就诊，纳眠可，小便频，大便秘结。

既往史：慢性肾炎病史 2 年。

检查：右腘窝处皮肤潮红，上覆厚黄痂壳，边界清楚，偶有脓性分泌物及渗出，皮温升高，痒痛交作。

脉象：弦滑。

舌象：舌苔薄黄腻，舌尖红。

西医诊断：特应性皮炎。

中医诊断：湿疮。

辨证：湿热蕴结证。

治法：健脾除湿，清热祛风。

处方：加味四君子汤加减。

南沙参 30g	茯苓 20g	生白术 15g	瓜蒌子 30g
牛蒡子 30g	桑白皮 15g	地骨皮 20g	马齿苋 20g
野菊花 15g	忍冬藤 30g	连翘 15g	川射干 15g
牡丹皮 15g	龙骨 20g	紫荆皮 20g	地肤子 30g
石决明 30g	车前草 20g	檀香 3g（冲服）	生甘草 3g

14 剂，水煎服，每日 1 剂，每次 150ml，饭后半小时温服，日三服。

嘱患者皮损处保持干燥，少接触水，外涂食用橄榄油滋润皮肤。注意忌口。

二诊：患者服药后皮损干燥结痂，无渗出，疼痛减轻，局部灼热感减轻，时有瘙痒，大便通畅，小便频，舌苔薄黄，质常，脉弦。治疗有效，继续守方加减，于前方去石决明、车前草，加女贞子 30g、墨旱莲 15g。再进 7 剂。

三诊：患者服药后皮损部分痂壳脱落，露出红色新肉，瘙痒减轻，自诉月经量少，大便正常，小便频，舌苔薄黄，质常，脉弦。予前方去牛蒡子、桑白皮，加黄芩 15g。再进 7 剂。

四诊：患者痂壳已全部脱落，露出红色新肉，瘙痒轻，大便稍干，小便频，舌苔薄黄，质常，脉弦。前方去瓜蒌子、地肤子，加决明子 30g、益母草 15g、鸡血藤 30g、桑叶 15g。再进 14 剂调理而愈。

病案 7 赵某某，女，3 岁 2 月。初诊日期：2008 年 3 月 12 日。

主诉：右上臂红色小丘疹，伴渗出、瘙痒 3 个月。

现病史：患者无明显诱因于 3 个月前双上臂出现潮红，继而出现红色小丘疹，瘙痒明显，搔抓后皮损红肿、渗出，外用多种药物后无明显好转（具体不详）。为求进一步诊治，遂来就诊，纳眠可，二便正常。

检查：双上臂约 4cm×5cm 皮损，皮肤潮红，散在分布红色小丘疹，瘙痒明显，抓破后皮损红肿、渗出。

指纹：色青。

舌象：舌苔薄黄，质常。

西医诊断：特应性皮炎。

中医诊断：湿疮。

辨证：湿热蕴结证。

治法：健脾除湿，清热祛风。

处方：加味四君子加减。

南沙参 15g	茯苓 10g	生白术 5g	地骨皮 10g
马齿苋 10g	野菊花 5g	黄芩 10g	川射干 5g
牡丹皮 10g	龙骨 10g	紫荆皮 10g	地肤子 15g
石决明 15g	徐长卿 5g	苦参 5g	檀香 1g（冲服）
生甘草 3g			

3 剂，水煎服，两日 1 剂，每日 3 次，每次 80ml，饭后半小时温服。

嘱患者皮损处保持干燥，少接触水，外涂食用橄榄油滋润皮肤，注意忌口。

二诊：患者服药后皮损渗出减少，新发少，仍色红、瘙痒，二便正常，舌苔薄黄，质常，指纹青紫。治疗有效，继续守方加减，于前方去茯苓，加重楼 5g、白土苓 15g。再进 3 剂，注意同前。嘱患者家长用鲜马齿苋榨汁外涂患处，以清热解毒、渗湿止痒。

三诊：患者服药后皮损部分结痂，边缘红，瘙痒，左侧皮损明显缩小（约

3cm×3cm），纳眠可，二便正常，舌苔薄黄，质常，指纹青紫。前方去白土苓，加蒲公英 10g，再进 3 剂。

四诊：患者于 4 日前食用红薯叶包子后瘙痒、渗出加重，先皮损有渗出，稍肿胀，纳欠佳，眠可，二便正常，舌苔薄黄，质常，指纹青紫。前方去蒲公英，加桑白皮 10g、金荞麦 15g，再进 3 剂。

五诊：患者服药后渗出减少，部分痂壳脱落，基底潮红，左上臂渗出已无，右上臂仍有少许渗出，纳欠佳，眠可，二便正常，舌苔薄黄，质常，指纹青紫。前方去石决明、金荞麦、桑白皮，加连翘 10g、鸡矢藤 15g、川银花 5g，再进 3 剂。

六诊：痂壳完全脱落，基底已无潮红，无渗出，瘙痒轻微。守方再进 3 剂。

七诊：患儿皮损基本消退，无瘙痒，嘱患儿皮损处保持干燥，少接触水，外涂食用橄榄油滋润皮肤。注意忌口。

四妙勇安汤

【组成】忍冬藤 40g，玄参 30g，当归 20g，生甘草 6~10g。

【功效】清热解毒，活血止痛。

【主治】脱疽、瓜藤缠、冻疮化热、股肿、臁疮、下肢蛇串疮、下肢丹毒、玫瑰糠疹、荨麻疹性血管炎等，属热毒炽盛之证候者。

【组方特色】本方首见于《石室秘录》，载方于《验方新编》卷二。《验方新编》中云："宜用顶大甘草，研极细末，用香麻油调敷。要敷极厚，一日一换，不可间断，忌食发物。不出十日必愈，真神方也。再用金银花、元参各三钱，当归二两，甘草一两，水煎服，一连十剂，永无后患。药味不可减少，减则不效，并忌抓擦为要。"原方中金银花甘寒入心，善于清热解毒，故重用为主药；当归活血散瘀，玄参泻火解毒为臣；佐以生甘草清解百毒，配金银花以加强清热解毒之力。四药合用，既能清热解毒，又能活血散瘀，是治疗脱疽热毒证的良方。"四妙"者，言本方药仅为四味，临床功效绝妙，只要药物用量大力专，服药之后，药力勇猛迅速，使邪祛病除，这是"四妙勇安汤"方名之由来。艾老易金银花为忍冬藤，忍冬藤为忍冬的茎叶，又名银花藤。秋冬割取带叶的嫩枝，晒干，生用。性味功效与金银花相似，常作金银花的代用品。唯解毒作用不及金银花，但另有通经络作用，可祛风热阻络、止疼痛，治疗风湿热痹。用于此方，更能体现其药用价值。

【方证要点】本方对治疗脱疽溃烂，热毒正盛，而阴血耗伤者甚为合适。特别对于治疗阴虚夹湿热的脱疽患者最为有效，但对其他型的脱疽无效，应以辨证施治为当。具体方证要点如下。

（1）患者体质较健康。

（2）甘草大量使用时，最多连服7剂。

（3）热毒炽盛之证。

（4）舌红，苔黄腻，脉弦数。

【加减变化】阴伤甚而口干、渴饮者，加天花粉、生石膏、知母、生山药等；有水肿而小便短赤者，加猪苓等；大便秘结者，加大黄、芒硝、决明子、牛蒡子等；有心血管系统疾病者，甘草应减量；如湿热重时，可加黄柏、苍术、泽泻、薏苡仁等；血瘀明显者，加桃仁、红花、丹参、土鳖虫等；气血两虚者，加南沙参、黄芪、炒白术、鸡血藤等；湿毒而痒重时，加土茯苓、苦参、白鲜皮等。

【使用禁忌】凡阳虚证，见四肢畏寒、麻木、厥冷、肤色苍白、脉细数、舌质淡、胃肠虚弱、大便溏泻等禁用。肾功能不全者应慎用，如是阳虚之证应禁用。误用易致阳气更虚，精血亏损。

服此方时，禁食荤腥海味、辛辣大油之品，孕妇慎用，儿童与老年人酌情减量。

【经典案例】

病案1 吴某，62岁。初诊日期：2008年3月24日。

主诉：曾于2个月前因2型糖尿病在内分泌科住院，经中西医治疗20天，血糖控制稳定。后于家中自行搔抓左足，溃破，饮食不节，溃破逐渐扩大，滋水淋漓。发热，口渴。

检查：左足皮色紫暗，肿势明显，灼热疼痛，溃烂腐臭。

脉象：弦数。

舌象：舌红，苔黄腻。

西医诊断：2型糖尿病；糖尿病足。

中医诊断：脱疽。

辨证：热毒瘀滞证。

治法：清热解毒，活血止痛。

处方：四妙勇安汤。

　　　　金银花45g　　　玄参45g　　　　当归30g　　　　甘草15g

15剂，水煎服，每日1剂。

二诊：前述症状减轻。复查血常规：WBC 9.68×10^9/L，NEU 6.53×10^9/L，PLT 287.0×10^9/L，PCT 0.21%，HCT 41.2%。仍守方，共服30余剂而愈。

病案 2 蒋某，男，75 岁。初诊日期：2006 年 4 月 17 日。

主诉：左食指尖起疱伴冷痛 20 余天，变黑加重半月余。

现病史：20 天前，患者突然发现左手食指点状黄疱，微冷痛，入热水中好转，约经 1 周时间，上述皮损先后侵及双手多个手指，色黑浸漫，痛不可忍，以早晚为甚，遂到某西医院就诊，诊断为：闭塞性动脉硬化症（ASO），经治疗（具体不详）后十手指尖、左脚大趾尖变黑，遂建议其截肢治疗。症见手指冷痛，纳差，眠差，口渴。既往无糖尿病、高血压等病史，有嗜烟、酒史，余无特殊。

检查：双手食指、中指、无名指第二指关节以上，呈干性坏疽，皮温低，双手无名指点状黄疱，双手十指指甲处亦可见不同程度变黑坏疽，手指肿胀，左足大趾呈干性坏疽。

脉象：弦细，跌阳脉微尚存。

舌象：舌光红绛如猪腰，少津。

西医诊断：闭塞性动脉硬化症。

中医诊断：脱疽。

辨证：气阴两虚，热毒蕴结，瘀阻脉络证。

治法：益气养阴，清热解毒，活血化瘀，通络止痛。

处方：四妙勇安汤合顾步汤、活络效灵丹加减。

生黄芪 50g	太子参 30g	北沙参 30g	天花粉 20g
石斛 30g	玄参 30g	忍冬藤 30g	当归 30g
丹参 40g	制乳香 10g	制没药 10g	水蛭 10g
土鳖虫 15g	虻虫 3g	蜈蚣 1 条	路路通 15g
延胡索 30g	威灵仙 30g	山药 30g	焦山楂 30g
焦神曲 30g	炒麦芽 30g	甘草 6g	

6 剂，水煎服。

外治：清洁消毒，保持干燥，有分泌物的创面用海浮散，外盖紫草油纱布；无分泌物创面，消毒后，保温、干燥、防伤包扎。

二诊：冷痛稍减，黑色渐向指端消退，以左手食指好转明显，指部皮肤干燥，余症同前。上方太子参加至 50g，加明沙参 30g、酸枣仁 30g、二至丸，再服 20 余剂。

三诊：左手食指皮肤颜色已明显接近正常，仅余中指末节指头部、右手无名指指尖坏疽，余两指正常皮肤逐渐增多，微痛，手指肿胀明显减轻。上方去威灵仙、二至丸、焦山楂、焦神曲、炒麦芽；为增益气和营、推陈出新之力，加生黄芪至 80g、丹参至 50g、忍冬藤至 40g，加鸡血藤 30g、鹿角霜 6g、制何首乌 30g、升麻 3g，再服 20 余剂，后随症加减。

四诊：2006 年 10 月 16 日，双手及足部坏疽脱落，新指尖皮色温度正常，疼痛轻微，基本痊愈，巩固治疗。随访半年余，无复发。

柴芍龙牡汤

【组成】柴胡 10g，芍药 10g，龙骨 20g，牡蛎 20g。

【功效】疏肝解郁，养阴益肾，安神止痒。

【主治】因肝郁不舒所致的皮肤病，如摄领疮、油风、瘾疹、鼃黑斑，证属肝木不舒、肝阳上亢、肝肾不调、水不涵木者。

【组方特色】本方为艾老治疗皮肤病经验方，由《伤寒论》柴胡加龙骨牡蛎汤化裁而成。《外科正宗》指出："内之症或不及其外，外之症则必根于其内也。此而不得其方，肤俞之疾亦膏肓之莫救矣。"肝为刚脏，体阴用阳，其气最易横逆。故以白芍养血柔肝，敛肝阴、缓肝气，白芍有抑肝木之说。柴胡具有条达肝气、疏肝解郁之功。两药配伍，疏柔相济，动静结合，体用兼顾。柴胡苦辛，芳香疏泄，其性升散，有辛散劫阴之说，若与敛阴柔肝之白芍配伍可防其弊。《医学衷中参西录》曰："龙骨……能安魂，牡蛎……能强魄。魂魄安强，精神自足，虚弱自愈也。是龙骨、牡蛎，固为补魂魄精神之妙药也。"牡蛎敛阴潜阳，固精涩精，固涩止汗，软坚化痰，并能收敛止带。龙骨平肝潜阳，镇静安神，固精敛汗，收敛固脱。两药相互为用，增强安神、潜阳、固涩、固精作用，以治疗心神不宁、肝阳上亢、精气不固、汗出不止等证。《外科正宗》指出："形势虽出于外，而受病之源实在内也。"皮肤病的病因中，情志因素所占比例较大，遂本方着眼于肝，兼顾心肾，升降结合，散敛相济，调理气血，调和阴阳，具有疏肝解郁、养阴益肾、安神止痒之功。

【方证要点】皮肤病见肝郁不舒者，加减使用。具体方证要点为：烦躁易怒，失眠，随情绪不佳而皮肤病症状加重，如瘙痒明显、皮损增多，舌红或暗红，脉弦。

【加减变化】阴虚者，加女贞子、墨旱莲滋阴补肾，首乌藤、酸枣仁养心安神、益阴止痒；血热者，加石膏、生地黄两清气血；肾虚者，可合用六味地黄丸；外感者，可加荆芥、防风祛风外出。

【使用禁忌】皮肤病伴情绪低落、气血亏虚者慎用。柴胡的用量不宜过大，过大则有耗气伤阴的风险。脾胃虚寒、大便稀者应适当减少白芍用量。

【经典案例】

病案 1 张某，男，27 岁。初诊时间：2015 年 6 月 17 日。

主诉：颈项部皮肤丘疹伴瘙痒 3 个月，加重 2 周。

现病史：3 个月前颈项部出现少量丘疹，伴瘙痒，外用软膏（具体不详）后稍缓解，未予正规治疗。此后皮损渐次加重，皮损呈片状，触之皮肤粗糙、肥厚，伴皮屑，瘙痒明显，夜间尤甚，痒痛交加，纳差，眠差，二便调。

检查：颈项部皮肤可见红色扁平丘疹，融合成片，皮损肥厚，少许皮屑伴抓痕、血痂。

脉象：弦。

舌象：舌红，苔薄白。

西医诊断：神经性皮炎。

中医诊断：摄领疮。

辨证：肝郁不舒，血热生风证。

治法：疏肝解郁，凉血止痒。

处方：柴芍龙牡汤加减。

柴胡 10g	白芍 20g	龙骨 20g	牡蛎 20g
茯神 20g	生地黄 20g	忍冬藤 30g	牡丹皮 15g
猫爪草 15g	僵蚕 10g	白鲜皮 20g	徐长卿 10g
甘草 6g			

7 剂，水煎服，每日 1 剂。

外用冷湿敷后，涂食用初榨橄榄油后封包疗法。

二诊：患者诉瘙痒较前缓解，夜间睡眠好转，皮损颜色较前变淡。舌红，苔少，脉细，考虑为伤阴所致。加首乌藤 20g、酸枣仁 30g、女贞子 30g、墨旱莲 15g，继服 7 剂。嘱患者每天用食用橄榄油涂抹皮损处，再封包 1~2 个小时，并调整生活状态，适当减压。再以前方随症加减，1 月余后皮损基本恢复正常，继续巩固治疗。

病案 2 李某，女，67 岁，教师退休。初诊日期：2013 年 1 月 21 日。

主诉：全身多处皮肤增厚伴瘙痒 4 年。

现病史：患者 4 年前因情绪紧张出现双下肢脚踝、腘窝、腹股沟、腰部等处皮肤瘙痒，搔抓后皮损变厚，干燥、脱屑。就诊于当地医院，诊断为"神经性皮炎"，口服及外用药物（具体不详）无效。皮损逐渐泛发全身，瘙痒难忍。为求诊治，遂来我院。症见皮损瘙痒剧烈，难以忍受，尤以情绪激动时明显。纳可，眠差，入睡困难，二便正常。

检查：双下肢脚踝、腘窝、腹股沟、腰部、颈部等处皮肤肥厚、干燥，有脱屑，皮损呈苔藓样变。双下肢胫前皮损色素沉着。

脉象：弦。

舌象：舌质尖红，边齿印，舌苔薄黄。

西医诊断：神经性皮炎。

中医诊断：白疕。

辨证：阴虚化燥。

治法：滋阴润燥，祛风止痒。

处方：柴芍龙牡汤合简化消风散加减。

竹叶柴胡 10g	白芍 20g	龙骨 30g	牡蛎 20g
忍冬藤 30g	连翘 15g	牡丹皮 15g	紫荆皮 20g
川射干 15g	女贞子 30g	墨旱莲 15g	玄参 20g
合欢皮 20g	黄芩 15g	栀子 15g	瓜蒌子 30g
酸枣仁 20g	柏子仁 20g	首乌藤 30g	生甘草 6g

30剂，水煎服，每日1剂，分3次，每次150ml，饭后半小时温服。嘱患者保持心情愉快，皮损肥厚处以食用橄榄油封包。

二诊：颈部神经性皮炎，中心自愈，边界有丘疹，双下肢胫前皮损色素沉着；瘙痒明显减轻；口干，晨起尤甚，饮多不止渴；眠差，大便稀；舌质尖红，舌苔薄黄，脉弦细。辨证：阴虚化燥。治法：滋阴润燥，祛风止痒。处方：简化消风散加减。药物：南沙参30g、茯苓20g、白术15g、龙骨30g、牡蛎20g、忍冬藤30g、连翘15g、牡丹皮15g、紫荆皮20g、川射干15g、女贞子30g、墨旱莲15g、粉葛20g、金荞麦30g、酸枣仁20g、柏子仁20g、茯神20g、生甘草6g。30剂，水煎服，每日1剂，分3次，每次150ml，饭后半小时温服。

三诊：服药后瘙痒明显缓解，皮损变薄，未见明显脱屑。晨起口干较前缓解，睡眠有改善。大便不稀。舌质胖边齿印，舌苔薄黄，脉弦细。辨证：阴虚化燥。治法：滋阴润燥，祛风止痒，宁心安神。药物：上方去金荞麦、茯神，加徐长卿15g清热解毒、石决明30g安神止痒。后随访患者，皮损变薄，后至消退，瘙痒明显缓解，睡眠亦明显改善，无特殊不适。

病案3 张某，男，39岁，司机。初诊日期：2010年3月17日。

主诉：颈项部、外耳道反复皮损伴瘙痒10余年，加重1周。

现病史：患者自诉皮损外用激素软膏后缓解，易反复发作。平时工作压力较大，嗜烟酒，常熬夜。夜间瘙痒明显，时有触痛，入睡困难，纳可，眠差，二便调。

检查：颈后、两侧及耳后皮肤可见红色苔藓样丘疹，融合成片，皮损肥厚，伴抓痕。

脉象：弦。

舌象：舌质红，舌苔薄白。

西医诊断：神经性皮炎。

中医诊断：白疕。

辨证：肝郁不舒，血热生风证。

治法：疏肝解郁，凉血止痒。

处方：柴芍龙牡汤合凉血消风散加减。

柴胡 10g	白芍 20g	龙骨 20g	牡蛎 20g
茯神 20g	水牛角粉 20g	生地黄 20g	牡丹皮 15g
僵蚕 10g	合欢皮 15g	灵磁石 20g	甘草 6g

7剂，水煎服，每日1剂。

二诊：患者诉现已停用外用药膏，皮损颜色较前变暗，面积稍微缩小，疼痛缓解，仍瘙痒，夜间睡眠有所好转，舌质红，舌苔少，考虑为伤阴所致。前方去水牛角粉，加首乌藤20g、酸枣仁30g、女贞子30g、墨旱莲15g。继服7剂，并嘱患者以冷茶水冷敷患处。再以前方随症加减，2个月后皮损恢复正常，心情、睡眠均好转。

病案4 郑某某，女，24岁。初诊日期：2010年10月20日。

主诉：全身反复风团伴瘙痒4年。

现病史：4年前不明原因全身发作风团，大小不等，数目较多，瘙痒剧烈。于当地医院诊为"荨麻疹"，给予静脉输液治疗，风团消失。后风团仍时有发作，遇情绪紧张、食辛辣之品时加重。近1个月每日睡前发作1次，每次持续约1~2小时消退，自述发作时风团色红，瘙痒明显，影响入睡。口干、心烦、眠差、纳可、二便调。

检查：划痕征（+）。

脉象：细数。

舌象：舌质红偏瘦，苔薄黄。

西医诊断：慢性荨麻疹。

中医诊断：瘾疹。

辨证：阴虚血热证。

治法：养阴清热，祛风止痒。

处方：柴芍龙牡汤加减。

柴胡 10g	白芍 20g	龙骨 20g	牡蛎 20g
荆芥 15g	石膏 30g	生地黄 15g	丹参 20g
牡丹皮 15	地骨皮 20g	合欢皮 20g	刺猬皮 20g
鹤虱 10g	甘草 6g		

10 剂，水煎服，每日 1 剂。

二诊：服药 10 天后，患者诉风团发作间隔时间延长，近 10 日仅发作 2 次，每次持续时间约 30 分钟，瘙痒减轻，睡眠仍较差。前方加用石决明 20g、灵磁石 30g，加强重镇安神之功，后续以养血柔肝、通络止痒为大法，3 个月后，患者诉皮损基本未发作。

病案5 曾某，男，28 岁。初诊日期：2010 年 9 月 27 日。

主诉：头发、眉毛全部脱落 6 个月余。

现病史：6 个月前，患者在较长时间失眠基础上，剧烈情感刺激后出现头发片状脱落，迅速出现全部头发脱发，累及眉毛。曾在某医院采用口服糖皮质激素治疗 3 个月余无明显疗效，又行局部封闭治疗，因无法忍受局部封闭时剧烈疼痛至艾儒棣教授处寻求中医疗法。症见头发及眉毛全部脱落，头皮光亮，轻微瘙痒，伴失眠，大便稀。

既往史：确诊溃疡性结肠炎 2 年余。

检查：头发及眉毛全部脱落，头皮光亮，皮肤油脂分泌多。

脉象：细弦。

舌象：舌质淡红，苔白厚腻。

西医诊断：弥漫性脱发。

中医诊断：发蛀脱发。

辨证：肝郁脾虚，湿邪蕴阻证。

治法：疏肝解郁，燥湿健脾。

处方：柴芍龙牡汤加减。

龙骨 20g	牡蛎 20g	柴胡 10g	白芍 20g
侧柏叶 20g	杏仁 10g	首乌藤 20g	路路通 15g
苍术 6g	白术 6g	薏苡仁 20g	黄柏 15g
甘草 6g			

10 剂，水煎服，1 日 3 次。

二诊：瘙痒稍缓解，效不更方，上方去苍术、黄柏，加地肤子 20g、苦参 10g 以加强燥湿止痒之效。

三诊：2011 年 1 月 5 日，头部毳毛开始生长，眉毛已长出，大便正常，去白术、薏苡仁，加用淫羊藿 15g 微微鼓动肾气，石菖蒲 6g 宣发开窍。

四诊：2011 年 4 月 28 日，毳毛生长良好，部分已明显变黑，睡眠明显好转，加鸡血藤 20g、丹参 20g 养血活血。

五诊：2011 年 6 月 11 日，70%~80% 头皮长出黑发，续以本方疏肝安神、健脾养血巩固治疗 3 个月。

六诊：2011 年 9 月 7 日复诊时头部已为黑发。随访 1 年半，患者病情稳定，偶有少许脱发，亦可自然生长。

桃红四物汤

【组成】桃仁 10g，红花 5g，生地黄 20g，白芍 20g，当归 6g，川芎 6g。

【功效】活血化瘀，养血补血。

【主治】本方适合蛇串疮、疣、瓜藤缠、白疕、紫癜风、瘾疹、风瘙痒、粉刺、红蝴蝶疮、慢性湿疹、黄褐斑、硬皮病、皮肤角化症、带状疱疹后遗神经痛、斑秃、黄褐斑等皮肤病，辨证属血虚血瘀之证候者。

【组方特色】桃红四物汤是《玉机微义》转引的《医垒元戎》中的一个方子，方名始见于清代吴谦《医宗金鉴》，为中医活血化瘀经典方剂之一，由四物汤加桃仁、红花组成，也称为加味四物汤。此方具有补血而不滞血、活血而不伤血的特点，为治疗血病通用之方。方中地黄、白芍是血中之血药，当归、川芎是血中之气药，阴阳动静相配，故既能补血，又能和血，加入活血祛瘀之桃仁、红花为主药，突出了活血化瘀的功效。由于桃仁、红花的活血作用比较缓和，再配合四物汤养血扶正，故本方是一首比较平和有效的活血祛瘀方剂。艾老使用本方时，多易熟地黄为生地黄。《神农本草经》说，生地黄"味甘，寒。主治折跌，绝筋，伤中，逐血痹，填骨髓，长肌肉"。《本草纲目》载："《本经》所谓干地黄者，即生地黄之干者也。"男子阴虚，宜用熟地黄；女子多血热，宜用生地黄。外感六淫是外科病发病的重要因素，而在发病过程中，风寒暑湿燥邪皆能化热生火，所以外科疾病的发生，尤以"热毒""火毒"最为常见，故用生地黄凉血解毒、消瘀，更能从根本上解决问题。

【方证要点】皮肤病症见皮疹肥厚、紫癜、赘生物、结节、肿块、囊肿、色素沉着等皆为血瘀之象；局部疼痛，固定不移，更为气滞血瘀、经络瘀阻之证候，均可使用桃红四物汤治疗。

艾老常在治疗带状疱疹的后遗神经痛时用到此方。艾老曾说，活血化瘀之类的药在银屑病的治疗过程中用不嫌晚，而在带状疱疹的治疗时用不嫌早。所以，此方在带状疱疹后遗神经痛的治疗中，常常还要加入玄参、乳香、没药、蜈蚣等缓痛化瘀通络之品。当然，在带状疱疹的治疗初期还是以清解湿热为主，活血为辅。

【加减变化】瘀血较重者，可将方中补血养阴之白芍换为活血祛瘀之赤芍；肝气郁滞、胸胁胀痛者，加柴胡、郁金；痛经者，加香附、乌药、益母草；气虚者，加生黄芪。

【使用禁忌】服此方时禁食荤腥海味、豆制品等食物。孕妇慎用，儿童与老年人酌情减量。

【经典案例】

病案 1 常某，女，40 岁。初诊日期：2009 年 4 月 5 日。

主诉：左手前臂外侧红斑、丘疱疹伴疼痛 3 天。

现病史：左手前臂外侧带状分布红斑、丘疹，基底暗红色，未见大水疱、脓疱，伴明显触痛，夜间疼痛较甚。患者诉近几月来，月经周期紊乱，经量少，色暗红，夹血块。发病前 2 周频繁熬夜加班。

检查：左手前臂外侧带状分布红斑、丘疹，基底暗红色，未见大水疱、脓疱，伴明显触痛。

脉象：弦细。

舌象：舌质暗，边有瘀斑，苔薄白。

西医诊断：带状疱疹。

中医诊断：蛇串疮。

辨证：气滞血瘀，肝火郁积证。

治法：活血化瘀，泻火解毒，消积通络。

处方：桃红四物汤加减。

桃仁 15g	红花 10g	当归 10g	生地黄 30g
玄参 15g	赤芍 20g	黄芩 15g	黄芪 30g
重楼 10g	土茯苓 15g	忍冬藤 20g	路路通 15
桑枝 10g	蜈蚣 1 条	甘草 6g	

6 剂，水煎服，每日 1 剂，每次 150ml，饭后半小时温服，日三服。

外用：二味拔毒散浓茶水调敷患处，每日 1~2 次。

二诊：服药 6 剂后，患者皮损明显减轻，疼痛明显缓解。守上方继服 3 剂，继续治疗，直至疾病痊愈。

病案 2 阮某，女，72 岁。初诊：2012 年 3 月 23 日。

主诉：左腰部疼痛 3 月余。

现病史：3 个月前，患者自觉腰部酸胀不适，后左腰部迅速出现片状红斑，其上簇集性水疱呈带状分布，疱壁薄，疱液澄清，自觉针刺样及烧灼样疼痛。于当地县医院，诊断为"带状疱疹"，予抗病毒等治疗后，水疱干涸、皮损消退后出院。出院后，患者左腰部疼痛持续不解，遂来我院门诊医治。

检查：一般情况尚可。

脉象：弦。

舌象：舌暗红，苔薄白。

西医诊断：带状疱疹后遗神经痛。

中医诊断：蛇串疮。

辨证：气滞血瘀证。

治法：活血化瘀，行气通络止痛。

处方：桃红四物汤加减。

桃仁 10g	红花 15g	当归 15g	川芎 10g
生地黄 15g	白芍 20g	陈皮 10g	半夏 10g
香附 6g	柴胡 5g	路路通 15g	制乳香 5g
制没药 5g	蜈蚣 1 条	枳壳 10g	甘草 6g

10 剂，水煎服，每日 1 剂，每次 150ml，饭后半小时温服，日三服。

服 10 剂后，患者疼痛明显减轻。继续守方守法治疗。

病案3 邱某，女，27 岁，教师。初诊日期：2007 年 3 月 19 日。

主诉：指端苍白发绀，双上肢、面、颈、腹部肿胀变硬 1 月余，加重半月。

现病史：因"指端苍白发绀，双上肢、面、颈、腹部肿胀变硬 1 月余，加重半月"入院。纳眠较差，二便调。入院后给予泼尼松 25mg 口服，2 次/天；丹参注射剂 30ml 静脉滴注，1 次/天；黄芪注射液 40ml 静脉滴注，1 次/天。

检查：生命体征平稳，心、肺、肾未见明显异常。皮肤科检查：颈部、腹部皮肤肿胀，有紧绷感；四肢皮肤变硬，有紧绷感；十指指端皮肤苍白、发绀，遇冷明显；额部皮肤有色素沉着；颈部、腹部亦见色素沉着；手背有片状色素减退斑。辅助检查：ALT 64U/L，AST 101U/L，ANA+（1：10000），SS-A（+）。

脉象：沉。

舌象：舌红，苔白。

西医诊断：硬皮病（系统性）。

中医诊断：皮痹。

辨证：气血亏虚，瘀血阻络证。

治法：补气养血，祛瘀通经。

处方：桃红四物汤加减。

党参 20g	炒白术 15g	茯苓 15g	桃仁 10g
红花 10g	山慈菇 10g	生地黄 15g	当归 15g
川芎 15g	赤芍 15g	郁金 15g	夏枯草 20g
路路通 15g	水蛭 10g	炙甘草 6g	

7剂，水煎服，每日1剂，每次150ml，饭后半小时温服，日三服。

二诊：2周后，出现四肢酸痛乏力，如厕难以起身。查体：四肢近端肌肉压痛明显，左下肢肌力3级，右下肢肌力4–级。检查心肌酶谱：AST 95U/L，LDH 487U/L，CK 1142U/L，CK–MB 95U/L，HBDH 367U/L。

修正诊断：西医诊断：重叠综合征（系统性硬皮病重叠多发性肌炎）。

中医诊断：皮痹；肌痹。

辨证：气血亏虚，瘀血阻络证。

泼尼松改为40mg口服，2次/天，并加用能量合剂。

另拟定一方，六味地黄丸合龟鹿二仙汤加减，与前方交替运用，处方如下。

熟地黄 15g	丹参 15g	山药 20g	泽泻 15g
鸡血藤 30g	黄精 20g	菟丝子 15g	黄芪 40g
当归 15g	川芎 15g	枸杞子 15g	麻黄 10g
鹿角胶 15g	龟甲胶 15g	生甘草 6g	

每方7剂，水煎服，每日1剂，每次150ml，饭后半小时温服，日3服。

三诊：2周后，随病情好转，泼尼松逐渐减量，并加用雷公藤多苷20mg口服，3次/天。

四诊：双下肢酸痛乏力消失，颈、腹部、双上肢及双侧肘膝关节紧绷感好转明显。查体：双上肢、腹部皮肤变软明显，四肢肌力5级。辅助检查：ALT 52U/L，AST 47U/L，CK 77U/L，CK–MB 38U/L，HBDH 332U/L。予香砂六君子汤加味。药物：党参15g、炒白术15g、茯苓15g、法半夏15g、陈皮15g、香附15g、砂仁20g、炙甘草6g、赤芍15g、当归15g、川芎15g、鸡血藤30g、蜈蚣4条、炙麻黄10g、肉桂10g。7剂，煎服法同上。遂于6月26日出院，出院带药为泼尼松，嘱服用方法为上午8时40mg，下午4时20mg；雷公藤多苷20mg口服，3次/天。出院1个月后随访，上述症状继续好转。纳食可，夜寐安，二便调。继续泼尼松40mg口服，1次/天；雷公藤多苷20mg口服，3次/天，并辨证用中药治疗。随访近1年，患者病情稳定。

仙方活命饮

【组成】忍冬藤30g，防风10g，白芷10g，赤芍15g，皂角刺30g，丹参30g。

【功效】清热解毒，消肿溃坚，活血止痛。

【主治】用于热毒壅盛、气血瘀滞的皮肤病，如溃疡、瘢痕疙瘩、脓疱疮、疖肿、褥疮、脱疽、瓜藤缠、冻疮、股肿、臁疮、蛇串疮、丹毒、痈疽等。

【组方特色】仙方活命饮首见于《校注妇人良方》。艾儒棣教授应时而变，去原方之归尾、贝母、甘草节、穿山甲、天花粉、乳香、没药、陈皮，新加丹参一味，易金银花为忍冬藤，删繁就简，在保留原方精髓的基础上，更加偏重通络止痛、活血化瘀、散结溃坚。忍冬藤清热解毒、通络止痛，且善下行，为君药。丹参、赤芍清热凉血、活血祛瘀，瘀去肿消痛止，均为臣药。白芷、防风辛温以散邪，予邪以出路，又消肿散结；皂角刺搜风拔毒，未成者解毒消肿散结，已成者托毒透脓溃坚；脓成即溃，脓溃排脓，可使脓去新肉生长，共为佐使。诸药相合，热毒得清，血瘀得行，溃坚自消，即成"一切疮疡，未成者即散，已成者即溃，又止痛消毒"之效。

【方证要点】凡有热毒壅盛、气血瘀滞，属阳证、实证的患者均可使用，尤宜于面部结节、囊肿、瘢痕型粉刺。具体方证要点为：皮损红、肿、热、痛，疮疡未作脓或已成脓均可使用。

【加减变化】本方由"疡门开手攻毒第一方"仙方活命饮化裁而来，实乃平剂，可随疮疡之阴阳而加寒热之品。热毒炽盛、红肿痛甚，加蒲公英、紫花地丁、连翘；血热者，加牡丹皮；血瘀者，加乳香、没药；气虚者，加黄芪、白术。还可依据疮疡肿毒所在部位之不同，加入不同之引经药。

【使用禁忌】气血亏虚、风寒湿外袭而无热毒瘀结的阴证疮疡者禁用。服用此方期间，禁食辛辣香燥油腻食物。

【经典案例】

病案1 侯某，女，78岁。初诊日期：2020年10月19日。

主诉：前胸瘢痕40余年，溃疡5月余，加重伴渗液1周。

现病史：患者40余年前因前胸抓破后出现增生性瘢痕，瘙痒，夏重冬轻。5个月前因瘢痕疙瘩瘙痒，再次抓破，久不愈合，外院予消毒、外用药膏（具体不详）治疗后缓解。1周前进食辛辣油腻食物后，瘢痕溃疡加重，伴渗液。素患眩晕，余无特殊。起病以来，神志清，食纳可，卧不安，二便调。

检查：前胸一皮色陈旧性瘢痕，呈蟹爪样分布，大小约20cm²。膻中部溃疡，溃疡面呈淡红色，伴淡黄色脓性分泌物，大小约0.4cm×0.5cm×1.5cm，边界清楚，糜烂渗出面积约2cm²，皮损总面积约20cm²。

脉象：弦细。

舌象：舌质红，苔薄黄。

西医诊断：瘢痕疙瘩伴溃疡。

中医诊断：瘢痕疙瘩伴溃疡。

辨证：气滞毒瘀，脾虚湿滞证。

治法：行气消肿止痛，益气健脾除湿，托毒排脓生肌。

处方：仙方活命饮加减。

忍冬藤 30g	白芷 10g	赤芍 15g	皂角刺 30g
丹参 30g	黄芪 40g	防风 10g	白术 15g
薏苡仁 15g	制乳香 5g	制没药 5g	藿香 20g
佩兰 15g	砂仁 5g（后下）	生甘草 6g	

12 剂，水煎服，每日 1 剂。

外用七星丹撒布疮面提脓生肌，外盖紫草油纱布。

二诊：8 日后溃疡渗液及脓性分泌物明显减少，疼痛减轻，糜烂面缩小。再易原方之砂仁、藿香、佩兰、乳香、没药为鸡血藤、北沙参、川芎、桔梗，如法煎服。局部疮面脓尽予生肌散撒布疮面，疮面外盖紫草油纱布，并用无菌纱布包扎固定。再治疗 20 余日后，疼痛消失，糜烂疮面逐渐缩小，基本向愈合发展，继续治疗至愈合。

病案 2 肖某某，男，29 岁，公务员。初诊日期：2013 年 4 月 1 日。

主诉：面部丘疹、脓疱 10 年。

现病史：患者 10 年前无明显诱因出现面部小结节，继而出现丘疹、脓疱，可挤出黄白色稠厚脓液，瘙痒不明显，部分皮损深在呈实性结节，色红，质硬，伴面部毛孔粗大，皮脂溢出多，自行外用多种祛痘产品（具体不详）后无好转。现面部可见皮损及明显色素沉着及瘢痕形成，瘙痒不明显。自觉工作时易心跳加快。纳眠可，二便正常。

检查：面部可见丘疹、脓疱，色红、肿胀，部分丘疹及脓疱顶部可见黄白色脓头，部分皮损深在，形成红肿结节，色红，质硬，按之有波动感，面部油脂多，毛孔粗大，可见多量愈后皮损色素沉着及瘢痕形成。

脉象：弦滑。

舌象：舌质常，舌苔薄黄腻。

西医诊断：面部痤疮。

中医诊断：粉刺。

辨证：肺经风热证。

治法：疏风宣肺清热，软坚散结。

处方：枇杷清肺饮合仙方活命饮加减。

生山楂 20g	枇杷叶 15g	黄芩 15g	栀子 15g
薏苡仁 30g	漏芦 30g	金银花 30g	防风 5g
白芷 5g	赤芍 10g	丹参 20g	重楼 10g
皂角刺 30g	连翘 10g	山慈菇 10g	夏枯草 15g
白花蛇舌草 20g	生甘草 6g		

14剂，水煎服，日1剂，每日3次，每次150ml，饭后半小时温服。嘱患者以清水洗净面部即可，不可使用洗面奶及化妆品，清洁面部后以橄榄油与蒸馏水1：4混合，外涂面部以促进皮损修复，滋润皮肤。忌食辛辣、上火之物。

二诊：患者服药后面部油脂分泌减少，左侧嘴角新发一结节，红肿质硬，触之疼痛，二便正常，舌苔薄黄腻，质常，脉弦。继续守方加减，于前方去漏芦，加天葵子10g。又进7剂。

三诊：患者服药后面部新发少，面部油脂仍多，二便正常，舌苔薄黄腻，质常，脉弦滑。予枇杷清肺饮合消风散加减：桑白皮15g、枇杷叶15g、黄芩15g、栀子15g、薏苡仁30g、漏芦30g、丹参30g、重楼10g、忍冬藤30g、连翘15g、牡丹皮15g、川射干15g、龙骨20g、紫荆皮20g、白花蛇舌草15g、生甘草6g、生山楂20g。又进30剂。

四诊：患者服药后面部新发少，面部油脂仍多，自觉时感心跳快，二便正常，舌苔薄黄腻，质常，脉弦滑。前方加蒲公英10g、野菊花10g、天葵子10g。又进5剂。病愈。

补血解毒汤

【组成】生黄芪40g，黄柏15g，山药30g，忍冬藤30g，桔梗10g，当归10g，连翘15g，牡丹皮15g，川牛膝15g，生甘草10g。

【功效】清解余毒，调和营卫，祛腐生肌。

【主治】一切疮疡溃后或溃疡久不收口，主要应用治疗各种原因引起的慢性溃疡患者。

【组方特色】方中重用生黄芪，其味甘，性微温，归脾、肺二经，功在补脾升阳、益肺固表、利尿消肿、托毒生肌；黄芪合山药、甘草益气健脾，体现了"重视调理脾胃的思想"，脾胃健运则可将疮疡邪毒化于无形而解。忍冬藤、连翘清热解毒，兼能疏解肌表；黄柏清热燥湿解毒、退虚热；桔梗开宣肺气，载药达于体表，四药相合清解疮疡溃后余毒。当归味甘、辛，性温，归心、肝二经，有补血活血之效，与黄芪相合取"当归补血汤"之意补气生血；牡丹皮清热凉血、活血散瘀、兼清虚热；川牛膝归肝、肾二经，可活血祛瘀、补肝肾、强筋骨、引火下行及利水通淋，四药同用化瘀以生新。

全方中生黄芪、山药、生甘草理脾胃，扶正气，托毒生肌；黄柏、忍冬藤、连翘、桔梗清解邪毒；当归、牡丹皮、川牛膝理血和营。诸药合用，则气血化源足，营卫调和，疮疡余毒得解，有推陈出新之功，促使溃疡早日愈合。

本方体现了注重调理脾胃的学术思想。脾胃运化正常，运行不息，生化无穷，则气血充盛，五脏六腑得以充养，而百病不生。《素问·生气通天论篇》云"营气不从，逆于肉理，乃生痈肿"，本方从疮疡形成的根本病机为出发点，适用于一切疮疡溃后或溃疡性疾病的治疗。

【方证要点】本方对一切疮疡溃后或溃疡久不收口等各种原因引起的慢性溃疡患者最为适宜。若初发溃疡或溃疡初期时则不宜用。具体方证要点如下。

（1）溃疡溃后。

（2）慢性病程。

（3）久不收口。

（4）舌暗，苔薄黄，脉弦细。

【加减变化】若腹胀、便溏，加苍术、陈皮、大腹皮；舌苔黄腻者，加茵陈、藿香、佩兰等；大便干结者，加瓜蒌子、火麻仁、决明子；纳差者，加四君子汤；眠差者，加酸枣仁、珍珠母、磁石、石决明。

【使用禁忌】服用此方时，切忌辛燥、油腻之品，切忌熬夜，患处切勿接触刺激性物品。孕妇慎用，儿童及老年人可酌情减量。

【经典案例】

病案 1 常某，男，59 岁。初诊日期：2014 年 07 月 20 日。

主诉：发现双下肢静脉曲张 7 年，反复双下肢溃疡 5 年。

现病史：患者 7 年前于当地医院行血管彩超后诊断为双下肢静脉曲张；5 年前双下肢开始出现散在少许黄豆至鸽子蛋大小浅溃疡，多次于当地医院经抗感染、艾利克湿敷、红外线照射等治疗后缓解，但溃疡反复发作，有逐渐加重趋势。半月前，患者外伤后双下肢先后出现多个小溃疡面，伴疼痛，经治疗后无好转。

检查：双下肢胫前见芝麻至黄豆大小的浅溃疡，伴剧烈疼痛，有少许脓血夹杂的分泌物，肉芽欠新鲜，部分溃疡上覆痂壳。

脉象：濡。

舌象：舌红，苔黄腻。

西医诊断：下肢慢性溃疡。

中医诊断：臁疮。

辨证：湿热瘀阻，邪毒蕴结证。

治法：除湿解毒，托毒生肌。

处方：补血解毒汤加减。

生黄芪 40g	黄柏 15g	山药 30g	忍冬藤 30g
桔梗 10g	当归 10g	连翘 15g	牡丹皮 15g
川牛膝 15g	薏苡仁 20g	玄参 20g	苍术 12g
生甘草 10g			

7 剂，水煎服，每日 1 剂。皮损处予艾利克浸泡后，生理盐水清洁，揭去痂壳，较大溃疡予七星丹飞布换药（见丹星点为度），余皮损处用艾利克（生理盐水稀释 5 倍）换药，再用无菌纱布包扎固定，每日换药 1 次。

二诊：治疗 1 周后，较小创面基本愈合，较大皮损面明显缩小，脓水减少，肉芽新鲜。再以原方去黄柏、苍术，如法煎服。皮损处用艾利克（生理盐水稀释 5 倍）换药，并用无菌纱布包扎固定。又经治疗月余后，全部溃疡面基本愈合。

病案 2 陈某，女，66 岁。初诊日期：2009 年 11 月 18 日。

主诉：骶尾部破溃流脓 1 年余。

现病史：1 年前患者感骶尾部皮肤瘙痒，搔抓后皮肤破溃出现两小孔，并流出少量脓液，于当地医院行输液及外科换药等治疗，效不显，为求进一步治疗求诊于我院。

既往史：患者 20 年前行直肠癌切除术，并于骶尾部行放射治疗。否认高血压、冠心病、糖尿病等病史。

检查：骶尾部可见一矩形暗色区，约 10cm×15cm 大小，上可见约 3cm×3cm 大小溃疡口，溃疡腔内可容一鸭蛋大小，内有大量黄白色脓液，伴有异味，溃疡面色苍白，擦之未见新鲜血液渗出，溃疡口皮肤瘙痒。此溃疡口上方可见一约 1cm 大小溃疡，可容 2~3 个棉签头大小。纳眠可，二便调。伤口分泌物培养结果：中间葡萄球菌。病理切片提示：骶尾部送检皮肤表皮小灶性糜烂伴部分鳞状上皮轻度非典型型增生。诊断为放射性溃疡。

脉象：弦细。

舌象：舌暗，苔薄黄。

西医诊断：放射性溃疡。

中医诊断：疮疡。

中医辨证：脾虚湿蕴，气血亏虚证。

治法：健脾除湿，补益气血，托毒生肌。

处方：补血解毒汤合四君子汤加减。

南沙参 30g　　炒白术 15g　　茯苓 20g　　忍冬藤 30g

连翘 15g　　　生黄芪 60g　　当归 15g　　怀山药 30g

桔梗 10g　　　川牛膝 15g　　鸡血藤 30g　　天花粉 15g

水蛭 10g　　　红花 10g　　　生甘草 6g

60 剂，水煎服，每日 1 剂。此期的外治法主要以消炎抗菌、减少分泌物为主，以聚维酮碘溶液换药，彻底清创后，将聚维酮碘纱条填塞于溃疡腔内，一日一换。

二诊：2 个月后，患者溃疡口脓性分泌物明显减少，异味明显减轻，溃疡大小无明显变化。分泌物减少期，异味减轻，辨证为气血亏虚、余毒留恋证，治以补益气血、托毒生肌，方以补血解毒汤合八珍汤加减。南沙参 30g、炒白术 15g、茯苓 20g、川芎 10g、白芍 20g、忍冬藤 30g、连翘 15g、生黄芪 60g、当归 15g、怀山药 30g、桔梗 10g、川牛膝 15g、鸡血藤 30g、水蛭 10g、红花 10g、生甘草 6g。此期用七星丹换药，以解毒、祛腐生肌。现患者继续使用七星丹换药，配合中药辨证治疗，未予输液治疗。

病案 3　洪某某，男，44 岁，个体户。初诊日期：2009 年 8 月 25 日。

主诉：下肢反复溃疡 2 年余，复发 10 余天。

现病史：2 年前患者右小腿内侧因被摩托车尾气烧伤后出现一处溃疡，于外院经输液及换药（具体用药不详）等治疗，1 月余后溃疡愈合，但小腿常出现一些红丘疹伴瘙痒，自搽药后皮疹可消。次年 6 月，患者右小腿溃疡复发，又在外院治疗半个多月，皮损好转不明显，查血糖及血压，发现血糖及血压增高，被诊断为糖尿病、高血压病，遂在内科住院治疗，配合换药，治疗 1 周后溃疡愈合而出院，但右小腿仍会出现一些红丘疹伴瘙痒。10 余天前，右小腿溃疡再次复发，并且左小腿也出现溃疡，伴有酸重感及轻度疼痛，溃疡周围瘙痒明显，故到本院就诊。

检查：患者右小腿内侧中下方一约 3.0cm×2.8cm 的溃疡，肉芽鲜红，有少许脓性分泌物，异味明显，溃疡周围皮肤暗红，皮温低，其上散在黄豆大小的溃疡，表面有结痂。左小腿内侧下方一约 1.1cm×1.1cm 的溃疡，有较多脓性分泌物及少许黑痂，异味明显，溃疡周围有红斑，皮温低。左内踝轻度凹陷性水肿。

脉象：滑数。

舌象：舌红，苔薄黄，舌苔根部腻。

西医诊断：下肢慢性溃疡。

中医诊断：臁疮。

辨证：湿热下注，湿毒瘀滞证。

治法：清热利湿，活血解毒，托疮生肌。

处方：补血解毒汤合四妙丸加减。

生黄芪 30g	当归 15g	忍冬藤 30g	连翘 10g
生黄柏 15g	川牛膝 15g	薏苡仁 30g	苍术 6g
川芎 15g	鹿角霜 8g	白芷 10g	桔梗 10g
车前草 15g	生甘草 6g		

5剂，每日1剂，水煎内服，每日服药3次，饭后服药。

外用方药物：漏芦100g、猪蹄1个，每日1剂。

二诊：按上述治疗方案，内服处方随症加减，外用疗法不变，从2009年8月25日至2009年10月2日，共服中药37剂。

三诊：2009年10月3日电话随访，患者溃疡已愈合，停止治疗，也未再复诊。治疗过程中，复查几次随机血糖，未见异常；血压140~150/80~90mmHg。

四诊：2010年11月24日复诊，见双侧溃疡全部愈合，留下萎缩性瘢痕，原溃疡周围皮肤大部分恢复正常，仅少部分为暗红色，无瘙痒疼痛等不适。

祛疣汤

【组成】马齿苋20g，板蓝根30g，防风10g，白芷6g，赤芍15g，木贼草30g，薏苡仁60g，重楼10g。

【功效】清热祛湿，解毒散结。

【主治】用于扁平疣、尖锐湿疣、多发性跖疣等疾病，见湿邪浊热结聚之证候者。

【组方特色】祛疣汤是治疗疣的常用方，从药物组成来看，偏于清热解毒凉血。方中马齿苋，性味酸寒，入大肠、肝、脾经，功能清热解毒利湿、凉血散血消肿，最善解痈肿毒热。板蓝根味苦性寒，归肺、心、胃经，功在清热解毒、凉血消肿。防风祛风解表，祛风湿，止痛。白芷祛风燥湿。赤芍清热凉血，散瘀止痛。重楼味苦，微寒，归心、肺、肝经，有清热解毒、消肿散结、止痉止痛之功。木贼草味甘、苦，性平，归心、肝、胃、膀胱经，功在清肝明目、止血、利尿通淋。薏苡仁性凉，味甘、淡，健脾渗湿，除痹止泻。诸药合用，共奏清热祛湿、解毒散结之功。

【方证要点】疮疡之疾，有阴有阳。疣很特别，属于半阴半阳之证，治疗得法则易愈，治疗不得法，则很难康复。薛己在《外科枢要·卷三·论疣子》中说："疣属肝胆少阳经风热血燥，或怒动肝火，或肝客淫气所致。盖肝热水涸，肾气不荣，故精亡而筋挛也。"认为本病病在少阳，其病机以虚证为本，本虚标实。故在治疗疣的方药中，加入平肝潜阳、清营凉血之品，会有更好的效果。

【加减变化】运用本方治疣时，需要根据皮损辨证加减。皮损坚硬、疼痛者，加猫爪草、皂角刺；发于下肢者，加牛膝、独活；红肿、疼痛者，加连翘、紫花地丁；夜寐不安者，合用百合知母汤；疣体数目较多者，加用白花蛇舌草、忍冬藤等。

【使用禁忌】孕妇慎用，儿童与老年人酌情减量。

【经典案例】

王某，男，24岁。初诊日期：2013年10月20日。

主诉：面部丘疹伴瘙痒2周，加重3天。

现病史：2周前，患者无明显诱因两颊出现数个大头针帽大小淡褐色扁平丘疹，稍高出皮面伴有痒感。患者以为皮肤过敏，自行服用抗组胺药后瘙痒减轻，后未予重视。3天前，患者运动后自觉面部瘙痒有所加重，再次服用抗组胺药后，无缓解，遂来我院就诊。

检查：额头、两颊、双颧部可见散在针帽至粟米大小淡褐色扁平丘疹，部分呈不规则形，稍高出皮面，境界清楚。。

脉象：滑。

舌象：舌尖红，苔微黄腻。

西医诊断：扁平疣。

中医诊断：扁瘊。

辨证：湿热毒蕴证。

治法：清热利湿，解毒散结。

处方：祛疣汤加减。

板蓝根 30g	大青叶 15g	炒薏苡仁 20g	木贼草 30g
马齿苋 15g	牡丹皮 6g	赤芍 10g	防风 10g
磁石 20g	白芷 6g	白花蛇舌草 15g	生黄芪 30g
白术 15g	甘草 6g		

7剂，水煎服，每日1剂，每次150ml，饭后半小时温服，日三服。

二诊：额头皮疹颜色变淡，微痒，无新发皮疹。舌淡红，苔薄白，脉弦，大便略溏。按前方易生白术为炒白术20g，加车前草10g、鸡内金20g，继续服用10剂。服上方10剂后，患者部分皮损明显变薄，颜色变淡。后以上方为基础加减变化治疗月余，皮损完全消退。

五皮饮

【组成】桑白皮 15g，地骨皮 15g，紫荆皮 15g，白鲜皮 15g，牡丹皮 15g。

【功效】清热凉血，解毒化瘀止痒。

【主治】荨麻疹、湿疹、神经性皮炎等属湿热之证的皮肤病。

【组方特色】艾老自创的五皮饮是体现"以皮治皮"思维极具代表性的方剂。方中桑白皮甘、寒，长于泄肺平喘，利水消肿。《本草纲目》曰："桑白皮长于利小水，乃实则泻其子也，故肺中有水气及肺火有余者宜之。"其能入肺经清肺热，且能止痒。地骨皮甘、微苦，寒，长于清虚热，凉血、清肺降火。其入肺经，虚实两清，气血两清。既无苦燥伤阴又无甘润滋腻之弊，是阴虚内热证的常用佳品。牡丹皮清热凉血、活血散瘀，并能清虚热。其凉血不留瘀，活血不妄行，清中有透，能入阴分而清虚热。白鲜皮清热解毒。紫荆皮清热解毒，活血通经，消肿止痛。且以上各药都有止痒作用，能减轻痛痒感，减少抓挠而减轻皮损的再次损害。全方共奏清热除湿、解毒止痒、活血消肿之功。

【方证要点】皮肤病见湿热蕴于肌肤者均可加减使用。具体方证要点为：皮损红或暗红，可伴渗液、瘙痒，舌质红，苔腻，脉弦滑等。

【加减变化】热重者，加野菊花、蒲公英等以清热解毒；皮损偏于上部者，可加忍冬藤、连翘以疏风清热、解毒散结；皮损偏于下部者，可加黄柏、苦参等清热燥湿；脾虚者，可合用四君子汤加减。

【使用禁忌】皮损干燥，属阴虚者慎用。服此药期间禁食海鲜、油腻、香燥、辛辣食物，禁烟酒。

【经典案例】

病案 1　杨某，男，29 岁。初诊时间：2015 年 11 月 24 日

主诉：全身红斑、丘疹鳞屑伴瘙痒 3 年，加重半月。

现病史：患者 3 年前，诊断为银屑病，长期口服阿维 A 胶囊，病情控制尚可。半月前，患者无明显诱因皮损加重，无关节疼痛，二便调。

检查：全身泛发红斑丘疹，皮损色红，其上覆盖银白色鳞屑，斑块较厚，皮损处可见抓痕，以双下肢为主。

脉象：弦。

舌象：舌质淡，苔薄黄腻。

西医诊断：银屑病。

中医诊断：白疕。

辨证：脾虚湿热蕴结证。

治法：健脾除湿，清热止痒。

处方：五皮饮加减。

桑白皮 15g	地骨皮 15g	紫荆皮 15g	牡丹皮 15g
南沙参 15g	白术 15g	合欢皮 15g	茯苓 15g
猫爪草 10g	茵陈 15g	甘草 6g	

10 剂，水煎服，每日 1 剂。

以中药煎剂加猪胆汁 1 个，泡澡 20 分钟，每周 2~3 次，严格控制水温（33~37℃）。

二诊：治疗 10 天后，无新发皮疹，原皮损变薄，颜色变淡，瘙痒明显减轻。再以上方加北沙参 20g、鸡血藤 20g，治疗 2 周后，瘙痒缓解，皮损明显变薄。又经治疗 2 周后，皮损基本消退，继续巩固治疗直至皮疹完全消退。

病案 2 刘某，男，70 岁。初诊日期：2024 年 1 月 11 日。

主诉：全身泛发红色斑丘疹 1 年余。

现病史：患者 1 年余前无明显诱因出现全身泛发斑丘疹，当地医院查真菌（－），诊断为皮炎，予口服西替利嗪片、外用复方丙酸氯倍他索后缓解，因病情时有反复，为求进一步诊治来就诊。可见全身泛发斑丘疹，颜色鲜红，以下肢为重，瘙痒，遇热、饮酒后、跑步后瘙痒加重。纳可，大便偏干。

检查：全身泛发斑丘疹，呈片状分布，颜色鲜红，皮损处轻微红肿，不伴流滋，皮损干燥、粗糙。

脉象：弦滑。

舌象：舌质暗红，苔薄黄腻。

西医诊断：慢性湿疹。

中医诊断：湿疮。

辨证：湿热蕴肤，血热生风证。

治法：清热解毒利湿，凉血息风止痒。

处方：五皮饮加减。

桑白皮 15g	牡丹皮 10g	白鲜皮 10g	地骨皮 15g
水牛角片 20g	生地黄 15g	夏枯草 15g	地肤子 20g
石决明 20g	马齿苋 20g	野菊花 10g	玄参 15g
冬桑叶 15g	决明子 20g	苦参 8g	生甘草 6g

5 剂，水煎服，每日 3 次，饭后半小时温服。

二诊：服药后左下肢皮疹较前消退，色红减轻，皮疹结痂，右下肢皮疹同前，瘙痒减轻，无流滋，下午下肢轻微浮肿，腰背部时有瘙痒。大便不成形，3~4 次 / 天，纳可。上方减去决明子，加黄柏 10g。继服 1 周。

三诊：患者全身无新发皮疹，既往已有皮疹较前明显消退，右下肢皮疹面积缩小，上覆少量痂壳。效不更方，上方继服 2 周，随访病情稳定，无新发皮疹。

病案 3 邓某某，男，80 岁，退休。初诊日期：2005 年 9 月 5 日。

主诉：全身潮红伴瘙痒、脱屑 1 年，复发加重半月。

现病史：患者 2 年因湿疹而外搽糖皮质激素类软膏，症状时缓时重。1 年前无明显诱因突然出现全身潮红肿胀，伴有渗液及剧烈疼痒。在某三甲医院诊断为剥脱性皮炎，先后住院治疗 4 次，疗效欠佳。症见口干欲冷饮，食欲不振，睡眠差，大小便正常。

检查：体温 37.5℃。患者全身潮红，泛发斑丘疹，上肢皮损肥厚，头面部有少量渗液，四肢、躯干大量脱屑，双下肢轻度凹陷性水肿，全身瘙痒剧烈，抓痕满布。

脉象：弦数。

舌象：舌质红，根部少量腻苔。

辅助检查：血常规示白细胞 $5.8 \times 10^9/L$，红细胞 $3.8 \times 10^{12}/L$；白蛋白 29.8g/L。余检查未见特殊。

西医诊断：剥脱性皮炎。

中医诊断：塌皮疮。

辨证：湿热蕴毒证。

治法：清热凉血，除湿解毒，祛风止痒。

处方：犀角地黄汤合五皮饮加减。

水牛角粉 20g	生地黄 15g	地骨皮 15g	紫荆皮 15g
白鲜皮 20g	白芍 15g	牡丹皮 15g	桑白皮 15g
僵蚕 15g	蝉蜕 10g	鸡血藤 20g	山楂 20g
神曲 20g	麦芽 20g	甘草 6g	

7 剂，水煎服，每日 1 剂，日服 3 次。

西医治以抗炎、调节免疫、对症支持，给予左氧氟沙星、复方甘草甜素，及 10% 葡萄糖酸钙静脉滴注。

二诊：1 周后见全身红斑较前减轻，头面停止渗液，皮肤干燥，脱大量糠状鳞屑。下肢水肿消失，上肢皮损肥厚浸润，疼痒剧烈。体温 36.5℃。白蛋白 38g/L。饮食可，二便调。舌质红，无苔乏津，脉细数。停用静脉用药。辨证：血热阴亏证。治法：清热凉血解毒，滋阴润燥健脾。处方：犀角地黄汤合增液汤加减。药物：水牛角粉 20g、生地黄 15g、白芍 15g、牡丹皮 15g、麦冬 15g、僵蚕 15g、玉竹 10g、蝉蜕 10g、玄参 10g、鸡血藤 15g、山药 20g、炒山楂 20g、炒谷芽 20g、炒麦芽 20g。7 剂，水煎服，每日 1 剂，日服 3 次。

三诊：1 周后，诸症大减。继服上方，全身无脱屑，肤色正常，痊愈出院。随访 3 个月，未见复发。

首乌地黄汤

【组成】制何首乌 20~30g，刺蒺藜 10~15g，熟地黄 10~20g，怀山药 20~30g，山萸萸 10g，牡丹皮 10g，泽泻 10~15g，茯苓 15g，丹参 10~30g，紫草 10~15g，地骨皮 15g，秦艽 3~6g，夏枯草 15g，白鲜皮 10g，炒酸枣仁 15g，钩藤 15g，豨莶草 15g。

【功效】养阴解毒，补肾健脾，保肺宁心。

【主治】系统性红斑狼疮、盘状型红斑狼疮、肾炎、肾盂肾炎、尿路感染、高血压、肺结核及更年期综合征等，属肾阴亏损、肝肾不足诸证及相火旺盛、虚火上炎者，均有良好效果。

【组方特色】方中制何首乌补益肝肾之阴、乌须黑发、养血敛精；刺蒺藜疏风平肝、祛风行血，合制何首乌以增补益肝肾之功。熟地黄、山药、牡丹皮、山萸萸、泽泻、茯苓为六味地黄丸，是滋阴补肾的主方。丹参祛瘀活血补血、安神定志，且凉而不燥，消瘀活血而不猛，更清血中之热，故对红斑消除有一定效果；再佐紫草清血分之热，对消除红斑和控制感染更为有效。地骨皮、秦艽退骨蒸潮热，止盗汗，再合牡丹皮清血分之热。夏枯草清肝散郁。白鲜皮祛风清热、利湿解毒，凡皮肤赤肿、关节疼痛，用之效佳。炒酸枣仁补肝益胆、宁心安神，治虚烦不眠。钩藤平肝清热，亦治风火上窜之头晕头痛；豨莶草平肝阳、祛风除湿，治风湿疼痛。二者合用，既可治风湿痹痛，又可养肝肾之阴。全方重点突出、照顾全面，且寓防于治，为红斑狼疮内治的基础方。

【方证要点】红斑狼疮分为盘状型与系统型。盘状型稳定阶段一般无特殊症状，仅有面部皮损，患者多不就诊，活跃期的治疗与系统型相同。系统型病情重，发展快，预后差，如多个脏腑受损害时，多出现危急病情，宜中西医结合抢救。文派认为，本病内因为肾阴亏损，过劳及日光暴晒等是诱因。因此，在治疗本病时，应滋养肝肾以固其本，然后兼顾其标。以滋养肝肾，兼顾心、肺、脾为治疗大法，常用经验方首乌地黄汤治之。

【加减变化】本方是治疗系统型红斑狼疮和盘状型红斑狼疮活跃期的基础方，并随病情变化灵活加减化裁。阴虚甚者，出现潮热盗汗、午后发热、舌红光无苔、脉细数，加西洋参、女贞子、墨旱莲、浮小麦；阴损及阳者，出现两颧发红、面色苍白、乏力、口和溺清、舌淡红无苔、脉沉细无力，加附子、肉桂、锁阳；气血两虚者，出现少气懒言、食少乏力、舌质淡、脉细弱，加黄芪、潞党参、当归；脾胃虚弱者，出现食少腹胀、便溏、面色㿠白、舌质淡苔白、脉细弱，加砂仁、五香藤、厚朴、白术；热毒甚者，出现高热、神昏谵语、烦躁不食、大便秘结、小便黄少、舌质红苔黄燥、脉细数有力，加水牛角（代犀角）10g，刮为细末，冲服，每日3次，再选加紫雪丹、至宝丹、安宫牛黄丸；兼风湿者，见四肢关节酸胀疼痛，或一身酸痛，舌苔薄白、脉弦细，加威灵仙、续断、乌梢蛇；兼气血瘀滞者，见面部及四肢红斑色紫不退，压之不退色，舌边有瘀点，脉弦涩，加红花、地龙、当归；如口舌、咽喉溃烂者，外用煅人中白3g、青黛3g、冰片0.8g、硼砂3g，共研细末，撒布疡面，每日3次，内服金银花15g、连翘10g、淡竹叶12g、玄参30g、麦冬12g、生地黄15g、木通10g、六一散20g，煎汤频频代茶饮；若妇女月经不调者，用《傅青主女科》之定经汤（当归、白芍、菟丝子、熟地黄、山药、茯苓、炒芥穗，少佐银柴胡）。

【使用禁忌】孕妇慎用，儿童与老年人酌情减量。

【文琢之医案】

病案1 黄某，女，35岁。初诊日期：2009年12月2日。

主诉：身疼发热不退，伴四肢浮肿3月余。

现病史：患者身疼发热不退（38℃左右），伴四肢浮肿等症，在当地以风湿病为诊断治疗，治之3个月不效，请假回家治病，途中炎暑劳累，病势骤加，而急诊入市某院住院治疗，血中查到狼疮细胞，诊断为系统性红斑狼疮。先用氯喹治之无效，乃加醋酸泼尼松片每日20mg，后增至每日60mg，症状得以改善。然患者自停激素后病势便加剧，已下病危通知，由其母接回家中。闻文老善治此疾，始求医治。当时本病正处于急性期，患者卧床不起，消瘦，面色㿠白，神清，面部蝶形红斑，纳差，浮肿，已停经3月，头发焦枯，低热不退。

检查：患者卧床不起，消瘦，面色㿠白，神清，面部蝶形红斑，浮肿，头发焦枯，低热不退。

脉象：沉弱，尤以两尺虚弱无力。

舌象：舌质红，少苔。

西医诊断：系统性红斑狼疮。

中医诊断：红蝴蝶疮。

辨证：气血两虚证（病损心、肝、肾）。

治法：益气养阴，宁心安神，活血解毒。

处方：首乌地黄汤加减。

制何首乌 30g　　生地黄 12g　　茯苓 12g　　大枣 12g

泽泻 9g　　　　牡丹皮 9g　　怀山药 30g　　女贞子 15g

墨旱莲 15g　　丹参 15g　　　紫草 9g　　　黄精 15g

椒目 9g　　　　秦艽 12g　　　龟甲胶 15g（蒸化兑服）

鹿角胶 15g（蒸化兑服）

水煎服，每日 1 剂，每次 150ml，饭后半小时温服，日三服。

此方随症加减，服用 3 月余，患者症状明显好转。化验基本正常，病情稳定。经上述治疗后，患者神佳体轻，尿及血常规化验均正常，月经已通，以二参地黄汤（丸）长期服用，嘱其 3 年内勿暴晒太阳，3 年内暂不生育，忌辛燥食品 3 年。随访愈后 6 年未发。

病案 2　徐某，女，39 岁。初诊日期：1977 年 5 月 13 日。

主诉：双下肢红斑肿痛，伴发热、口腔溃疡 20 天。

现病史：患者自诉 20 天前突发双下肢红斑肿痛，伴发热、口腔溃疡，在某医院诊为急性下肢红斑，经入院治疗，病情好转后出院。6 天后复发，病情较前加重，经某医院诊断为播散型红斑狼疮，后入我院治疗。

检查：面部及双下肢红斑水肿，腰痛，口及咽部溃疡，体温 39℃。

脉象：细数。

舌象：舌质红，苔薄。

西医诊断：系统性红斑狼疮。

中医诊断：红蝴蝶疮。

辨证：肝肾阴虚，气血瘀滞证。

治法：滋养肝肾，行气活血。

处方：首乌地黄汤加减。

熟地黄 18g　　大枣 12g　　茯苓 12g　　牡丹皮 9g

泽泻 9g　　　紫草 12g　　丹参 12g　　秦艽 15g

续断 18g　　　地骨皮 9g　　怀山药 9g　　珍珠母 30g

夏枯草 15g　　赤芍 12g　　甘草 3g

12 剂，水煎服，每日 1 剂，每次 150ml，饭后半小时温服，日三服。首乌缺药故未用。

外用：皮黏散吹布口咽部溃疡。

二诊：服 12 剂后，体温正常。随症加减，服药 3 个月后，症状好转，红斑消失，化验正常。以滋养肝肾、健脾和肾为法以善其后，用二参地黄汤加减。

丹参 12g，北沙参 30g，茯苓 12g，白术 9g，薏苡仁 18g，山药 15g，制何首乌 30g，刺蒺藜 15g，女贞子 15g，墨旱莲 15g，扁豆 12g，葛根 15g，谷芽 15g，甘草 3g。出院后随访至今，已 2 年余未复发，能参加一般劳动。

百合知母汤

【组成】百合 20g，知母 10g。

【功效】清热养阴，除烦安神。

【主治】慢性皮肤病伴阴虚内热或心烦不安者，随证加减。如神经性皮炎、特应性皮炎等。

【组方特色】本方始见于《金匮要略·百合狐惑阴阳毒病脉证治》，其载"百合病，发汗后者，百合知母汤主之"。方中百合七枚，知母三两。君以百合，甘凉清肺；佐以知母，救肺之阴，使膀胱水脏知有母气，救肺即所以救膀胱，是阳病救阴之法也。以润养心肺为大法，有清热养阴、除烦安神之效。

【方证要点】本方对慢性皮肤病属阴虚内热而伴心烦不安者最相宜。而对于病机非单纯阴虚内热者，可酌情应用。如热毒伤阴，而伴心烦不安者，可配伍清热解毒药加减使用。具体方证要点：心烦，口干，小便黄，脉微数。

【加减变化】若夜不能寐，加酸枣仁、合欢花；悲伤欲哭者，加浮小麦、甘草、大枣；惊悸不宁者，加龙骨、牡蛎；善太息者，加柴胡、白芍；若兼气虚，加太子参、西洋参、麦冬；阴虚较重者，加玄参、生地黄；心烦不安者，加阿胶、鸡子黄。

【使用禁忌】脾虚痰湿盛者慎用。

【经典案例】

病案 1 何某，女，46 岁。初诊日期：2015 年 10 月 25 日。

主诉：口腔黏膜烧灼感 1 年余。

现病史：1 年多前，因口腔黏膜有烧灼感，于当地医院诊断为口腔扁平苔藓，治疗后无明显缓解。自觉阵发性手足心热，面部潮热，偶有汗出，入睡困难且易醒，大便干结。

检查：两颊黏膜假膜上可见针尖大小丘疹伴糜烂，其余躯干、四肢未见皮损分布。

脉象：弦数。

舌象：舌偏暗，尖红，苔薄黄。

西医诊断：口腔扁平苔藓（慢性期急性发作）。

中医诊断：紫癜风。

辨证：阴虚火旺证。

治法：滋阴清热，凉血安神，软坚散结。

处方：百合知母汤合凉血消风散加减。

百合 30g	知母 10g	玄参 20g	水牛角粉 20g
龙骨 20g	合欢皮 20g	白花蛇舌草 20g	麦冬 15g
射干 15g	牡丹皮 15g	桔梗 10g	生地黄 10g
槐角 30g	决明子 30g	龙骨 30g	灵磁石 30g
酸枣仁 30g	柏子仁 30g	甘草 6g	

14 剂，每日 1 剂，水煎服。

用淡盐水漱口，每日 3 次，涂锡类散。

二诊：口腔未见糜烂，手足心发热缓解，每晚入睡较前好转，大便通畅，舌淡红，苔薄，脉弦细数。前方去决明子、柏子仁，加消瘰丸、太子参 30g、黄精 20g、石菖蒲 6g。14 剂，如法煎服。外治同上。

三诊：口腔假膜变薄，睡眠改善。患者坚持治疗近 4 个月，皮损基本消退，又巩固治疗数月。随访半年未复发。

病案 2　彭某，女，25 岁，理发师。初诊日期：2013 年 4 月 8 日。

主诉：双手潮红、瘙痒 1 年。

现病史：患者 1 年前接触染发剂后出现双手发红，伴瘙痒、刺痛，此后多次接触染发剂后逐渐加重，自行外用皮炎平等多种药物（具体不详）后无好转，逐渐加重。症见双手红肿，瘙痒剧烈，纳眠可，小便正常，大便干燥。

检查：皮损见于双手，以手背为甚，潮红肿胀，皮损干燥、肥厚，上覆鳞屑。

脉象：弦数。

舌象：舌苔薄黄，质常。

西医诊断：接触性皮炎。

中医诊断：漆疮。

辨证：热毒蕴肤证。

治法：清热解毒利湿。

处方：百合知母汤合二至丸、简化消风散加减。

瓜蒌子 30g	百合 20g	知母 10g	女贞子 30g
墨旱莲 15g	忍冬藤 30g	连翘 15g	牡丹皮 15g
川射干 15g	龙骨 20g	紫荆皮 20g	鸡血藤 30g
地肤子 30g	石决明 30g	益母草 15g	地骨皮 20g
黄芩 15g	重楼 10g	夏枯草 15g	生甘草 6g

14剂，水煎服，日1剂，每日3次，每次150ml，饭后半小时温服。嘱患者接触染发剂前做好防护工作，皮损处外涂橄榄油以促进皮损修复，滋润皮肤。

二诊：患者服药后，双手皮损潮红、肿胀减轻，仍自觉瘙痒，皮损干燥、肥厚，大便稍干，小便调，舌苔薄黄，质常，脉弦。治疗有效，守方加减，于前方去黄芩，加南沙参30g、生白术15g。又进7剂。

三诊：患者服药后，双手皮损潮红、肿胀消退，伴轻微瘙痒，皮损干燥、肥厚缓解，二便调，舌苔薄白，质常，脉细弦。前方去瓜蒌子，加生地黄15g。再进7剂，外治同前。

四诊：患者双手皮肤干燥、肥厚进一步缓解，偶觉轻微瘙痒，嘱患者继续使用橄榄油外擦，并以保鲜膜封包，每日2次。后电话随访，1个月后双手皮肤恢复正常。

病案3 赖某某，男，46岁，农民。初诊日期：2007年6月2日。

主诉：全身瘙痒2月。

现病史：患者入冬后感全身瘙痒，搔抓后起粟粒大小丘疹，皮肤干燥，平日不易汗出，大便稀，腹胀。

脉象：弦。

舌象：舌苔薄黄腻。

西医诊断：瘙痒症。

中医诊断：风瘙痒。

辨证：阴虚血热证。

治法：滋阴凉血。

处方：百合知母汤合玄麦甘桔汤、凉血消风散加减。

百合 20g	知母 10g	玄参 20g	麦冬 10g
桔梗 10g	南沙参 30g	茯苓 20g	白术 15g
水牛角 20g	生地黄 20g	牡丹皮 15g	川射干 15g
龙骨 20g	紫荆皮 20g	骨碎补 30g	秦艽 15g
刺猬皮 20g	甘草 6g		

14剂，水煎服，每日1剂。

二诊：全身瘙痒较前减轻，无新发，皮肤干燥，出汗适量，大便调，未诉腹胀等不适。舌苔薄黄腻，质尖红，脉弦。辨证同前。治法同前。处方：玄参20g，麦冬10g，桔梗10g，女贞子30g，墨旱莲15g，水牛角20g，生地黄20g，牡丹皮15g，川射干15g，龙骨20g，紫荆皮20g，石决明20g，磁石30g，地肤子30g，徐长卿15g，甘草6g。14剂，水煎服，每日1剂。随访半年未复发。

消瘰丸

【组成】浙贝母 30g，牡蛎 20g，玄参 20g。

【功效】清热化痰，软坚散结。

【主治】瘰疬、痤疮、扁平疣、脂肪瘤、甲状腺瘤、乳病、子宫肌瘤、乳腺增生等疾病，有痰湿凝结之证候者均可使用。

【组方特色】本方出自《医学心悟》，原为治瘰疬初起未溃而设。方中玄参清热滋阴，凉血解毒散结，邹澍在《本经疏证》中述其"味苦咸而气微寒，故能于火气之郁伏者，发而化之，散漫者，泄而化之"；牡蛎软坚散结；浙贝母清热化痰散结。三药合用，可使阴复热除，痰化结散，对瘰疬早期有消散之功；病久溃烂者，亦可应用。共奏清热滋阴、化痰散结之效，常用于瘰疬、甲状腺瘤、乳病、子宫肌瘤、乳腺增生等疾病，属肝肾阴亏、肝火郁结、灼津为痰的患者。亦可用于痰核、瘿瘤等属痰火结聚者。

【方证要点】艾老不拘泥于此方原有主治，根据中医"异病同治"的理念，多用此方治怪病顽疾。

【加减变化】艾老认为，人体上、中、下三部，大凡肿块者皆是痰作祟，结合"见痰休治痰，当以顺气为先"之理，常用消瘰丸合二陈汤加减，或消瘰丸合逍遥散加减。另外，此方与四君子汤或健脾除湿之品合用，则有健脾、升清、除湿、去浊之功能，实有针对"脾为生痰之源"之意，脾脏功能正常则水湿得以运化，从而减少痰之生成。

【使用禁忌】孕妇慎用，儿童与老年人酌情减量。

【经典案例】

病案1 患者张某，男，42岁。初诊日期：2014年5月8日。

主诉：反复双侧小腿红斑、结节1年。

现病史：1年前，患者外感后出现高热，最高体温曾达到39.4℃，伴咽部不适，头身酸痛。患者自行口服抗病毒冲剂等后，高热渐退，但是全身肌肉酸痛无改善，尤以双下肢沉重，同时发现双侧胫前出现数个绿豆至黄豆大小红斑、结节，触之疼痛明显，数日后红斑、结节可自行消退，留有色素沉着。此后，双小腿反复出现红斑、结节，天气潮湿时，皮损有加重趋势。患者平素心烦易怒，手足心多汗，失眠，厌食油腻，二便尚可。

检查：双侧小腿胫前散在绿豆至黄豆大小红斑、结节，压痛明显，皮损处皮温略高。

脉象：弦滑。

舌象：舌红，苔黄腻。

西医诊断：结节性红斑。

中医诊断：瓜藤缠。

辨证：湿热郁结，经络阻隔证。

治法：清热除湿，软坚散结。

处方：消瘰丸加减。

玄参 10g	牡蛎 30g	浙贝母 10g	夏枯草 12g
伸筋草 15g	鸡血藤 15g	忍冬藤 30g	薏苡仁 30g
牛膝 12g	藿香 10g	佩兰 10g	威灵仙 15g

12 剂，水煎服，每日 1 剂，每次 150ml，饭后半小时温服，日三服。

外用：如意金黄散外敷患处，每日一换。

二诊：服上药 12 剂后，疼痛明显减轻，部分结节渐渐消退。于原方中加茜草 10g、路路通 10g、赤芍 15g，继服 12 剂。外用药同上。2 周后，患者双侧小腿红斑、结节部分消退，四肢肌肉偶有酸痛。予消瘰丸合四君子汤加威灵仙、仙鹤草、薏苡仁、伸筋草、黄芪，继续巩固治疗，直至红斑全部消散。

病案 2 卢某某，男，54 岁。初诊日期：2005 年 5 月 18 日。

主诉：小腿黄豆大黑褐色斑片面积逐步增大 29 年。

现病史：患者于 29 年前发现小腿有黄豆大黑褐色斑片，不痛不痒，未予以重视。近年来，新皮损不断发生，泛发全身，搔抓后甚痒，遂来就诊。

检查：全身散在皮损黄豆大小，圆形、椭圆形或不规则形，黑褐色，边缘隆起呈堤状，斑块中央轻度萎缩凹陷，边界清楚。

脉象：弦。

舌象：舌质暗，苔白腻。

西医诊断：毛周角化症。

中医诊断：鸟啄疮。

辨证：痰瘀凝结证。

治法：化痰，散瘀，结凝。

处方：消瘰丸合桃红四物汤加减。

桃仁 10g	红花 10g	当归 15g	生地黄 30g
川芎 10g	赤芍 20g	玄参 30g	牡蛎 20g
浙贝母 30g	生黄芪 30g	水蛭 10g	山慈菇 6g
白花蛇舌草 20g	甘草 6g		

32剂，水煎服，每日1剂，每次150ml，饭后半小时温服，日三服。

二诊：患者皮损变平，背部个别皮损中心开始出现正常皮肤。搔抓后仍痒，舌质暗，苔白腻，脉弦。守上方，加皂角刺60g。

三诊：服前药30天后，患者皮损明显缩小，变平，色素减轻。后随症加减，进药40天后，疗效显著，诸症减轻，皮损颜色变浅，略深于正常皮肤，变平，不痒。

病案3 张某某，男，65岁，退休。初诊日期：2001年9月12日。

主诉：双下肢、腰部灰色硬丘疹1年余。

现病史：患者1年前，发现双下肢胫前、腰部密集灰黑色硬丘疹伴局部皮肤色素沉着，边界清楚，瘙痒剧烈，皮肤干燥、肥厚、粗糙，二便调。

脉象：弦。

舌象：舌苔薄黄，水滑，质淡红。

西医诊断：皮肤淀粉样变。

中医诊断：松皮癣。

辨证：脾虚痰凝，气滞血瘀证。

治法：健脾化痰，活血化瘀。

处方：消瘰丸合桃红四物汤加减。

南沙参30g	茯苓20g	白术15g	桃仁15g
红花10g	当归10g	川芎5g	生地黄20g
白芍20g	玄参20g	浙贝母30g	牡蛎20g
地肤子30g	徐长卿10g	山慈菇10g	夏枯草30g
甘草6g			

14剂，水煎服，每日1剂，每次150ml，饭后半小时温服，日三服。

二诊：双下肢胫前、腰部皮损较前变薄、变软，局部皮肤色素沉着，边界清楚，瘙痒较前减轻，皮肤干燥、肥厚，二便调。舌苔薄黄，质淡红，脉弦。辨证同前。治法同前。前方加天葵子10g、猫爪草10g、郁金20g、南鹤虱10g。再进14剂，水煎服，日1剂。

三诊：腰部皮损基本变平，仍有色素沉着，胫前皮损较前变薄、变软，瘙痒较前减轻，皮肤干燥、肥厚，二便调。舌苔薄黄，质淡红，脉弦。辨证同前。治法同前。前方加鸡血藤30g，再进14剂。

四诊：腰部皮损基本变平，仍有色素沉着，胫前皮损较前变薄、变软，瘙痒较前减轻，皮肤干燥、肥厚有改善，二便调。舌苔薄黄，质淡红，脉弦。辨证同前。治法同前。守方再进14剂。随访1年余，病情平稳。

病案 4 杨某某，男，51 岁，工人。初诊日期：1999 年 10 月 30 日。

主诉：四肢丘疹伴瘙痒 10 年。

现病史：患者 10 年前四肢伸侧开始出现坚硬小丘疹，伴瘙痒，未予以诊治。后因丘疹逐渐增多，瘙痒加重，四处求医。曾用过醋酸去炎松尿素软膏、皮炎平霜等多种外用药膏，口服维生素 A 均未见效。伴大便不爽、小便黄。既往健康，家族中无类似疾患。

检查：患者四肢伸侧及上背部可见粟粒至高粱米大小圆椎形丘疹密集。皮损处可见抓痕及血痂、皮肤肥厚粗糙，触之丘疹坚硬。病理检查：真皮乳头内有淀粉样物质沉着。棘层肥厚，粒层增厚，角化过度。

脉象：滑数。

舌象：舌质淡红，苔黄腻。

西医诊断：皮肤淀粉样变。

中医诊断：松皮癣。

辨证：湿瘀蕴结证。

治法：清热利湿活血。

处方：消瘰丸合萆薢渗湿汤加减。

萆薢 15g	薏苡仁 30g	黄柏 15g	桑枝 15g
茯苓 15g	牡丹皮 15g	泽泻 15g	滑石 15g
苍术 15g	桃仁 10g	红花 10g	磁石 30g
龙骨 20g	玄参 20g	煅牡蛎 20g	浙贝母 15g
生甘草 6g			

15 剂，水煎服，每日 1 剂，每次 150ml，饭后半小时温服，日三服。

二诊：患者皮损明显软化，瘙痒减轻，二便正常，舌质淡红，舌苔薄黄，脉滑数。辨证和治法不变，上方去磁石、龙骨，加丹参 15g，15 剂。

三诊：患者皮损逐渐消退，但是仍然突出皮肤表面，触之碍手，伴轻微瘙痒，舌、脉象正常。上方加白术 15g、白鲜皮 15g，15 剂。

四诊：患者皮损基本消退，偶尔瘙痒感。上方去桑枝、滑石。

五诊：患者皮损消退，遗留褐色色素沉着，伴有白色脱屑。随访半年余，患者病情稳定，未复发。

麻杏甘石汤

【组成】麻黄 10g，杏仁 10g，石膏 15g，甘草 6g。

【功效】宣肺散邪，祛风止痒。

【主治】治疗瘾疹、湿疮、白疕等，邪郁肌表、营卫失和者。

【组方特色】本方出自《伤寒论》，是为太阳病发汗后，热邪迫肺，作喘而设，其意重在清热宣肺。《内经》曰："肺……在体为皮毛。"故本方可扩大应用范围，治疗多种皮肤病。《内经》曰："汗之则疮。"《疡科心得集》曰："疮在皮肤，则当因其轻而扬之，汗之浴之。"本方清宣肺卫邪气，使在表之邪从外而解。

方中麻黄辛温，开宣肺气以平喘，开腠解表以散邪；石膏甘辛大寒，清泄肺热以生津，辛散解肌以透邪。二药一辛温，一辛寒；一以宣肺为主，一以清肺为主，一宣一清，腠理开，俱能透邪于外，合用则相反相成，既能消除致病之因，又能调理肺的宣发功能，共为君药。麻黄得石膏，清解肺热而不凉遏。杏仁味苦，降利肺气而平喘咳，与麻黄相配则宣降相因，与石膏相伍则清肃协同，是为臣药。甘草能益气和中。诸药合用，表邪得散，而无伤津耗液之弊；里热得除，亦无凉遏之虑。

【方证要点】凡因肺中郁热、气机郁滞所致之皮肤病，均可加减使用。具体方证要点为：皮损部位无汗或少汗，遇热皮损加重，烦热口渴，舌质红，苔黄，脉数。

【加减变化】若患者体虚伴邪郁肌表，可与扶正药物同用，且应减少麻黄的用量，以免发散太过；若患者体质壮实，郁热较重，可酌情增加石膏的用量，并加用黄芩、蒲公英、忍冬藤等增强清热解毒之力。血热重者，以本方合凉血消风散加减；风热重者，加金银花、连翘；胃火重者，酌情增大石膏用量，或加黄连、栀子等；热伤津液者，加麦冬、生地黄、玄参等；脾虚者，可加用四君子汤。

【使用禁忌】使用本方时，应考虑患者体质壮实与否，注意根据患者体质调整麻黄用量，以免发汗太过。若皮损遇冷加重，伴畏风寒、口不渴、易腹泻、舌淡苔白等属气阳两虚者，禁用本方。

【经典案例】

病案 1 李某，女，41 岁。初诊日期：2012 年 10 月 6 日。

主诉：全身风团伴瘙痒 5 天。

现病史：患者 5 天前无明显诱因突发皮肤风团，白天多发，瘙痒，2~3 小时后可消退，遇热易发皮疹。

检查：全身泛发鹌鹑蛋至手掌大小鲜红色风团，部分融合成大片，局部皮温高，消退后遗留淡红色斑块，形态不规则，嘴唇轻度水肿，咽红，扁桃体不大。

脉象：滑数。

舌象：舌质红，苔薄白。

西医诊断：荨麻疹。

中医诊断：瘾疹。

辨证：风热犯表证。

治法：宣肺解表，祛风止痒。

处方：麻杏石甘汤合消风散加减。

麻黄 5g	杏仁 10g	生甘草 5g	荆芥 10g
防风 5g	蝉蜕 10g	浮萍 10g	葛根 10g
生石膏 20g	徐长卿 10g		

水煎服，每日1剂。服2剂，皮损消退过半，无新发皮疹。继予原方进3剂，巩固治疗1周后诸症平息。

病案2 朱某，女，16岁。初诊时间：2001年8月20日。

主诉：全身泛发丘疹、水疱3天。

现病史：患者3天前无明显诱因全身泛发丘疹、水疱，瘙痒剧烈。自行口服氯雷他定后瘙痒缓解。3天以来，丘疹、水疱逐渐增多，故来就诊。伴见口干、低热。

检查：全身泛发丘疹，上覆粟粒大小水疱，部分皮损融合成片，可见抓痕及渗液。咽红。

脉象：滑数。

舌象：舌质红，苔薄黄腻。

西医诊断：湿疹。

中医诊断：浸淫疮。

辨证：湿热蕴肤证。

治法：清宣肺热，清暑利湿。

处方：麻杏石甘汤加减。

生麻黄 5g	杏仁 10g	大豆卷 10g	佩兰 10g
苍术 10g	连翘 10g	徐长卿 10g	荷叶 10g
滑石 10g	生石膏 30g	生甘草 6g	

二诊：上方服用4天，无新发皮损，已有皮损较前明显消退。继续服用，调治1周告愈。

病案3 金某，女，27岁。初诊日期：2001年4月2日。

主诉：全身泛发风团5天。

现病史：患者 5 天前，因进食海鲜后出现全身泛发风团，自诉瘙痒明显。伴恶寒、发热。抗组胺药治疗无效。

检查：全身泛发风团，部分融合成片，躯干及四肢为甚，局部皮温升高。咽红。

脉象：浮数。

舌象：舌苔薄白，边尖红。

西医诊断：急性荨麻疹。

中医诊断：瘾疹。

辨证：风邪郁表证。

治疗：祛风止痒。

处方：麻杏石甘汤加减。

生麻黄 10g	杏仁 10g	生甘草 10g	荆芥 10g
防风 10g	葛根 10g	生石膏 30g	徐长卿 15g

二诊：患者服上方 5 剂后，偶发零星风团。连服 9 剂，诸恙平息。

楂曲平胃散

【组成】生山楂 20g，建曲 20g，槐米 20g，苍术 15g，厚朴 15g，陈皮 15g，甘草 6g。

【功效】健脾和胃，清热燥湿。

【主治】用于治疗脾胃湿滞所致的痤疮、脂溢性皮炎、黄褐斑、脱发、湿疹、荨麻疹、过敏性皮炎等皮肤病。

【组方特色】平胃散出自宋代《太平惠民和剂局方》，有"治脾圣药"之誉。由苍术、厚朴、陈皮、甘草组成，功能燥湿运脾，行气和胃，能消能散。楂曲平胃散是在平胃散基础上，加生山楂、神曲、槐米。方中山楂、神曲、槐米为君药。山楂健脾胃、消食积、散瘀血；神曲健脾消食、理气化湿，兼有辛散之性；山楂与神曲共行醒脾消食化积之功，使胃中积滞得化，且山楂性温兼入肝经血分，有活血祛瘀之功。湿热之邪久居于胃，必有瘀滞，故山楂用之最为得宜。槐米性寒，入血分凉血止血，清肝泻火，三药共为健脾燥湿、除浊祛脂之要药。苍术苦辛温燥，最善燥湿健脾；厚朴苦温芳香，行气散满，助苍术除湿运脾，共为臣药。陈皮理气化滞，合厚朴以恢复脾胃之升降功能，为佐药。甘草调补脾胃，和中气以助运化，为使药。诸药相配，共奏燥湿和胃、清热除湿、祛脂轻身之功。

此为艾老治疗脂溢性皮炎或脂溢性脱发的经验方。脂溢性脱发的主要表现是头皮油脂分泌较多；人体内营养物质的输布，主要靠脾的分清与泌浊，脾的功能紊乱则营养物质分布受影响，故本病应从脾胃论治。脂溢性脱发并不单纯是体内的油脂很多，而是一种分布障碍。本方燥湿健脾，脾气健运则油脂自然减少。艾老在治疗脂溢性脱发之时，常加用诸如生山楂、决明子等现代研究具有祛油作用的药物，以增强疗效。

【方证要点】脂溢性皮炎、痤疮等的发病，大多与素体血热、饮食不节、湿热蕴结、损伤脾胃有关。若复感外邪，湿热与邪气熏蒸郁滞于头面部肌肤，导致皮肤油腻、脱屑、瘙痒、痤疮等。故治疗时予楂曲平胃散加味，可健脾胃、清湿热，脾胃健运，湿热得清，则"水津四布，五经并行"，自然诸症皆除。

【加减变化】治疗黄褐斑、痤疮等位于头面，部位较高的皮肤疾患，可加入甘润平和的风药，如僵蚕、防风之类，使药力轻扬升散，祛邪于外。

【使用禁忌】忌辛辣油腻之物。孕妇慎用，儿童与老年人酌情减量。

此外，在治疗过程中，艾老建议清水洗发，少用或者不用洗发露。有条件的患者，可长期用新鲜桑叶 3 片熬煮 1 分钟，既美发又乌发。

【经典案例】

病案 1 王某，女，23 岁。初诊日期：2014 年 6 月 8 日。

主诉：头面部红斑、鳞屑 2 个月。

现病史：头面部见散在绿豆至钱币大小红斑，上覆细小油腻性鳞屑，伴见粉刺。患者诉头皮、面部瘙痒，头发逐渐稀疏，腹胀、口干、纳差，大便干，小便黄赤。

检查：头面部见散在绿豆至钱币大小红斑，上覆细小油腻性鳞屑，伴见粉刺。

脉象：滑。

舌象：舌红，苔黄腻。

西医诊断：脂溢性皮炎。

中医诊断：面游风。

辨证：脾虚湿热蕴结证。

治法：健脾和胃，清热燥湿。

处方：楂曲平胃散加减。

生山楂 20g	槐米 30g	建曲 20g	苍术 10g
厚朴 15g	陈皮 10g	侧柏叶 20g	黄柏 15g
佩兰 10g	冬桑叶 10g	决明子 20g	白薇 15g
泽泻 20g	甘草 6g		

7剂，水煎服，每日1剂，每次150ml，饭后半小时温服，日三服。

外用：外用复方黄柏液，稀释为20%浓度涂头部患处。

另嘱患者忌辛辣油腻之物，平时冷开水洁面，避免勤洗头。

二诊：服上方7剂后复诊，患者自诉面部瘙痒缓解，大便质干，腹胀、口干减轻，食欲较前增强。望之皮损颜色变淡，未见明显鳞屑。续以上方加黄芩10g、炒栀子10g、玄参20g。

经过3个疗程的治疗，患者自诉大便正常，无腹胀、口干，面部油脂分泌减少。继续予楂曲平胃散合枇杷清肺饮加减治疗2周，患者诸症消失，巩固治疗至皮损完全消退。

病案2 余某，男，49岁，职员。初诊日期：2013年1月5日。

主诉：鼻尖发红，油脂分泌进行增多，伴红色丘疹及脓疱10年余，加重半年。

现病史：患者10余年前无明显诱因出现鼻尖发红，未予重视，皮肤发红持续不退，油脂分泌旺盛。近半年来，上述症状加重，出现红色丘疹及脓疱，伴瘙痒，自行抓破后反复发作，屡服抗菌消炎药及外涂药物（具体不详）无效，遂前来就诊。伴见厌油，腹胀，二便、精神尚可。

检查：鼻面部皮肤发红，以三角区为主，有红色丘疹、脓疱、粉刺，油多，鼻头肥大。

脉象：滑。

舌象：舌苔黄腻，质常。

西医诊断：酒渣鼻。

中医诊断：酒渣鼻。

辨证：肺胃湿热证。

治法：健脾燥湿，和胃清肺，解毒散结，杀虫止痒。

处方：楂曲平胃散加减。

生山楂20g	建曲20g	槐米20g	苍术15g
厚朴15g	陈皮15g	百部15g	南鹤虱10g
丹参30g	地肤子30g	重楼10g	甘草6g

14剂，水煎服，每日1剂，每次150ml，饭后半小时温服，日三服。

外用：浓茶水调二味拔毒散，清淡饮食。

二诊：无新发皮疹，脓疱、丘疹减少，油脂分泌减少，腹胀、厌油症状减轻，舌苔薄黄，质常，脉弦。上方加夏枯草30g、山慈菇10g、猫爪草10g，加强清热解毒、软坚散结之用。连续服14剂复诊，无脓疱，少许小丘疹，皮肤色红明显减轻，自觉症状明显好转。随访2月未复发。

病案3 姚某某，女，29岁，职员。初诊日期：2013年3月25日。

主诉：鼻部油脂溢出多，鼻部红斑、丘疹3年。

现病史：患者3年前无明显诱因出现鼻部油脂溢出增多，鼻部红斑、丘疹，近半年来，上述症状加重，出现脓疱，伴瘙痒，自行抓破后反复发作，外涂药物（具体不详）无效。故来我院就诊。伴见失眠，二便可。

检查：鼻部皮肤发红，有红色丘疹、脓疱、粉刺，油多，鼻头肥大。面部痤疮。红斑丘疹，血丝外露。

脉象：弦。

舌象：舌质常，苔黄腻。

西医诊断：酒渣鼻。

中医诊断：酒渣鼻。

辨证：肺胃热盛证。

治法：健脾燥湿，和胃清肺，解毒散结，杀虫止痒。

处方：楂曲平胃散合清肺饮加减。

生山楂 20g	建曲 20g	厚朴 15g	陈皮 15g
苍术 15g	枇杷叶 15g	黄芩 15g	栀子 15g
薏苡仁 30g	漏芦 30g	龙骨 30g	牡蛎 20g
重楼 10g	蜜百部 15g	南鹤虱 10g	地肤子 30g
磁石 30g	徐长卿 10g	生甘草 6g	

14剂，水煎服，每日1剂，每次150ml，饭后半小时温服，日三服。

二诊：服药后油脂明显减少，红斑亦减少。自诉胃部不适，恶心欲吐。余无特殊不适。舌质常，苔黄腻，脉弦。上方服后有效，守原方加藿香15g、佩兰15g芳香醒脾，和胃降逆。再服14剂。

三诊：皮疹较一诊明显减轻，油脂减少，色红减轻。时有瘙痒，仍失眠。舌质常，苔黄腻，脉弦。守上方去藿香、佩兰，加茯神20g、远志10g宁心安神，白术15g健脾除湿。再服14剂。后随访患者病情稳定，皮疹明显消退。

病案4 曾某某，女，38岁，个体。初诊日期：2013年3月25日。

主诉：鼻面部皮肤发红，伴红色丘疹、脓疱6个月。

现病史：患者半年前三角区皮肤发红，边界清楚，后皮肤发红持续不退，油脂分泌旺盛，外用卤米松1月余，上述症状仍反复，为求进一步诊治故来我院就诊。二便、精神尚可。

检查：鼻面部皮肤发红，以三角区为主，红色丘疹，油多，鼻头稍肥大。

头部脂溢性皮炎，脱屑多。

脉象：弦。

舌象：舌苔薄黄，质常。

西医诊断：酒渣鼻。

中医诊断：酒渣鼻。

辨证：肺胃湿热证。

治法：清热除湿，杀虫止痒。

处方：楂曲平胃散合清肺饮加减。

枇杷叶 15g	黄芩 15g	炒栀子 15g	薏苡仁 30g
漏芦根 30g	生山楂 20g	建曲 20g	厚朴 15g
陈皮 15g	苍术 15g	生百部 15g	南鹤虱 10g
重楼 10g	天葵子 10g	山慈菇 10g	苦参 10g
夏枯草 15g	白花蛇舌草 15g	甘草 6g	

14剂，水煎服，每日1剂，每次150ml，饭后半小时温服，日三服。

外用：浓茶水调二味拔毒散，涂擦皮损处，清淡饮食。

二诊：无新发皮疹，发红减轻，油脂分泌减少，舌苔薄黄腻，质常，脉弦细。服药后有效，守上方去厚朴、苍术，加丹参10g活血化瘀，猫爪草10g软坚散结，再服7剂。

三诊：服药后鼻头皮肤正常，周围皮肤色红明显减轻，三角区少许皮疹，油脂减少。脾为后天之本，疾病后期加强健脾除湿、软坚散结之功。上方加四君子汤，连续再服14剂巩固。随访2月未复发。

玉屏风散

【组成】黄芪30g，防风10g，白术10g。

【功效】益气固表止汗。

【主治】慢性瘾疹、皮痹、肌痹、银屑病等疾病，见卫表不固证候者。

【组方特色】《医宗金鉴·删补名医方论》云："治风者，不患无以驱之，而患无以御之；不畏风之不去，而畏风之复来。"方中黄芪甘温，内补脾肺之气，外可固表止汗，为君药。白术健脾益气，助黄芪以加强益气固表之功，为臣药。佐以防风走表而散风邪，合黄芪、白术以益气祛邪。且黄芪得防风，固表而不致留邪；防风得黄芪，祛邪而不伤正，有补中寓疏、散中寓补之意。防风善祛风，得黄芪以固表，则外有所卫；得白术以固里，则内有所据，风邪去而不复来。

该方治疗皮肤病其意有三。一能培土生金，补脾益肺，助宣发卫气输精于皮毛，以增强卫气熏肤、充身、泽毛的功能。二能通过宣发卫气，提高机体抗邪能力，防止皮肤疾病再发。三能通过宣发卫气，调节"气门"开阖（即腠理开阖功能正常），将机体代谢后的津液废物排出体外，使病邪无停留之处。

【方证要点】此方常用于表虚不固引起的自汗、虚损类皮肤病。而对于邪郁肌表者，不宜使用。具体方证要点：自汗，气短，易外感，大便稀或易腹泻，舌质暗淡。

【加减变化】临床上，玉屏风散常配合其他方剂使用。如治疗风湿热侵袭肌表伴表虚不固者，用马齿苋汤合玉屏风散加减应用；治疗血热生风化燥伴表虚不固的皮肤病，用凉血消风散合玉屏风散加减；治疗过敏性皮肤病伴反复外感者，合用玉屏风散加减治疗。

【使用禁忌】热盛不虚者慎用，有益气助火、导致病情加重的风险。

【经典案例】

病案 1 周某，女，42岁。初诊时间：2003年12月5日。

主诉：风团反复发作3年余，加重2天。

现病史：患者3年前无明显诱因出现皮肤风团，外院诊断为慢性荨麻疹，曾用抗组胺药物治疗，停药后易反复。2天前，与人争执后自觉烘热、气紧，继而全身散发风团，瘙痒。自觉恶风，手足心汗多，纳差，便溏。

检查：形体偏胖，唇甲不华，躯干、四肢有数处风团，色淡红，局部皮温升高，可见抓痕，皮肤划痕试验（+）。

脉象：濡。

舌象：舌淡红，苔腻。

西医诊断：荨麻疹。

中医诊断：瘾疹。

辨证：气虚夹湿证。

治法：健脾益气，祛风除湿，固表止汗。

处方：玉屏风散加减。

黄芪 50g	炒白术 15g	防风 10g	茯苓 15g
藿香 15g	佩兰 15g	鸡血藤 30g	川芎 15g
地肤子 15g	白鲜皮 15g	僵蚕 10g	紫荆皮 10g
车前草 10g			

每日1剂，水煎服。

二诊：服7剂后，全身无新发风团，嘱每日服用玉屏风散冲剂，每次1包，每天3次，以巩固疗效。随访半年无复发。

病案2　李某，女，35岁。初诊日期：1999年4月23日。

主诉：发现双肘关节皮疹10年余。

现病史：患者10年前无明显诱因出现双肘关节点滴状皮损，当地医院诊断为银屑病，间断外用中草药膏（具体不详）后缓解，病情反复，夏季较轻，冬季加重。近期食用辛辣食物后瘙痒加重，有鳞屑脱落。为求进一步治疗前来就诊。

检查：患者双肘关节伸侧有约5cm×5cm大小皮肤增生，色白，干枯粗糙，蜡滴现象（＋）。

脉象：细。

舌象：舌淡，苔薄白。

西医诊断：银屑病。

中医诊断：白疕。

辨证：血虚风燥证。

治法：养阴润燥，祛风止痒。

处方：玉屏风散加减。

生黄芪 30g	防风 10g	炒白术 10g	鸡血藤 30g
首乌藤 30g	桑椹 20g	女贞子 20g	枸杞子 15g
白花蛇舌草 15g	川芎 10g	白茅根 10g	

每日1剂，水煎服。

二诊：服用14剂后，皮损明显变薄，偶有瘙痒感。继续服用7剂，皮损退尽。

病案3　陈某，女，30岁。初诊日期：2010年2月27日。

主诉：反复头顶部头发脱落3年余。

症见：患者3年前因精神压力大出现头顶部头发大片脱落，于当地诊所口服中药后缓解。3年来头顶部反复出现头发大片脱落，无痛痒，恶风寒，面色㿠白，乏力，平素精神较紧张，月经前后易感冒，纳差，眠可，二便可。

检查：头顶部可见一大小约4cm×4cm的头发缺失处，头皮萎缩。

脉象：沉细无力。

舌象：舌淡，有齿痕，苔薄白。

西医诊断：斑秃。

中医诊断：油风。

辨证：肺胃不足，脾肾两虚证。

治法：补肺益胃固表，健脾益肾生发。

处方：玉屏风散加减。

生黄芪 30g	防风 10g	白术 15g	太子参 30g
制何首乌 15g	生地黄 10g	枸杞子 10g	菟丝子 20g
茯苓 20g	女贞子 20g		

每日 1 剂，水煎服。

二诊：服 7 剂后，精神、胃纳有所改善，守方减制何首乌、女贞子、枸杞子、菟丝子、生地黄，加蒲公英 30g、桑寄生 30g、麦冬 15g。

三诊：半月后，原脱发部位长出新发，加减治疗 1 个月，基本痊愈。

病案 4 王某某，女，34 岁，教师。初诊日期：2013 年 3 月 6 日。

主诉：面部红斑 10 年。

现病史：患者 10 年前出现面部红斑，日照后加重，当时未予重视。10 个月前患者确诊为未分化结缔组织病，4 个月前出现尿蛋白 1.037g/24 小时，为求进一步治疗来门诊治疗。症见口干，口苦，疲倦，无力，四肢乏力，肌紧张，手抖，关节肿胀，手足冷，完谷不化，经期怕冷，腰痛，月经量少，二便调。

检查：面部未见红斑。检查结果示白细胞 4.357×10^9/L，Hb 110g/L，PLT 235×10^9/L，C3 0.949，C4 0.209，小便中红细胞（+++）。雷诺氏征（+）。

脉象：弦细。

舌象：舌苔薄黄，质常，边齿痕。

西医诊断：未分化结缔组织病。

中医诊断：痹证。

辨证：肾阳虚衰，气血亏虚证。

治法：温补肾阳，气血双补。

处方：玉屏风合二至丸加减。

玉竹 10g	白附子 6g	生黄芪 30g	防风 10g
女贞子 30g	墨旱莲 15g	淫羊藿 20g	锁阳 20g
鸡血藤 30g	金樱子 30g	桑螵蛸 30g	莲须 20g
山茱萸 15g	骨碎补 30g	老鹳草 20g	生甘草 6g
炒白术 30g			

14 剂，水煎服，日 1 剂，150ml 口服，每日 3 次，饭后半小时温服。嘱患者勿劳累，勿晒太阳，忌食各种豆类及蜂产品，可多食淡水鱼。

二诊：睡眠改善，尿泡沫减少，出汗减少，白天出汗仍多，痛经减轻，腰膝冷痛缓解，脚跟痛缓解，骨头酸痛减轻，晨起口干口苦，小便中红细胞（++）。舌苔薄黄，质常，脉弦。辨证、治法同前。上方加北沙参 30g、川明参

30g，改生黄芪为40g。14剂，煎服方法同上。

三诊：尿蛋白0.67g/24小时，C3、C4正常。仍觉腰痛、四肢疼痛，双手发胀，晚上胃痛明显，身体肌肉紧张，皮下出血，二便正常，完谷不化。舌苔薄黄，质常，脉弦。辨证：阴阳两虚，虚热内生证。治法：阴阳双补，清热生津。方剂：玉屏风散合二至丸加减。药物：玉竹10g，白附子6g，生黄芪80g，防风10g，炒白术30g，女贞子30g，淫羊藿20g，南沙参30g，黄精30g，椒目10g，骨碎补30g，杜仲20g，桑螵蛸30g，莲须20g，黄芩15g，九香虫15g，生甘草6g。14剂，煎服方法同上。

四诊：血清K 3.48g/L。晨起口苦、口干，大便软，出汗特多，汗出多头湿如洗，脚尖麻，手抖减轻，经行仍觉腰痛，手关节酸痛，小便红细胞阴性。舌苔薄，质常，边齿痕，脉弦。辨证、治法同上。上方加鸡血藤60g、白豆蔻15g（后下）、山茱萸15g，改生黄芪为100g。14剂，煎服方法同上。

五诊：尿蛋白0.775g/24小时；尿常规示BLD（−），PRO（+−），NEUT% 70.29%，C3 1.010g/L，C4 0.224g/L。肝肾功正常。晨起手麻、脚跟麻痛减轻。左侧背部疼痛，有红斑、水疱，考虑带状疱疹。兼见眠差梦多，咽炎，白带乳白，腰痛。舌苔薄，质常，边齿痕，脉弦。辨证、治法同上。上方去防风、南沙参，加生晒参10g、粉葛20g、制何首乌20g、酸枣仁30g。14剂，煎服方法同上。患者现病情稳定，仍在巩固治疗中。

病案5 蒋某某，女，22岁，学生。初诊日期：2004年4月12日。

主诉：脂溢性脱发4年余。

现病史：患者4年前发现脱发较多，未予诊治。4年以来，头发逐渐稀疏，影响外观，故前来就诊。左颞部、枕部弥漫性脱发，瘙痒，油脂分泌旺盛，平日易感冒，经间期出血，二便调。

检查：左颞部、枕部弥漫性脱发，油脂分泌多。

脉象：弦细。

舌象：舌苔薄黄腻，质淡红。

西医诊断：脂溢性脱发。

中医诊断：白屑风。

辨证：气血两虚证。

治法：补益气血。

处方：四物汤合玉屏风散加减。

益母草 15g	蚕沙 20g	当归 10g	生地黄 20g
川芎 5g	白芍 20g	生侧柏叶 20g	淫羊藿 20g

石菖蒲 5g　　　　威灵仙 20g　　　生黄柏 15g　　　山楂 20g

甘草 6g

14 剂，水煎服，日 1 剂，150ml/ 次，每日 3 次。

二诊：服药后油脂减少，脱发减少，经间期出血，二便调。舌苔薄黄腻，质暗伴瘀点，脉弦。辨证、治法同前。予四物汤合玉屏风散加减。药物：益母草 15g，蚕沙 20g，当归 10g，生地黄 20g，川芎 5g，白芍 20g，生侧柏叶 20g，淫羊藿 20g，石菖蒲 5g，威灵仙 20g，生黄柏 15g，山楂 20g，甘草 6g，杏仁 10g，鸡血藤 20g。14 剂，煎服法同前。

三诊：服药后脱发减少，瘙痒减轻，油脂分泌适中，经间期出血量减少，二便调。舌苔薄黄，质淡红，脉弦细。辨证：脾虚湿蕴，气血两虚证。治法：健脾除湿，补益气血。方剂：四君子汤合玉屏风散加减。药物：南沙参 20g，茯苓 20g，白术 15g，甘草 6g，生黄芪 20g，防风 10g，益母草 15g，鸡血藤 20g，仙鹤草 20g，薏苡仁 20g，山楂 20g，杏仁 10g。14 剂，煎服法同前。

四诊：脱发每日少于 50 根，瘙痒、油脂溢出减轻，无经间期出血，二便调。舌苔薄黄，质淡红，脉弦。辨证、治法同前。予四君子汤合玉屏风散加减。药物：南沙参 20g，茯苓 20g，白术 15g，甘草 6g，生黄芪 20g，防风 10g，益母草 15g，鸡血藤 20g，薏苡仁 20g，山楂 20g，杏仁 10g。14 剂，煎服法同前。

五诊：患者脱发明显缓解，已无瘙痒、头皮油腻症状，随访半年，患者病情稳定。

圣愈汤

【组成】白芍 20g，当归 5g，川芎 5g，鸡血藤 20g（原方为熟地黄），黄芪 30g，太子参 30g（原方为人参）。

【功效】补气养血。

【主治】黄褐斑、瘾疹、油风、痤疮、红蝴蝶疮、斑秃等，见气血不足证候者。

【组方特色】圣愈汤源于《兰室秘藏》，原文载"治诸恶疮，血出多而心烦不安，不得睡眠，亡血故也，以此药主之"。原方药物组成：生地黄三分，熟地黄三分，川芎三分，人参三分，当归身五分，黄芪五分。《外科正宗》亦有圣愈汤；《医宗金鉴·删补名医方论》所载圣愈汤，即四物汤加人参、黄芪，治一切失血过多，阴亏气弱，烦热作渴，睡卧不宁者。方中人参、黄芪补气健脾，以资气血化源。熟地黄、当归、白芍、川芎四味养血活血，补血而无瘀滞之弊。艾老将本方作为补气养血的代表，认为方中熟地黄太过滋腻，有碍脾胃运化，故以鸡血藤代之。鸡血藤，苦、微甘，温，归肝肾经，功能行血补血、调经、舒经活络。《饮片新参》认为，鸡血藤可去瘀血，生新血，流利经脉。熟地黄虽然滋补之力较鸡血藤强，然而外科疾病属瘀滞者良多，以鸡血藤代之，通补并行，可防止"实实"之害。太子参、人参均可补气生津，人参大补元气，太子参补气之力远不及；然而太子参平补脾肺，气阴同补，以其代人参即无燥热之虑；且外科之证尤注重养阴固阴，用之更加得宜。另外，黄芪配当归，太子参配川芎，气血同调，有补有行，有养有散。

【方证要点】圣愈汤适用于气血两虚、瘀血阻络所致的各种皮肤病证。局部表现为：皮疹色淡，暗沉，皮肤干燥、脱屑，瘙痒阵作。全身症状可见：面色苍白、乏力、气短、心悸等。黄褐斑、瘾疹、油风、痤疮、红蝴蝶疮、斑秃等属气血不足、瘀血阻络者，均可配伍使用。如配伍疏肝理脾之品，治疗黄褐斑；配伍疏风解表、清热凉血之品，治疗产后瘾疹等。

【加减变化】腰膝酸软、五心发热、舌质红、苔薄黄、脉弦细数者，加女贞子、墨旱莲；畏寒肢冷、大便溏、舌淡、苔白、脉沉细无力者，加杜仲、续断、怀牛膝、炒白术；乳房胀痛、月经不调、痛经者，加柴胡、丹参、陈皮、蒲公英，疏肝解郁、行气止痛；眠差者，加酸枣仁、柏子仁、茯神；心悸、潮热者，加浮小麦、大枣或者甘麦大枣汤；便秘者，加瓜蒌子、决明子；眼干者，加白菊花、青葙子；面部黄褐斑见气血两虚者，加菟丝子、泽泻等。

【使用禁忌】调整情绪，保持心情舒畅，避免日晒，睡眠充足。孕妇慎用，儿童与老年人酌情减量。

【经典案例】

病案1 刘某，女，37岁。初诊日期：2014年11月15日。

主诉：双侧面颊部出现鳖黑色斑点、斑片1年。

现病史：患者1年前双侧面颊部出现散在鳖黑色斑点，伴月经色黑，夹少许血块。自服某中成药治疗，无效。3个月前劳累后颜面斑点逐渐加深，面积扩大并逐渐融合成片，形状不规则，伴烦躁、失眠。

检查：面色萎黄，面部棕褐色斑片明显，境界清楚。

脉象：弦。

舌象：舌质暗淡，有瘀点，苔薄白。

西医诊断：黄褐斑。

中医诊断：鳖黑斑。

辨证：气血亏虚，肝郁血瘀，肝肾不足证。

治法：补益气血，疏肝化瘀，补益肝肾。

处方：圣愈汤加减。

太子参 30g	鸡血藤 30g	生黄芪 30g	当归 10g
川芎 10g	白芍 20g	益母草 15g	菟丝子 15g
泽泻 15g	女贞子 30g	墨旱莲 15g	茯神 20g
甘草 6g			

7剂，水煎服，每日1剂，每次150ml，饭后半小时温服，日三服。

二诊：患者服药1周后，烦躁、失眠症状改善，月经来潮时色暗红，无血块，黄褐斑无明显变化。原方去益母草、茯神，加白芷、白附子各5g，继续服药2周。治疗3周后，面部斑片颜色逐渐变淡，面色较前稍好转，继续守方加减治疗。服药同时，嘱患者调整情绪，保持心情舒畅，避免日晒，睡眠充足。服药2月后，面部斑片颜色逐渐消退变浅，继续巩固治疗，愈后随访未复发。

病案2 杜某某，女，20岁，无业。初诊日期：2020年6月2日。

主诉：产后头皮脂溢增加，伴脱发3个月。

现病史：患者于产后1个月开始出现脱发，表现为头顶部位头发大量脱落。同时伴头皮油脂分泌增加，常需每两天洗一次头。纳差，眠可，二便调，月经量少。

检查：头皮光亮，油腻黏着，仅有少许稀疏毛发。

脉象：沉细。

舌象：舌质淡，苔黄腻。

西医诊断：脂溢性脱发。

中医诊断：发蛀脱发。

辨证：气血两虚，湿热中阻证。

治法：补益气血，清热理湿。

处方：圣愈汤合楂曲平胃散加减。

生黄芪 40g	鸡血藤 20g	生地黄 20g	牡丹皮 15g
僵蚕 15g	川芎 15g	党参 20g	茯苓 20g
薏苡仁 20g	侧柏叶 15g	山楂 15g	神曲 15g
苍术 8g	厚朴 15g	陈皮 10g	路路通 15g
山药 20g	甘草 6g		

15剂，水煎服，每日1剂，每次150ml，饭后半小时温服，日三服。

二诊。述脱发减少，油脂分泌减少，月经量少，有血块，余无变化。舌质淡，苔薄黄，脉沉细。药中病机，效不更方。守上方加丹参20g、益母草15g，继服15剂。

三诊。脱发减少。油脂分泌基本正常，5天洗头1次。头顶脱发区新长出一部分细绒毛发。月经量少，已无血块，其余均感正常，舌质淡红，苔薄白，脉沉细。病情明显好转。治法：益气养血，滋补肝肾，兼以活血化湿开窍。予圣愈汤加减。用药：生黄芪40g，制何首乌20g，丹参30g，鸡血藤20g，生地黄20g，川芎15g，红花10g，当归20g，党参20g，侧柏叶15g，女贞子20g，葛根30g，淫羊藿15g，韭菜子5g，路路通15g，山药20g，石菖蒲6g，甘草6g，白鲜皮15g。水煎服，日1剂，上方服15剂。

四诊：患者服药后来诊，见先前新生细密微绒毛发已变粗变黑。遂嘱其守方再服数剂，以巩固疗效。

五味消毒饮

【组成】金银花15g，蒲公英30g，野菊花15g，紫花地丁15g，天葵子10g（可以重楼代之，或加入重楼疗效更佳）。

【功效】清热解毒。

【主治】古方主治疔疮之疾，现为治疗疮疡清热解毒之重剂。皮肤病可用于治疗湿疮、痤疮、白疕、药毒等热毒炽盛之证候。

【组方特色】五味消毒饮原方出自《医宗金鉴》，由金银花、野菊花、蒲公英、紫花地丁、紫背天葵子五味药组成，具有清热解毒、消散疔疮之功。

方中金银花味甘，性寒，气味芳香，《本草纲目》称其治"一切风湿气，及诸肿毒、痈疽疥癣、杨梅诸恶疮，散热解毒"。今人认为金银花清透疏表，兼走气血分，解热毒，为治痈要药，故为本方君药。野菊花味苦以降泄，辛以行散，为治疔痈之良药，其可破血疏肝、解疔散毒。蒲公英主入肝、胃二经，散热解毒之余，亦可通淋利尿，为消痈散结之佳品。紫花地丁入心、肝二经，可清热解毒，凉血消痈，治痈肿疔毒属阳证者是其所长。今用重楼代紫背天葵，虽然二者皆可清热解毒消肿，用于疔疮痈肿、咽喉肿痛、毒蛇咬伤、跌扑伤痛等疾患；但重楼苦寒，入肝经，又可化瘀止痛、凉肝定惊，用于治疗阳证疮疡类皮肤病效果更好。野菊花、蒲公英、紫花地丁、重楼共为臣佐药。金银花入肺、胃经，解上焦之热毒；野菊花入肝、胃经，专清肝胆之火，解中焦之热；蒲公英可利水通淋，泻下焦湿热。三药相配，共清三焦气分热毒。紫花地丁、重楼均入血分，善清血分之热结，亦能入三焦，善除三焦之火。诸药合用，气血同调，三焦并治，可使毒散、肿消、痛解。

【方证要点】本方广泛用于内科、外科、妇科、儿科、五官、皮肤科等多学科。古法主要用于中医外科疮疡病的治疗。药理研究表明，其具有广谱抗细菌、抗真菌、抗病毒、抗肿瘤作用，并具有对细菌耐药性低、抗炎、调节免疫之优势。目前多用于皮肤病属热毒炽盛者。具体方证要点：皮疹红肿焮痛，皮损多位于身体上部，畏热，口渴尿赤，大便偏干，舌质红，苔薄黄，脉洪或脉弦数。

【加减变化】口干咽热者，加玄参；目赤眵多者，加黄芩、菊花、决明子；油脂分泌多者，加苍术、薏苡仁、土茯苓；小便黄赤者，加金钱草、车前草、川木通、滑石等；兼瘀血者，加丹参、牡丹皮、赤芍等。

【使用禁忌】脾胃虚寒者应慎用。五味消毒饮苦寒，有损伤脾胃阳气的风险，可酌情减量或配伍健脾药物同用。

【经典案例】

吴某，男，20岁。出诊日期：2014年8月15日。

主诉：反复面颈部红色丘疹、脓疱1年余。

现病史：患者1年前因压力大、熬夜、进食辛辣刺激食物后出现面部丘疹、脓疱，外院诊断为面部痤疮，予口服米诺环素，外用克林霉素磷酸酯凝胶及中药软膏、挑治等效果不佳，皮损消退与新增反复。平素口干，饮水多，易生口腔溃疡，二便尚可。患者诉平时口气较重，为此每日刷牙3~5次，尤为苦恼。

检查：患者满面红赤，额头、双侧面颊、下颌部密集针尖至绿豆大小丘疹、脓疱，部分丘疹中央可见小脓点。

脉象：弦数。

舌象：舌暗红，苔薄黄腻。

西医诊断：痤疮。

中医诊断：面疱。

辨证：肺胃热盛，毒聚夹湿证。

治法：清热解毒，除湿消肿。

处方：五味消毒饮加减。

金银花15g	蒲公英15g	野菊花10g	紫花地丁10g
重楼10g	土茯苓30g	丹参12g	赤芍12g
黄芩15g	紫苏叶15g	香薷10g	

外治：予火针、挑治。

二诊：服药后21日复诊，视其原皮损处留有色素沉着，少许新发丘疹和脓疱，自诉口气、口干、口渴明显减轻。药中病机，前方再进5剂，再无新发皮疹。后予五味消毒饮合四君子、五苓散加减善后。前后治疗月余，病情缓解。

愈肤膏

【组成】紫草 1.25g，生黄柏 2.5g，生地榆 1.25g，当归 1.25g，生甘草 1.25g。制成超细粉，添凡士林 10g 赋形。

【功效】清热凉血，养血消瘀，润肤生肌。

【主治】银屑病、慢性顽固性湿疹、结节性痒疹、唇炎、多种角化异常型皮肤病等，以红斑、干燥、脱屑为主要表现者。

【组方特色】愈肤膏为四川省中医院药剂科临方调配制剂，来源于《外科正宗》的润肌膏。润肌膏的组成药物：麻油四两，当归五钱，紫草一钱。其制法为：先将麻油、当归、紫草一起熬至药枯；然后将其中枯萎的药材过滤，取其清油再熬；随后加入黄蜡五钱化尽，冷后使用。愈肤膏是在润肤膏的基础上，加入地榆、黄柏、甘草，并以凡士林赋形而成，其清热解毒的功效更强，且制备工艺更加简单高效。

从药味组成配伍来看，紫草，苦，寒，无毒，其色红似血，擅入血分，具有清热凉血、活血解毒、透疹消斑之功效，有"凉血之圣药"之称。该药禀天地阴寒清和之气，味苦气寒而无毒，长于清血分湿热，消热毒痈肿，故为方中主药。当归甘，温，无毒，归心、肝、脾经，乃"血中之圣药"，且能养血消风，具有补血、和血的作用，《本草纲目》言当归"润肠胃、筋骨、皮肤，治痈疽，排脓止痛，和血补血"，当归入膏剂，有补血而不留瘀、活血而不伤正的特点，对于血虚风燥型皮肤疾患可以起到养血而不敛邪、滋阴而不生湿之功，为方中臣药。黄柏性味苦寒，功擅清热燥湿、泻火除蒸、解毒疗疮。地榆沉寒属阴，具有凉血止血、解毒敛疮之功，尤宜血热燥毒所致疮疡毒痈。故佐以黄柏、地榆，加强清热解毒之功。生甘草味甘，性平，功能清热解毒，解痈肿疮毒，调和诸药。《汤液本草》云甘草能"消五发之疮疽……消疮与黄芪同功"，《外科精要》载国老膏（即单味甘草熬膏）"治一切痈疽，预服消肿逐毒，其功不能尽述"。本方组方简而精，效专，佐使得当，共奏活血润燥、祛风止痒之功。使用时先用冷开水清洁患处，指尖单位给药，薄涂患处即可，2~3 次 / 日。本方具有刺激性小、携带方便、依从性高等特点，适用皮损范围包含面部、腋窝、腹股沟、外阴等皮肤娇嫩或褶皱部位，唇部、肛周等皮肤黏膜交界处，长期使用少见不良反应的发生。

【方证要点】本方是治疗皮肤病证属血虚风燥者的外用基础方，具体方证要点如下。

（1）皮损较为肥厚伴鳞屑。

（2）皮肤浸润性暗红斑，上有丘疹、抓痕及鳞屑。

（3）局部皮肤肥厚、表面粗糙，有不同程度的苔藓样变、色素沉着或色素减退。

（4）皮肤及皮损区干燥，常呈阵发性瘙痒，病情时轻时重，经久不愈。

【加减变化】略。

【使用禁忌】皮肤破损处慎用。

【经典案例】

病案 1　宁某，女，35 岁。初诊日期：2014 年 7 月 19 日。

主诉：反复躯干部红斑、丘疹伴鳞屑 6 个月，复发 3 天。

现病史：患者 6 个月前因外感出现高热，后经治疗外感痊愈，高热消退，但躯干部出现少许粟粒样大小红斑、丘疹，搔抓后见白色鳞屑，偶有瘙痒，皮损逐渐发展至整个躯干，部分融合成片。3 个月前，于某医院行皮肤活检术，提示银屑病，予复方甘草酸苷、葡萄糖酸钙等静脉滴注，外用软膏（具体不明）后皮损缓解。后皮损反复发作，均通过输液等治疗后缓解。3 天前，洗澡后受凉，随后上述皮损复发。就诊时，患者躯干部密集粟粒至绿豆大小红斑、丘疹，表面覆有白色鳞屑，皮损处干燥，瘙痒剧烈。患者频频干咳，自诉咽部不适，偶有夜间低热。

检查：躯干部散布粟粒样大小红斑、丘疹，搔抓后见白色鳞屑，部分融合成片。

脉象：浮数。

舌象：舌红，苔少。

西医诊断：银屑病。

中医诊断：白疕。

辨证：阴虚肺热，兼感风热证。

治法：养阴润肺，清热解表，佐以利咽。

处方：玄麦甘桔汤合二至丸加减。

玄参 20g	麦冬 10g	桔梗 10g	女贞子 30g
墨旱莲 10g	鸡血藤 20g	牡丹皮 10g	芦根 30g
黄芩 15g	忍冬藤 15g	苦参 10g	龙骨 15g
青蒿 15g	冬桑叶 10g		

10 剂，水煎服，每日 1 剂，每次 150ml，饭后半小时温服，日三服。

外用：白疕软膏、愈肤膏。

二诊：经治疗，皮损及瘙痒已基本缓解。

病案 2　黄某，男，67 岁。

主诉：全身反复泛发红斑、鳞屑 16 年余，加重 1 个月。

病史：素患消渴、眩晕，余无特殊。

检查：腰背及四肢泛发红斑丘疹，融合成片，上覆以银白色较厚鳞屑，剥落鳞屑后，可见潮红色糜烂面及点状渗血、渗液，斑块较厚，高出皮面，皮损呈对称性，蜡滴现象（＋）、薄膜现象（＋），皮损处可见抓痕、渗出，局部皮温偏高，未见束发状及脓疱，无关节肿痛。

舌象：舌质红，苔白腻。

脉象：滑数。

西医诊断：银屑病。

中医诊断：白疕。

辨证：脾虚湿滞，湿热郁结证。

治法：健脾祛湿，凉血解毒。

处方：五味异功散加减。

南沙参 20g	白术 15g	茯苓 20g	生甘草 6g
陈皮 10g	黄芩 10g	黄连 6g	盐黄柏 10g
炒栀子 10g	生地黄 15g	白茅根 20g	大青叶 10g
夏枯草 15g	白花蛇舌草 15g	金荞麦 20g	地肤子 20g
磁石 20g			

6 剂，水煎服，每日 1 剂，每次 150ml，饭后半小时温服，日三服。

外用：皮损处予以外擦白疕软膏、愈肤膏。辅以黑光照射，每周 4 次以抑制表皮增殖。

二诊：服药及外治 2 周后，皮损颜色明显减退，上覆鳞屑减少，瘙痒减轻。再以原方去黄连、栀子、大青叶，酌加山慈菇、黄芪，如前法煎服。又经治疗 2 周后，皮损消退明显，消退处留有色素沉着，瘙痒感消失。

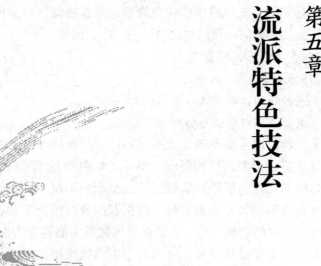

第五章

流派特色技法

第一节　诊断技术

一、望诊诊法

【作用】一是以外发形证为主，观其形状，察其色变，以定表里、寒热、虚实，辨别其阴阳。二是以面部神色为主，察其神情气色如何，以推断邪在何脏何腑，气血盛衰如何，及病势之顺、逆、吉、凶等。

【材料】压舌板、棉签等。

【操作步骤】

（1）患者面向自然光线，坐位或仰卧位。

（2）患者体态自然，充分暴露受检部位。

（3）望神。神主要是指患者面部的神情。神情即指患者之精神状态，望神时医者首先应观察眼睛的明亮度，即目光是明亮有泽还是晦暗无光。其次，应观察眼球的运动度，即眼球运动灵活还是运动不灵。具体操作时，医者可将食指竖立在患者眼前，并嘱患者眼睛随医者的食指做上下左右移动。若患者眼球移动灵活是有神的表现，反之，若移动迟钝或不能移动均为失神的表现。然后，观察患者思维意识是否正常，有无神志不清或模糊、昏迷或昏厥等。精神状态是否正常，有无精神不振、萎靡、烦躁、错乱等。应观察患者面部表情是丰富自然还是淡漠无情，有无痛苦、呆钝等表现。最后得出患者得神、少神、失神或假神等结论。

（4）望色。色主要是指患者面部的气色。气色即指患者皮肉内外相映之五色。五色是由五脏精微，外荣上布于颜面而成。青、黄、赤、白、黑显然彰于皮肤之外者为五色，隐然含于皮肉之中者称为五气，五气内光灼灼如动，从纹路中映出，含蓄而不露。五色无油亮光滑外浮者，则为五脏精气内充，即"气色并至"相生无病的象征。若见五色外浮，内无含映者，则为五脏精气不足，即"气至色不至"，凡四时、五脏、五部、五官、百病见之，均为有生之征，虽有危候症状出现，只要及时正确施治，亦不会有恶变危险。

（5）望形态。形态系指患者因各种不同疾病而表现出来的各种病态姿势。就诊时，详细观察其形态，便可推测出某些疾病。例如见项强身直、角弓反张、目难正视、握拳不开或手如鹰爪等症，且时时因受惊悸加重者，便知系破伤风邪中伤肝气所致，属危候。又如，若不因时令而敞衣开襟者，多系发热；束衣紧袖者，多系卫气已虚而畏寒；若扭头必须转身者，多系背脊发生流痰；若行走如跨马之状者，多系悬痈、跨马痈、肾囊痈、穿裆发或痔疮等（若系中老年妇女，还需考虑是否阴道有物脱出）；若走路脚跷或步履艰难者，多系脚底生疗；若两手撮空，撕衣抓胸，狂言乱语，或目闭不张，循衣摸床，呼吸急促，尿遗满床者，多系疮毒内攻或内陷之危证。

（6）望舌、苔。舌、苔的变化，可以反映出脏腑的病变，但对舌和苔的观察是不相同的，因其表现出的现象，有着不同的审病意义。舌苔可察邪气的深浅（白、黄、黑、腻、腐）；舌质可察五脏的虚实（尖、边、中、根）；舌形可反映病变的一般规律。正如《辨证指南》中所指出的："辨舌质可以辨五脏的虚实，视舌苔可以观察六淫之深浅。"《形色外诊简摩》中则更进一步强调望舌质对辨病的重要，其中指出"舌苔虽恶，舌质正常，胃气秽浊而已。舌质既变即当查其色之死活。活者……隐隐犹见红活，此不过血气之有阻滞……死者，底黑全变，干晦枯萎……是脏气不至矣。"这些论述，对望舌、苔有着深刻的指导意义。下面就舌质与舌苔的不同变化，以及其反映出的一般病象作一叙述。

1）舌质变化

①红舌：舌尖赤红者，为心火上炎所致，多系疗、痈、疖等阳证疮疡初起。舌边鲜红者，属肝、胆经郁热所致，多见于胁痛、胁疽、肋疽和渊疽等肝、胆毒气郁结而化火的病证。全舌鲜红而起芒刺者，是火毒过盛而损伤营血所致，多见于各种阳证疮疡而毒邪偏盛者。全舌红而干燥有裂纹者，是火毒不仅深入营血，而且因持续热不解，已灼伤津液所致，多见于各种阳证疮疡失治，或阳证疮疡反投以热药而误治者。舌淡红少津者，是阴虚生内热所致，多见于疮痨后期。

②绛舌：绛即深红色。若邪热入营，其舌质必绛。纯绛舌者，为邪热入营后不得外出而逆传心包所致，如对口疽等患者，常可见此种舌象。舌绛而中心干者，为心、胃火燔，劫铄津液所致，如各种疗疮走黄后出现之危险证。舌绛而现火红点者，为热毒乘心所致，如脐痈、冲疽等，本因心经火毒而发，若再遇热邪，必然火上加热，热毒自然乘心而现此种舌象。舌绛而干枯者，为肾阴涸竭所致，如下发背、下搭手等，本因房欲过度，伤损肾水，水竭不能制火，火旺则更加灼津伤阴，造成肾阴涸竭而现此种舌象。

③紫舌：舌紫多是热毒入营，为阳为热。若舌紫而兼苔黄燥者，为脾胃积热所致，如发于阳明经之痈疽而热毒不解者，多现此种舌象。舌紫、干如陈猪肝色者，为热毒侵犯诸脏，阴绝阳脱之险证。各种阳证疮疡患者，临终前常能见到此种舌象。

④淡舌：舌质淡系气血两虚之征，常见于各种阴证疮疡或阳证疮疡因病程

过长，气血耗损之患者。若舌质淡红者，多见于虚陷证。若淡红而干燥者，多是胃中津气两伤，不能化气上润所致。若质淡而胖，两边现齿痕者，多见于疮疡溃后经久不愈，疡面水肿，肉芽淡白之患者。这类患者，不仅气血两虚，而且多兼脾胃虚弱而夹寒湿。

2）舌苔变化

①白苔：舌质淡红而润泽，其质柔和，伸缩转动灵活，苔薄白者为常人舌苔。若薄白而滑者，多见于痈疽初起而外兼风寒。若薄白而干燥者，多见于干癣之类。若薄白而舌尖微红者，多见于初起之耳根毒、托腮痈等。若厚白而干燥者，多见于痈疽兼夹湿热。若苔白质淡者，多见于寒湿疮疡。若苔面如积粉者，多见于寒湿为患之脱疽、附骨疽等。

②黄苔：苔黄均属有热之象。若苔由白变黄者，一是因外邪由表入里，二是因湿邪稽留化热。若见黄苔而口甜腻又不甚渴者，为湿气化热，多见于黄水疮或浸淫疮。若黄腻而渴不欲饮者，多见于夹有湿邪为患之痈疽。若黄燥而口渴便秘者，多见于痈疽之热毒传入阳明。若苔深黄而垢腻者，多见于湿热或痰热交阻之疮疡。若苔黄而起黑刺或兼有裂纹者，为火毒太盛，热极伤阴，阴液将竭之象，多见于疔疮走黄等火毒内攻证。

③黑苔：苔现黑色，有寒热之分。若黑苔兼见苔面润滑不燥而质淡胖嫩者，多见于诸阴证疮疡之虚寒证。若黑苔兼苔面干燥，芒刺丛生或苔有裂纹而舌质紫或红者，多见于诸疮毒内攻，热极耗阴，阴液枯竭，阴绝而阳越之极危重证。若舌中心苔黑而两侧见黄且舌面乏津，舌质不红不紫者，多见于中焦湿邪化热，但此热尚未进入营血，亦无内攻之兆，即使是大证疮疡，也无须足虑。

④剥苔：以烧伤为例，尤其是大面积烧伤，应结合整体而论，当分伤阴、伤阴及阳、伤阳，或阴阳俱伤，及侵犯筋骨、内脏等。若从舌质、舌苔而论，舌红苔薄为顺；若舌苔黄燥或舌质红苔少，或干燥，或舌质光红，均为重证。

（7）望部位。即通过望疾病发生的上、中、下三个部位来辨证诊病的一种方法。此法与所谓部位辨证有异曲同工之妙，常用于有好发部位疾病的诊断。皮肤科疾病的发生部位不外乎上部（头面、颈项、上肢）、中部（胸腹、腰背）、下部（臀腿、胫足）。人体上、中、下三部位各有其发病特点，临床诊病时把好发部位与发病特点结合是中医外科望诊之望发生部位的一种重要方法。

在临床上好发于上部的常见疾病，如好发于头、面、耳、项、发中，初起微痒，久则渐生白屑，脱而又生之面油风；以及好发于头面、四肢等暴露部位，皮损主要表现为浅在性脓疱和脓痂的黄水疮等皮肤病，皆可从风温风热考虑。因风邪易袭阳位，温热其性趋上。亦如好发于胸胁部的蛇串疮，主要表现为皮肤上出现红斑水疱或丘疱疹，累累如串珠，排列成带状，沿一侧周围神经分布区出现，局部刺痛或伴淋巴结肿大，可从气郁火郁俱发于中入手诊病。同理，因湿性趋下，故好发于下部，如癣之脚湿气，主要发生在趾缝、足底，以皮下水疱、趾间浸渍糜烂、渗流滋水、角化过度、脱屑、瘙痒等为特征。慢性湿疮之肾囊风和小腿湿疮皆大都表现为皮损对称分布，多形损害，剧烈瘙痒，有渗出倾向，反复发作，与湿邪为患有关。医者只有准确掌握疾病产生机制，才可辨证施治，直达病所，疗而有效。

（8）望局部。局部外发形证的情况，是患者给医生最直观的感觉。医生通过观察，便可得知病变在何部位，属何经脉，该经气血是多是少，疮形是高肿还是平塌，色是焮红、不红还是紫黑等，这对辨识疮疡的属性、性质和顺逆意义甚大。例如，疮疡发生在手足阳明二经之部位上，便可知道多属实证，预后易溃易敛，因该经多气多血；发生在手足少阳、手足少阴、手足太阴六经之部位上，便可知道穿溃虽易，但收敛较难，因该经多气少血；发生在手足太阳、手足厥阴四经的部位上，便可知道肿块凝滞较甚，穿溃较难，因该经多血少气。

又如，见疮疡初起焮红赤痛，根脚收束，高肿如弓者，便可知其属实证居多，容易治愈，因其属阳证疮疡；见应期脓出，痛随脓出而减，脓色稠厚，腐脱新生，嫩肉如珠，颜色美润者，便可知其愈合极快，因其属纯阳之证，为气血充足的表现；见疮疡初起不红不肿，根盘散漫或漫肿无边，色泽晦暗者，便可知其不易腐溃成脓，即使日久穿溃，亦是脓水清稀，溃口紫黑难愈，因其属纯阴之证，为气血不足的表现；见疮疡似阳不甚焮红肿痛，似阴不甚木硬平塌，便可知其易现变证，因其属半阴半阳之证，治疗时当以促其转为阳证为大法，否则变为阴证或恶证。

以下，将文老识疗之缓急的经验加以介绍。疔疮在根附近又生小疮者叫"应候"；疔疮根四周发生多个小疮者叫"满天星"；疔疮根脚红肿不散漫者叫"护场"，该种类型较缓，其余皆急。有时疔未明显出现时，即有全身不适、畏寒发热、心情烦躁、舌红口干、面及舌质青紫、精神困倦，此时要仔细检查有无疔疮出现，因疗贵在早治，古有"早治十全，迟治全七，失治全一二"之说。此外，文老还十分强调痈和疽的局部鉴别，"局部红肿为痈，白色漫肿为疽"。

1）望肿：肿是由各种致病因素引起的经络阻隔、气血凝滞而形成的体表症状。由于患者体质的强弱与致病原因的不同，发生肿的症状也不同。例如，见肿色红、皮薄光泽、灼热疼痛、肿势高突、根盘收束、肌肤焮红者，则为热肿，多见于疮疡初期、丹毒等；见肿而不硬，皮色不泽，肿色苍白或紫暗，常伴有酸痛，得暖则舒，则为寒肿，多见于冻疮等；若见发病急骤，漫肿宣浮，或肿游走不定，不红，或轻微疼痛，则为风肿，多见于大头瘟等；见皮肉胀急，深按凹陷，如烂棉不起，浅则光亮如水疱，破溃后则流黄水，浸淫皮肤，则为湿肿，常见于湿疮等；见肿势软如棉，或硬如馒，大小不一，形态各异，不红不热，皮色不变者，则为痰肿，常见于瘰疬、脂瘤等；见皮紧内软，按之凹陷，复手即起，如皮下藏气，不红不热，有弹性，常随情志变化者，则为气肿，常见于气瘿患者；见肿势胀急，肿色初始呈现为暗褐色，后转为青紫色，逐渐转变成黄色直至消退者，为瘀血肿，常见于皮下血肿；若肿势高突，皮肤光亮，焮红灼热，剧烈跳痛，按之应指，则为脓肿，常见于乳痈、肛痈等；见肿势高突，根盘收束，则为实肿，常见于正胜邪实之疮疡；若见肿势平坦，根盘散漫，则为虚肿，常见于正虚不能托毒之疮疡。

此外，由于各发病部位的局部组织有疏松和致密之分，故肿势情况也各不相同。若发生在浅表部位，如皮毛、肌肉之间，其颜色多为赤色，肿势高突，根盘收束，灼热，发病较快，易脓、易溃、易敛；手指部组织致密，故局部肿势不甚，但疼痛剧烈；手掌、足底等处皮肤疏松，肿势易于蔓延；发生于筋骨、关节之间者，其发病较缓，有难脓、难溃、难敛的特点；若邪在皮肉深处，则其肿势平坦，皮色不变者居多，至脓熟仅透红一点；腿部肌肉丰厚，肿势更甚，但外观却不明显；颜面部疔疮、有头疽等显而易见，若脓未溃时，其肿色由鲜红转向为暗红，且无光泽，肿势由高突转为平塌下陷，则可能是危重的证候。

2）望脓：脓为皮外科疾病常见的病理产物，因皮肉之间热盛肉腐蒸酿而成。中医认为"热胜则肉腐，肉腐则成脓"。脓是外科疮疡发展和转归的重要环节。作为皮肤科医生，应该能及时正确辨别脓的有无，脓肿部位的深浅，才能进行正确恰当的处理。

确认成脓的方法，主要有按触法、透光法、点压法、穿刺法、B超等。按触法是用两手食指的指腹以适当的距离轻放于脓肿患部，然后以一手指稍用力按压一下，另一手指即有一种波动的感觉，此称应指。透光法即以患指（趾）遮挡住手电筒的光线，然后注意观察指（趾）部表面，若见其局部有深黑色的阴影即为有脓。此法适用于指、趾部甲下的辨脓。点压法是用大头针尾或火柴头等小的圆钝物，在患部轻轻点压，若出现局限性的剧痛点，则为可疑脓肿，该法适用于在手指（趾）部，当病灶出脓液较少的情况下。穿刺法适用于深部疮疡，当脓已成而脓液不多时，该法不仅可以辨别脓的有无，还可以用来采集脓液标本。B超可以准确确定脓肿部位及大小，便于引导穿刺，即切开排脓。通过辨别脓的深浅，为切开引流提供进刀深度。若脓疡高突坚硬，中有软陷，皮薄焮红灼热，轻按则痛且应指者，则为浅部脓疡，常见于阳证疮疡。若肿块散漫坚硬，按之隐隐软陷，皮肤不热或微热，皮色不红或微红，重按方觉疼痛，则为深部脓疡。若浅部脓疡深开，则易损伤正常组织，增加患者痛苦。

此外，辨别脓疡的形色、气味等变化，也有助于正确判断疾病的预后顺逆。若脓黄白稠厚，色泽鲜明，略带腥味，为气血充足，则为元气充盛；若脓黄浊质稠，色泽不净，则为气火有余，尚属顺证；若脓黄白质稀，色泽洁净，气血虽虚，但不为败象；若先出现黄白稠厚脓液，后出黄稠滋水，是将敛佳象；若脓液由稠厚转为稀薄，体质渐衰，则为一时难敛之象；若脓液色绿黑稀薄，腥臭者，则为蓄毒日久，有损伤筋骨之可能；若脓中夹有瘀血，则为血络损伤，如有蟹沫者，为内膜已透，多难治。脓疡宜稠厚、明净、排出，不宜稀薄、污浊、滞留。

3）望溃疡：溃疡是指一切皮肤科疾病溃破所形成的疮面。望诊时应注意疮面的溃势、形色，以探求病证阴阳、顺逆，从而有利于对疾病的诊断和治疗。如见溃疡色泽红活鲜润，疮面脓液稠厚黄白，腐肉易脱，新肉易生，疮口易敛，则为阳证溃疡；而阴证溃疡，疮面色泽灰暗，脓液清稀，或时流血水，腐肉不脱，或新肉不生，疮口经久难敛。如疮顶突然陷黑无脓，四周皮肤暗红，肿势扩散，多为疔疮走黄之象；若疮面腐肉已尽，而脓水灰薄，新肉不生，状如镜面，光白板亮，为虚陷之证。

根据溃疡的形态，大致可分为化脓性溃疡、压迫性溃疡、疮痨性溃疡，岩性溃疡、梅毒性溃疡。化脓性溃疡疮面边沿整齐，周围皮肤微有红肿，一般口大底小，内有少量脓性分泌物。压迫性溃疡初期皮肤暗紫，很快变黑并坏死、滋水、液化、腐烂，脓液有臭味，可深及肌肉、筋膜。疮痨性溃疡的疮口多呈凹陷形或潜行空洞或漏洞，疮面肉色不鲜，脓水清稀，并夹有败絮状物，疮口愈合缓慢或反复溃破，难愈。岩性溃疡疮面多呈翻花状，如岩穴，有的在溃疡底部见有珍珠样结节，内有紫黑坏死组织，渗流血水，伴有腥臭味道。梅毒性溃疡多呈半月形，边缘整齐，坚硬如凿，略微内凹，基底面高低不平，存有稀薄臭秽的分泌物。

（9）组织病理学观察。中医皮肤科望诊不仅要做到望神、色、形、态与局部皮损相结合，还应将望表面皮损与现代病理相结合。溃疡望诊可见皮肤、黏膜表浅化脓，病理检查见坏死组织脱落后缺损超过基膜。急性湿疹病理学表现为表皮内海绵形成，真皮浅层毛细血管扩张，血管周围有淋巴细胞浸润，少数为中性和嗜酸性粒细胞。慢性湿疹病理学表现为角化过度或角化不全，棘层肥厚明显，真皮浅层毛细血管壁增厚，胶原纤维变粗。瘾疹病理学表现为病变区域的表皮和真皮中可见不同程度的炎症细胞浸润，如嗜酸性粒细胞、淋巴细胞和单核细胞等。黄褐斑病理学表现为表皮基底层和棘层黑素颗粒增加，而黑素细胞无增殖，真皮上部可见游离的黑素颗粒或被噬黑素细胞所吞噬。

【技术要领】

（1）患者面向自然光线，坐位或仰卧位。

（2）患者体态自然，充分暴露受检部位。

（3）望诊时，需要让患者保持安静，避免外界干扰。

【适应证】健康人群、亚健康人群、慢性病患者、患有顽疾人群、体弱人群等。

【禁忌证】化妆人群，吃易染舌苔食物或药物，食用或使用气味浓烈的东西后不适宜进行望诊。

【环境条件】清洁安静，光线充足，室内温度适宜。

二、闻诊诊法

【作用】运用耳听患者语音、呼吸、咳嗽、呃逆、呻吟、呕吐等音调，和用鼻嗅患者呼气、汗气、痰气、脓气、尿气、粪气等气味来辨别疾病。因声音和气味的变化可反映出内在病变，据以推断正邪盛衰和疾病种类。

【材料】听诊器。

【操作步骤】

（1）闻诊前，医生应当使患者的呼吸平稳，确保患者的呼吸声和其他声音正常。

（2）闻诊时，医生应当将耳朵贴近患者的身体部位，仔细观察患者的呼吸、声音等情况。

（3）闻诊时，医生应当根据患者的症状判断是否需要借助听诊器进行听诊。

（4）闻声音

1）语音：若言语声音响亮而有力者，多见于暴发之实证疮疡；若声音低微而少气懒言或言迟无力者，多见于疮疡虚寒阴证或疮疡病程过久，正气已被耗伤之虚证；若气不相接，言未终止而复言者，多见于正气虚衰之疮毒内陷证；若谵语狂言或高声怒骂而语言首尾不相应者，多见于疔疮走黄等疮毒内攻、火毒传心之证；若出言懒怯而先轻后重者，多见于疮疡患者中气损伤；若出言塞状而先重后轻者，多见于疮疡兼外感邪盛；若言语声嘶而气不足者，多见于疮疡溃久而气血已败；若形瘦声嘶而气促者，多见于肺痈痨疾或咽生肺花疮（即喉痹）。

2）呼吸：若气息喘促而不得停息者，多见于素禀虚衰或老年之疮疡患者而又溃久不愈之证；若呼吸气粗而喘急者，多见于疮毒走黄或内攻时，火毒传肺之证；若呼吸气粗有力而不喘者，多见于疮疡初起，并兼有外感风热入肺之证；若呼吸细微而气息不足者，多见于疮疡后期，正气大虚之证；若呼吸急促而喉中有声者，多见于喉风。

3）咳嗽：若咳声重浊而腥臭之脓血不断者，多见于肺痈已溃；若咳声干嘶而胸痛气短者，多见于肺痨；若咳嗽声嘶而吞咽不利者，多见于喉癣；若咳嗽痰稀无臭味而患疮疡者，多见有外感风寒证。

4）呃逆：若疮疡初起，呃逆连声不绝而洪亮者，多为胃痈初起，胃气不降之实证；若疮疡溃久不愈，而呃逆低沉者，多为脾阳已衰之虚证。

5）呕吐：若肿疡初起，呕吐而有声有物者，多为火毒犯胃；若溃疡后期，呕吐而有声无物者，多为胃阴伤败；若呕吐不止，吐出之物有如粪便而少腹痛者，多为肠痈或肠滞不通，属急重证。

6）呻吟：若呻吟而喝气攒眉者，多是口舌生疮或有齿痛；若呻吟而以手按腹者，多是患胃、肠、肝、胆诸痈，或中脘发生疮疡；若呻吟而不能转身者，多是腰、胁生疮；若呻吟带呼号者，多是疮疡恶化作痛或患脱疽，如手指生长疔疮、乳痈酿脓、乳岩溃烂及诸疮疡有腐坏筋骨者。

（5）闻气味

1）呼气：若呼气而口有热臭者，多是疮疡患者脾胃有热；若呼气而口有腐臭者，多是患有牙疳或咽喉有腐烂所致。

2）汗气：若汗气奇臭而致人恶心者，多是狐气腋臭；若汗气夹血腥脓臭者，多是肿疡脓已溃破；若汗气潮湿而酸臭者，多是身患浸淫疮。

3）痰气：若浊痰稠黄而腥臭者，多是疮疡患者有邪热入肺；若浊痰色如桃花而血腥臭者，多是肺痈溃脓。

4）脓气：若脓液无异常者，多是气血无损伤，病在肌表而无深漏；若脓液臭秽难闻者，多是气血虚衰，病在筋骨而有漏道；若病在胸胁，腹部出现脓臭如粪便者，多是穿透内膜之危证；若脓有腌气（俗称哈拉气）者，多是气渐旺，腐肉易脱新肉易生之佳兆；若脓有潖气（即烂西瓜潖水气）者，多是气血衰弱，无力抗邪之恶证。

5）尿气：若尿清而有芳香气者，多见于有消渴病之诸疮疡患者；若尿黄浊而臭气冲鼻者，多见于湿热下注之诸疮疡和湿疹患者；若尿乳浊而臭气不冲鼻者，多见于寒湿为患之诸阴证疮疡患者。

6）粪气：若疮疡患者便干而有酸臭者，多是肠中有积热；若疮疡患者便稀薄而有腥臭者，多是肠间受寒；若疮疡患者便气奇臭而有食物不化者，多是脾阳受损。

7）头气：头部发出特殊的鼠尿臭味，出现黄色痂壳伴头发脱落者，多为黄癣；头发有特殊油腻臭味伴头部油腻，头发稀疏，多为脂溢性脱发。

8）脚气：脚有特殊且较浓烈的臭味，伴有脚丫出现丘疱疹或白色的湿烂面，多为脚癣。

【技术要领】

（1）医生进行闻诊时，需要注意保持自己的呼吸通畅，以便更好地感知患者身上的气味。

（2）医生应保持专注、冷静的态度，准确地收集和分析患者身上的气味信息。

【适应证】健康人群、亚健康人群、慢性病患者、患有顽疾人群、体弱人群等。

【禁忌证】刻意渲染或抑制自己声音，食用或使用气味浓烈的东西，不适宜进行闻诊。

【环境条件】清洁安静，光线充足，室内温度适宜。

三、问诊诊法

【作用】病例采集时，医生可通过直接向患者或患者家属询问发病部位、日期、经过、寒热、痛痒和病因等，了解病情。

【材料】无特殊准备物品。

【操作步骤】

1. 问诊前

医生应当与患者建立良好的医患关系，了解患者的主诉和病史。

2. 问部位

首先问明何处有病，病在一处，还是多处等，了解患处属何经脉，这对诊断治疗有一定帮助。例如，患者述其虎口生疮，医生应明白，该处属手阳明大肠经，是多气多血之经脉，实证居多，预后易溃易敛，治法宜施重剂。

3. 问发病时间

其次应问明发病时间，这对推测疮疡之虚实，化脓与否，能否消散和决定治法等有一定帮助。若发病时间短者，属新病，一般正气尚未受损，实证居多，脓未形成，治宜首重消散，预后多佳。若发病时间长者，属久病，一般正气已有损伤，虚证居多。系肿疡者，一是因气血不足，毒气难以热腐为脓；二是脓已形成，但因气血亏耗，无力托其穿溃，二者治法，均宜补气养血，予以内托。系溃疡者，多是酿脓和穿溃时间过长，耗损气血过多，治宜健脾益胃、扶正祛邪。

4. 问发病经过

问发病经过，主要包括以下内容：①疮疡在各阶段的情况；②各阶段的治疗情况和效果。

通过询问以上情况，可以得知疮疡患者目前的症状，是顺发正治之后，还是顺发误治之后。例如，患者局部皮皱痛息，全身症状不明显，述其痛肿初起时，来势暴急，局部红、肿、热、痛如火烤，身现寒热而不甚，曾外用清热解毒、消肿止痛之围药，内服解毒活血、行气消肿之汤剂或丸剂，医生由此即可了解，这是阳证疮疡顺发，经过正确治疗后而出现的顺证。若患者局部暴肿剧痛而热如火烤，或溃后红肿剧痛只有血出而无脓液，全身症现寒战高热，烦渴引饮，头痛胸闷，咳嗽气喘，甚至神昏谵语，发痉发厥，述其初起时，局部虽红、肿、热、痛，但较目前轻，全身虽寒热但不太甚，自从外用温热药围敷，内服辛温药消散，或脓未成施以刀针之后，方如今日，医生便知这虽然是阳证疮疡顺发，但因内外误治之后而出现了疮毒内攻之逆证。若见患者疮顶虽小，却红、肿、灼痛甚宽，边界不清，身见寒战高热，烦渴引饮，或狂言乱语，扯衣抓胸等，并述其疮初起如粟粒，麻痒而灼痛，疮界肿硬明显而不宽，自从外用针、灸或内服辛温燥火之品以后，肿势突然扩散，随之神态反常，由此医生便知，此乃疔疮误治而引起逼火毒内窜传心之走黄证。

又如，局部微肿发红，皮热渐升，痛感增加，身现微热而不恶寒，脉有力而不甚数，饮食有味而觉香甜，述其初起局部色白漫肿，不红不痛，或重按方知酸痛，数日无明显变化，身见畏寒而不发热，脉象沉迟无力，纳食口淡而无味，曾以温经散寒之药外敷，内服温补气血、托毒外出之汤药数剂后，症状如现在，医生即知这是阴证疮疡顺发，经过正确治疗后阴转阳化之顺证。若见疮色灰暗，疮形凹陷，身现神疲乏力，食少便溏，面色㿠白，自汗身凉，舌淡苔白，脉虚大无力，述其初起局部嫩红漫肿，木而胀痛，身现恶寒微热，舌质淡红，舌苔薄白，脉沉迟，饮食及二便无异常，自从外敷清热凉血之药，内服清热解毒、行气消肿之药数日后，转为现有诸证，由此医生即知，此系阴证疮疡顺发误治之后，脾肾阳衰，气血损伤后而疮毒内陷的逆证。

5. 问寒热

疮疡患者，必问有无寒热，若无寒无热者，病属轻微，若有寒热者，病情较重。对其寒热，需问明处于何阶段及寒热发生的时间，是寒多于热，还是热多于寒。这对了解邪毒的性质、强弱及其致病情况和人体本身正气有无虚衰，均有重要的诊断意义。

例如，疮疡患者述其痈肿初起即发寒热，则多系外有表邪，内有火毒相搏；若寒多于热，则表邪属风寒；若热多于寒，则表邪属风热。若述其自发病起，一直午后潮热，应考虑是否为肺痨，或与肺痨有关之诸疮疡；若述其疮疡已数日，而目前以高热为主，寒不明显，局部肿热增添，则多系酿脓之兆；若述其疮疡溃后，寒热不退，多是正气已经虚衰，而邪毒尚未祛除，此时需加倍提防疮毒内陷，出现危证；若述其未溃时，寒热一般，溃后反见寒战高热，乃是疮毒已经内攻或内陷之逆证。

6. 问出汗

若肿疡患者述其经过医治后，汗出热退，多是痈肿开始消散；若述其经过医治后，汗出寒消而热不减，多是酿脓之故；若湿痰流注患者述其汗出而热不退，除考虑酿脓之外，多系他处又有疮疡发生；若瘰疬、流痰患者述其自汗、盗汗而兼潮热，多是阴血已虚。

7. 问痛痒

询问患者的痛痒，可以推测疮疡的属性、深浅、预后等。若述痛在肌肉皮肤，则属阳证，其位必浅而易治；若述痛彻筋骨，则属阴证，其位必深而难愈。若述饥饿时疮感痛甚，不胀不闭，得手揉按，暂时可安，则多属虚痛；若述食饱时疮感痛甚，又胀又闭，手触扪按，痛不可言，则多属实痛。若述痛处固定不移，得暖痛减，则多属寒痛；若述痛处皮肉，得冷痛减，则多属热痛；若述痛处流走不定，则多为风痛或气痛；若述痛处重着木硬，则多为湿痛或痹痛。若属先有疼痛，后有肿胀，则多是先伤气，后伤形；若述先有肿胀，后现疼痛，则是先伤形，后伤气。若述肿疡初起，即现奇痒灼痛，则多系疔疮火毒太甚。

（1）问疼痛

疼痛是气血凝滞、阻塞不通的反映，"热甚则痛，热微则痒""通则不痛，不通则痛"。疼痛是疾病的信号，其增剧与减轻常为病势进展与消退的标志。临床问诊，应从疼痛的诱因、部位、疼痛程度、持续时间、性质、伴随症状、以前有无类似疼痛史等方面着手。

1）诱因：因热所致的疼痛，多表现为皮色焮红，灼热疼痛，遇冷则疼痛缓解，多见于阳证疮疡；因寒冷所致的疼痛，多表现为皮色不红，皮温不热，酸痛，得温则疼痛缓解，多见于寒痹等；因风所致的疼痛，表现为痛无定出，游走不定，遇风加剧，见于行痹等；因气所致的疼痛，表现为攻痛无常，时感抽掣，常随情志变化，开心时缓解，愤怒时加重，见于乳腺增生等；因湿所致的疼痛，多表现为疼痛酸胀，肢体沉重，按之出现可凹性水肿，或可见糜烂流滋水，见于臁疮等；因痰所致的疼痛，表现为疼痛轻微，或隐隐作痛，皮色不变，压之酸痛，见于肉瘤等；因化脓所致的疼痛，表现为痛势急胀，痛无止时，如同鸡啄，按之中软应指，多见于疮疡成脓期；因瘀血所致的疼痛，初起隐痛、胀痛，皮色不变或皮色暗褐，或见皮色青紫瘀斑，见于创伤性皮下出血。

2）部位：若病变在组织疏松部位，则疼痛轻微；若病变在组织致密部位，则疼痛较甚。

3）程度：一般肿块多无疼痛，恶性肿块初期也很少疼痛。只有当肿块合并感染，或良性肿瘤出现挤压症状，或恶性肿瘤中、后期出现破溃或压迫周围组织时可出现不同程度的疼痛。

4）持续时间：疼痛突然发作，急剧，多见于急性病患；疼痛时重时轻，发作无常，忽痛忽止，多见于石淋等疾患；若痛无休止，持续不减，连续不断，常见于疮疡初起与成脓时。

5）性质：若痛如针刺，病变多在皮肤；痛而烧灼，病变多在肌肤；痛如撕裂，病变多在皮肉；疼痛滞缓，病变多在骨与关节间；痛而酸楚，病变多在关节间；痛而紧张，胀满不适，常见于血肿、癃闭等；痛如刀割，发病急骤，病变多在脏腑；痛如鸡啄，并伴有节律性疼痛，病变多在肌肉；抽掣痛，痛时扩散，并伴有放射，常见于乳岩晚期。

6）伴随症状：先肿后痛者，病在肌肤；先痛后肿者，病在筋骨；疼痛数处发作，同时伴有肿胀，或先后相继者，见于流注等；肿势蔓延而疼痛在一处者，是毒邪渐聚。

7）既往有无疼痛史：如乳癖患者，其乳房疼痛和肿块与月经周期及情志变化密切相关。

例如，成年患者问诊其疼痛出现在一侧腰肋部，不超过正中线，持续时间长，感灼热刺痛，痛如火燎，伴全身不适、疲乏无力症状，应考虑是蛇串疮。掌跖疣的疼痛，外伤、磨擦是其诱因，发于掌跖，有明显压痛，用手挤压则加剧。瓜藤缠的疼痛常出现在两小腿伸侧，劳累、感冒、受寒、妇女行经常是其诱发因素。

（2）问痒

瘙痒是皮肤科中最常见的自觉症状之一，临床问诊应注意询问患者或其家属关于瘙痒的以下临床资料。

1）发病部位：瘙痒先在躯干、四肢近端等处出现，多为风热疮、紫白癜风，疥疮瘙痒则好发于皮肤薄嫩和褶皱处。

2）发病时间和持续长短：突然起病可考虑急性湿疮、急性瘾疹、药毒等，慢性湿疮、慢性瘾疹和银屑病等多缓慢发作。

3）发病性质：瘙痒遇热加重且皮疹色红则为风热所致，皮疹色白并遇寒加重则因风寒而起，抓破有渗液或起水疱多为风湿热邪侵袭。病因、诱因方面，如风热疮的诱因有发热、日晒、妊娠等，黄水疮因脓液流溢可致新脓疱发生而浸淫全身。

4）发病程度：糜烂型脚湿气剧烈瘙痒，往往搓至皮烂疼痛、渗流血水方止；粉刺多自觉轻度瘙痒；虫咬皮炎自觉奇痒，灼热红肿、疼痛；疥疮则奇痒，夜间剧痒，遇热尤甚。

5）何季好转、加重：紫白癜风、银屑病是夏季加剧、冬天缓解，银屑病则冬季加重、夏季减轻。

6）伴随症状：风热疮一般无全身症状；面游风头皮瘙痒剧烈，伴头屑多，有脱发的症状；药毒伴发热、倦怠、纳差、大便干燥、小便黄赤等全身症状。

7）接触史：疥疮有接触传染人型疥虫史，虫咬皮炎有被虫类叮咬、接触毒液或虫体毒毛史，药毒发病前有用药史，接触性皮炎有明显接触某物质的病史。

除以上几个问诊点外，我们还应询问瘙痒以前是否发生，以考虑有无复发因素。如遇老年患者，还应注意询问有无糖尿病等病史，以对瘙痒病症做好诊治。

8. 问麻木感

麻木是由气血失调或毒邪炽盛，以致经脉阻塞，气血不达而成。麻为血不运，木为气不通的外在表现。麻木感常见于一些特殊的皮肤病，如麻风病的皮损，有些慢性皮肤病后期也偶见麻木的症状。如慢性瘾疹后期，患者可有局部不痒或轻微痒感，患处出现麻木。临床问诊应结合发病时间，从麻木部位、程度、是否伴有瘙痒或疼痛感、有无全身症状等方面出发，进行综合诊治。

9. 问灼热感、蚁走感

灼热感为热邪蕴结或火邪炽盛，炙灼肌肤的自觉感受，常见于急性皮肤病。蚁走感与瘙痒感颇为相似，但程度较轻，由虫淫为患或气血失和所致。

10. 问旧病

询问患者旧病，可以推测某些疾病和旧病之关系以及治疗的难易。例如，瘰疬流痰患者述曾患肺痨日久，一般多与旧病有关，医治较为困难；若附骨疽患者述曾有跌扑、闪挫或骨折等，一般多与外伤有关，伤口顽固难愈，若疮疡患者述兼有消渴病，一般多是气血不足，疮疡难于起发、溃脓，即使穿溃，也难于生肌收口。

11. 问饮食

患者若述渴而喜饮，则多为热重；若述渴而不饮，则多为湿重。若述纳食有味，为脾胃无恙，则多系疮疡病轻易治；若述终日不知饥饿，纳食无味而欲吐，为脾胃已衰，则多是疮疡逆变，病重而较难治。

12. 问二便

问明患者二便，其意义有二。一是了解邪毒有无内结，脾胃是否虚衰。如患者述疮疡数日后，出现大便秘结，小便短赤灼痛，则多系火毒内结；若述大便稀溏，小便清长，则多是寒湿内停。若述溃疡经久不愈，而大便溏泄有未化之物，小便少而清，则多是脾胃虚败之征。二是了解二阴有无疾病，若患者述逐渐腹胀、腹痛，大便困难而不爽，形状或扁或细，表面有黏血如脓如涕，则多是锁肛痔或翻花痔；若述腹无胀痛，但觉大便时肛痛，且便带鲜血，则多有内痔或肛裂。若述小便时前阴刺痛如刀割，尿中带血而鲜红，多系石淋或茎中有溃疡。

13. 问病因

为了诸诊合参，施治准确，对某些疾病患者，尚需问病因。如见颜面、手足显露之处出现丘疹四起而红肿者，应问其有无接触生漆或沥青史；若见全身皆有者，应问其吃过何种食物或药物。若见痈、疔患者，应问其是否喜食辛、辣、肥、甘之品。若见乳部结块，经久不散者，应问其平素情志是否忧郁，若见疫疔者，应问其有无触染疫畜之毒。若见下搭手患者，应问其有无房欲过度等。

14. 问月经

女性患者，还需加问月经。一是了解疾病是否和月经有关。如患乳房包块者，述其每次月经来时，包块均有疼痛或变大，月经一过又复如常。这很明显，包块与月经有关，则施治必调冲任。二是了解有无胎孕。如疮疡患者述其以前月经正常，现已停经，无论其有无怀孕反应，处方用药均宜谨慎，以防误夺胎气，造成出血不止。因治外证的内服药物，多用活血祛瘀、行气通络之品。

15. 其他

在多年的临床诊治过程中，文老有其鉴别疔与疖的独具特色的经验：令患者嚼生黄豆，然后询问患者口中味道，如无生豆味便是疔，若有生豆味则非疔疮，此法简便，便于临床推广。

【技术要领】

（1）医生态度应和蔼可亲。

（2）医生询问患者语言通俗易懂。

（3）患者对病情叙述不够清楚时，医生可进行启发式提问。

（4）分清主次缓急。

【适应证】健康人群、亚健康人群、慢性病患者、患有顽疾人群、体弱人群等。

【禁忌证】

（1）精神病或严重心理障碍患者，比如精神分裂症、人格障碍或其他严重情绪障碍的患者。

（2）脑器质性病变引起的心理或精神活动异常的患者。

【环境条件】清洁安静，光线充足，室内温度适宜。

四、切诊诊法

【作用】医生通过平切患者的脉象，进一步辨明疾病。脉象是脉动应指的形象。脉象的形成与心脏的搏动、脉道的通利和气血的盈亏直接相关。人体的血脉贯通全身、内连脏腑、外达肌表、运行气血、周流不休，脉象能反映全身脏腑和精气神的整体状况。

【材料】一次性手套、脉枕。

【操作步骤】

（1）切诊前，医生应当洗净双手，并佩戴干净的手套，准备好所需的工具。

（2）患者取正坐位，前臂自然向前平展，与心脏置于同一水平，手腕伸直，手掌向上，手指微微弯曲。

（3）在患者腕关节下垫一松软的脉枕，使寸口部位充分伸展，局部气血畅通，便于诊察脉象。

（4）选指。医生用食指、中指和无名指三个手指指目诊察，三指平齐，手指略呈弓形，与受诊者体表约呈45°。

（5）布指。先以中指按在掌后高骨内侧动脉处定关，然后食指按在关前定寸，无名指按在关后定尺。布指的疏密要与患者手臂长短与医生手指粗细相适应。

（6）运指。医生运用举、按、寻、循、总按和单诊等指法，诊察患者的脉位、脉次、脉形、脉势，以及左右手寸、关、尺各部的表现。

（7）在进行切诊时，医生应保持呼吸均匀，方便计数患者的脉搏至数，也有利于医生精神集中。一般每次诊脉，每手应不少于1分钟，两手以3分钟左右为宜，每次诊脉的时间至少应在五十动。必要时，也可双手同时对比检查。

【技术要领】

（1）医生布指时，先用中指确定关脉部位，然后食指在寸脉部位，无名指在尺脉部位。

（2）力度要有举、按、寻的变化，举为轻取，按为重取，不轻不重为寻。

（3）诊脉时，医生呼吸要自然均匀，以医生正常一呼一吸的时间计数患者的脉搏至数，诊脉时间必候满五十动，不得草率。

（4）一般情况下，脉与症是一致的，即脉症相应。但也有脉症不相应，甚至相反的情况，此时应注意辨明脉症的真假，以决定取舍。

【适应证】健康人群、亚健康人群、慢性病患者、患有顽疾人群、体弱人群等。

【禁忌证】剧烈体力活动后、情绪急躁等情况。

【环境条件】清洁安静，光线充足，室内温度适宜。

五、触诊诊法

【作用】接触皮肤损害部位，通过探用刮、挤、划、扣压等方法来获取佐证材料，以利于明确诊断皮肤病。可以进一步检查望诊发现的异常征象，可以明确望诊所不能明确的一些体征，如体温、湿度、震颤、波动、压痛、摩擦感，以及包块的位置、大小、轮廓、表面性质、硬度、移动度等。

【材料】一次性手套、棉签等。

【操作步骤】

（1）医生洗手，戴好手套，患者取适宜体位。

（2）刮。刮取皮肤病皮肤损害部位的分泌物、鳞屑等，分别采用相应的检验方法，以提供进一步客观诊断的依据。如病毒疱疹刮取疱内液体，采取电镜检查，发现病毒后可确诊；手足癣刮取病变部位的皮屑等，做真菌培养，培养结果为阳性，可诊断为手足癣。

（3）挤。挤压病变部位皮疹，刮取其内容物，做相应的实验室检查或镜检，以明确诊断。如疥疮皮疹挑取疥虫镜检，即可查见病原虫体等。

（4）划。用棉签在皮肤上轻划，从而观察划痕的发生、水肿、突起、消退，即可明确诊断为人工划痕征。

（5）扣压。扣压皮损的温度、是否褪色，以诊断疾病属阴属阳，或是否为某种疾病，如双下肢出现针尖大小红色小丘疹，皮肤不热或微热，压之皮损不褪色，即可诊断为过敏性紫癜。

（6）局部触诊。皮肤局部触诊对诊断与辨证往往有决定性价值。触诊要点应包括局部皮损的软硬度、温度、边缘、界限、与周围组织的关系以及附近淋巴结等。其在皮肤科中的运用为常见皮肤损害的诊断和鉴别诊断提供重要参考，尤其是在辨脓成与否、辨斑疹、辨结节与肿块等方面更有价值。

1）辨脓成与否：古人云"脓成决以刀针"。对于脓的辨别，仅有望、闻、问诊是不够的，还需要医者通过接触诊脓。如《外科理例》云："按之牢硬未有脓，按之半软半硬已成脓，大软方是脓成。"《疡医大全》又谓："用手按之，手起而即复者有脓，手起而不即复者为无脓。"说明触脓应首重软硬手感度。

2）辨斑疹：斑、疹均为全身性疾病表现于皮肤的症状，两者虽常并称，但实质有别。斑是指皮肤黏膜出现深红色或青紫色片状斑块，疹是皮肤出现红色或紫红色、粟粒状疹点。斑与疹有时看似相同但不易鉴别，其实一"触"便知。前者触诊平铺于皮肤，抚之不碍手，压之不退色，皮温多不高；后者高出皮肤，抚之碍手，压之退色，皮温多高。

3）辨结节与肿块：结节是指见于皮肤或皮下组织较小的触之可及的肿物，临床表现大小不一。境界清楚的实质性损害，触诊质较硬，深在皮下或高出皮面，多由气血凝滞所致，常见于结节性红斑等病。皮肤病结节主要与肿块鉴别，同斑疹相似，也是一"触"即知。触诊主要从大小、形态鉴别：最大直径≤2cm为结节，＞2cm为肿块；结节多呈圆形、卵圆形、扁圆形，肿块有扁平、圆球、索条状、分叶状及不规则的形态特征。良性与恶性的鉴别，还需从触诊边界、活动度、质地软硬、有无压痛等方面搜集资料。非炎症的良性结节或肿块活动度好，质地软，无压痛；恶性结节或肿块则相反。若并发感染，则触诊时疼痛明显并且伴有附近淋巴结肿大。

【技术要领】

（1）触诊时，医生手应保持适宜的温度。

（2）触诊手法宜温柔。

【适应证】湿疹、荨麻疹、疱疹、体癣、银屑病、溃疡、脓疱疮等皮肤病。

【禁忌证】无绝对禁忌证。

【环境条件】清洁安静，光线充足，室内温度适宜。

六、测诊诊法

【作用】医生借助于手指的感觉，或用某种量具、器具对患者患部进行探测，通过测诊能够迅速地了解疮疡的属性、大小、软硬、疼痛、深浅以及有无绵管窦道等。

【材料】一次性手套、软尺。

【操作步骤】

（1）医生洗手，戴好手套，患者取适宜体位。

（2）测大小。即通过触摸患者局部病变，并用软尺对外发形证进行测量的一种方法。

（3）量直径。凡属边界清楚的一切包块、肿疡，本法均适用。若包块或肿疡不是圆形的，则应量其最大和最小两个直径。若肿疡已溃，测量时不可接触疡面。一般来说，直径越大，病变越重；直径越小，病变越轻。

（4）量周径。本法主要适用于颈项、躯干和四肢等部位。凡是长在以上部位的外发形证，漫肿疼痛，边界不清，肿块不显著者，医生无法直接了解其大小时，均可采用量其患部之周径的办法，以此了解其肿胀的大小。若在四肢，还可量其健侧的同一部位，以作比较。

（5）测冷热。是指医生借助于手背的感觉，探测患者局部或全身皮温的一种方法，这种方法虽不够准确，但方便而实用。一般来说，病变局部皮温发热的肿疡或溃疡，均有色红、高肿、灼痛等特点，属于阳证疮疡。反之，若病变局部皮温不热或发凉的肿疡或溃疡，均有色白、漫肿、木痛、边界不清等特点，属阴证疮疡。当然，有条件则皮温计测量，能够得出准确的数据。

（6）测疼痛。是指医生按压患者局部后，询问患者的感觉，了解其疼痛的程度、范围和深浅的一种方法。这种测疼痛的方法，对辨别疮疡的属性、病位和病程，推测其预后，都有重要的意义。

1）性质：若按之刺痛，多为疮疡初起毒聚不散；若按之跳痛或胀痛，多是开始酿脓或脓已酿成；若按之火辣、麻痛，是火毒太盛的表现。

2）范围：若按之疼痛范围小，属轻证；若按之疼痛范围大，属重证。若按之疼痛仅限于肿胀范围，是毒气已经聚集；若按之疼痛已超过肿胀范围，则是毒气已经向外扩散。如已有全身严重症状，便是疮毒内攻或内陷的结果；如尚无全身严重症状，疮毒也可能很快内攻或内陷脏腑，出现危证。

3）深浅：若轻按即痛者，病位较浅，属阳证、轻证；若轻按无痛感，重按方知疼痛者，病位较深，属阴证、重证。

（7）测软硬。是指医生用手按压患者局部，测其疼痛的同时，通过医生的感觉，了解疮疡软硬程度的一种方法。临床很少单独凭借这一方法来辨识疮疡属性。如肿硬，兼见色红，皮温发热，按之疼痛者，则所属阳证疮疡初起；若兼见皮色暗黑或无改变，皮温如常，按之不痛者，则多属阴证肿疡。又如肿软，兼见色红，皮温发热，按之胀痛而应指者，则多属阳证疮疡脓已酿成；若兼见皮色如常，不红不热，按之不痛而软如棉者，则多属非阴非阳之证，如气瘿、气瘤、肉瘤等。因此，单独以"软硬"来辨识疮疡的属性，是没有临床意义的，必须结合其他症状加以辨别，方有临床价值。

（8）测深浅

1）测肿疡的深浅：除通过测疼痛，可以大体知道肿疡的深浅外。常用拇指和中指卡住肿疡之边缘，上下左右推之，若肿块随皮而动者，根脚浅在皮肤，病较轻，常见的如疔疮；若肿块随肌肉而动者，根脚深在肌腠，病较重，常见的如痈、疽之类；若推之肿块不动者，根脚深在筋骨，一般属阴证者居多，病较重、较难治，常见的如附骨疽、骨瘤、石瘿以及诸岩肿块等。

2）测溃疡的深浅：临床上常以消毒后的探针（最好是有刻度的）进行测量。由浅到深轻轻探插（手法要轻柔，不可重插，以免插伤正常新肉引起出血，甚者可导致毒邪内攻），探到底部（感到针头受阻，稍加力而不得进入时）即需停针。并观察探针到达疡面皮肤的位置，所探入的长短，即是溃疡的深度。

（9）测绵管窦道。对久不愈合的溃疡，除了应考虑气血有无虚衰外，还要看其有无绵管窦道妨碍新肉的生长。方法与探溃疡深浅时所述的相同。若其绵管窦道形成，探针下的感觉较硬，再稍用力向四周深插，其感觉相同，同时，探针不但不会插入四周组织，反而沿管壁下滑到底部，因为绵管将肌肉组织分隔，故反复探插也不会出血，患者一般亦无疼痛不适。若探到底部感觉粗糙而坚硬，便是骨失濡养而有坏死，说明绵管窦道是因死骨使伤口久不愈合而形成。如附骨疽后期和巴骨流痰多是如此。

（10）测功能。不少外发形证，尤其发生在筋骨或关节上者，往往会影响到患者的正常功能活动，多数治愈后能恢复正常功能，亦有愈后而未复其常态者。为了减少后者的发生，在治疗过程中，必须随时了解患者的功能情况，在适宜的阶段，应帮助和嘱咐患者进行功能练习，为此必须根据患者不同部位的功能进行测定，并将测定的主动活动和被动活动的最大功能程度分别予以记录。

【技术要领】

（1）触诊时，医生手应保持适宜温度。

（2）触诊手法宜温柔。

【适应证】毛囊炎、痈、疽、疮毒、丹毒、麦粒肿、瘰疬、疔等疮疡疾病。

【禁忌证】无绝对禁忌证。

【环境条件】清洁安静，光线充足，室内温度适宜。

第二节　制药技术

一、生肌玉红膏制作

【作用】活血祛腐，解毒镇痛，润肤生肌。

【材料】当归60g、白芷15g、白蜡60g、轻粉12g、甘草36g、紫草6g、血竭12g、麻油500g。铁锅、锅铲、调温电炉、大瓷碗、瓷盆、铜丝布滤网、天平、乳钵等。

【操作步骤】

（1）当归、白芷、甘草三味饮片放入麻油内浸3日。

（2）将油及所浸泡药物一起放入锅内，用文火煎炸至白色或浅色药呈老黄色时离火（白芷变为黄黑色为宜，可适当先煎白芷）。

（3）离火后加紫草，搅拌至微温，滤去药渣，留取药油。

（4）将锅擦干净后，将药油倒入锅内再加热至沸后，加入白蜡或蜂蜡（切小块），搅拌，离火。

（5）将研磨好的血竭末加入药油中（边下边搅，避免粘锅）。

（6）血竭溶解后，将药油倒入盘内，放入装有冷水的大瓷碗中搅拌。

（7）待锅边蜡开始凝结（约40~45℃时），逐次加入轻粉，搅拌均匀，完全冷却即得。冷却后停止搅拌。

【技术要领】

（1）一手握杵，一手固定。

（2）顺着同一方向。

（3）沿着乳钵壁均匀用力。

（4）离火之后，加入紫草，搅拌均匀。

（5）约80℃时加入血竭，边下边搅；40℃左右时加入轻粉，边下边搅。

【适应证】

（1）各种溃疡脓水将尽、肉芽生长缓慢者。如手术切口愈合不良、褥疮、体表慢性溃疡、带状疱疹、糖尿病足等。

（2）皮肤有烧伤、烫伤、手术创伤等。

【禁忌证】

（1）孕妇。

（2）对药物成分过敏者。

（3）疮疡阳证、气血亏虚、阴虚内热等患者不建议使用，以免加重病情。

二、七星丹制作

【作用】清热解毒，消肿止痛，提脓祛腐生肌。

【材料】寒水石 30g、煅石膏 30g、朱砂 9g、硼砂 9g、银珠 9g、轻粉 9g、冰片 9g。乳钵、天平、纸等。

【操作步骤】

（1）按照七星丹组方及用量，准确称重。

（2）依次将寒水石、煅石膏、硼砂、朱砂、银珠纳入乳钵内研磨；再加入轻粉、冰片研磨，诸药均研至极细粉末（标准：研至无声为度）。

（3）过 120 目筛，取极细部分即可。成药呈粉红色，气味芬芳。

（4）装深色玻璃瓶或陶瓷罐中密封；阴凉干燥处存放。

【技术要领】

（1）用量宜少，以"但见丹星为度"，且应掺布均匀，不可超过溃疡边缘，沾染正常皮肤。

（2）要识生肌之兆。创面清洁、肉芽新鲜时，若四周出现与周围组织附着较紧的白色或黄色组织，切忌揩擦，强行擦拭会影响愈合。

（3）防生胬肉。新生肉芽生长迅速，创面将愈时，适当减少七星丹用量，过用可能引起肉芽增生，影响长皮时间，还会刺激新生肉芽而致出血。

（4）此药不可久用、大面积使用，以免药物蓄积中毒。若遇大面积溃疡可视病情延长用药间隔，可搭配普通抗生素换药。

（5）应观察用药后溃疡面及周围皮肤有无刺激、潮红、疼痛及明显瘙痒等不良反应。

【适应证】

（1）痈疽、对口、发背、疔毒、瘰疬、巴骨流痰，及一切已溃疮疡等皆适用。

（2）治疗各类慢性皮肤溃疡、窦道，有脓无脓均可使用。

【禁忌证】

（1）孕妇、哺乳期妇女、儿童禁用。

（2）对本品过敏者禁用。

三、硫磺软膏制作

【作用】抗菌消炎，抑制霉菌生长，杀灭皮肤寄生虫，溶解皮肤角质层，抑制皮脂溢漏，及止痒、润滑。

【材料】升华硫、凡士林/雪花膏。

【操作步骤】

（1）按照组方比例准确称取升华硫、凡士林，其中升华硫需研磨为极细粉末。

（2）将研磨的硫粉，少量、多次加入凡士林或雪花膏中，搅拌均匀。

【技术要领】面部、会阴、皮褶较多处使用时应慎重。

【适应证】适用于寄生虫类、细菌性、真菌性、角化异常性皮肤病以及皮肤附属器官疾病。

【禁忌证】

（1）孕妇、哺乳期妇女、婴幼儿禁用。

（2）对本品过敏者禁用。

四、紫草油制作

【作用】清洁、保护、消炎，润肌防裂，生肌长皮，解毒收敛。

【材料】紫草30g、地榆30g、菜籽油或麻油300g。小铁锅、不锈钢铲、调温电炉、天平、大瓷碗、铜丝布滤网、瓷盆。

【操作步骤】

（1）准确称取菜籽油倒入冷锅中，并加入称准的生地榆浸泡一夜。

（2）次日用文火煎熬地榆，煎至焦黑后关火。

（3）离火稍冷却一段时间，再加入紫草翻炒，数分钟后过滤紫草渣。

（4）冷却后装瓶即可。

【技术要领】

（1）火候不要大，属于温煎，非油炸。

（2）紫草下锅后要迅速关火，以免油将紫草炸焦。

【适应证】

（1）急性或亚急性伴有轻中度糜烂、渗出、鳞屑、脓疱、溃疡的皮肤病。

（2）皮肤干燥发痒或皲裂。

（3）烧烫伤。

【禁忌证】

（1）重症烧伤，或烧伤面积较大，不可使用紫草油。

（2）对本品过敏者禁用。

五、升丹制作

【作用】解毒拔脓，生肌收口。适用于一切疮疡溃后，脓腐未尽，或脓水淋漓，久不生肌收口者。

【材料】水银 30g、白矾 30g、火硝 30g。炉灶、生铁锅、陶碗、小铁铲刀、铁钳、铁碾与研钵、软硬扫帚、天平秤、封口及保湿材料（桑皮纸、河沙、煅石膏、生石膏）、燃料（固体石蜡、杠炭、焦炭）、砖、手套。

【操作步骤】

（1）调节天平平衡，分别于天平右侧放置 30g 砝码，右侧准确称取所需药物。

（2）将药物倒入研钵中，用研钵将其研为极细粉末（以不见水银星点为度）。

（3）将研细药粉倒入生铁锅中。

（4）用软毛刷将药粉在锅底铺平，铺成一个圆形。

（5）反扣土陶碗于锅底，将药粉完全遮盖。

（6）剪取二指宽桑皮纸，少量水浸湿后，将湿润的桑皮纸沿碗口和锅接缝处贴布一圈。

（7）将调成糊状的煅石膏搓成粗条状，放于桑皮纸上，用食指和中指将石膏泥推平，保证锅、碗交界处不留缝隙，敷满一圈，填约二、三指厚。

（8）均匀撒布生石膏粉于刚筑平的煅石膏上。

（9）铺撒细筛河沙于石膏上，用软毛刷铺平河沙，需露出碗底。

（10）将生米粒均匀撒在碗底，并盖上砖头，砖头需完全遮盖碗底。

（11）将杠炭放入炉灶中，并放入固体石蜡，杠炭燃后，加入焦炭。放置焦炭注意，下方放稍大的焦炭，留出孔洞，上面放略微小的焦炭，炉灶中间要留出孔洞生火。

（12）先文火，后武火。文火约 40 分钟，文火过程中禁止动压砖，武火 40~60 分钟，以碗底米粒焦黑状为度，再用文火 5 分钟，离火候冷。

（13）待碗底米粒焦黑后，戴石棉手套将丹锅平移至支架上，移动过程中不能有碰撞、抖动等。

（14）待锅稍冷却后，先用软扫帚逐层清除河沙。

（15）河沙全部清除后，使用小铁铲刀将封口石膏分节段，再一块一块地撬起来。

（16）操作过程中禁止震动锅、碗。

（17）揭碗，用小铁铲刀刮下碗内壁橘红色反应物，另取出丹锅底内的丹底。

（18）将丹碗刮下的药物放入研钵中研细。

（19）退火毒，存于棕色玻璃瓶密封阴凉处储存。

【技术要领】

（1）准确称量。

（2）火候的准确掌握。

【适应证】慢性皮肤溃疡、压疮、周围血管疾病皮肤溃烂、肛瘘、皮肤赘疣等。

【禁忌证】

（1）孕妇、哺乳期妇女、儿童禁用。

（2）对本品过敏者禁用。

六、如意金黄散制作

【作用】清热解毒，消肿定痛。

【材料】天南星、半夏、黄柏（色重者）、黄连、黄芩、大黄、白芷、天花粉、紫厚朴、陈皮、苍术、木香、杜仲、甘草各30g，姜黄、白及各60g，木芙蓉叶250g。开水、蜂蜜、75%酒精、碘伏、棉签、无菌纱布、胶布。

【操作步骤】上药均用生品，烘干，研细末，装瓷坛收储备用。

【技术要领】

（1）嘱患者敷布时间（颜面0.5小时，躯干四肢6~8小时；一日一换）。

（2）敷贴时保持药物湿润度（时时润之），如加蜂蜜，避免药物剥落及干板不舒。

（3）注意过敏反应等。

【适应证】

（1）阳证痈肿：痈、疖、丹毒等。

（2）痤疮、炎症性丘疹、毛囊炎、酒渣鼻、蛇串疮等皮肤病。

（3）乳痈。

（4）跌打损伤。

（5）炎症后色素沉着。

【禁忌证】

（1）孕妇、婴幼儿。

（2）皮肤破溃、皮损或感染处。

（3）对本品过敏者。

（4）疮疡阴证。

（5）痈疽疮疡已溃之创口。

第三节　治疗技术

一、中药熏洗疗法

【作用】通过借助熏洗药物的药力和热力，经由皮肤孔窍、腧穴等部位，深入皮肤腠理、脏腑各部位，从而纠正脏腑、阴阳、气血的偏胜偏衰，促进腠理疏松、脉络调和、气血通畅，从而达到预防和治疗疾病的目的。

【材料】物品准备如下。

（1）四肢部位：盆（内盛煎好的药液）、橡胶单、浴巾、水温计等。

（2）眼部：治疗盘、治疗碗（内盛煎好的中药）、纱布、镊子、胶布、眼罩等。

（3）会阴部：坐浴盆（内盛煎好的中药）、坐浴架、毛巾等，必要时备屏风。

【操作步骤】

1. 四肢部位熏洗法

首先治疗床上铺好橡胶单，将盛有中药液的盆放于橡胶单上；将患肢架于盆上，用浴巾盖住患肢及盆，使药液蒸气熏蒸患肢；待药液不烫时，将患肢浸泡于盆内，约10分钟；泡毕，擦干患肢，撤去橡皮单。

2. 眼部熏洗法

首先将盛有药液的治疗碗上盖一带孔纱布，将孔对准患眼熏蒸；待药液不烫时，用镊子夹取纱布蘸药液擦洗眼部；洗毕，根据需要用无菌纱布覆盖于眼上固定或戴上眼罩。

3. 坐浴法

将盛有已煎好中药液的盆放入坐浴架上，上盖一带孔的木盖；让患者暴露臀部，若有创面覆盖，则揭去敷料，将患处对准盖孔，坐于木盖上熏蒸；待药液不烫时，撤去木盖，让患者将臀部坐于盆内泡洗；洗毕，擦干臀部。

【技术要领】

（1）注意评估患者的主要症状、临床表现、药物过敏史及体质。

（2）药液温度一般控制在50℃左右，熏洗时间一般为30分钟。

（3）熏洗过程中注意询问患者有无不适。

【适应证】

（1）周围血管疾病：脉管炎、糖尿病肢体血管病变等。

（2）骨科疾病：软组织损伤、骨折恢复期等。

（3）皮肤病：疖、痈、带状疱疹、湿疹、癣病等。

（4）内科病：失眠等。

（5）眼科疾病：急性结膜炎、麦粒肿等。

（6）肛肠疾病：痔疮、肛门瘙痒等。

（7）男性疾病：阴囊湿疹、前列腺炎、阳痿等。

【禁忌证】

（1）患有重症高血压、心脏病、急性脑血管意外、急慢性心功能不全、重度贫血、动脉硬化症者，忌全身熏洗。

（2）饭前饭后半小时内、饥饿、过度疲劳时，不宜进行熏洗。

（3）妇女妊娠期及月经期，不宜进行熏洗。

（4）慢性肢体动脉闭塞性疾病、严重肢体缺血、发生肢体干性坏疽者，禁止使用中高温（超过38℃）熏洗。

（5）有开放性创口、感染性病灶、年龄过大或体质特别虚弱者，忌用熏洗疗法。

（6）对药物过敏者，忌用熏洗疗法。

（7）有过敏性哮喘的患者，忌用香包熏法。

【环境条件】清洁安静，光线充足，室内温度适宜。

二、中药湿敷疗法

【作用】通过药物本身、热或冷刺激对皮肤的作用，起到开泄腠理的效果，温经散寒、活血化瘀、消肿止痛、清热解毒，最终达到疏通经络、调理脏腑功能的目的。

【材料】治疗车、治疗盘、药液及容器、敷布、镊子、碗盘、橡胶单或中单、纱布等，必要时准备屏风、浴巾、热水袋或冰袋。

【操作步骤】

（1）将药液倒入治疗盘内，浸入大小适宜的敷布，使其完全浸透药液，准备中单铺在相应的位置。

（2）冷敷法：用镊子拧取敷布至其不滴水，抖开将其敷在治疗的部位，每3~5分钟更换一次敷布，或频频淋湿敷布，时间约为15~20分钟。

（3）热敷法：浸透敷布的中药药液温度一般控制在50~60℃左右，完全浸透药液后，用镊子拧取敷布至不滴水，抖开将其敷在治疗部位，然后用塑料单或橡胶单包住敷布及躯体，避免温度过快降低，时间约为15~20分钟。

【技术要领】

（1）热湿敷时，药液的温度一般为50~70℃，湿敷时间一般为15~20分钟。

（2）注意医疗安全、避免烫伤。

（3）所用物品需清洁消毒，避免交叉感染。

（4）避免受凉，尤其是面部热湿敷者，30分钟后方能外出。

【适应证】

（1）开放性湿敷多用于冷湿敷，主要用于皮肤潮红、肿胀、糜烂及渗出明显者，如接触性皮炎、急性湿疹、丹毒、脓疱疮等。

（2）闭合性湿敷多用于热湿敷，主要用于慢性肥厚、角化性皮损，或有轻度糜烂、少量渗液者，如慢性单纯性苔藓、慢性湿疹等。

【禁忌证】疮疡脓肿迅速蔓延者、大疱性皮肤病、表皮剥脱松解症及对湿敷药物过敏者禁用。

【环境条件】清洁安静，光线充足，室内温度适宜。

三、中药浸渍疗法

【作用】该法将中药药液与红外线治疗相结合，从而达到活血化瘀、舒筋活络止痛、温经散寒的治疗效果。

【材料】治疗盘、药液及容器、水温计、敷布数块（4~6层无菌纱布制成）、凡士林、长镊子2把、弯盘、橡胶单、中单、纱布、棉签等。

【操作步骤】

（1）将湿润后的纱布置于患处皮肤上，将调好的中药液均匀涂抹湿纱布上，TDP灯局部照射，每次20分钟。

（2）保持温度，TDP灯照射距离5~10cm。询问患者有无不适，根据患者要求调整距离。

（3）擦拭治疗部位，协助衣着，舒适卧位，整理床单，清理物品。

【技术要领】

（1）注意消毒隔离，避免交叉感染。药液要新鲜，敷布一定要紧贴患处。

（2）药液温度适宜，一般38~40℃左右。

（3）操作时不宜外盖不透气的敷料，如油纸、塑料膜等，以免阻止渗出性病变的水分蒸发而加重病情。

【适应证】皮损渗出较多或脓性分泌物较多的急慢性皮肤炎症及筋骨关节损伤等，如丹毒、脱疽、急性湿疹、足癣感染、烧伤、肢端骨髓炎、扭挫伤、筋骨关节劳损等。

【禁忌证】

（1）皮肤过敏、皮肤破损者禁用。

（2）疮疡脓肿迅速扩散者，如大疱性皮肤病、表皮剥脱松解症等禁用。

（3）身体大血管处、局部无知觉处、孕妇的腹部及腰骶部等禁用。

【环境条件】清洁安静，光线充足，室内温度适宜。

四、中药摩擦疗法

【作用】该法通过直接或间接接触皮肤，使药力通过热力到达患处深层，能使局部毛细血管扩张、血液循环加速、改善组织营养，达到祛风除湿、解毒消肿、止痒镇痛的作用。

【材料】治疗盘、棉签、纱布、刮痧板、弯盘、橡胶单或中单等。

【操作步骤】

（1）患者采取适当体位。

（2）医生直接或者用相关介质，如棉签、纱布、刮痧板等蘸取药粉或药液后，在患处横向用力来回摩擦。

【技术要领】

（1）摩擦治疗时注意不要使皮肤破损，防止感染。

（2）用药液摩擦治疗时，注意药液温度（60~80℃）。

【适应证】适用于各种皮肤病及疮疡、水火烫伤、蚊虫咬伤等。

【禁忌证】婴幼儿颜面部及对药物过敏者禁用。

【环境条件】清洁安静，光线充足，室内温度适宜。

五、中药涂搽疗法

【作用】通过外用药物作用于局部皮肤，再辅以按、揉等手法，使患处经络疏通、活血行气，进而促进患处毛细血管再生、改善患处血液循环，达到治疗疾病的目的。

【材料】治疗盘、药剂、弯盘、棉签、镊子、盐水棉球、干棉球、纱布、胶布、绷带、橡胶单、中单等。

【操作步骤】

（1）根据涂药部位取合适体位，暴露涂药部位，注意保暖，必要时屏风遮挡，患处酌情铺橡胶中单。

（2）清洁皮肤，将调好的中药制剂用棉签均匀地涂搽于患处，以手掌大鱼际对肿胀的患处进行向心性按摩，力度以患者感觉舒适、不觉疼痛为宜。患处面积较大时，可用镊子夹棉球蘸取药剂涂布，蘸药干湿度适宜，涂药厚度均匀，必要时用纱布覆盖，胶布固定。

【技术要领】

（1）涂药前需清洁皮肤。

（2）加用辅助手法时注意力度，肿胀范围较大、皮下出血量大的患处不宜加用辅助手法。

（3）局部涂药一次性不宜过多、过厚，以防毛孔堵塞。

【适应证】适用于各种皮肤病、疮疡、水火烫伤及蚊虫叮咬等疾病。

【禁忌证】

（1）患处有开放性伤口、感染性病灶、不明肿块及有出血倾向者不宜使用。

（2）年龄过大或者体质虚弱不能耐受者不宜使用。

（3）对酒精及中药药液过敏者禁用。

（4）孕妇禁用。

（5）患有严重糖尿病、截瘫、脊髓空洞等感觉神经功能障碍者禁用。

【环境条件】清洁安静，光线充足，室内温度适宜。

六、中药黑布药膏疗法

【作用】祛风散热，解毒散瘀，软坚消肿。

【材料】治疗盘、药膏、弯盘、镊子、茶水棉球、干棉球、纱布、胶布、绷带、黑布块、中单等。

【操作步骤】

1. 药膏的制取

（1）先将黑醋置于平底大砂锅中，用炭火加热。

（2）开始时用武火，将黑醋煮沸腾一个小时后，加入蜂蜜，再煮沸 10~15 分钟后，再慢慢加入五倍子粉，加入时须经小细筛筛入，边筛边搅拌。

（3）此后，用文火加热，并不断顺着一个方向搅拌，约 10~20 分钟。

（4）待药膏变成黑色、细腻、黏稠状物后，将药膏撤离火面。

（5）待膏液稍冷却后，加入蜈蚣（研细末）、冰片及蜂蜜，混合均匀即可。

2. 药膏的用法

（1）用茶水清洁患处。

（2）将药膏均匀涂抹于患处。

（3）其上贴一块大小适度的黑布，每日换一次。

【技术要领】

（1）药膏调制及成品的储备均应用瓷制器皿，不能用铁制器皿储备。

（2）五倍子粉碎后须用最细的筛过筛，如用粗粉则不能制得黑色细腻黏稠的成品。

（3）搅拌时不能相反方向随意搅拌，以致药膏不黏稠。

（4）所用黑醋应为不加糖的黑米醋。

（5）在制备过程中，应特别注意掌握火候，否则会使药膏不黑、不细、不黏，影响疗效。

【适应证】背痛、疖肿、瘢痕疙瘩、增生性瘢痕、结节性痒疹、皮肤淀粉样变等肥厚性丘疹、斑块等。

【禁忌证】

（1）孕妇禁用。

（2）年龄过大或者体质虚弱不能耐受者不宜使用。

（3）对醋、五倍子、蜈蚣、冰片及蜂蜜任意一项过敏者禁用。

（4）患处有开放性伤口、感染性病灶、不明肿块及有出血倾向者不宜使用。

【环境条件】清洁安静，光线充足，室内温度适宜。

七、中药拔膏疗法

【作用】杀虫止痒，拔毒消肿，破瘀软坚，通经活络，引邪外出，理气止痛。

【材料】治疗盘、拔膏棍、弯盘、茶水棉球、干棉球、纱布、胶布、绷带、布块、中单等。

【操作步骤】

1. 药膏制作

（1）香油 4000g、生桐油 1000g，倾入铁锅内，浸群药［鲜羊蹄根梗叶、大枫子、百部、皂角刺各 60g，鲜凤仙花、闹羊花（即羊踯躅花）、透骨草、马钱子、苦杏仁、银杏、蜂房、苦参子各 30g，乌梢蛇、川草乌、全蝎、斑蝥各 15g，金头蜈蚣 15 条］三日。

（2）用文火将药炸至金黄色。

（3）离火过滤，再将药油置于武火上，药油煎至滴水成珠程度。

（4）再加入樟丹、官粉、松香。

（5）药液温度冷却后，兑入药面类（白及面 30g，藤黄面、轻粉面各 15g，硇砂面 10g）搅匀，收炼成膏。

2. 药膏具体用法

（1）热滴法：①患者取适宜体位；②用胶布贴敷于正常皮肤表面以保护正常皮肤；③将药棍一端热熔后滴于患处，上覆胶布。

（2）蘸烙法：①患者取适宜体位；②将药棍一端热熔后对皮损面，快速烙贴患处，上覆胶布。

（3）摊贴法：①患者取适宜体位；②将膏药熔后摊于布片上；③趁热贴于患处。

【技术要领】应用热滴法时，注意保护正常皮肤。

【适应证】

（1）湿热性皮肤病类：带状疱疹后遗神经疼、多发性毛囊炎、结节性痒疹等。

（2）皮肤增生性病变类：寻常疣、出血性疣、鸡眼、胼胝、甲癣、瘢痕疙瘩、神经性皮炎、银屑病（静止期）、手足癣、颜面盘状红斑性狼疮等。

（3）其他类型皮肤病：白癜风、脂溢性皮炎、硬皮病、黄褐斑、聚合性痤疮等。

【禁忌证】

（1）妇女妊娠期及月经期，不宜使用。

（2）患有重症高血压、心脏病、急性脑血管意外、急慢性心功能不全、重度贫血者禁用。

（3）对中药药膏过敏者禁用。

（4）患处有开放性伤口、感染性病灶、不明肿块及有出血倾向者不宜使用。

【环境条件】清洁安静，光线充足，室内温度适宜。

八、中药熏药疗法

【作用】使药气渗透穴位，疏通经络，活血化瘀，调节机体阴阳平衡，进而对机体产生治疗作用。

【材料】中药熏药治疗仪、治疗盘、熬制好的药液、量杯等，必要时备大毛巾、屏风等。

【操作步骤】

（1）备齐用物，加入中药包及适量水，打开熏药机预热。

（2）根据熏洗部位，协助患者取合适体位。暴露熏洗部位，必要时屏风遮挡，冬季注意保暖。

（3）启动仪器，仪器开始喷气，根据患者部位调整喷头位置及温度，注意做好防护工作，避免气体打湿衣被。

（4）治疗时间为20分钟，在熏药过程中，观察患者的反应。

（5）熏洗完毕后，清洁皮肤，协助患者衣着，避免着凉。

【技术要领】熏洗药温不宜过热，一般为50~70℃，以防止烫伤。

【适应证】

（1）骨伤科疾病：如颈椎病、腰椎间盘突出症、风湿性关节炎、股骨头坏死等。

（2）皮肤病：如神经性皮炎、湿疹、冻疮、皮肤瘙痒症等。

（3）妇科疾病：如月经不调、慢性盆腔炎、痛经、围绝经期综合征。

【禁忌证】

（1）患有重症高血压、贫血、高热、结核病、大失血、精神病者禁用。

（2）患有某些传染病，如肝炎、性传播疾病者禁用。

（3）孕妇及月经期妇女禁用。

【环境条件】清洁安静，光线充足，室内温度适宜。

九、中药面膜疗法

【作用】中药面膜中的有效药物成分通过透皮吸收，可为皮肤提供充足的营养物质，改善局部皮肤微循环，起到疏通经络、活血化瘀、宣导气血、防衰驻颜的作用。

【材料】中药药粉、面膜碗、清水、金银花露或蜂蜜水、治疗盘、洗脸巾等。

【操作步骤】

（1）将适量磨好的中药粉末倒入面膜碗内。

（2）往碗内注入适量清水调成糊状。

（3）均匀抹于面部或其他部位，停留大概约30~40分钟。

（4）待面膜稍干，即用温水洗去。

【技术要领】

（1）面膜厚度须适度，过厚过薄均不宜。

（2）面膜停留于皮损处的时间不宜过短，也不宜过长。

（3）对于炎性皮损，可用金银花露调敷。

【适应证】适用于激素依赖性皮炎、过敏性皮炎、化妆品皮炎、口周皮炎、日光性皮炎、痤疮、黑头粉刺、酒渣鼻、黄褐斑、黑变病、雀斑、白癜风等皮肤病。

【禁忌证】皮肤表面有开放性伤口、感染灶，以及对中药过敏者禁用。

【环境条件】清洁安静，光线充足，室内温度适宜。

十、局部外敷法

【作用】缓解疼痛，促进血液循环，消肿止痒。

【材料】中药、磨粉机、毛巾、清水、棉签、纱布等。

【操作步骤】

（1）选取适宜的贴敷部位。清洗该部位的皮肤，并用毛巾擦拭干净。随后，选取合适的体位。

（2）将中药进行研磨，再加水调成糊状。

（3）用棉签将糊状的中药敷于需贴敷部位并用纱布包绕固定。

（4）结束后取下纱布，用湿毛巾将贴敷部位的中药糊擦拭干净。

【技术要领】在贴敷及换药时动作要轻柔。肿疡病摊贴宜厚，溃疡病摊贴宜薄。

【适应证】

（1）当患者出现跌打损伤、腰肌劳损等骨伤科疾病，可以使用贴敷疗法进行改善，能够起到活血、消肿的功效。

（2）对于咳嗽、咳痰、失眠、盗汗、气管炎、妇科病等病证，也可以使用贴敷疗法进行治疗。

【禁忌证】如果患者的皮肤部位出现破损，患者对使用的中药成分存在过敏情况，或患者正处在疾病发作期，应该避免使用贴敷疗法进行治疗。以免加重病情，不利于机体健康。

【环境条件】清洁安静，光线充足，室内温度适宜。

十一、敷脐疗法

【作用】通经活络、调畅气机、调理冲任、理气活血、固精止带。能增强脾胃功能，治疗和缓解胃痛、反胃，促进代谢等。

【材料】中药、磨粉机、毛巾、清水、棉签、纱布、胶布等。

【操作步骤】

（1）根据病情选定方药。

（2）将选定的药物研细末，或作散剂用，或用调和剂调匀作膏剂用。如为新鲜湿润药物，可直接捣成泥，作膏剂用。

（3）患者脐部洗净擦干，将配制好的药粉或药膏置入脐中，然后用胶布或纱布垫敷盖固定。

（4）根据病情，或1~2天换药1次，或3~5天换药1次。

【技术要领】

（1）换药的时候动作要小心谨慎，避免把药粉或药膏弄散。

（2）如使用胶布不好撕，可以在其周围擦一些温水，或热毛巾覆盖脐贴一段时间，较容易撕下。

（3）要注意观察患者局部皮肤的变化。如果出现皮肤瘙痒、红疹、脱皮等症状，可能是对药用成分过敏，须停止使用。

【适应证】

（1）各类型的痛症，如关节炎、风湿性关节炎、类风湿关节炎等疾病。

（2）虚寒类疾病，如妇女因虚寒瘀滞下焦而引起的月经量少、月经后期、月经颜色变淡或者月经中有血块、痛经等。

【禁忌证】素体强健、体有实热者不适用，同一部位不可长时间使用，虚极不受补者不可过度使用。

【环境条件】清洁安静，光线充足，室内温度适宜。

十二、毫针疗法

【作用】疏通经络，行气活血，调节脏腑。

【材料】治疗盘、75% 酒精棉球、棉签、碘伏棉签、一次性毫针、弯盘、医用洗手液等。

【操作步骤】

（1）选取体位。医生根据患者的病情选择合适的体位，以便更好地进行针刺。

（2）确定腧穴位置。医生确定腧穴位置，以便精确地进行针刺。

（3）消毒。医生对针具、器械、术者手指、针刺部位、治疗环境进行消毒，以保证操作的卫生和安全。

（4）针刺。医生选择合适的刺法针刺，刺手持针进针，押手协同操作。

【技术要领】

（1）做到无痛或微痛进针。

（2）胸、胁、腰、背、腹脏腑所居之处的腧穴，不要直刺、深刺。对重要脏器所在部位的腧穴要根据其解剖结构，严格掌握进针的角度、深度。

（3）针刺眼区和项部以及脊椎部的腧穴，要掌握正确的进针角度，不允许大幅度的提插、捻转和长时间的留针，以免伤及眼球、脊髓、延髓等重要组织器官。

（4）针刺面部要选用 32~36 号美容针，不可用粗针。

（5）就医者过于饥饿、疲劳、精神过度紧张时，不可立即进行针刺。对身体瘦弱、久病体虚、年老体衰及初诊惧针者，针刺手法不可过强，并应选用卧位。

（6）出针后不要急于让患者离去，当稍事休息，待气息调匀、情绪稳定后方可离去。

（7）妇女妊娠3个月以下者，不可针刺下腹部腧穴；妊娠3个月以上者，不可针刺腹部、腰骶部腧穴。三阴交、合谷、昆仑、至阴等具有活血作用的腧穴，在怀孕期禁刺，在月经期若非为了调经，亦禁刺。

【适应证】用于治疗内、外、妇、儿等科的多种常见病、多发病，如中风病、头风、面瘫病、肩凝症、腰痛病等。

【禁忌证】

（1）饥饿、饱食、饮酒、愤怒、受惊、疲劳、精神紧张者，不宜行毫针针刺治疗。

（2）体质虚弱、气血亏虚者，针感不宜过强，应采取卧位针刺治疗，避免发生晕针等现象。

（3）重要脏器所在处，如胁肋部、背部、肾区、肝区，不宜直刺、深刺。

（4）大血管走行处及皮下静脉部位的腧穴如需针刺时，则应避开血管，使针具斜刺入穴位。

（5）孕妇的下腹部、腰骶部、会阴部及针刺后会产生较强针感或对胎孕反应敏感的穴位（如合谷、足三里、风池、环跳、三阴交、血海、至阴等），禁止针刺。

（6）患有严重的过敏性皮肤病、感染性皮肤病、皮肤溃疡、皮肤肿瘤者，不应在患部直接针刺。

（7）有凝血机制障碍的患者，禁用针刺。

（8）对于儿童、破伤风、癫痫发作期、躁狂型精神分裂症发作期等，针刺时不宜留针。

【环境条件】清洁安静，光线充足，室内温度适宜。

十三、火针疗法

【作用】温经散寒，活血化瘀，软坚散结，消肿止痛，祛腐生肌，清热解毒。

【材料】不锈钢针、碘伏、75%酒精、消毒棉球、胶布、镊子等。

【操作步骤】

（1）选用22~28号不锈钢针，针柄用布包裹，以不导热为宜。施术时，在患部及其周围用碘伏、酒精消毒，然后用2%~10%普鲁卡因（可混入0.2%的盐酸肾上腺素以防出血）作浸润麻醉。约2分钟后，将针在酒精灯上烧红，左手固定患部，右手持针。迅速刺入患部或其周围，然后立即将针拔出。

（2）针刺的深度，视溃疡种类和病变深浅而定。每次针数的多少，根据病变局部面积的大小而定，一般为1~3针。

（3）针刺间隔，1~2周针1次为宜。

【技术要领】

（1）施行火针后，针孔要用消毒纱布包敷，以防感染。

（2）使用火针时，必须细心慎重，动作敏捷、准确，避开血管、肌腱、神经干及内脏器官，以防损伤。

（3）必须把火针烧红，速刺速起，不能停留，深浅适度。

（4）用本法治疗前，要做好患者思想工作，解除思想顾虑，消除紧张心理，取得患者配合，然后方可进行治疗。

【适应证】适用于皮肤局部红肿、淤血、痈肿、囊肿、结节、瘤、疣赘、痣、瘢痕，瘙痒性皮肤病，蛇串疮，雀斑等。

【禁忌证】

（1）火针刺激强烈，孕妇及年老体弱者禁用。

（2）火热证候和局部红肿者不宜用。

（3）高血压、心脏病、恶性肿瘤等禁用。

【环境条件】清洁安静，光线充足，室内温度适宜。

十四、梅花针叩刺疗法

【作用】疏导局部气血，促进头发新生。研究认为，其可激发调整神经功能，促进局部血液循环，调整内分泌和神经系统功能，提高机体免疫功能等。

【材料】治疗盘、75%酒精棉球、棉签、碘伏棉签、梅花针、弯盘、医用洗手液等。

【操作步骤】斑秃者，可以梅花针叩击脱发区，由边缘向中心呈螺旋状均匀轻叩，致皮肤潮红而又无出血点为度，然后再从不脱发区向脱发区中心轻叩20~30次，每3天1次；神经性皮炎患者，苔藓样变明显者，用梅花针在患处来回移动叩击，每天1次。

【技术要领】

（1）叩刺由边缘向中心叩击。

（2）叩击力度与次数要均匀。

（3）掌握手法力度，避免叩刺到骨骼。

【适应证】适用于累及毛发的突发性、非瘢痕性、慢性炎症性疾病，如斑秃等；有神经性皮炎且见苔藓样变明显者。

【禁忌证】

（1）局部有溃疡或损伤者不宜使用。

（2）急性传染性疾病和急腹症不宜使用。

【环境条件】清洁安静，光线充足，室内温度适宜。

十五、耳穴贴压疗法

【作用】宁心安神，镇静止痛，脱敏止痒，疏通经络，调和气血，补肾健脾等。

【材料】治疗盘、75%酒精棉球、棉签、碘伏棉签、所需贴压物、胶带、医用洗手液等。

【操作步骤】

（1）消毒，贴敷压丸。耳廓用碘伏棉签消毒，清洁，左手固定耳廓，右手用镊子或血管钳夹取粘有贴压物的胶布块，对准穴位贴压。

（2）探寻敏感点，适度揉按、捏压，使耳廓有发热、发胀、放散感。每日压3~5次，每次3~5分钟，1~5日换贴1次，5次为1疗程，疗程间隔2~3天。

【技术要领】

（1）消毒时注意清洁耳廓，避免贴敷不牢固。

（2）探寻敏感点时，一般患者用中度刺激，孕妇用轻刺激。

（3）按压不能用力过度，以不损伤皮肤为宜。

（4）嘱患者定时按压，按压后有酸、麻、胀、痛、灼热感为宜。

【适应证】丹毒、荨麻疹、淤积性皮炎、痒疹、痤疮等皮肤病。

【禁忌证】

（1）耳部皮肤有破损或炎症者忌用。

（2）若贴压后皮肤有瘙痒、疼痛感，应取下，避免过敏、发炎。

（3）对胶带过敏者慎用。

【环境条件】清洁安静，光线充足，室内温度适宜。

十六、穴位埋线、穴位封闭疗法

【作用】平衡阴阳，调和气血，调节脏腑功能。

【材料】治疗盘、75%酒精棉球、棉签、碘伏棉签、医用羊肠线、胶带、注射器、医用洗手液等。

【操作步骤】常规皮肤消毒，将3号医用羊肠线剪成1cm等长线段，取羊肠线穿进 7 号注射针头内，将针尖刺入穴位，直刺约 30mm 提插得气后，用针芯抵住羊肠线缓缓退出针管，将羊肠线留在穴位内，敷无菌棉球以胶布固定。

【技术要领】

（1）严格的无菌操作，羊肠线应埋于皮下组织与肌肉之间，且线头不得外露。

（2）肌腱、肌腹处做治疗时，应先进行穴位按摩。

（3）应以埋线后出现酸、麻、胀、痛为宜。

【适应证】银屑病、荨麻疹、神经性皮炎、痤疮、皮肤瘙痒症等皮肤疾病。

【禁忌证】

（1）女性月经期、妊娠期尽量避免埋线。

（2）皮肤局部有感染或溃疡时不宜埋线。

（3）有严重心脏病、肺结核活动期患者不宜使用。

【环境条件】清洁安静，光线充足，室内温度适宜。

十七、刺络拔罐疗法

【作用】通经活络，行气活血，消肿止痛，祛风散寒。

【材料】治疗盘、75% 酒精棉球、棉签、梅花针（三棱针）、玻璃罐、酒精灯、打火机、医用洗手液等。

【操作步骤】

（1）准备材料。

（2）术前检查（包括患者病情及材料）。

（3）消毒刺络（以梅花针快速点刺局部）、扣罐。

（4）留罐。

（5）起罐。

（6）擦拭血迹。

【技术要领】

（1）点刺局部时动作迅速，以皮肤红润稍有渗血为宜。

（2）检查罐是否扣紧。

（3）留罐时间以出血多少来定，不宜过长。

【适应证】疖与疖病、委中痛、荨麻疹、药疹、物理性皮炎等。

【禁忌证】心力衰竭、活动性肺结核、孕妇、出血性疾病、畸形、传染病等忌用。

【环境条件】清洁安静，光线充足，室内温度适宜。

十八、艾灸疗法

【作用】温经散寒，行气通络，扶阳固脱，升阳举陷，拔毒泄热。

【材料】艾条、灰缸、打火机或蜡烛、镊子等。

【操作步骤】

（1）选择穴位。艾灸主要是将艾绒作为燃料，在点燃后熏灼穴位，从而起到温经通络的效果。在进行艾灸前，需要寻找正确的穴位，不同穴位所产生的作用不同，需根据治疗的实际情况进行选择。

（2）清洁皮肤。使用消毒剂清洁皮肤，保证皮肤干燥，以免皮肤表面过于潮湿，影响艾灸的熏灼。

（3）施灸。将艾绒点燃，靠近穴位并持续对穴位加热，根据患者的实际情况调整艾灸时间。

（4）消毒。艾灸结束后，将所使用的工具全部消毒，以免出现感染。

【技术要领】

（1）专心致志，耐心坚持。施灸时要注意思想集中，不要在施灸时分散注意力，以免艾条移动，浪费时间。

（2）注意体位、穴位的准确性。一方面体位要适合艾灸的需要，同时要注意体位舒适自然，要根据处方找准部位、穴位，以保证艾灸的效果。

（3）防火。化纤、羽绒等质地的衣服，很容易燃着，因此，施灸时一定要注意防止落火，尤其是用艾炷灸时更要小心，以防艾炷翻滚脱落。用艾条灸后，可将艾条点燃的一头塞入直径比艾条略大的瓶内，以利于熄灭。

（4）注意保暖和防暑。因施灸时要暴露部分体表部位，在冬季要保暖，在夏天高温时要防中暑，同时还要注意室内温度的调节和开换气扇，及时换取新鲜空气。

（5）防止感染。化脓灸或因施灸不当，局部烫伤可能起疱，产生灸疮，切勿把疮弄破，如果已经破溃感染，要及时使用抗生素。

（6）掌握施灸的程序。如果灸的穴位多且分散，应按先背部后胸腹，先头身后四肢的顺序进行。

（7）注意施灸的时间。有些病证必须注意施灸时间，如失眠症要在临睡前施灸。不要饭前空腹时和在饭后立即施灸。

（8）循序渐进。初次使用灸法要注意掌握好剂量，先少量、小剂量。如用小艾炷或灸的时间短一些，壮数少一些，以后再加大剂量，不要一开始就大剂量进行。

【适应证】

（1）用于治疗寒凝血滞、经络痹阻引起的各种病证，如风寒湿痹、痛经、经闭、寒疝腹痛等。

（2）用于治疗外感风寒表证及中焦虚寒呕吐、腹痛、泄泻等。

（3）用于治疗脾肾阳虚、元气暴脱之证，如久泄、久痢、遗尿、遗精、阳痿、早泄、虚脱、休克等。

（4）用于治疗气虚下陷、脏器下垂之证，如胃下垂、肾下垂、子宫脱垂、脱肛等。

（5）用于治疗外科疮疡初起，以及瘰疬等。用于疮疡溃久不愈，有促进愈合、生肌长肉的作用。

（6）用于治疗气逆上冲的病证，可灸涌泉穴治之。

（7）防病保健。灸法可以防病保健，延年益寿。无病自灸，可增强抗病能力，使精力充沛。临床发现，常灸足三里、大椎等穴，能激发人体正气，增强抗病能力，起到防病保健的作用。

【禁忌证】

（1）对于外感温病、阴虚、内热、实热证一般不宜施灸。

（2）传染病、高热、昏迷、抽搐，或极度衰竭，形瘦骨立呈恶病质之垂危状态，自身已无调节能力者，亦不宜施灸。

【环境条件】清洁安静，光线充足，室内温度适宜。

十九、刮痧疗法

【作用】活血祛瘀，调整阴阳，舒筋通络，行气活血。

【材料】刮痧板、刮痧油、毛巾等。

【操作步骤】

（1）充分暴露刮拭部位，在皮肤上均匀涂上刮痧油等介质。

（2）手握刮痧板，先以轻、慢手法为主，待患者适应后，手法逐渐加重、加快，以患者能耐受为度。宜单向、循经络刮拭，遇痛点、穴位时重点刮拭，以出痧为度。

（3）可先刮拭背部督脉和足太阳膀胱经背俞穴循行路线，振奋一身之阳、调整脏腑功能，增强抗病能力；再根据病情刮拭局部阿是穴或经穴，可取得更好疗效。

（4）刮痧后嘱患者饮用温开水，以助机体排毒祛邪。

【技术要领】

（1）顺序：顺序依次为头颈部、背部、胸部、手部、腹腰部及腿部。

（2）力量：刮时用力要均匀、适中，力道应由轻渐重，不可忽轻忽重，切忌用蛮力，以患者耐受为度。

（3）方向：刮痧是单方向循经络刮拭，切忌来回刮，遇痛点、穴位时重点刮拭，以出痧为度。

（4）角度：刮痧器具与皮肤间的角度以45°为宜，每个部位刮20次左右。

（5）频率：刮痧频率与疗程，应根据患者的病情个体化治疗。每次刮拭的时间，以20~30分钟为宜。初次刮痧时间不宜过长，且手法不宜过重，第二次使用刮痧疗法的时间应间隔1~2周。

【适应证】广泛应用于内、外、妇、儿科的多种病证及美容、保健领域。尤其适宜于疼痛性疾病、骨关节退行性疾病，如颈椎病、肩周炎的康复。

【禁忌证】空腹、精神病患者、皮肤病、有出血倾向、心脏疾病等人群。

【环境条件】清洁安静，光线充足，室内温度适宜。

二十、点刺放血疗法

【作用】清热解毒，祛风散寒，活血通络。

【材料】消毒的三棱针（或粗毫针、小尖刀）、75% 酒精、棉签、消毒纱布、胶布、弯盘等。

【操作步骤】

（1）放血前，对针具、按压穴位以及医生手部进行消毒。

（2）定位所需要点刺放血的部位，对其进行揉捏推按，使局部充血。

（3）用右手的拇指、食指捏住针柄，中指端紧靠针身下端，留出针尖0.1~0.2寸，对准已消毒过的部位迅速刺入。

（4）刺入后立即拔针，轻柔挤压针孔周围，使出血数滴。

（5）用消毒棉球按压针孔止血。

【技术要领】点刺时，手法宜轻、稳、准、快，不可用力过猛，创伤过大。另外，点刺放血不能过量、过多，体质虚弱或有出血倾向的人群，均不适用本法治疗。每日或者隔日1次，3~5次一个疗程，出血量以3~5ml为宜，不要过多放血。

【适应证】

（1）热证和实证。

（2）瘀证和寒证，如青少年痤疮、银屑病、湿疹等。

【禁忌证】

（1）体质虚弱、贫血、晕针、晕血、孕产妇、经期妇女、重大疾病患者等，应禁止使用放血疗法。

（2）放血疗法的禁忌部位：眼睛、耳尖等五官部位，以及男性会阴的左侧动脉处、女性会阴的右侧动脉处。

【环境条件】清洁安静，光线充足，室内温度适宜。

二十一、刺络放血疗法

【作用】通经活络，开窍泄热，消肿止痛。

【材料】治疗盘、消毒盒内放三棱针或小尖刀、75%酒精、碘伏、棉签、消毒干棉球等。

【操作步骤】

（1）放血前，对针具、按压穴位以及医生手部进行消毒。

（2）用三棱针对准要刺的静脉，刺入2~3mm迅速出针，让血液流出。

（3）出血停止之后，再用干棉球按压。

【技术要领】在施行刺络治疗时，手法要做到稳、准、轻、快，防止因手法粗鲁、刺入过深、创口过大等造成组织和器官的损害。对初次接受刺络放血治疗的患者，应做好解释工作，消除恐惧心理，以防晕针。

【适应证】

（1）各种实证、热证、疼痛等。

（2）痤疮、银屑病、湿疹等皮肤病。

【禁忌证】孕妇、哺乳期女性、儿童、贫血的人群，出血性疾病人群，肿瘤人群，女性经期等情况，不适合使用刺络放血法。

【环境条件】清洁安静，光线充足，室内温度适宜。

二十二、贴棉灸疗法

【作用】开门泻邪、以热引热、解毒止痛，兼具借火助阳、善行气血之功。

【材料】脱脂棉、打火机、皮肤针、75%酒精、碘伏、棉签、消毒干棉球等。

【操作步骤】

（1）取脱脂棉少许，摊开展平。越薄越好，但不要人为地将厚棉压薄。

（2）然后将薄棉片摊展如5分硬币大小的一张张薄片备用，或依病损区大小覆盖在穴区或病灶区表面，患者应充分暴露，以免烧坏衣服。

（3）令患者闭目，施灸时，将薄棉片贴于患部或所选穴位上，医者即点燃棉片之一端，急吹其火，使棉片一过性燃完。

（4）用消毒棉球擦拭去灰烬，待干后再换新的薄棉片，如法再灸，如此3~4

次，以皮肤潮红为度。亦可先用皮肤针叩刺局部微出血，再施以上述贴棉灸。此时，患者一般仅有轻微之灼痛，无需作任何处理。

（5）每日或隔日1次，5~7次为一疗程。疗程间隔2~3日。

【技术要领】

（1）操作时取脱脂棉少许，摊开展平，撕成薄如蝉翼的棉片，薄棉片中切勿有洞眼和空隙，以免灸烧时影响疗效。

（2）施灸用的脱脂棉片应撕展得又松又薄，易于迅速燃完，防止灼伤皮肤。头面部及有毛发的部位，不宜使用本法。

（3）将薄棉片覆盖在穴区或病灶区表面，医者点燃棉片之一端，急吹其火，使棉片一过性燃完。

（4）灸治以皮肤潮红为度，施灸完毕后涂上一层薄薄的万花油。

（5）对于皮损面积大、程度严重的患者，还可配合皮肤针叩刺使局部微出血，加上拔罐，增强引邪外出的力量，治疗效果更佳。

【适应证】治疗带状疱疹及后遗神经痛、神经性皮炎、日光性皮炎、过敏性皮炎、痤疮、顽固性湿疹、银屑病、老年性皮肤瘙痒等皮肤病。在剥脱皮损、控制瘙痒、收湿敛疱、镇痛等方面效果好。

【禁忌证】

（1）体质虚弱或有严重慢性病者不宜铺灸。

（2）孕妇在怀孕初期和孕晚期也应避免铺灸。

（3）有癫痫、心脏病、高血压、中风等疾病者也禁忌铺灸。

【环境条件】清洁安静，光线充足，室内温度适宜。

二十三、其他疗法

包括激光血管内照射、划痕疗法、封包疗法、热熨疗法、电灼法、结扎法、保留灌肠疗法等。

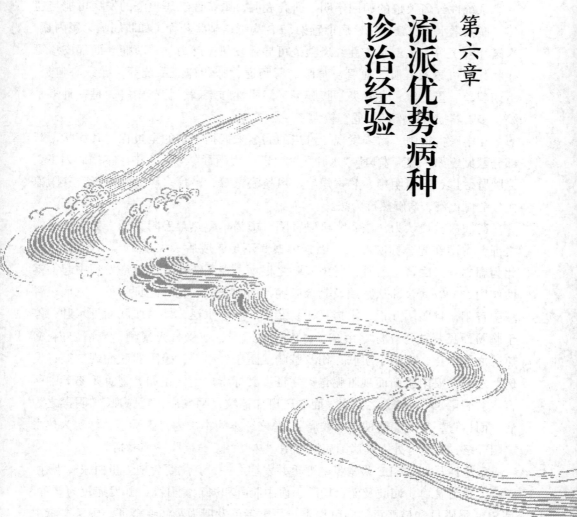

第六章

流派优势病种
诊治经验

第一节 系统性红斑狼疮

（一）疾病认识

系统性红斑狼疮（SLE）是一种慢性自身免疫性疾病，是结缔组织疾病之一。系统性红斑狼疮的病因不明。研究表明，系统性红斑狼疮的发病可能与遗传、性激素水平、紫外线、病毒感染、EB病毒、某些药物（如肼屈嗪、氯丙嗪、米诺环素）等有关。系统性红斑狼疮可导致发热、乏力、关节痛、面部皮疹等症状，还可累及心脏、血管、肾脏、胃肠道、肺和神经系统等，导致心包炎、雷诺现象、蛋白尿、食管炎、腹膜炎、间质性肺疾病、脑卒中等，是一种多系统、多脏器损害的疾病，危害较大。

在中医古籍中，尚未发现一恰当的病名来概括本病的全过程，其症状记载部分散见于如"温毒发斑""水肿""痹证""阴阳毒"等病之中。本病病因主要为脾肾亏虚、肝肾阴虚、热毒炽盛、风痰瘀毒等，治疗多以健脾滋肾、养阴凉血、活血化瘀、清解热毒为法。

艾儒棣教授认为，该病病机以肾阴亏虚为本，热毒瘀阻为标。为本虚标实之证，本虚在先，标实在后，因素体禀赋不足，或后天失于调养，肾阴亏虚，此为虚之本。因肾主五脏，肾为五脏之根本，在系统性红斑狼疮发病中起关键性作用。一方面，邪从肾殃及其余脏腑，而现伤心、伤脾之证；另一方面，肾藏阴育阳，且阴阳互根，阴损日久易及阳，阳虚水泛，外溢肌肤而见水肿，停于胸胁而见悬饮等。标之由来，或因外感六淫，或受日光暴晒，或情志内伤，热毒之邪渐化，瘀阻于肌肤、伤及脏腑或阻于经络等，瘀阻肌肤而现"温毒发斑"之证，瘀阻脏腑而现脏腑毒瘀之证。其标毒之谓，正如《金匮要略》中所言之"阴阳毒""阳毒之为病，面赤斑斑如锦纹，咽喉痛，唾脓血""阴毒之为病，面目青，身痛如被杖，咽喉痛"。总之，本病本虚为肾阴亏虚，标实为热毒瘀阻经络、脏腑等处，其病因病机可用"热""虚""瘀"三字概括。

狼疮性肾炎是SLE最常见的严重并发症之一，其主要表现为蛋白尿、水肿、腰痛，重者贫血、四肢及面目均肿、血中肌酐和尿素氮升高，并发症较为严重，是SLE最常见和最严重的内脏损害，严重者可发展为肾病综合征。中医文献中无本病名称，仅见于类似症状的描述，如"阴阳毒""水肿"等名称。从中医角度分析，狼疮性肾炎患者多因先天禀赋不足，或后天肝肾亏虚，或七情过极，劳累过度，生病之后治疗失误，导致阴阳失调，气血失和，邪毒化火，毒邪妄行，内可侵犯脏腑，外出肌表则现关节肿痛、面部蝶形红斑、四肢结节性红斑等多种皮损；若毒邪内攻脏腑，轻则产生咳嗽、心悸等病变，重则可见高热、水肿、腰痛、便血等病变，如继续发展则肾脏损害病变出现，轻则可治，重则成狼疮性肾炎，出现尿蛋白、肌酐、尿素氮升高等症状。日久则肾阳虚，气化失常，摄纳无权，精微物质下泄而漏下为尿蛋白，肾司二便之功能失常，则秽浊之物泄下受阻，废浊毒素上升，形成正虚邪实的病理变化，治疗非常困难。

综上所述，狼疮性肾炎是本虚标实、虚实夹杂的复杂性难治性病变，其表现可为热毒炽盛证、肾阴亏损证、气阴两虚证、阴损及阳证等。临证中尤以阴损及阳、脾肾阳虚证多见。狼疮性肾炎治疗的核心关键是保护内脏，消除尿蛋白。艾老多年的研究表明，温肾健脾不失为消除狼疮性肾炎尿蛋白的有效治法。

（二）辨治思路

SLE的整个疾病过程就是正邪相互斗争的过程，正胜邪退则病向愈，正衰邪盛则病进，治疗应抓住扶正与祛邪两端。本病乃肾阴亏虚、热毒瘀阻而发，其中肾阴亏虚贯穿病程始终，疾病不同阶段兼夹热毒、血瘀、水湿等证，形成了病程的阶段性，宜分期辨证论治。

系统性红斑狼疮初期热毒瘀结，重在治标，及早固肾；中期标热之邪渐退，阴虚之本突显，阴虚内热，应培补肾阴，兼以祛邪；SLE病程日久，加之邪毒侵犯，则阴虚难复、阴损及阳，应缓则治本、同调阴阳。

（三）治疗方案

1. 热毒炽盛证

症状：皮损为面部鲜红色蝶形性的水肿性红斑，可有瘀点、瘀斑，往往伴有高热烦躁，肌肉酸痛，关节疼痛，便结尿黄，甚或神昏谵语，舌红绛、苔黄燥，脉弦滑或洪数。

治法：清热解毒，凉血化斑。

处方：犀角地黄汤合化斑汤加减。

水牛角 15~30g	生石膏 30g	玄参 20g	牛蒡子 20g
生地黄 20g	紫草 20g	金银花 15g	牡丹皮 15g
半枝莲 15g	连翘 12g	青蒿 10g	栀子 10g
黄连 6g			

加减：大便干结者，加生大黄或玄明粉冲服；便短赤者，加车前草、淡竹叶；瘀斑、紫癜者，加侧柏叶、地榆、仙鹤草；关节红肿者，加忍冬藤、威灵仙、秦艽；热毒内传，壮热神昏者，加紫雪丹、安宫牛黄丸。

分析：由于邪热炽盛，燔灼营血，血为热瘀，故皮肤见鲜红色红斑；热迫血行，可见瘀点、瘀斑；热灼营阴，可见高热；热扰心神，轻可见烦躁，重可见神昏谵语；如少数病者若夹湿邪盛，还可见到多个关节红肿热痛，屈伸不利，活动受限等。

2. 阴虚内热证

症状：皮损红斑不鲜艳，低热，口干唇燥，头昏乏力，耳鸣目眩，关节酸痛，自汗、盗汗，月经不调，大便不润，小便黄赤，舌质红、苔薄黄，脉细数。

治法：滋阴清热，和营养血。

处方：首乌地黄汤加减。

制何首乌 30g	熟地黄 15g	山药 15g	茯苓 15g
丹参 15g	地骨皮 15g	秦艽 15g	白鲜皮 15g
炒酸枣仁 15g	钩藤 15g	豨莶草 15g	山茱萸 15g
牡丹皮 12g	泽泻 12g	紫草 12g	

加减：午后潮热盗汗者，加女贞子、墨旱莲、浮小麦、生牡蛎等；夜间失眠者，加首乌藤、合欢皮、柏子仁之类；头发脱落者，加鸡血藤、丹参、桑椹、枸杞子等；月经不调者，加当归、益母草等；蛋白尿者，加鸭跖草、金樱子等；脾虚纳差者，加炒白术、鸡矢藤等。

分析：标热之邪渐去，阴虚之本突现，阴虚易致内热而生，而现阴虚内热之证。若因治不当，则阴虚难复，日久伤及阳气，而致阳虚水泛之证。此期时间较长，是红斑狼疮病情转归的关键时期，直接影响着本病预后，所以要重视此期。

3. 脾肾阳虚证

症状：面部红斑不显或无红斑，低热怕冷，腰部酸楚，关节疼痛，头发稀疏，月经不调或闭经，神疲乏力，自汗、盗汗，动则气急，严重时身肿腹胀，不思饮食，便溏溲少，或面如满月，舌体胖，边有齿痕，舌质淡、苔少，脉濡细或沉细。

治法：温肾壮阳，健脾利水。

处方：桂附地黄丸合真武汤加减。

上桂粉 2g（冲服）	制附片 15g（先煎）	茯苓 30g	泽泻 15g
山药 30g	山茱萸 10g	牡丹皮 12g	白晒参 15g
干姜 10g	白术 15g	淫羊藿 20g	仙茅 15g

加减：气血两虚甚者，加生黄芪 60~100g、鸡血藤 40~60g；尿蛋白 >2.5g/24 小时，加梓实 15g、金樱子 30g、莲须 30g 以摄精止漏；纳差腹胀者，加鸡内金

20g、陈皮 15g、白豆蔻 20g；若有胸水者，加葶苈子 10g、白芥子 15g、莱菔子 30g、黄精 30g、椒目 15g；若有腹水脚肿者，加大腹皮 15g、生姜皮 15g、茯苓皮 30g、黑丑 3g、益母草 60g、黄精 30g、椒目 15g；尿中有红细胞者，加仙鹤草 30g、藕节 30g、白茅根 30g；易外感者，加生黄芪 30g、防风 10g、炒白术 15g；腰膝酸软者，加杜仲 20g、怀牛膝 30g、续断 30g；月经少而延后者，加圣愈汤（黄芪、党参、当归、川芎、白芍、熟地黄）；若小便多而口渴者，加百合 15g、知母 10g、女贞子 30g；若大便溏而完谷不化者，加砂仁 15g（冲服）、炮姜 15g、鸡内金 30g；夜尿频繁者，加桑螵蛸 20g、益智仁 20g、金樱子 30g；尿素氮升高、肌酐升高者，加六月雪 30g、鸭跖草 30g、玉米须 30g；若病邪日久，邪阻上焦，咳痰者，加黄芩、五味子、鱼腥草、桑白皮等药清肺化痰；心悸自汗者，加太子参、麦冬、五味子以养心安神。此外，在治疗过程中还应重视固护脾胃，"有胃气则生，无胃气则死"。胃阴虚加用益胃汤，脾胃气虚可加四君子汤。

分析：狼疮性肾炎的慢性期多表现为阴损及阳，脾肾阳虚。由于脾阳虚则水湿不运，土不制水，水湿泛滥则腹胀；脾运失常则纳差，大便稀溏或完谷不化；肾阳虚则水不化气，阳气虚不能摄纳封藏，则精微物质下泄而伤正，肾司二便及通调水道之功能受阻，则毒邪及浊秽之物不能排出体外，积于体内，侵犯脏腑，致使脏腑功能失常，从而出现头面和全身浮肿、畏寒怕冷、四肢不温、面色苍白、腰膝酸软、夜尿频繁、大便溏或完谷不化、易感外邪等症状，严重者可见胸水、腹水、下肢水肿皮亮欲破、举步维艰、大量蛋白尿、脸如满月、项粗背厚、舌质淡胖、脉濡细等。此为脾不运化、肾不纳气所致病变，故温补脾肾使其升清降浊之功恢复，亦使肾阳化气摄精、司二便之功能恢复正常，才能排出邪毒，逐水消肿，精微物质藏之于肾，使脏腑功能恢复正常，则狼疮性肾炎有改善、恢复的希望。

4. 风寒痹阻证

症状：面部红斑不显或无红斑，关节疼痛、僵硬，皮温无明显升高，皮色微红或不红，畏风寒，雷诺氏征（＋）。舌质淡红，苔薄白，脉沉细。

治法：祛风散寒，温经通络。

处方：独活寄生汤加减。

独活 5g	桑寄生 20g	秦艽 5g	防风 10g
生黄芪 30g	川芎 5g	当归 10g	熟地黄 10g
白芍 15g	肉桂 3g	杜仲 20g	牛膝 15g
党参 30g	豨莶草 12g	海桐皮 10g	甘草 6g

加减：腰膝酸软者，加骨碎补 30g、续断 30g；合并气血两虚者，加八珍汤加减；合并气阴两虚者，合生脉散加减；有肢端苍白或紫暗者，加泽兰、桃仁、红花。

分析：系统性红斑狼疮患者出现关节疼痛、雷诺现象，是本有正气亏虚，气血不足，卫外功能减弱，更易为风寒所侵袭。风寒之邪客于关节，痹阻气血，不通则痛，出现关节疼痛；而肢端气血运行不佳，且为风寒所袭，遇冷后寒邪更盛，加剧气血不通，出现手指、脚趾皮肤变白、变紫。以独活、秦艽、豨莶草、海桐皮、防风，祛风湿、散寒；桑寄生、熟地黄、肉桂、杜仲、牛膝，补肾强骨；生黄芪、党参、川芎、当归、白芍，益气活血。治疗时，不能忽视系统性红斑狼疮的正气不足的实质，需根据病情兼顾使用补益药物。

（四）典型案例

秦某，女，55 岁。1993 年 10 月 24 日初诊。

患者患 SLE 12 年伴肾病加重 3 个月。12 年前患者经某医科大学附属医院确诊为 SLE，3 年前诊为狼疮性肾炎，多次因水肿、间质性肺炎住院治疗。曾用地塞米松，或醋酸泼尼松治疗，缓解后出院。本次因全身水肿、尿少（300~400ml/24 小时）、蛋白尿（尿常规：尿蛋白 ++++，尿蛋白总量 14g/24 小时）、尿素氮、肌酐明显升高而前来就诊。望诊见面色苍白、浮肿，声音低微，咳喘不止，纳差且完谷不化，不能平卧，四肢三度水肿。舌质淡，苔黄腻，脉细数。

中医诊断：水气病。

西医诊断：系统性红斑狼疮；狼疮性肾炎；间质性肺炎。

辨证：脾肾两虚，水湿泛滥证。

治法：温补脾肾，利水消肿。

处方：真武汤合滋肾通关散加减。

红参 10g	生黄芪 60g	茯苓 30g	白术 10g
砂仁 6g（冲服）	上桂粉 6g（冲服）	熟附片 15g（先煎）	山药 30g
焦柏 15g	鲜鸭跖草 100g	金樱子 30g	莲须 30g
知母 15g	黑丑 3g	黄精 20g	椒目 15g
甘草 6g			

4 剂，水煎服，每日 1 剂，分 3 次，每次 150ml，饭后半小时温服。

二诊：尿量增至 500~800ml/24 小时，面部浮肿稍减，尿蛋白总量 12g/24 小时，余症同上。舌淡红，苔薄黄，脉细数。药已中病，效不更方，守上方加淫羊藿 30g，再进 6 剂。

三诊：10 剂后，纳增，精神好转，尿量增至 1200~1400ml/24 小时，水肿明显减轻，利尿剂已停，泼尼松减为 20mg/ 天。

四诊：服药 1 个月后，头面、四肢水肿已消，腹水仅余少许，尿量保持在 1400ml/24 小时左右，尿蛋白 ++，尿蛋白总量 4.5g/24 小时。继续治疗直到水肿消，尿蛋白阴性，随访至 2013 年 4 月一切正常，泼尼松 5mg/ 天。

案例点评：患者慢性病程，全身水肿、尿少、纳差且完谷不化。证属脾肾两虚证，肾不纳气，水湿泛滥，邪毒侵犯脏腑。法当温补脾肾，利水消肿，摄精排毒。故以红参、生黄芪益气；茯苓、白术、砂仁、山药健脾祛湿，助中焦运化；上桂、熟附片温肾阳，金樱子、莲须固肾涩精，焦柏清热燥湿坚阴，鲜鸭跖草、椒目利水消肿，黑丑逐水消肿，知母、黄精滋阴而使利水祛湿不伤阴，甘草调和诸药。二诊患者浮肿稍减，尿量增多，尿蛋白减少，是切中病机，治疗得当，守方加减，以淫羊藿同补脾肾，增强脏腑功能。

肾为先天之本，主水司二便；脾为后天之本，主运化水液；当脾肾亏虚时，不能正常行使其功能，水湿停聚、泛溢肌肤则见患者全身水肿。故应对证治疗，补益脾肾。患者为系统性红斑狼疮所致肾炎，本有肾阴亏损，故在治疗时需要考虑到阴虚的本质，避免利水祛湿太过伤阴。

（五）临证经验

本病的病因病机特点是先天禀赋不足，肾阴亏损，后因七情失调或日晒、劳累诱发，病后再加上长期大量运用激素，可致水、糖、盐、电解质、脂肪代谢紊乱，二者相互影响，极易出现气阴两虚或阴虚火旺之证。因此，认为气阴两虚、阴虚火旺是贯穿此病始终的一个基本特点，只是在疾病的不同阶段兼夹了热毒、水湿等症状。

治疗本病应辨病与辨证相结合，辨病是为了明确诊断，更好地把握疾病的总发展规律，不致误诊误治，进而可以对病辨证用药。辨证是为了把握疾病发展全过程各个不同阶段的特征，辨证用药，提高疗效。治疗上采取中西医联合用药，暴发或急性发作阶段采用激素迅速缓解病情，对控制病情极有必要，缓解期可给予维持量激素和加强中医药治疗。

狼疮性肾炎对患者的健康影响很大，西医善用激素治疗本病。但患者病至后期，不良反应迭出，故艾老提倡中西医结合治疗本病。中药治疗本病重在恢复肾功能，控制狼疮肾的进一步恶化，同时协助激素减量，并维持一个基础剂量。如脾肾阳虚、水湿泛滥之证，选择经典方剂八味肾气丸合真武汤温阳利水，药简力宏。艾老善用黄精配椒目治疗水湿泛溢之证，黄精补益脾肾，椒目化气行水，二者相配，一补一泻，相得益彰，且利尿不伤正，养阴不碍湿。

（六）零金碎玉

1.黄精、椒目

（1）单味功用

黄精，性味甘、平，归脾、肺、肾经，功可补气养阴、健脾、润肺、益肾。椒目又名川椒目，气香，味辛、苦，寒，《药性论》称其有小毒，归脾、肺、膀胱经，功可利水消肿、祛痰平喘，多用于水肿胀满、哮喘等疾。

（2）伍用经验

艾儒棣教授临床常用椒目利水消肿，但此药有阴虚火旺者忌服之禁忌，且红蝴蝶疮多为阴虚为本；而黄精可补气养阴，健脾益肾。二药同用，一可利水消肿，二可滋阴固本，且利小便不伤阴。

2.黄芪、鸡血藤

（1）单味功用

黄芪，味甘，性微温，归肝、脾、肺、肾经，有益气固表、敛汗固脱、托疮生肌、利水消肿之功效。鸡血藤，味苦、甘，性温，归肝、肾经，功可补血、活血、通络。

（2）伍用经验

二药配伍补益气血，相得益彰。

3.治疗

治疗上，中西医合治 SLE 较单用中药或西药效果更好，以 SLE 的特异性诊断指标 C3、C4、抗 Sm 抗体，抗 ds-DNA 抗体及其他免疫指标作为客观观察的可控指标，进行中西医药物的疗效评价。而中医药辨证治疗系统性红斑狼疮对患者有以下益处：其一，帮助激素较快撤减，减轻激素的副作用，减少或防止激素撤减过程所致的病情反跳。其二，保护脏腑，预防病邪内传。其三，调整机体的免疫力，重建平衡，防止或减少复发。

（七）问诊路径

1.皮肤相关情况

（1）病变起始时间和部位：询问是否存在皮肤病变，皮肤病变的起始时间，以及最初病变出现在哪个部位，特别是面部、颈部、胸部、四肢等常见部位。

（2）皮损性质：观察皮疹的形态，是否为典型的蝶形红斑、盘状红斑或其他类型的红斑，有无鳞屑、溃疡、色素沉着等，并注意皮损的颜色变化，如鲜红色、紫红色或暗红色。

（3）皮损分布：记录皮损的分布特点，是否对称分布，注意是否累及头皮、口腔、眼部等黏膜部位。

（4）皮肤温度和感觉：询问皮损部位的皮肤温度是否升高，是否有疼痛、瘙痒或麻木等感觉异常。

（5）皮损发展变化：了解皮损是否有扩散、加重或缓解的趋势，以及变化的速度。

（6）其他皮肤表现：是否有脱发、雷诺现象、网状青斑等其他与红斑狼疮相关的皮肤表现。

（7）询问是否有其他皮肤病史。

2. 全身伴随症状

（1）体温：有无发热，体温波动情况。

（2）心血管症状：如是否有心慌、胸闷等症状。

（3）呼吸系统症状：如是否有咳嗽、咳痰、咽喉不爽等症状。

（4）消化系统症状：如是否有腹痛、腹泻、纳差食少、烧心反酸等症状。

（5）泌尿系统症状：如是否有尿频、尿急、尿痛、小便颜色改变或泡沫增多等症状。

（6）神经系统症状：如是否有头痛、癫痫发作、记忆力减退、注意力不集中等症状；是否有肢体麻木、刺痛、感觉减退或过敏等感觉异常；是否出现过肌肉无力、肌肉萎缩、共济失调等运动障碍；是否有视力减退等视力问题。

（7）女性患者可补充询问

1）月经情况：询问月经周期、月经量、月经颜色等是否正常。

2）生育史：询问是否有怀孕需求；了解患者的生育情况，包括怀孕次数、分娩方式等；是否有过妊娠并发症，如流产、早产、胎儿发育异常等；了解患者在怀孕期间系统性红斑狼疮的症状是否加重或缓解。

3）避孕方式：询问患者使用的避孕方法。

4）其他女性相关问题：询问是否有围绝经期症状，如潮热、盗汗、失眠等；是否有乳房胀痛、乳腺结节等问题；询问是否有阴道分泌物异常、外阴瘙痒、子宫肌瘤、附件囊肿等妇科问题。

（8）男性患者可补充询问：是否有勃起功能障碍、性欲减退等问题；是否有尿频、尿急、尿痛等前列腺相关症状，是否进行过前列腺检查，如前列腺特异抗原（PSA）检测；询问生育相关情况，包括了解是否进行过精液分析，以评估生育能力，是否有孩子，以及生育过程中是否有异常。

（9）其他：如询问全身肌肉或关节是否伴有疼痛；是否伴有乏力、疲倦、消瘦等全身表现；是否口干口渴；排便和睡眠情况等。

3. 辅助检查及病理学检查情况

询问是否进行了特定的诊断性测试，如抗核抗体检测、免疫球蛋白检测等，以了解是否确认为系统性红斑狼疮，并记录关键指标情况。

（1）血液检查：询问是否进行了血常规、血沉、C反应蛋白、自身抗体等检查，了解血液指标的异常情况。

（2）尿液检查：是否进行了尿常规、尿蛋白定量等检查，以评估肾脏功能。

（3）影像学检查：是否进行了X线、CT、MRI等检查，了解关节、肺、脑部等器官的受累情况。

（4）其他检查：如心脏超声、心电图等，了解心脏的受累情况。

4. 治疗方法和治疗经过

（1）询问先前接受的治疗方法及其效果。

（2）记录患者正在使用的药物，特别是激素、免疫抑制剂等，询问是否有使用过避孕药、各类"补品"或其他可能影响病情的药物。

5. 个人和家族病史

（1）过敏史：询问是否有药物或食品过敏史，了解是否有反复发作的过敏性疾病，如过敏性鼻炎、荨麻疹等。

（2）生活习惯和环境因素：评估可能暴露的刺激物或致病因素，如评估日晒暴露的程度；是否吸烟、饮酒；是否有毒物暴露史等。

（3）慢性基础疾病：询问是否有慢性疾病，如糖尿病、肾病等。

（4）家族病史：了解家族中是否有类似系统性红斑狼疮案例或其他自身免疫疾病。

6. 全身一般情况

（1）心理和情绪因素：评估患者的心理状态，是否伴有焦虑、抑郁等情绪问题，了解可能的应激原和压力情况。

（2）询问饮食习惯，是否有特殊饮食偏好或食物过敏。

（3）排便和睡眠情况。

7. 其他

开放性问诊，例如：你还有哪些不舒服的需要补充？

8. 整合分析

确定证型、治法、方药。

第二节　银屑病

（一）疾病认识

银屑病是一种遗传与环境共同作用诱发，由免疫介导的慢性、复发性、炎症性、系统性疾病，典型临床表现为鳞屑性红斑或斑块，局限或广泛分布，无传染性，治疗困难，常罹患终身。据文献统计，中国银屑病患者约在 600 万以上，银屑病可发生于各年龄段，无性别差异。30% 的患者有家族史，多数患者冬季复发或加重，夏季缓解。银屑病可合并心血管疾病、糖尿病、高血压、代谢综合征等多种疾病。银屑病一般分为寻常型、脓疱型、关节型和红皮病型四个类型。关节病型银屑病在我国银屑病患者中的发生率为 0.69%~5.8%，与亚洲其他国家类似（1%~9%），但低于欧美国家（10%~48%）。

银屑病的病因和发病机制尚不明确。目前的研究表明，遗传、免疫与环境因素在银屑病的发生中发挥重要作用。遗传是银屑病发病的主要风险因素，白细胞介素 23（IL–23）和辅助性 T 细胞 17（Th17）细胞相关的免疫通路是银屑病发病的核心机制。目前银屑病是不可根治性疾病，选择适合患者的治疗药物和方法，对控制病情、减少共病、维持长期疗效、全面提高患者生活质量十分重要。

银屑病，中医称为"白疕"。明代王肯堂在《疡医证治准绳·发表》中指出："是客邪在于血脉之上，皮肤之间，宜急发其汗而通其荣卫，则邪气去矣，以托里荣卫汤主之。"历代医家认为，主要病因是血热毒盛，或血虚风燥，肌肤失于濡养而成；亦有少数患者，与风寒之邪袭于肌表而成；亦有脾虚湿邪瘀滞，化燥伤阴，肌肤失于濡养而成等。白疕的皮损表现为肌肤失养，皮肤干燥，导致毛窍闭塞，腠理不开，津液不行，邪不得出，故本病顽固难疗。

（二）辨证思路

关于白疕病因病机的论述，明代以前多从外因说，以风、寒、湿、虫为主。如《诸病源候论·卷之三十五·干癣候》曰："干癣，但有匡郭，枯索，痒，搔之白屑出是也。皆是风湿邪气，客于腠理，复值寒湿，与血气相搏所生。若其风毒气多，湿气少，故风沉入深，故无汗，为干癣也。其中亦生虫。"明代后则强调此病由内因、外因共同致病。外因主要为风、毒、热、湿、虫，内因主要是血燥、血虚。如《外科大成·卷之四·白疕》曰："白疕，肤如疹疥，色白而痒，搔起白疕，俗呼蛇风。由风邪客于皮肤，血燥不能荣养所致。"又如《洞天奥旨·卷九·白壳疮》曰："白壳疮，生于两手臂居多，或有生于身上者，亦顽癣之类也……皆因毛窍受风湿之邪，而皮肤无气血之润，毒乃附之而生癣矣。"本病的中医药治疗呈多样化，有从血热论治的，有基于气液玄府论治的，有的甚至从温补着手。从文献资料来看，几种论治方法都有效果。

艾老认为，本病常因忧思过度、肝郁气滞，或饮食不节而致气血无生化之源，或素体禀赋阴血不足、后天失于调摄，久之则血虚而肌肤失其濡养，血燥化毒生风，复受外邪侵袭，营卫失和而发。《医宗金鉴·卷七十四·发无定处（下）》说："白疕之形如疹疥，色白而痒多不快，固由风邪客皮肤，亦由血燥难荣外。"可见，血虚血燥是发病的基础，外受风邪是发病的起因。同时，艾老也提出，临床上有不少银屑病患者兼有脾虚夹湿热者，故提出银屑病在重视阴血之余，还当注意调理脾胃。

临床上，银屑病可分为血热、血虚、血瘀及湿热四证。血热者，《医学入门·外集卷之六·外科遍身部》云："疥癣皆血分热燥，以致风毒克于皮肤，浮浅者为疥，深沉者为癣。"说明各种原因导致血分热邪不能宣泄于外，或疏通于内，郁于肌肤而发。血虚者，内有热邪，外有风邪，两邪相合，搏结于内，不能疏散，耗血伤阴，化燥生风，肌肤失于濡养而发。血瘀者，血热则煎灼津血而为瘀，血虚则气血运行受阻亦瘀，瘀血阻滞，肌肤失养而色素加深而发。湿热者，以脾虚为本，湿毒为标，久则入于血分外发于肌表。

（三）治疗方案

1. 血热证

症状：全身散发红斑丘疹，上覆银白色鳞屑，刮除鳞屑，可见薄膜现象和点状出血，皮损干燥，尤以四肢为甚，伴瘙痒剧烈。舌红，脉弦。

治法：清热凉血，养阴润燥。

处方：

水牛角 30g	生地黄 30g	牡丹皮 15g	僵蚕 15g
白花蛇舌草 30g	龙骨 30g	女贞子 15g	墨旱莲 20g
合欢皮 10g	地骨皮 20g	白薇 20g	甘草 3g

加减：肌肤腠理闭合失司，毛窍不开，加冬桑叶、麻黄；热甚者，加黄连解毒汤；便秘者，加决明子、牛蒡子；腹胀、便溏者，加苍术、陈皮；眠差者，加酸枣仁、珍珠母、磁石；痒甚者，加白鲜皮、刺蒺藜、蝉蜕等。

分析：抓住血热生风化毒这个根本的病机，给予凉血清热、解毒祛风为治。认为血热之因，与肝郁化火密切相关。这与西医学认为本病为心身性疾病的观点是一致的。故以清热凉血，解毒祛风为主。热盛生风，风盛化燥或病情日久不愈，耗伤气血，肌肤失养，故佐以滋阴补肾之品。如此，标本兼治，辨病、辨证结合，故收效迅速。方中水牛角清热凉血、解毒化斑，生地黄清热凉血、养阴生津。牡丹皮清热凉血、活血散瘀，僵蚕解毒散结、祛风止痒，龙骨合合欢皮重镇安神、平肝潜阳，女贞子合墨旱莲养阴凉血，甘草调和诸药。全方共奏凉血养阴、清热解毒之功。

2. 血虚证

症状：皮肤皮损增生，抚之碍手，色白，干枯粗糙，蜡滴现象，瘙痒加重，有鳞屑脱落。舌淡，苔薄白，脉细。

治法：养阴润燥，祛风止痒。

处方：

生黄芪 30g	防风 10g	炒白术 10g	鸡血藤 30g
首乌藤 30g	桑椹 20g	女贞子 20g	枸杞子 15g
白花蛇舌草 15g	川芎 10g	白茅根 10g	甘草 6g

加减：有结节、囊肿者，可加郁金、夏枯草、皂角刺、丹参、山慈菇等；皮损瘙痒者，可加地肤子、白鲜皮、紫荆皮等；面部油脂分泌较多者，可加生山楂、槐花等；纳差者，加鸡矢藤、山药等。

分析：阴血不足，皮疹反复发作，经久不愈，气血被耗，内不得疏泄，外不得透达，郁于皮肤腠理之间，邪正交争而发病，即"邪之所凑，其气必虚"。方中防风遍行周身，为风药中之润剂，上清头目七窍，内除骨节痛痹，外解四肢挛急，治风独取此味，任重功专。卫气者温分肉而充皮肤，肥腠理而司开阖，唯黄芪能补三焦而实卫，为玄府御风之关键。白术健脾胃，温分肉，培土以宁风。防风善祛风，得黄芪以固表，则外有所卫；得白术以固里，则内有所据，风邪去而不复来。该方治疗皮肤病其意有三：一能培土生金，补脾益肺，助宣发卫气输精于皮毛，以增强卫气熏肤、充身、泽毛的功能；二能通过宣发卫气，提高机体抗邪能力，防止皮肤疾病再发；三能通过宣发卫气，调节"气门"开阖，将机体代谢后的津液排出体外，使病邪无停留之处。

3. 血瘀证

症状：多见慢性银屑病患者或银屑病静止期。皮肤干燥，皮损肥厚，有斑块，色暗紫或暗褐，时有皮肤瘙痒伴疼痛感，或见肌肤甲错。舌暗，脉弦涩。

治法：活血化瘀，养血润燥。

处方：

生地黄 20g	当归 5g	川芎 4g	白芍 10g
桃仁 10g	红花 5g	郁金 30g	路路通 15g

生黄芪 20g　　　土鳖虫 10g

加减：皮损瘙痒明显，可加珍珠母、石决明、地肤子等；皮肤干燥脱屑，加玄参、女贞子、墨旱莲、黄精等；毛窍郁闭，不出汗者，加桑叶、紫苏叶等。

分析：此证多见于疾病发展的中后期，燥热之邪稽留不退，聚结成块，久之则耗伤阴血，肌肤失去滋养，皮损日渐肥厚，鳞屑叠生，皮肤干燥瘙痒。治疗应在养阴养血的基础上，活血化瘀，适当加以软坚散结，以促皮损消散。

4. 湿热证

症状：皮损范围可遍及全身，或以四肢为主。皮损多见丘疹或斑块状，鳞屑较厚，或有黏腻感。患者多为体质肥胖，或伴高脂血症、高尿酸血症者。舌苔黄腻，或可见舌边齿痕，脉弦滑。

治法：健脾除湿，清热凉血。

处方：

南沙参 30g	茯苓 15g	生白术 15g	忍冬藤 30g
连翘 15g	牡丹皮 15g	川射干 10g	桑白皮 15g
地骨皮 20g	紫荆皮 20g	合欢皮 20g	珍珠母 20g
石决明 20g	浙贝母 20g	山慈菇 5g	甘草 6g

加减：斑块肥厚者，加重楼以增强软坚散结之力；瘙痒剧烈者，加地肤子、鹤虱等；血热较重者，去忍冬藤加水牛角；舌苔厚腻者，去茯苓，加白土苓。

分析：脾为后天之本，脾虚母病及子，导致肺卫不固、易感外邪；素体脾虚或恣食膏粱厚味使脾胃运化失常，湿邪由内而生，湿邪郁久化热，酿而成毒，脾主四肢肌肉，故湿、热、毒与外邪相合，蕴于血分而发于肌肤。正如《诸病源候论·卷之三十五·头面身体诸疮候》云："夫内热外虚……气虚则肤腠开，为风湿所乘；内热则脾气温，脾气温则肌肉生热也，湿热相搏，故头面身体皆生疮。"脾失健运，"脾胃之气既伤，而元气亦不能充，而诸病之所由生也"，进一步导致阴阳失衡、正气不足无以抗邪，使邪气壅滞人体，病情反复，缠绵难愈。"湿"乃本病主要病机，脾为制水之脏，若脾气健旺，运化水湿有节，输布水精如常，则湿气无所遁形。

5. 热毒证

症状：发病急，高热，全身泛发针头至粟粒大小脓疱，周围及基底潮红，可融合成脓湖，脓疱表浅，很快干涸成污秽痂皮，层层脱落，有腥臭味，皮肤褶皱部常因摩擦而湿烂浸渍，自觉灼热痒痛，伴身热口渴，关节肿痛。舌红，苔黄腻，脉滑数。

治法：清热解毒，除湿止痒。

处方：

黄连 5g	黄芩 10g	黄柏 10g	栀子 8g
僵蚕 8g	蝉蜕 10g	白花蛇舌草 20g	白茅根 15g
生地黄 20g	甘草 6g		

加减：气血两虚者，加南沙参、黄芪、炒白术等；湿毒而痒重者，加土茯苓、苦参、白鲜皮等；腹泻便溏者，加苦荞头、薏苡仁等。口干伤阴者，加百合、知母、天花粉。

分析：对于热毒型银屑病的认识，艾老认为本病病机为血虚风燥，湿热毒蕴，邪毒结聚酿气血而为脓，属本虚标实之证，治疗当以"扶正祛邪，重建平衡"贯穿始终。正如《素问》所说"邪之所凑，其气必虚"，故治疗之法重在扶正祛邪。以扶正祛邪并举，视其不同阶段，有所偏重，只顾攻疾或一味扶正的方法都是不可取的。扶正方面，根据患者情况可选用加味四君子汤、生脉散、玉屏风散、四参汤等；祛邪方面，根据不同情况可选用活血化瘀、软坚散结、通络止痛、除湿利水之品。

（四）典型案例

案例1 韩某，女，34岁。2012年9月19日初诊。

因全身红斑瘙痒伴鳞屑10余年就诊。患者10余年前皮肤出现红斑鳞屑伴瘙痒，未予规律治疗。近年来外用喷雾剂（具体不详）后加重，皮损呈点滴状，全身泛发，自觉瘙痒。有乳腺增生病史。刻下见全身泛发红色点状红斑丘疹鳞屑，皮肤干燥，瘙痒明显。舌苔薄黄腻，质暗尖红，脉弦滑。

中医诊断：白疕。

西医诊断：寻常性银屑病。

辨证：热盛伤阴证。

治法：清热凉血，养阴化痰。

处方：

玄参 20g	麦冬 10g	桔梗 10g	桑白皮 15g
地骨皮 20g	水牛角 20g	生地黄 20g	牡丹皮 15g
川射干 15g	龙骨 20g	紫荆皮 20g	败酱草 20g
夏枯草 20g	白花蛇舌草 15g	浙贝母 30g	磁石 30g
甘草 6g			

14剂，水煎服，每日1剂，分3次。嘱患者忌口，不食用腌卤、油炸、泡菜、海鲜、辣椒、有特殊气味的蔬菜、热性水果，及含酒精、咖啡因的饮料。

忌食蜂产品、豆制品。不要熬夜，晚23：00前睡觉。用淡药渣水加一颗新鲜猪苦胆泡澡，夏日水温不高于27℃，冬季水温不高于37℃，待水分未干时，外涂食用橄榄油。

二诊：服药后背部好转明显，腹部和下肢减轻慢，无新发。乳腺增生减轻。大便稀。舌苔薄黄，质尖红，脉弦细。辨证：热盛痰凝证。治法：清热养阴，软坚散结。处方：凉血消风散合消瘰丸加减。药物：玄参20g、牡蛎20g、浙贝母30g、陈皮15g、蒲公英15g、麦冬10g、桔梗10g、水牛角20g、生地黄20g、牡丹皮15g、川射干15g、龙骨20g、紫荆皮20g、白花蛇舌草20g、磁石30g、白芥子15g、鳖甲15g（先煎）、骨碎补30g、淫羊藿20g，25剂。

三诊：症状明显减轻，乳胀减轻，仍痛，余正常。舌苔薄黄腻，质常，脉弦细。辨证、治法同上。上方加合欢皮20g，再进30剂。

四诊：皮疹明显减轻，留有浅褐色色素沉着，无新发。近期有外感，二便调。舌苔薄黄，质偏红，水滑，脉弦。辨证、治法同上。上方去麦冬、桔梗、磁石、白芥子，加女贞子30g、墨旱莲15g，再进30剂。后随访，患者病情稳定，未复发。

案例点评：艾老认为，营血亏虚是发病之本，热邪所生或由风寒、风热之邪，入里化热，或由饮食不节，生湿化热，或由情志不遂，肝火妄动，或因熬夜耗伤阴气，虚火妄动而致。因心主血脉，且心又主热，内外合邪，所化之热易入血，热结于肌肤而现红斑、斑丘疹，生风化燥，而现鳞屑累累等症状。从临床角度，艾老提出，"血热"为寻常型银屑病进行期的始动环节，治疗上在清热凉血同时不忘本之虚，兼以养血滋阴。方用自拟"凉血消风散"。方药主要由水牛角、生地黄、牡丹皮、赤芍、僵蚕、白花蛇舌草、女贞子、墨旱莲、龙骨、合欢皮、桑叶、甘草组成。本方中以水牛角为君药，以发挥清热凉血解毒之效。生地黄、牡丹皮、赤芍、白花蛇舌草共为臣药，以增强清热凉血解毒之功，其中生地黄又可生津而养阴，以固护阴液。牡丹皮又可活血而化瘀，以防凉血而瘀结内生。白花蛇舌草取其解毒之效，龙骨、合欢皮、僵蚕、女贞子、墨旱莲、桑叶作为佐药，辅助君、臣之药，加强其养阴、息风、重镇、止痒之功，尤其少佐桑叶取"火郁发之"之意，加强透邪达表之功。甘草用于清热滋阴之间，主要起到调和诸药之效，使寒凉不过，所以在本方中为使药。此方虽针对血热证，但紧扣"本虚标实"的病机特点，以滋阴养血而固本，以清热、解毒、凉血而祛邪。尤其方中应用解表之药，取"火郁发之"之意，加强透邪达表之功。总之，此方融合"扶正达邪"之意。而"内外并治"理论，正是中医"外病内治""内病外治"的浓缩与提升，并显示了独到的优势。

案例 2 徐某，男，8 岁。2021 年 3 月 12 日初诊。

因"反复全身泛发红斑、脓疱 5 年，加重 1 月"入院，患儿曾经院外诊断为"脓疱型银屑病"，1 月前因外感后皮损再次加重。入院症见：全身皮肤泛红，上有密集的针尖大小的脓疱，皱褶处可见干燥之脓痂，患儿右下肢胫前可见约 15cm×9cm 大小的鲜红斑，上有厚的鳞屑。伴有咽痛、发热、纳差、口干、口渴、舌质红、花剥苔、脉弦细。血常规：白细胞总数 14.31×10⁹/L、中性粒细胞为 10.54×10⁹/L、中性粒细胞百分率 73.6%、单核细胞所占百分率 1.9%。其余辅助检查未见异常。

中医诊断：白疕。

西医诊断：脓疱性银屑病。

辨证：湿热毒蕴证。

治法：清热凉血泻火、解毒息风止痒。

处方：

黄连 5g	黄芩 10g	黄柏 10g	栀子 8g
僵蚕 8g	蝉蜕 10g	白花蛇舌草 20g	白茅根 15g
生地黄 20g	甘草 6g		

水煎服，每日 1 剂。

对症处理发热症状（主要口服布洛芬混悬液），给予复方甘草酸苷 60ml、10% 葡萄糖酸钙 10ml、维生素 C 2g 静脉滴注，口服甲砜霉素 1g，分 4 次服。

二诊：经治疗 2 周后，仍有少许新发脓疱，体温降至正常，守前方加用桑白皮 8g、地骨皮 8g、地肤子 10g 以清肺热而除湿；加女贞子 15g 以增强养阴之功；因热毒火邪渐去，故去黄连解毒汤；因患儿大便干结，加决明子 20g 以通便排毒。外涂紫草油。

三诊：治疗 1 周后，皮损处脓疱吸收干燥。治宜养阴息风、解毒止痒为法。处方：南沙参 12g，天冬 10g，麦冬 10g，桑叶 6g，天花粉 10g，玉竹 8g，女贞子 15g，墨旱莲 15g，生地黄 15g。服 10 余剂后，而继续巩固治疗善后。

案例点评： 此案例为儿童脓疱型银屑病，对此种病情西医治疗方案较多，且对本病疗效明确的西药副作用也比较明显。主张本病在高热进展期可以联合运用甲砜霉素或阿维 A 胶囊，将病情迅速控制，同时配合清热解毒、除湿健脾、养阴等诸法缓解病情，西药逐渐减量。患者及家属接受程度高，且病情不易反复。

高热进展期治其标为先，以清热除湿、凉血息风、解毒泻火，方选加味黄连解毒汤；热不退，可加银翘白虎汤。发热缓解期为热毒未尽、气阴耗伤、邪盛正虚阶段，治以清解余毒、益气养阴为主，可选用犀角地黄汤合四君子汤与二至丸加减。稳定恢复期为正虚夹余邪，应补益阴血、扶正解毒，减少本病的复发，方选二至丸、益胃汤、增液汤合四君子汤加减，可加玄参20g、石斛15g、山药30g、苦荞头30g等。

（五）临证经验

银屑病被称为"不死的癌症"，往往与肿瘤疾病有相似的病因病机，故病虽不同，但"祛邪扶正，重建平衡"的治疗理念，始终是银屑病及其他各系统疾病治疗的一个重要方面。在此基础上，根据疾病的不同类型，酌加针对此病的药物。

外用糖皮质激素、维生素D3衍生物、角质剥脱剂，或口服抗组胺药等对银屑病瘙痒有效，但存在药物依赖、停药反跳、药物敏感性逐渐降低、皮肤刺激等问题。部分患者由于大面积、不规范应用糖皮质激素，还会使病情迅速发展为红皮病型、脓疱型等重症银屑病，严重的还会危及到生命。甲氨蝶呤、阿维A、生物制剂等系统治疗也能减轻银屑病瘙痒，但通常多用于重度银屑病患者。对轻中度患者来说，上述治疗往往弊大于利，一些严重不良反应，如脱发、肝肾损伤、骨髓抑制等常使患者难以接受。

1. 银屑病顽固难疗，养阴开窍法有效

开窍法内科病可以用，外科病也可以用。新病可用，虚证亦可用，妙在病之所宜。明代王肯堂在《疡医证治准绳·发表》中指出："是客邪在于血脉之上，皮肤之间，宜急发其汗而通其荣卫，则邪气去矣，以托里荣卫汤主之。"银屑病中医称为白疕，历代医家认为，主要病因是血热毒盛，或血虚风燥，肌肤失于濡养而成；亦有少数患者与风寒之邪袭于肌表而成；亦有脾虚湿邪郁滞，化燥伤阴，肌肤失于濡养而成等。白疕的皮损表现为肌肤失养，皮肤干燥，导致毛窍闭塞，腠理不开，津液不行，邪不得出，故本病顽固难疗。艾老在治疗银屑病时，除了应用清热凉血解毒、养血润燥、祛风止痒药外，常加入开窍之药物，如冬桑叶、紫苏叶、青蒿、荆芥穗等，根据病情可以适当选用。比如阴虚有热患者，可以加冬桑叶、青蒿以清虚热，开毛窍，行津液，润肌肤，引气血直达病所，达到祛邪润肤、缓解病情的良好效果；如果患者没有明显的热邪为患，瘙痒不明显，皮肤干燥，皮损肥厚，不出汗等症状，常常有脾虚的症状，针对脾虚外，可以加紫苏叶、荆芥穗，以达到开腠理，行津液，消皮损，出汗液之功效，同样具有引气血直达病所，达到祛邪润肤、缓解病情的良好效果。

所以，银屑病的治疗方法很多，不论在何种辨证治疗的基础上，适度加入

开窍药物可以收到事半功倍的效果。明代王肯堂在《疡医证治准绳·敷贴》中指出"看毛下窍中当有汗珠，此则血脉疏通，热毒消散，……皮毛润活，要作良肉"，《疡医证治准绳·痈疽之源》中他又指出"标本不得，邪气不服，言一而知百者，可以为上工矣"。

2. 白疕应重滋养阴血，调理脾胃不可偏废

艾老认为，湿热证白疕，以脾虚为本，湿毒为标，久则入营血分，外发于肌表。脾为后天之本，脾虚则营卫乏源，导致肺卫不固、易感外邪；蜀地之人久居湿地，多食辛辣厚味，久之脾胃倍伤，形成内外之邪相合之势；湿邪郁久化热酿而成毒；再则脾主四肢肌肉，故湿、热、毒与外邪相合，蕴于血分而发于肌肤。脾失健运，"脾胃之气既伤，而元气亦不能充，而诸病之所由生也"。这类银屑病患者的皮损常以四肢为重，颜色淡红，有浸润感，鳞屑不厚，但瘙痒难忍乃湿毒浸渍之故。"湿"乃本证候主要病机，脾为制水之脏，脾气健运，湿何由生？纵使素居湿地，倘若常常不忘醒脾、运脾，何惧其害人致病？《外科正宗》指出："外科尤以调理脾胃为要。"故艾老认为应重视健运脾胃、扶正以祛邪，提出进展期以健脾除湿、清热解毒为大法；邪热蕴久必伤阴，消退期以健脾除湿、养阴润燥为治则；肺卫不固导致易反复感邪，恢复期以健脾除湿、益肺固表为治法。艾老认为，在治疗寻常型的同时，如系脓疱型可偏重除湿解毒，同时服紫雪丹，待热退脓净后，再以常法治之；如系关节型，可加入威灵仙、续断、秦艽、乌梢蛇、老鹳草、松节；如系红皮病型，则可加山慈菇、重楼等。

（六）零金碎玉

艾老在治疗银屑病时辨证论治，首重脾胃，脾肾同治，同时注重扶正祛邪，重建平衡，在临床中摸索出对银屑病的治疗特别有效的药对，罗列如下。

1. 女贞子、旱莲草

（1）单味功用

女贞子，味甘、苦，性凉，入肝、肾经，功可滋补肝肾、明目乌须发。本品性偏寒凉，适用于肝肾不足所致的目暗不明，须发早白，腰膝酸软，失眠多梦，盗汗潮热，甚或心烦口渴，面赤颧红等，有标本兼治之功。正如《本草纲目》引《神农本草经》记载"强阴，健腰膝，变白发，明目"。

墨旱莲，味甘、酸，性寒，归肝、肾经，功能滋补肝肾、凉血止血。本品适宜于肝肾阴血亏虚兼血热之证，临床表现可见腰膝酸软、须发早白、失眠、遗精以及血热出血等。《本草纲目》言其"汁涂眉发，生速而繁"。《本草纲目》

载唐本草述其"乌髭发，益肾阴"。以上可见，墨旱莲除补益肝肾之余，不论外用、内服均可乌发生发。

（2）伍用经验

女贞子，性凉味苦，长于滋阴，又能明目、退虚热，治目暗不明、阴虚发热。墨旱莲，性寒味酸，长于清热，阴虚热盛者宜之；又善凉血止血，治阴虚血热之各种出血证。合用以补养肝肾、滋阴止血，药少力专，补而不滞，为平补肝肾之剂，共奏补益肝肾、滋阴止血之功。艾老善将此二味作为药对加入主方中，运用于脱发、白发、黄褐斑、银屑病、红斑狼疮等的治疗。

2. 乳香、没药

（1）单味功用

乳香，味辛、苦，性温，归心、肝、脾经，功可活血行气止痛、消肿生肌。明代李时珍《本草纲目》载其："乳香香窜，能入心经，活血定痛，故为痈疽疮疡、心腹痛要药。"本品内服可用于跌打损伤、疮疡痈肿及气滞血瘀诸痛证；外用可疗疮疡破溃、久不收口，如海浮散。

没药，味辛、苦，性平，入心、肝、脾经，功能活血止痛、消肿生肌。本品功效、主治与乳香相近，常相须为用。

（2）伍用经验

二味功用相近，乳香偏于行气伸筋，没药偏于活血化瘀。张锡纯《医学衷中参西录·乳香没药解》述，乳香、没药"二药并用为宣通脏腑，流通经络之要药。故凡心胃、胁腹、肢体、关节诸疼痛皆能治之……外用为粉以敷疮疡，能解毒消肿，生肌止疼。虽为开通之品，不至耗伤气血，诚良药也"。

对于脓疱型银屑病出现破溃，肌肤感染，皮损部位时而伴剧烈疼痛，为暂时缓解患者痛苦，使用二药可舒缓疼痛，安抚焦虑，为患者能持续进行治疗做好铺垫。因这两味药有活血动风之嫌，用法要注意时机、剂量，以免耗阴伤血。

3. 黄芪、鸡血藤

（1）单味功用

黄芪，味甘，性微温，归肺、脾经，有补气升阳、益气固表、敛汗固脱、托疮生肌、生津养血、行滞通痹、利水消肿之功效。《神农本草经》载："主痈疽久败创，排脓止痛，大风癞疾，五痔鼠瘘，补虚，小儿百病。"黄芪的药用迄今已有2000多年的历史，是补气药之佳品。药理研究发现，其具有增强机体免疫功能、保肝、利尿、抗衰老、抗应激、降压和较广泛的抗菌作用。

鸡血藤，味苦、甘，性温，归肝、肾经，功能行血补血、舒筋通络。临证多用于手足麻木，肢体瘫痪，风湿痹痛，妇女月经不调、痛经、闭经等症。药理发现，其有扩血管、抗炎等作用。

（2）伍用经验

黄芪长于补气升阳、托疮生肌，而鸡血藤长于温通善行、养血补血、补而不滞，艾老多用二药配伍，补益气血、活血通络效佳，取"气为血之帅""气行则血行"之意，适用于慢性银屑病，皮损出现血瘀、肥厚等表现的治疗。

（七）问诊路径

1. 皮肤相关情况

（1）病变起始时间和部位：详细询问患者的病程，症状起始时间，如已经确诊的患者应询问银屑病的首次确诊时间，记录病程。

（2）皮损性质：分辨皮损的形态（例如斑块或点滴状），记录颜色（如潮红、深红、暗红、紫红、紫暗）、表面有无覆盖银白色鳞屑及其剥落情况。

（3）皮损分布：记录皮损的分布区域，是否有对称性，集中在上部还是下部，是否集中在关节附近，注意头皮及皮肤间擦部位的受累情况。

（4）皮肤温度和感觉：判断皮损区域是否有温度升高和触感异常，是否有疼痛、瘙痒或麻木等感觉异常。

（5）病程规律及变化：询问是否有规律性的发作（如季节性高发），以及皮损加重或缓解的因素和周期。

（6）询问患者日常皮肤护理习惯：如使用的护肤品或外用药物情况，日常洗澡的频率、水温、使用的清洁剂等。

（7）其他：询问是否有甲损害、毛发脱落或其他皮肤问题。

2. 全身情况

（1）伴随症状：如是否存在超重，关节疼痛或损毁，全身及皮损部位的出汗情况等。

（2）辅助检查情况：皮肤镜、皮肤活组织检查、血液检查（尤其是血脂、尿酸的情况）等。

（3）询问患者的睡眠、情绪、二便情况、饮食习惯、平时是否容易出现胃肠不适及具体表现等。

3. 治疗和用药情况

（1）先前治疗：了解患者所接受过的治疗方案及其效果。

（2）当前用药：记录患者目前使用的药物，特别是激素类药物、免疫抑制剂或生物制剂，详细询问并记录剂量、使用频率、疗程及用药效果。

（3）个人和家族病史

1）过敏史：询问是否有特定的饮食偏好，以及是否有食品或药物过敏史（建议患者记录食物日记，以观察症状与摄入食物之间的关联，有助于发现潜在的过敏原），了解是否有反复发作的过敏性疾病，如过敏性鼻炎、荨麻疹等。

2）询问可能的致病因素：如上呼吸道感染，皮肤外伤史，情绪压力，嗜好吸烟饮酒等。

3）询问是否有慢性基础疾病：特别是糖尿病、高脂血症、高尿酸血症或其他代谢异常相关疾病等，或是否合并风湿性关节炎等损伤关节的疾病。

4）家族病史：了解家族中是否其他成员患有银屑病。

5）生活习惯及环境：询问是否有接触到刺激性物质，以及评估可能的疾病相关危险因素。

4. 其他

开放性问诊，例如：你还有哪些不舒服的需要补充？

5. 整合分析

确定证型、治法、方药。

第三节　天疱疮

（一）疾病认识

天疱疮是一种自身免疫性大疱性皮肤病，是皮肤科较重的疾病，可以危及生命。其主要临床表现为在皮肤和黏膜上水疱和大疱形成、壁薄易破，可伴有糜烂，以及尼氏征（Nikolsky 征）阳性（表皮内棘细胞的松散分离）。在病理学层面上，该病的特征表现是：表皮层内形成的水疱。在分子学层面上，天疱疮的病理机制涉及患者自身免疫系统错误识别并攻击皮层细胞表皮间的键合蛋白，致使细胞黏附功能受损。确诊手段包括活组织检查、直接免疫荧光试验及自身抗体血清检测，这些检测能够在组织和血清中明确存在针对细胞间胶原蛋白的自身抗体（IgG）。对于重症天疱疮的治疗，首选糖皮质激素，结合病情适当可加用免疫抑制剂及雷公藤等中药制剂，同时给予辨证施治，以减少激素的使用量，加快激素减量的速度及预防长期使用激素的不良反应及并发症；对于非急性期的患者，可考虑主要以中药治疗，辅以少量激素抗炎，甚至避免使用激素。

中医认为，皮肤发水疱属于湿邪为患，天疱疮治疗的首要任务是祛湿，湿去则水疱随之渐消。治疗重在调理脾胃，脾为制水之脏，若脾气健旺，运化水液正常，水精四布，自然无生"湿"之弊。急性期多湿热、火毒、血热，恢复期多气阴两虚。

艾老认为，本病病机是心火脾湿，湿毒蕴结，属本虚标实，而湿邪黏滞，不易祛除，所以天疱疮容易反复，迁延难愈。故治疗应分期应对：急性期以清热解毒、凉血泻火为主，兼顾健脾除湿；缓解期，当火毒渐去，湿热留滞，病虽缓，仍有死灰复燃之可能，重在恢复脾脏升清降浊功能，以绝邪聚之源，故用健脾除湿为主，兼以清热解毒；后期邪气已衰，正气亦伤，由于病久患者气阴两虚，治宜扶助正气、益气养阴，健脾解毒以复原。注意本病病情复杂，容易反复发作，治疗不可固守成规，宜灵活辨证论治，方不失治本之良策。

（二）辨证思路

艾老指出，天疱疮表现复杂，病情较重，但从病机分析，其病系湿邪与火毒蕴结，化火则酿脓，入血则成红斑，这是急性发作的规律。同时，本病脾虚是内因，脾虚则湿热内生，久而化火，与外邪火毒互相胶着，发于肌肤则遍身水疱。热重可见糜烂面鲜红，尼氏征阳性，湿重则糜烂面湿润，渗出液多。

（三）治疗方案

急性期以祛邪为主，清热泻火，兼以健脾除湿，务必使邪去正安。缓解期的治疗重点应是标本兼顾，固本兼以祛邪，健脾益气，除湿解毒。恢复期应以扶助正气为主，祛邪为辅，根据具体的症状来随证加减用药。

1. 心火炽盛，湿毒流注证

症状：病变区域皮温升高，红肿，发热明显，易出现水疱和大疱，破裂后可见黄色渗出液，水疱多见于面部及身体的上半部，可有痒痛不适感，常伴有心烦易怒、失眠多梦、口渴、小便黄赤、大便稀黏不畅。舌红，苔黄腻，脉滑数。

治法：清心泻火，健脾利湿。

处方：

黄连 5g	黄芩 15g	黄柏 10g	炒栀子 10g
南沙参 30g	白土苓 30g	炒白术 10g	野菊花 10g
牡丹皮 15g	煅龙骨 20g	煅牡蛎 20g	苦参 6g
地肤子 30g	合欢皮 15g	甘草 6g	

加减：如伴有血热表现，则加用凉血药，如水牛角、玄参、紫草等；若湿重，加琥金散、泽泻等以加强利湿效果。

分析：心火炽盛，湿毒流注证的治疗可以四君子（南沙参、白术、茯苓、甘草）为主药。一则健脾益气以扶正；二则培土生金，治肺以疗皮；三则除湿祛邪，标本兼治，治病求本。黄柏、黄连、黄芩、栀子，可清心泄热，祛湿解毒，伍用马齿苋、牡丹皮则凉血而无瘀滞之弊，故共为臣药。龙骨平肝潜阳、镇静安神、收敛固涩。牡蛎敛阴潜阳，固精涩精，固涩止汗，软坚化痰，并能收敛止带。二味共用，一则与合欢皮共行疏肝解郁、安神止痒之效；二则有收湿之性，潜阳益阴，可促进皮损愈合，是为佐药。诸药合用，共奏清心凉血、健脾祛湿之功。

2. 毒热炽盛，蕴结肌肤证

症状：皮损区域明显潮红或鲜红，融合成片，可伴有灼热、疼痛；水疱和大疱形成迅速，并有快速扩散的倾向，周围有显著的红晕，易合并感染，出现脓疱。较严重时，可见广泛性皮肤剥脱、溃烂和血痂形成。患者口渴喜冷饮，小便黄赤，大便干结。舌质红或深红，苔黄黏腻或糙厚，脉滑数或细数。

治法：清热凉血，泻火解毒。

处方：

水牛角 20g	生地黄 15g	忍冬藤 30g	蒲公英 15g
野菊花 10g	紫花地丁 10g	重楼 10g	黄芩 15g
牡丹皮 15g	僵蚕 15g	珍珠母 20g	石决明 20g
地肤子 30g	甘草 6g		

加减：大便秘结者，加决明子、火麻仁；肝经热重，加夏枯草、青葙子、密蒙花等；小便黄赤者，加炒栀子等。

分析：忍冬藤、野菊花、蒲公英三药相配，共清三焦气分热毒；紫花地丁、重楼均入血分，善清血分之热结，亦能入三焦，善除三焦之火。水牛角、生地黄、牡丹皮同用，取"犀角地黄汤"之意，入血分而凉血解毒。僵蚕配珍珠母、石决明，散收并用，对瘙痒有奇效。诸药合用，气血同调，三焦并治，可使毒散、肿消。

3. 气阴两伤，正虚邪恋证

症状：皮损区干燥、萎缩，色泽暗淡无光。水疱较少，容易破损形成痂皮，或散布细小皮疹，可伴有轻微的痒感或刺痛，水疱破裂愈合后皮肤恢复缓慢，易形成色素沉着。全身症状可见乏力气短、潮热盗汗、口干舌燥、心悸失眠等，大便偏干。舌红，苔少，脉细数。

治法：益气养阴，解毒消风。

处方：

玄参 20g	麦冬 10g	女贞子 30g	墨旱莲 10g

太子参 30g	五味子 5g	忍冬藤 30g	黄芩 15g
牡丹皮 10g	重楼 10g	川射干 10g	石决明 20g
地肤子 30g	甘草 6g		

加减：肺气虚，加玉屏风散；瘙痒明显，加地肤子、白鲜皮、灵磁石、石决明；风邪甚，加秦艽、僵蚕；肝经热重，加白菊花、青葙子；肾精不足，加制何首乌、黄精。

分析：本病后期邪气已衰，正气亦伤，往往出现气阴两虚之候，治宜扶助正气，益气养阴，健脾解毒以复原。

4. 脾虚湿盛，湿毒蕴肤证

症状：皮损区广泛肿胀、肥厚，暗沉而红，疱壁薄，易破，破裂后可见大量渗出液，患处有潮湿感，病程较长，缠绵不愈。纳差，食少，面色萎黄，乏力神疲，大便稀溏。舌苔腻，质暗或水滑，边有齿印，脉滑或细濡。

治法：健脾祛湿，解毒消肿。

处方：

南沙参 30g	茯苓 15g	白术 10g	马齿苋 20g
黄芩 15g	牡丹皮 10g	炒栀子 10g	煅龙骨 20g
煅牡蛎 20g	合欢皮 15g	甘草 6g	

加减：气滞轻者，加陈皮，即异功散；兼胸腹胀闷不舒、恶心呕吐者，加半夏、陈皮，即六君子汤；阴伤者，加天花粉、麦冬、黄精等；湿毒重时，加土茯苓、苦参等；气虚者，可加黄芪等；眠差者，可加首乌藤、柏子仁；若兼恶风、发热、汗出、病位偏上部者，则合用简化消风散；皮损较厚、色深红者，可加用郁金、夏枯草等凉血散瘀、软坚散结之品。

分析：天疱疮治疗的重点在脾胃，脾虚湿盛的证候表现贯穿疾病始终，天疱疮治疗的首要任务是祛湿，湿去则水疱随之渐消。治疗重在调理脾胃，脾为水之脏，若脾气健旺，运化水液正常，水精四布，自然无生"湿"之弊。

（四）典型案例

案例1 何某，男，69岁，退休。2001年2月7日初诊。

因皮肤水疱1年就诊。患者1年前地震后胸部红斑基础上出现水疱，壁薄易破，水疱逐渐增多，2周前病情突然加重，发展至整个胸背部、双上肢，破皮处疼痛难忍，诊断为寻常性天疱疮。因拒绝服用激素治疗，遂到艾老处就诊。患者既往体健，否认高血压、糖尿病、心脑血管及慢性咳嗽病史，过敏体质，对解热镇痛药及四环素过敏。初诊：躯干皮肤红，胸背部散在较多水疱，约50

多个，黄豆至蚕豆大小，壁薄，疱液清，部分皮损融合成片，糜烂面鲜红潮湿，余多处皮肤红斑，口腔、眼、鼻黏膜及外生殖器无皮损，自觉倦怠乏力，身热烦躁，口渴多饮，大便干燥，小便黄。舌质红，舌苔黄，脉弦滑。

中医诊断：天疱疮。

西医诊断：寻常性天疱疮。

辨证：脾虚湿泛，火毒炽盛证。

治法：清热泻火，健脾除湿。

处方：四君子汤合黄连解毒汤加减。

南沙参 30g	赤茯苓 20g	生白术 30g	土茯苓 30g
马齿苋 30g	黄连 15g	黄芩 15g	黄柏 15g
山栀子 15g	灵磁石 30g	石决明 30g	

10剂，水煎服，每日1剂，分3次，每次150ml，饭后半小时温服。

外用：皮损糜烂予10%生黄柏溶液换药，每日1次。

二诊：新发皮损减少，躯干皮肤红较1周前减轻，糜烂面较前渗液减少，受热后皮肤瘙痒，大小便正常。舌质红，舌苔黄，脉弦。上方加夏枯草30g、玄参30g、白花蛇舌草15g，10剂。

三诊：新发少，躯干水疱数目减半，头皮出现新发数颗黄豆大水疱，二便正常。予四君子汤合五味消毒饮，加重楼20g、牡丹皮15g、桑白皮15g、射干15g、地肤子30g、磁石30g、龙齿30g，7剂。

四诊：腹部新发水疱1处，糜烂面干燥结厚痂，口渴多饮，偶有烦热，气短乏力。舌质红，舌苔黄少津。予四君子汤合玄麦甘桔饮，加天花粉15g、牡丹皮15g、白花蛇舌草30g，10剂。

五诊：无新发皮损，厚痂脱落，随访半年余，患者病情稳定，未复发。

案例2 刘某，男，48岁，商人。2007年9月10日初诊。

因背部、龟头反复水疱10个月就诊。患者10个月前无明显诱因左肩胛区出现数个水疱，伴轻微瘙痒，因摩擦后水疱破裂，同时龟头出现水疱，破裂后形成糜烂。此后其背部、龟头皮疹反复发作。2个月前曾就诊于某医院皮肤科，通过病理检查确诊为疱疹样天疱疮，其他辅助检查无异常。院外治疗经过：口服氨苯砜50mg，日3次，服药6日后出现溶血反应，且背部痂壳基底反复潮红，每日新发水疱数大于5个，即停服氨苯砜，改为口服硫唑嘌呤50mg每日2次及泼尼松20mg每日2次。患者在服上药14日后，觉视野内出现白点、视物变形，行双眼眼底荧光素造影发现黄斑区漏点，提示双眼"中心性浆液性视网膜、脉络膜炎（CSCR，简称'中浆'）"，同时复查血常规提示血小板计数为

$60 \times 10^9/L$（正常值 $100 \times 10^9/L$），遂停服硫唑嘌呤及泼尼松，院外激光治疗双眼病变，后到我院门诊就诊。既往史：7年前双眼曾多次患"中浆"。家庭中无类似疾病史，进食谷胶类食物病情无加重。一般情况：皮损处瘙痒灼热，自觉虚烦难眠，无发热、关节痛等症状。纳食、大小便正常。舌质红，苔黄腻，脉滑数。皮肤科检查：背部散在绿豆至蚕豆大小水疱，部分水疱干涸结痂。左侧肩胛区及腰部各见一约 4cm×4cm 大小环形疱痂，基底潮红，口腔黏膜、外阴肛周（－），尼氏征（－）。

中医诊断：天疱疮。

西医诊断：寻常性天疱疮。

辨证：湿热火毒，蕴结肌肤证。

治法：清热除湿，解毒止痒。

处方：黄连解毒汤加减。

黄连 10g	黄芩 10g	黄柏 15g	栀子 10g
忍冬藤 30g	生地黄 20g	赤芍药 30g	牡丹皮 15g
半枝莲 30g	白花蛇舌草 30g	土茯苓 20g	白鲜皮 30g
甘草 3g			

7剂，水煎服，每日1剂，分3次服。

二诊：7日后患者复诊，其诉背部偶有新发 1~2 个水疱，皮损潮红、灼热瘙痒症状减轻。复查血常规及肝肾功：血小板计数为 $77 \times 10^9/L$，余无异常。仍循治法，守方 30 余剂后，患者偶觉背部瘙痒，背部痂壳脱落，全身无新发水疱，原有皮损外留淡褐色色素沉着斑。舌质淡，苔白腻，脉沉细。复查血常规及肝肾功：血小板计数为 $98 \times 10^9/L$，余无异常。辨证：脾虚夹湿。治法：健脾除湿解毒。予四君子汤合五皮饮加减。药物：南沙参 30g，生黄芪 30g，茯苓 20g，白术 20g，陈皮 15g，薏苡仁 30g，白鲜皮 15g，桑白皮 15g，地骨皮 15g，牡丹皮 15g，土茯苓 30g，甘草 3g。7剂，水煎服，每日1剂，分3次，每次 150ml，饭后半小时温服。雷公藤多甙片 10mg，日3次。守方 15 剂后，其皮损已基本消退，复查血常规及肝肾功能无异常，随访半年余，患者病情稳定。

案例点评：本例患者在疱疹样天疱疮发病前"中浆"多次发作。目前两病发病原因均不确定，无法确定疱疹样天疱疮与"中浆"是否有直接联系，或仅是偶然巧合。患者用其他西药治疗均在短期内出现药物不良反应，且服用泼尼松后导致"中浆"复发。在首诊时治以清热解毒止痒，以黄连解毒汤加半枝莲、白花蛇舌草、土茯苓等，行清热解毒除湿之功，生地黄、赤芍、牡丹皮清营凉血，忍冬藤清热通络。缓则治其本，皮损情况好转后，治以益气健脾、除湿解毒止痒，以四君子汤合五皮饮加减巩固疗效。

（五）临证经验

艾老治病"法于正宗，首重脾胃"，天疱疮治疗的重点在脾胃，急性者多是因湿邪困阻脾胃而致气机升降失调致病，或湿邪蕴结成毒外发皮肤病，故治疗上往往采取健脾利水或健脾除湿解毒之法；如为慢性者，则是因为病情日久损伤正气，导致脾气不足，脾虚不能运化水湿而致。故本病"脾虚"是内因，脾虚则湿热内生，久而化火，与外邪火毒互相胶着则病进而难愈。根据"诸湿肿满，皆属于脾"及"水惟畏土，故其制在脾"的理论，故在治疗上采用健脾除湿，往往可以获得较好疗效。

（六）零金碎玉

1. 马齿苋、牡丹皮

（1）单味功用

马齿苋，味酸，性寒，归大肠、肝经，具有清热解毒、凉血止痢之功，亦可清利湿热，《本草纲目》云其"散血消肿，利肠滑胎，解毒通淋，治产后虚汗"。

牡丹皮，味苦、辛，性微寒，归心、肝、肾经，功能清热凉血、活血散瘀，可凉血和营，防湿热邪气生风之弊，《神农本草经疏》云其"其味苦而微辛，其气寒而无毒……辛以散结聚，苦寒除血热，入血分凉血热之要药也……热去则血凉，凉则新血生阴气复，阴气复则火不炎，而无因热生风之证矣"。

（2）伍用经验

马齿苋伍用牡丹皮，可清心泄热、祛湿解毒，凉血而无瘀滞之弊。

2. 僵蚕、珍珠母

（1）单味功用

僵蚕，味咸、辛，性平，归肝、肺经，功可祛风定惊、化痰散结，适用于肝风内动所致的眩晕、抽搐、项强等症，以及痰核、瘰疬等痰瘀凝结之证。

珍珠母，味咸，性寒，归肝、心经，功能平肝潜阳、安神定惊，适用于肝阳上亢所致的头晕、目眩、心悸、失眠，以及肝火旺盛引起的烦躁不安等症。

（2）伍用经验

僵蚕能祛外风、散内结，珍珠母则长于平肝安神、清热解毒。僵蚕与珍珠母相须为用，僵蚕辛散平肝，珍珠母咸寒潜阳，二者合则散收相宜，平肝潜阳、安神定惊、化痰散结。僵蚕的散结作用与珍珠母的安神潜阳作用相辅相成，共奏平肝潜阳、安神止痒之效。尤其针对天疱疮患者瘙痒夜间尤甚的情况，往往能获得良效。

3. 夏枯草、郁金

（1）单味功用

夏枯草，味苦、辛，性寒，归肝、胆经。功可清肝泻火、散结消肿，适用于肝经湿热所致的目赤头痛、胁痛、乳房胀痛等症状。《本草纲目》载："夏枯草能散气，治寒热瘰疬、肝虚、目痛。"

郁金，味辛、苦，性寒，归肝、心、脾经。功能活血化瘀、行气解郁，适用于气滞血瘀、肝郁化火所致的胸胁刺痛、乳房胀痛、情绪抑郁等症。《本草纲目》引李东垣曰："郁金治阳毒入胃，下血频痛。"

（2）伍用经验

夏枯草与郁金合用，夏枯草能清肝泻火、散结消肿，郁金则活血行气、解郁。两药相伍，一可清肝经之湿热，二可消瘀散结，三可利湿解毒、散结。尤宜用于治疗天疱疮肝经湿热证的治疗。

（七）问诊路径

1. 辅助检查及病理学检查情况

询问病理学检查结果，或是否有特定的诊断性测试，如免疫荧光检查等，了解是否确认为天疱疮。

2. 皮肤相关情况

（1）病变起始时间和部位：了解皮肤病变的起始时间，以及最初病变出现在哪个部位。

（2）皮损性质：询问并观察皮疹的形态（如水疱、糜烂、痂皮等）、大小、分布特点、色泽、数量，是否有明显的水疱或大疱形成，及皮损的发展变化情况，如判断皮损是否有扩散趋势，发展速度快慢。

（3）皮损部位：记录皮损发生的具体部位，如身体、四肢、解剖区域等。

（4）疼痛或瘙痒：评价疼痛或瘙痒的程度，以及是否持续存在。

（5）黏膜受累情况：了解是否有口腔、眼、生殖器或其他黏膜受累的情况。

（6）询问是否有其他皮肤病史。

3. 全身伴随症状

（1）全身疼痛：询问全身肌肉或关节是否伴有疼痛。

（2）体温：有无发热、体温波动情况。

（3）全身表现：是否伴有乏力、疲倦、消瘦等全身表现。

4. 治疗方法和治疗经过

（1）询问先前接受的治疗方法及其效果。

（2）记录患者正在使用的药物，特别是激素、免疫抑制剂等。

5. 生活习惯和环境因素

（1）日晒历史：评估日晒暴露的程度及皮损与日晒的相关性。

（2）工作环境：是否有暴露于刺激物或过敏原的工作经历。

（3）个人卫生习惯：询问日常皮肤护理和清洁习惯。

6. 个人和家族病史

（1）饮食习惯：是否有特殊饮食偏好。

（2）过敏史：询问是否有药物或食物过敏史。

（3）家族病史：了解家族中是否有类似天疱疮案例或其他自身免疫疾病。

（4）慢性基础疾病：询问是否有慢性疾病，如糖尿病、肾病等。

7. 全身一般情况

（1）心理和情绪因素：评估患者的心理状态，是否伴有焦虑、抑郁等情绪问题，了解可能的应激原和压力情况。

（2）排便和睡眠情况。

8. 其他

开放性问诊，例如：你还有哪些不舒服的需要补充？

9. 整合分析

确定证型、治法、方药。

第四节　局限性硬皮病

（一）疾病认识

局限性硬皮病又称硬斑病，是一种特发性炎性疾病，儿童和成人均可发病。疾病初期时，通常表现为炎性红斑或水肿红斑；硬化病变期，表现为质地坚硬、固定的结节或斑块；萎缩期，硬化性斑块变软，病变部位萎缩，甚至凹陷。

硬皮病属于中医的"皮痹""肌痹"之范畴。本病病位在肺，其本在肾，瘀毒为标，证属本虚标实。在治疗过程中应分期论治，以开肺窍、活血脉、通腠理为要，重用补气，坚持温阳开窍，运用虫类药物等方法，临床可取得较好的疗效。

该病的病机与肺、脾、肾三脏关系密切。《诸病源候论·卷之一·风痹候》曰："痹者，风寒湿三气杂至，合而成痹。其状，肌肉顽厚，或疼痛。由人体虚，腠理开，故受风邪也。"强调卫外不固、腠理不密是发病的基础。本病起于肺，损及脾和肾，早中期以肺或肺脾受损为主，中晚期以肺肾、脾肾受损为主，然在整个病程中，肺在其中起着重要的作用。肺虚失其宣，脾虚失运，以致水泛、痰浊、瘀血等病理产物产生。病久穷及于肾，妄动一身阴阳之根本，阴阳不和则五脏不安，从而使病情缠绵不愈。皮痹病位在肺，其本在肾，瘀毒为标；病分三期，紧扣病机，分期论治。治疗原则是以温补脾肾壮阳治其本，以活血通络软坚、祛风除湿散寒治其标。

（二）辨证思路

艾老论治本病强调分期施治，将本病按水肿期、硬化期和萎缩期三期来治疗。水肿期为本病的初始阶段，多是因体虚不固、本虚标实而发病，治疗应虚实兼顾，祛邪不忘固本，可选方玉屏风散合桃红四物汤，加麻黄5~10g开肺窍以发汗散寒、行水消肿；硬化期则以本虚邪实为主，治疗应祛邪兼扶正，可予桃红四物汤，加蜈蚣1条、水蛭10g、土鳖虫15g加强活血化瘀通络之功；萎缩期正虚邪实相杂，则应扶正兼祛邪，可选生脉二仙汤合桃红四物汤，加制附子10~20g、制草乌和制川乌各5~10g加强温阳通络之功。并强调，治疗本病应当辨明虚实主次，务必始终以"虚"为本，"瘀毒"为标，把"活血脉、开腠理"贯穿于治疗的全过程。

（三）治疗方案

1. 水肿型

症状：皮肤苍白、厥冷、浮肿，自觉瘙痒及紧绷感，可伴雷诺现象。舌红，苔薄白或薄黄腻，脉弦滑或浮紧。

辨证：肺虚夹邪证。

治法：宣肺开窍，益气固表，化瘀通络。

处方：玉屏风散合桃红四物汤加减。

生黄芪 30g	防风 6~10g	白术 10~20g	桃仁 10g
红花 10g	生地黄 20g	当归 15g	白芍 20g
川芎 6g	麻黄 10g		

加减：肿胀明显者，加桑白皮、椒目；伴气阴两虚者，加生脉饮；气虚者，加党参、沙参、太子参；瘀阻重者，加土鳖虫；伴湿浊重者，加苍术、薏苡仁等；脾虚者，加四君子汤。

分析：此型以皮损部位水肿为主。肺虚不能濡润皮毛，故皮肤苍白、厥冷；肺虚卫外不固，故易招致外邪侵袭，皮肤有紧绷感及瘙痒；气血不能畅行，瘀阻于手指，则可见到雷诺现象。

方中玉屏风散可补益肺气、祛风散寒，补而不滞，散而不虚；麻黄可发汗散寒，行水消肿；桃红四物汤化瘀通络、补血而不滞。

2. 硬化型

症状：肿胀处逐渐变硬，灰黄色似蜡样，弹性减弱或消失，用手不能捏起皱褶，感觉迟钝或消失。舌紫暗或有瘀斑，脉细涩。

辨证：血瘀阻络证。

治法：活血化瘀，通经活络。

处方：桃红四物汤加减。

| 桃仁 10g | 红花 10g | 生地黄 20g | 当归 15g |
| 白芍 20g | 川芎 6g | 蜈蚣 1 条 | 水蛭 10g |
| 土鳖虫 15g |

加减：脾虚者，加四君子汤；伴气阴两虚者，加生脉饮；失眠多梦、焦虑者，可加柴胡、白芍、龙骨、牡蛎；食欲不佳、胀气者，可加陈皮、佛手、佩兰、鸡矢藤等。

分析：皮肤僵硬、感觉迟钝，是气血阻滞，不能濡养肌肤，肌肤失去正常功能所致，故治疗上应以活血化瘀为主，以桃红四物汤为底方加减。并用血肉有情之品，如水蛭、土鳖虫、蜈蚣以增强活血化瘀通络之效。

3. 萎缩型

症状：皮肤、皮下组织、肌肉均可萎缩，甚至皮肤直接贴于骨面，僵如皮革，伴形寒肢冷，面色苍白。舌淡胖，脉弦细。

辨证：脾肾阳虚证。

治法：温补肾阳，和营通络。

处方：二仙汤合桃红四物汤加减。

仙茅 10g	淫羊藿 10g	桃仁 10g	红花 10g
生地黄 20g	当归 15g	白芍 20g	川芎 6g
制附子 20g	制草乌 10g	制川乌 10g

加减：腰膝酸软者，加杜仲、骨碎补、狗脊等；脾阳虚明显者，加人参、白术、苍术、干姜、甘草；肾精不足者，加熟地黄、鹿角胶。

分析：局限硬皮病的萎缩期，由于脾肾阳虚，先后天均不足，气血生化乏源，肌肤不得气血的濡养，而萎缩僵硬。故以二仙汤温肾阳、补肾精，桃红四物汤补血行气、活血化瘀通络。附子、川草乌加强温阳通络之功。

（四）典型案例

刘某，男，36 岁，2010 年 4 月 14 日就诊。

患者因左胸、双前臂出现暗红斑，2009年6月在外院确诊为硬皮病。经多次外用、口服药物治疗后效果不满意。刻症见：左胸、双前臂数块大小不等暗红色斑片，有蜡样光泽，皮肤纹理消失，弹性下降，硬肿压痛，自觉瘙痒及紧绷感。实验室检查无特殊异常，ENA多肽抗体谱（-）。皮肤活组织病理检查示真皮胶原纤维增生、肿胀。舌红，苔薄黄腻，脉弦滑。

中医诊断：皮痹。

西医诊断：局限性硬皮病。

辨证：肺虚夹邪，瘀毒阻络。

治法：宣肺开窍，益气固表，化瘀通络。

处方：

生黄芪40g	丹参30g	浙贝母30g	玄参20g
牡蛎20g	生地黄20g	白芍20g	白术15g
当归15g	土鳖虫15g	乌梢蛇15g	防风10g
麻黄10g	桃仁10g	红花10g	川芎6g
甘草6g			

并嘱患者每日研末冲服一条小白花蛇，以加强软坚散结之功。

外治：局部用食用橄榄油按摩患处。

二诊：1个月后复诊，皮损明显变软，肌肉紧绷感降低，色素亦减，上方加蜈蚣1条、水蛭10g、鹿角霜10g，嘱患者上药再服1个月后复诊。

三诊：患者药尽复诊时，皮肤红肿消退，紧绷感渐渐消失，皮肤纹理逐渐恢复。巩固治疗数月，随访1年，病情较稳定，坚持常人工作，无复发倾向。

案例点评：患者皮损硬肿压痛，颜色暗红，证属肺虚夹邪，瘀毒阻络；治以宣肺开窍，益气固表，化瘀通络。方中黄芪、防风、白术益气固表；丹参、玄参、生地黄、白芍、当归、桃仁、红花、川芎养血活血兼行气，使补血而不壅、活血而无太过之弊，并以血肉有情之品和虫类药，如土鳖虫、乌梢蛇、小白花蛇增强逐瘀通络、祛风除湿之功；麻黄开窍发汗、行水消肿；浙贝母、牡蛎软坚散结；甘草调和诸药。

全方紧扣局限性硬皮病的病机，即正气不足，卫外不固，邪气外侵，痹阻经络，气血不畅，肌肤失养；兼顾补益、散寒、祛风湿、活血、行气、通络、消肿、软坚之功。二诊时患者皮损明显变软，效不更方，在原方基础上加蜈蚣、水蛭增强化瘀通络、祛风除湿之力；针对局限性硬皮病病本在肾之病机，增加鹿胶霜以补肾。三诊见皮肤红肿消退，紧绷感渐渐消失，皮肤纹理逐渐恢复，疗效明显。

（五）临证经验

艾老治疗本病有以下要点，分述于下。

1. 开肺窍为要

本病主要责之于肺，因肺主治节，通过其宣发肃降、输布津液、通调水道而发挥其治节功能。肺合皮毛，人周身之皮毛为人体最大的器官，若肺气失于宣降，一则五脏六腑之精微不能输布于肌表，濡养皮毛；再则"所谓玄府者，汗空也"，玄府寄于体表，肺失宣降，汗泄不畅，以致糟粕蕴于体内，日久致病。艾老善用麻黄以行事，认为麻黄乃肺经专药，能开腠理、行津液、通毛窍，可以加强疗效。但麻黄为辛温解表峻剂，发散之力颇强，治疗应注意用量，一般用量在 10g 内即可。

2. 活血化瘀贯穿始终

瘀血是该病的病理产物，而血瘀是其主要病机之一。该病三期发展过程中，瘀血无时无刻不在，且瘀血是本病导致机体功能障碍、皮肤变性、脏腑硬化的重要原因。故治疗本病，活血药用不嫌早，还必须加入活血化瘀通络的虫药以增强疗效，活血化瘀药必须贯穿全程。

3. 温补肾阳可增疗效

硬皮病之形成本于肾阳虚，尤其是后期，"阳虚致瘀"已成为此病的关键病机。阳气一虚，生气全无，血脉不畅，经气不行，五体失其濡养，故可见皮肤硬化、萎缩，多脏腑纤维化等多种变化。艾老主张，本病的治疗必须在补气活血化瘀的基础上加大温阳的力度方可取效，常用制附片、制川乌、制草乌等大补元阳，推动血行以加强活血化瘀之功。艾老在治疗本病初中期时，善用桂枝、淫羊藿等温阳通络；同时，认为鹿角霜一药为血肉有情之品，既可温补下元，补阴中之阳，又具有推陈出新、畅通血脉之功，故患者各期均可使用。

4. 重用生黄芪为妙

生黄芪是艾老治疗本病的常用药物，且每每以其大剂量取效。黄芪生用走表，具有助卫气、固皮表、消水肿、托毒生肌之功。自古有"气为血之帅""治血先行气"之说，故善治血者，必先行气，气行则血行。艾老用生黄芪量可达80~100g，借此推动血行。

5. 巧用虫类通络药

古人有"血病络治"之法，认为血瘀之为病，气血呆钝，瘀血痰浊，阻于经络，草木之药不能建功，必借虫药直达病所，入络搜邪。又有"以毒攻毒"之说，多取虫药之毒以攻其毒，借虫性之散入络搜邪，使"血无凝着，气可宣通"。艾老在使用峻烈虫药，如水蛭、虻虫、蜈蚣时，多配伍黄芪、当归、黄精等补益之品，以免耗伤正气。

本病的治疗须紧抓三个字，即虚、瘀、邪。所以，临床上针对本病应紧扣病因病机，扶正祛邪是治疗本病的总则。"补""通"二法，须贯穿治疗的始终。艾老治疗本病多从风寒、湿阻、气滞、血瘀、阳虚几方面论治，针对本病也可配合外治，如浸浴疗法、熏蒸疗法，重在温通气血，达到"流水不腐，户枢不蠹"、推陈出新之效。

（六）零金碎玉

艾老常用以下药对。

1. 山慈菇、猫爪草

（1）单味功用

山慈菇其名，始见于《嘉祐本草》，然陈藏器《本草拾遗》已有记载，名金灯，即其花。能散坚消结，化痰解毒，其力颇峻。其味甘，微辛，性寒，小毒，归肝、胃、肺经。功能清热解毒，消肿散结。主治痈疽、恶疮、瘰疬、结核、咽痛、喉痹、蛇虫咬伤等。

猫爪草，别名猫爪儿草、三散草。味甘、辛，性温、平，归肝、肺经。功能解毒，化痰散结。主治瘰疬、结核、咽炎、疔疮、蛇咬伤、疟疾、偏头痛、牙痛等。

2. 伍用经验

山慈菇善散坚消结，化痰解毒；猫爪草解毒，化痰散结。二药相须为用，作为临证加减药对，发挥软坚散结、化痰解毒的功效。

3. 水蛭、蜈蚣、丹参

（1）单味功用

水蛭，《神农本草经》云"味咸平。主逐恶血、瘀血、月闭，破血瘕、积聚……生池泽"，《本草拾遗》记载"人患赤白游疹及痈肿毒肿，取十余枚令啖病处，取皮皱肉白，无不差也"。其味咸、苦，性平，无毒，归肝经。气腥善行，入血破散。该品破血力大，适用于瘀血停滞引起的经闭、肿瘤包块以及跌打肿痛等病证。

蜈蚣，《神农本草经》云其能"啖诸蛇、虫、鱼毒，杀鬼物、老精、温疟，去三虫"。其性味辛、温，有毒，归肝经。功善息风止痉，攻毒散结，通络止痛。用于小儿惊风、抽搐痉挛、中风口歪、半身不遂、破伤风、风湿顽痹、疮疡、瘰疬、毒蛇咬伤等。

丹参，出自《神农本草经》，记载"味苦，微寒"，入心、肝经。可活血通经、清心除烦、排脓生肌，用于胸肋胁痛、风湿痹痛、癥瘕结块、疮疡肿痛、跌仆伤痛、月经不调、经闭痛经、产后瘀痛等。

（2）伍用经验

水蛭，功善活血破瘀通经；蜈蚣，功可搜剔络邪、通络止痛；丹参入心肝经，功善活血通经止痛，兼可清心除烦，共奏活血通络止痛之功。临床应用，还可配伍理气、温通、扶正之品，效果更佳。

（七）问诊路径

1. 皮肤相关情况

（1）详细了解皮肤症状及硬皮部位和分布情况，记录病程起始时间和发展变化。如皮损区域的形状、大小、数目、受累部位，皮肤变硬或肿胀的程度，是否存在肥厚、萎缩，是否伴有色素沉着或色素减退，及上述诸症的变化情况。

（2）询问皮损区域是否伴有瘙痒或疼痛。

（3）询问患者日常皮肤护理习惯，如使用的护肤品或外用药物，日常洗澡的频率。

（4）其他皮肤表现。如是否有脱发（头皮受累者）、雷诺现象等其他与局限性硬皮病可能相关的皮肤表现。

2. 全身症状和一般情况

（1）了解并排除是否存在关节损害、心肺损害等系统性损害相关症状。

（2）询问患者是否有疲倦感、乏力、面色苍白等全身不适症状。

（3）了解患者的睡眠质量、情绪状态，是否有失眠、多梦的情况。

（4）询问患者的二便情况，是否有便溏、腹痛等肠道问题。

（5）其他，如女性患者的经、带、胎、产情况等。

3. 辅助检查情况

询问患者最近的血常规、自身抗体等检查，了解检查结果；询问是否进行过皮肤活检等检查，了解检查结果。

4. 个人和家族病史

（1）询问患者饮食偏好和过敏史，对食物的过敏反应等；了解是否有反复发作的过敏性疾病，如过敏性鼻炎、荨麻疹等。

（2）生活习惯和环境因素：评估可能暴露的刺激物或致病因素，如是否存在寒冷刺激、紫外线暴露等外部诱因。

（3）慢性基础疾病：询问是否有慢性疾病，如糖尿病、肾病等。

（4）家族病史：了解家族成员自身免疫疾病的患病情况。

5. 其他

开放性问诊，例如：你还有哪些不舒服的需要补充？

6. 整合分析

确定证型、治法、方药。

第五节　皮肌炎

（一）疾病认识

皮肌炎是一种主要累及皮肤及横纹肌的自身免疫性疾病，以亚急性和慢性发病为主，通常包括皮肤、肌肉两方面病变，也可表现为单一病变。任何年龄均可发病，临床表现为对称性肌无力和一定程度的肌萎缩，皮损以眼睑淡紫红色斑疹、水肿为主，可并发肿瘤，以肺部肿瘤为多。临床可分为多发性肌炎、皮肌炎、合并恶性肿瘤的皮肌炎或多肌炎、儿童皮肌炎或多肌炎、合并其他结缔组织病的皮肌炎或多肌炎、无肌病性皮肌炎等多种。目前，西医治疗本病多以糖皮质激素、免疫制剂治疗，但长期服用副作用明显。

皮肌炎无相应的中医病名，根据其临床特点，可归属于中医"肌痹""痿证"范畴。中医关于"痹证""痿证"的论述历史较长，内容丰富，对目前本病的中医治疗有一定的指导意义。《素问·长刺节论篇》谓"病在肌肤，肌肤尽痛，名曰肌痹"，《素问·痹论篇》曰"风寒湿三气杂至，合而为痹也"，对肌痹的病名、临床表现及成因有了最初的认识。清·李用粹《证治汇补·痹证章》说："虚之所在，邪必凑之。邪入皮肤血脉，轻者，易治；留连筋骨，久而不痛不仁者，难治。其不痛，不仁者，病久入深，荣卫之行涩，经络时疏，故不痛；皮肤不荣，故不仁。"《类经·十七卷·痿证》提出："痿者，痿弱无力，举动不能也……脾主肌肉，今热蓄于内，则精气耗伤，故肌肉不仁，发为肉痿。"这里的引文都提到正气不足、气血亏虚，而成肌肤不仁、痿证。清·张璐《张氏医通·痿痹门·痹》提出"肌痹者，即着痹、湿痹也。留而不移，汗出四肢萎弱，皮肤麻木不仁，精神昏塞"，认为本病为湿浊之邪侵入肌表而成痹。可见，古代医家对肌痹的认识存在虚、实两面性，气血不足、邪气侵犯是本病重要的发病机制，同时也说明，本病具备本虚标实的临床特点。

艾老认为，皮肌炎的发生与脾经蓄热、肝肾两虚密切相关。脾经蓄热外发，患者表现为皮肤损害，色紫红、肿胀、瘙痒，以上眼睑为中心的水肿性紫红斑为主要症状；同时，患者还有肌力下降的症状。治疗时，除应用凉血解毒、消肿化斑药物外，还应当加入养肝肾，补气血的药物，可以迅速缓解病情，肌力可以恢复得较快。这样，可以增加患者的治疗信心，能够缩短治疗的病程。

（二）辨证思路

皮肌炎具备本虚标实的临床特点。辨证应当从"虚""实"两个方面着手进行考虑，辨清是以标实还是以本虚为刻下需要诊治的主要矛盾。一般而言，可以从皮损表现和肌肉、关节、器官的受损情况进行综合考虑，如皮肤损害表现为色紫红、肿胀、瘙痒，出现以上眼睑为中心的水肿性紫红斑等特征性表现，则说明标实为主要矛盾，需要清热解毒、祛风除湿，以使邪去正安。而如果观察到患者肌肉痿软无力、脏腑受损的情况更加明显，或皮损色红不鲜，出现干燥和大面积脱屑等，则应大力补虚扶正，及时加入养肝肾、补肺健脾、补气血或益气养阴的药物，培补正气，防止进一步损伤。

（三）治疗方案

1. 热毒壅盛证

症状：皮肤出现大片紫红斑疹，触之有灼热感，可能伴有水疱、溃疡，或广泛脱屑，瘙痒痛感明显。伴随全身症状，如高热、口渴、心烦、便秘、小便短赤；或伴有全身湿热症状，如胸闷、口腻、口苦、大便不爽、小便黄赤。舌质红，舌苔黄燥或黄腻，脉象滑数或洪大。

治法：清热解毒，凉血泻火，疏风散热。

处方：

水牛角 20g	生地黄 15g	野菊花 10g	蒲公英 15g
重楼 10g	黄芩 15g	牡丹皮 15g	僵蚕 15g
珍珠母 20g	石决明 20g	地肤子 30g	甘草 6g

加减：伴有湿热时，可加入黄芩、黄连清热燥湿；皮损集中在下部者，可加用四妙散泻火、燥湿、解毒；血热明显时，可加入玄参、麦冬、女贞子等凉血解毒，滋阴清热。

分析：此证通常出现在皮肌炎的急性活动期，患者出现较明显的炎症反应，症状急剧加重。此时应当急则治标，以求邪去正安。此期重点在于识别患者是否有外感热毒，体内有热毒蕴结的迹象，在此基础上，还需问诊全身症状，观察是否存在胸闷、口腻、口苦、大便不爽等湿热内蕴的典型表现，细辨是热毒还是湿热毒邪为患，并进一步判断其证是湿重于热，还是热重于湿，并以此为依据来权衡方药加减变化。如黄芩、黄连清热燥湿，适用于湿重于热的情况；

玄参、麦冬、女贞子滋阴清热，适用于阴虚内热的情况。总之，中医治疗皮肌炎的过程中，除了针对症状的局部治疗外，还需重视调整患者的整体状态，如气血平衡、脏腑功能等，方能得出正确判断。

2. 肝肾虚损，精血不足证

症状：肌肤出现不规则色素沉着，肌肉无力伴有麻木感，关节活动受限，骨骼疼痛。可伴有眩晕、耳鸣、腰膝酸软、失眠多梦、五心烦热、夜间盗汗等症状。舌质淡红或淡白，舌苔少或薄白，脉象细数或细弦。

治法：滋阴养肝，益肾填精。

处方：

制何首乌 20g	山茱萸 15g	山药 15g	茯苓 10g
泽泻 10g	牡丹皮 10g	女贞子 15g	墨旱莲 15g
补骨脂 10g	杜仲 10g	桑椹 15g	甘草 6g

加减：若见阴虚火旺，可加入知母、黄柏以滋阴降火；若腰膝酸软明显，可加入淫羊藿、巴戟天温补肾阳。

分析：此证常见于皮肌炎的慢性稳定期或老年体弱者，此时病情已有所缓解，但肝肾精血不足导致的肌肤与肌肉功能不复，需要滋阴养血，益肾填精，滋养脏腑，以促进机体功能的恢复和提升。治疗重点在于辨识肝肾虚损的情况，是否伴随阴虚内热、血行不畅等症状，并通过调整药物的温凉、补泻属性，达到阴阳平衡，气血和畅的目的。同时，应重视患者的整体调养，包括饮食宜忌、情绪管理、适当运动等方面，以助于加快康复过程。

3. 气阴两虚，肌肤失养证

症状：皮肤干燥脱屑，肌肉无力，活动后尤为明显，伴有疲乏感，气短懒言，自汗或盗汗，口干咽燥，可能伴有心悸、失眠。舌质嫩红，少苔或无苔，脉象细弱或无力。

治法：益气养阴，润燥生津。

处方：

太子参 30g	麦冬 15g	五味子 10g	玉竹 15g
制何首乌 20g	女贞子 30g	鳖甲 15g（先煎）	黄精 15g
百合 15g	知母 5g	天花粉 15g	浮小麦 30g
桑椹 15g	阿胶 15g（烊化兑服）		甘草 6g

加减：若疲乏感明显，可加入黄芪、防风、白术以增强补气功效；若心悸失眠，可加用龙骨、牡蛎安神；若口干咽燥甚，可加入天冬、沙参以增强养阴生津作用。

分析：此证多见于慢性皮肌炎患者，尤其是长期应用激素或其他免疫抑制药物后，或在疾病恢复期，患者体力虚弱，气阴受损。要重点辨识气阴两虚的迹象，如乏力、自汗、口干等，以及相关的舌脉表现。治疗过程中，需重点关注如何通过益气养阴药物，帮助患者恢复体力，改善肌肤及肌肉的营养状态。同时，在日常生活中清淡营养的饮食和适量运动也至关重要，可以帮助患者增强机体的自我修复能力。

（四）典型案例

廖某，女，53岁，农民。

因"双眼睑、上臂紫红色斑丘疹，伴四肢肌肉疼痛2个月"诊治。患者2个月前，于攀枝花某医院诊断为"皮肌炎"，曾予口服"泼尼松40mg/天、雷公藤多苷片"治疗，后皮损有所缓解，但是患者未坚持正规治疗而加重。刻诊症见：患者双上眼睑、上臂出现紫红色水肿性斑丘疹，双手指关节伸侧见紫红色扁平隆起的丘疹，上覆细小鳞屑，四肢近端肌肉酸痛，出现上肢上举无力、步行困难，不能独立上卫生间，半月前出现声音嘶哑、咽痛，自觉疲倦、纳差，眠差，心烦，无咳嗽、咳痰，小便偏少、色黄，大便调。舌质淡红，苔少，脉细数。查心肌酶谱 ST28.0U/L，LDH200.0U/L，HBDH172.0U/L，CK182.0U/L。肌电图示：上、下肢肌（包括上肢远端肌）为肌源性改变。胸片示：双下肺间质炎性改变。肝肾功、电解质、自身免疫抗体谱、体液免疫及心电图检查均无明显异常。既往无药物及食物过敏史。体格检查：体温37.5℃，四肢活动障碍，肌肉压痛明显，余未见特殊异常。

西医诊断：皮肌炎。

中医诊断：痹证。

辨证：脾肾两虚，气血不足，外邪痹阻证。

治法：健脾补肾，补益气血，除湿蠲痹。

处方：方选四君子汤加味。

太子参30g	薏苡仁30g	茯苓15g	白术15g
生黄芪40g	黄精20g	枸杞子20g	陈皮5g
鸡血藤40g	红花10g	当归10g	桃仁15g
白花蛇舌草15g	蜈蚣1条	紫荆皮15g	桔梗10g
射干15g			

20剂，水煎服，每日1剂，分3次服。

同时予能量合剂、泼尼松（40mg）、复方甘草酸苷注射液等静脉滴注。

二诊：前后以上方加减治疗 20 余天。出院时泼尼松减为 30mg/ 天，心肌酶谱恢复正常，原发皮损基本消退，日常生活可以自理，咽痛缓解，仍声音嘶哑，曾行鼻咽部 CT 检查未见异常。继续治疗：上方去桃仁、红花、当归，加二至丸、矮地茶、细辛。患者定期门诊随访 1 年，病情稳定，已减服激素，坚持口服中药治疗，唯声音嘶哑。

案例点评：本例患者中年女性，精血渐弱，脾肾日衰，平素劳累过度，复感外邪而发病，结合患者皮损及实验室检查容易诊断。但本病的治疗仍须排除肿瘤可能，尤其是鼻咽部肿瘤、肺部肿瘤，合并率较高，且本例患者伴有咽喉部症状。中医调治本病，重在调肝脾肾、理气血、疏解外邪。用药切忌过于辛温燥热，以防有伤阴助热之弊。

（五）临证经验

皮肌炎的治疗，在缓解病情及肌损害方面疗效较好。当并发肺纤维化时，治疗亦相当困难，用养阴润肺、补肾纳气、软坚散结的药物治疗可以缓解病情，但是难以康复；如果并发肿瘤后，治疗的难度相当大，预后很差。因此，艾老主张一开始治疗皮肌炎，就加入保护肺功能的方剂如生脉散，未病先防，以期患者的肺纤维化推迟发生。

（六）零金碎玉

1. 女贞子、旱莲草

（1）单味功用

女贞子，味甘、苦，性凉，入肝、肾经，功可滋补肝肾、明目、乌须发。本品性偏寒凉，适用于肝肾不足所致的目暗不明、须发早白、腰膝酸软、失眠多梦、盗汗潮热等。正如《本草纲目》引《神农本草经》记载其"强阴，健腰膝，变白发，明目"。

墨旱莲，味甘、酸，性寒，归肝、肾经，功能滋补肝肾、凉血止血。本品适宜于肝肾阴血亏虚兼血热之证，临床表现可见腰膝酸软、须发早白、失眠、男子遗精以及血热出血等。《本草纲目》言其"乌髭发，益肾阴"，《本草纲目》载《唐本草》述其"汁涂眉发，生速而繁"。以上可见，墨旱莲除补益肝肾之余，不论外用、内服均可乌发生发。

（2）伍用经验

二味配伍，则为二至丸，合用以补养肝肾、滋阴止血，药少、力专，补而不滞，为平补肝肾之剂，共奏补益肝肾、滋阴止血之功。艾老善将此二味作为药对，加入主方中运用于皮肌炎肝肾不足型患者的治疗。

2. 黄芪、鸡血藤

（1）单味功用

黄芪，味甘，性微温，归肝、脾、肺、肾经。有益气固表、敛汗固脱、托疮生肌、利水消肿之功效。黄芪的药用迄今已有2000多年的历史，是补气药之佳品。药理研究表明，其具有增强机体免疫功能、保肝、利尿、抗衰老、抗应激、降压和较广泛的抗菌作用。

鸡血藤，味苦、甘，性温，归肝、肾经。功可补血、活血、通络。临证多用于治疗手足麻木，肢体瘫痪，风湿痹痛，妇女见月经不调、痛经、闭经等症。药理研究发现，其有扩血管、抗炎等作用。

（2）伍用经验

艾儒棣教授多用二药配伍补益气血，相得益彰，加入主方中运用于皮肌炎气血亏虚型患者的治疗。

（七）问诊路径

1. 皮肤相关情况

（1）皮肤损害的性质：询问皮疹出现的起始时间和延展过程；询问皮疹分布的情况，局部或广泛；描述皮疹形态，如红斑、水肿等；检查皮肤弹性、干燥度，询问瘙痒程度和发作规律。

（2）皮肤护理习惯：询问患者日常的洗护方法和产品使用情况。

（3）工作环境：询问是否存在过度暴晒、化学物质接触等职业危害因素；了解是否有环境暴露史，如环境污染、接触有害化学物质等。

（4）过敏情况：询问是否有药物或食物过敏史，是否易出现过敏症状。

2. 肌肉和关节症状

（1）肌肉损伤：询问肌肉软弱、无力等症状的起始时间及持续情况；是否伴有肌肉疼痛、压痛等。

（2）关节症状：询问有无伴随关节疼痛、肿胀、僵硬或活动受限。

（3）活动能力：询问患者的日常生活功能，如上楼梯、爬坡等。

3. 全身症状情况

（1）疲劳感：询问是否有持续的疲劳感、乏力。

（2）胸肺功能：询问是否有呼吸困难、胸闷等呼吸系统症状；肺部影像学检查是否提示有肺纤维化。

（3）消化系统症状：了解患者的饮食、排便情况，以及是否有吸烟和饮酒习惯；了解患者是否有胃肠功能异常，如恶心、呕吐、腹痛等。

（4）睡眠和情绪：询问睡眠质量，是否存在失眠、多梦等；是否有焦虑或抑郁倾向。

4. 治疗方法和治疗经过
（1）询问住院病史、先前接受的治疗方法及其效果。
（2）记录患者正在使用的药物，特别是激素、免疫抑制剂等。

5. 症状的触发与缓解因素
询问是否有饮食、气候、情绪等明显的诱发或缓解因素；询问是否有特定的体位或活动导致症状改变。

6. 既往病史
慢性基础疾病，如心脑血管疾病、糖尿病等。

7. 家族史与个人史
询问家族中是否有类似案例。

8. 其他
开放性问诊，例如：你还有哪些不舒服的需要补充？

9. 整合分析
确定证型、治法、方药。

第六节　黄褐斑、里尔黑变病

（一）疾病认识

黄褐斑好发于中青年女性，皮损常对称分布于颧部及颊部，为大小不一、边缘清楚的黄褐色或深褐色斑片。

里尔黑变病的病因和发病机制尚未完全明确，不少患者找不出任何原因或诱因。西医认为，其发病与多种因素有关，可能与营养不良、维生素缺乏、长期日晒及外用含有光感物质化妆品有关。此外，还可能与性腺、垂体、肾上腺皮质、甲状腺等内分泌功能紊乱有关。西医治疗，主要为避免日晒、补充维生素以及外用退色剂如 3% 的氢醌霜等，疗效不明显。

黄褐斑与里尔黑变病虽是两种疾病，但它们都属于获得性色素沉着性疾病。在中医看来，二者有相似的病因病机，故此处一并讨论。二者与中医学"黜黯""面尘""鼆黑斑"描述相近。《诸病源候论·卷之二十七·面体病诸候·面黜黯候》载："人面皮上，或有如乌麻，或如雀卵上色是也。此由风邪客于皮肤，痰饮渍于脏腑，故生黜黯。"《外科正宗·卷之四·女人面生鼆黑斑第九十五》

载:"黧黑斑者,水亏不能制火,血弱不能华肉,以致火燥结成斑黑,色枯不泽。"《外科证治全书·卷一·面部证治·面尘》载:"面色如尘垢,日久煤黑,形枯不泽。或起大小黑斑,与面肤相平。由忧思抑郁,血弱不华。"从以上文献可以看出,古人对此病临床症状进行了生动的描述,认为其病因既有内因,又有外因,内有"忧思抑郁""水亏""血弱""痰饮"为患,外有"风邪"客于皮肤。

艾儒棣教授在深入研究古代医家对此病认识的基础上,认为本病与肝、脾、肾三脏关系密切,肝郁、脾虚、肾虚是发病之因。气血不足,肌肤失于濡养则不华;肝肾阴亏,阴液不足则血行不畅致经络滞塞;肝气郁结,气机不畅阻于肌肤,不能润泽面部肌肤则发斑或变为黧黑色。

(二)辨证思路

本病主要的病因病机为气血不足,肝肾阴亏。气血不足,肌肤失于濡养,虚热内生,肝肾之阴受损,肝气郁结不散,阻于肌肤所致。本病与经络不畅,络气郁滞,气血不能上荣于面部肌肤有必然的联系。辨证可从肝、脾、肾三脏入手,始终注意补益气血、滋养肝肾,兼顾活血化瘀。

(三)治疗方案

1. 肝郁血瘀证

症状:面部局部色素沉积,长期焦虑抑郁,失眠多梦,月经不畅、颜色暗黑、血块多,经前乳房胀痛等。舌质暗红有瘀斑,脉弦涩。

治法:疏肝解郁,活血化瘀。

处方:

柴胡 10g	白芍 20g	桃仁 10g	红花 10g
生地黄 15g	当归 10g	川芎 5g	合欢皮 15g
牡蛎 20g	龙骨 20g	益母草 15g	甘草 6g

加减:脾气急躁易怒者,加黄芩;气滞明显者,加陈皮、佛手、合欢花等;脾虚者,合四君子加减;肾阴虚者,加二至丸;气短乏力者,加沙参、党参、太子参等。

分析:肝主疏泄,性喜条达,若长期情志抑郁,肝郁气滞,气滞则血瘀,致使颜面气血失和而发病。故治以疏肝解郁、活血化瘀,以柴芍龙牡汤合桃红四物汤加减。

2. 脾虚湿滞证

症状:面部局部色素沉积,纳差困倦,月经色淡,白带量多。舌淡胖边有齿痕，舌苔薄白，脉濡。

治法：健脾益气，祛湿消斑。

处方：

熟地黄 15g	当归 10g	人参 10g	生黄芪 10g
白术 10g	茯苓 15g	山药 15g	莲子肉 15g
白扁豆 10g	薏苡仁 30g	砂仁 10g	桔梗 10g
甘草 6g			

加减：腹胀矢气少者，可加厚朴、陈皮、木香；纳少、消化不良者，可加山楂、神曲；伴腰膝酸软者，加淫羊藿、杜仲等。

分析：脾胃乃气血生化之源，脾胃虚弱则气血生化乏源，颜面失养；或脾气虚弱，血行无力，血流不畅，必滞而为瘀；或脾失健运，不能升清降浊，痰湿内阻中焦，晦浊之气循经络而上熏于面，蕴结肌肤均可酿成色素沉着。治以健脾益气、祛湿消斑，以参苓白术散加减。

3. 肝肾亏虚证

症状：面部局部色素沉积，夜寐不安，骨蒸潮热，五心烦热，月经不调，纳可，大便干。舌质偏红，苔薄少津，脉弦细。

治法：滋补肝肾，养阴清热。

处方：

女贞子 30g	墨旱莲 15g	生地黄 20g	白芍 20g
龙骨 20g	牡蛎 20g	百合 30g	知母 10g
菟丝子 15g	泽泻 15g	生黄芪 20g	川芎 5g
瓜蒌子 30g	地骨皮 20g	甘草 6g	

加减：潮热汗出者，加浮小麦；烦躁易怒者，加柴胡、黄芩；腰膝酸软者，加杜仲；气阴两虚者，合生脉饮；脾虚者，合四君子汤。

分析：肾水亏虚，本色上犯；肝肾同源，肾水亏虚致肝阴失养、疏泄失职，如水枯则流缓，血液枯涩则运行不畅，不能上荣头面而出现色斑。故以圣愈汤合二至丸、百合知母汤，滋养肝肾、补益气血，使气血畅通，肌肤得以濡养。

（四）典型案例

刘某，女，37岁，教师。2007年5月6日初诊。

因双侧面颊部出现棕褐色斑点、斑片1年就诊。1年前，双侧颜面出现散在棕褐色斑点，无瘙痒、疼痛等自觉症状，伴月经色黑，夹杂血块。曾自服中成药治疗，无明显效果。3个月前，劳累后颜面斑点逐渐加深，面积扩大融合成片，形状不规则，境界较清楚，伴烦躁、失眠。自患病以来，二便正常，精神尚可。诊其面部棕褐色斑片明显，境界清楚。舌质暗红，有瘀点，苔黄腻，脉弦。

中医诊断：黧黑斑。

西医诊断：黄褐斑。

辨证：肝肾亏虚，血虚夹瘀证。

治法：补益气血，滋养肝肾，活血化瘀。

处方：

南沙参 30g	制何首乌 30g	生黄芪 30g	当归 20g
川芎 15g	白芍 20g	益母草 15g	菟丝子 15g
泽泻 15g	女贞子 30g	墨旱莲 15g	冬瓜子 30g
地肤子 30g	茯神 30g	甘草 6g	

二诊：患者服药1周后，烦躁、失眠症状改善，月经色红，无血块，黄褐斑无明显变化。原方去益母草、茯神后，继续服药2周。

三诊：治疗2周后，斑片颜色逐渐变淡，继续守方加减治疗。服药同时嘱患者调整情绪，保持心情舒畅，避免日晒，睡眠充足。服药2个月后，面部斑片颜色消退，随访2年未复发。

案例点评：患者双侧面颊部出现棕褐色斑点、斑片，劳累后加重，伴烦躁、失眠，舌质暗红，有瘀点，苔黄腻，脉弦，病属黧黑斑，证属肝肾亏虚、血虚夹瘀。气血不足，肌肤失于濡养；肝肾阴亏，阴液不足则血行不畅致经络滞塞，经络滞塞同样影响气血对肌肤的濡养，而导致黧黑斑。

治以补益气血、滋养肝肾、活血化瘀，予化斑汤合二至丸加减。方中南沙参、黄芪益气，当归、川芎、白芍、益母草养血活血，制何首乌、菟丝子、女贞子、墨旱莲滋补肝肾，泽泻泄肾中湿浊，冬瓜子、地肤子清热利湿，茯神健脾安神，甘草调和诸药。全方共奏益气养血、滋养肝肾、活血化瘀之功。兼顾养血与活血，使养血不壅滞、活血不伤血；兼顾补肝肾与利湿泄浊，使补而不滞、泄而不伤。切中黧黑斑之病机，故患者服药后面部斑片逐渐变淡、消退。

（五）临证经验

艾儒棣教授针对本病病因病机，提出滋补肝肾、益气养血、活血化瘀为主的治疗方法，以圣愈汤为基础，加菟丝子、泽泻而成化斑汤。原方中熟地黄过于滋腻，有碍脾胃的运化，故以制何首乌代之。基本方药如下：南沙参 30g、制何首乌 30g、生黄芪 30g、当归 20g、川芎 10g、白芍 20g、菟丝子 15g、泽泻 15g。临床使用时，根据不同的兼症加减。化斑汤中，当归补血养血、行血调血，白芍养血益阴，川芎活血行气、通经达络，制何首乌补益精血、养肝安神。上述四药，共同发挥补血调血的功效。黄芪、南沙参两药补脾肺之气，资气血生化之源。菟丝子温阳化气行水，使肝脾气旺，瘀血得化。泽泻利湿而泄肾浊，与菟丝子相配，增温阳化气行水之功。全方补泻兼施，升降相因，阴阳相济，故能养血润色、化瘀消斑。

若患者肝肾阴亏，虚火上炎，络脉阻滞，面部失其濡养而成黧黑斑，则可合二至丸进行加减。二至丸出自《证治准绳》，是滋补肝肾的名方。还可配以柴芍龙牡汤，既能滋水涵木、调理冲任，又能疏肝解郁、益阴潜阳。还可用百合配以知母，养阴清热，安神除烦。

（六）零金碎玉

菟丝子、泽泻是艾老治疗色素性皮肤病的常用药对。菟丝子微温，一则辛润肝肾之阴，二则宣通百脉，温运阳和，继而气血上荣颜面，是故瘀血得化、经络得通、气血得行，黧黑得消。泽泻泄肾中之浊阴，升肾中之清阳。二药同用，补泻兼施，用于治疗色素斑效果很好。

恐化斑汤全方过于滋腻，配黄芪和小剂量的川芎，温而不燥，行气养血，活血祛瘀。若患者胸闷烦热、大便不通，常加瓜蒌子、地骨皮泻肾火，清热通便。

（七）问诊路径

1. 皮肤相关情况

（1）了解整体皮肤及皮损区域情况，并详询患者的病程和症状起始时间；色斑的颜色、面积、形状、大小、数目；是否对称分布，颜色深浅是否均匀，边界是否清晰；色斑的发展变化，是否有逐渐加重或减轻的趋势，是否有间歇性缓解或间歇性色素沉着加深的特点。

（2）了解患者平时的洗护习惯，使用的护肤品或化妆品中是否含有刺激性成分；是否经常晒太阳，防晒措施是否得当。

（3）是否合并其他面部皮肤慢性疾病，如再发性皮炎、桃花癣、脂溢性皮炎等。

2. 全身症状情况

（1）询问患者的睡眠、情绪、二便情况、饮食习惯、平时是否容易出现胃肠不适及具体表现等。

（2）了解患者的内分泌情况。如月经周期、经量、颜色等是否正常；是否为产后；是否处于围绝经期，以及其症状的出现时间和严重程度；其他内分泌相关症状，如是否有潮热、盗汗、失眠等；上述症状与黄褐斑的出现和加重是否存在相关性。

3. 个人史

（1）了解患者的工作环境、压力情况；是否有职业暴露，如长期接触化学物质等；是否有日光暴露，工作时长和强度等。

（2）了解患者平时的饮食习惯偏好，是否有吸烟、饮酒等习惯。

4. 其他

开放性问诊，例如：你还有哪些不舒服的需要补充？

5. 整合分析

确定证型、治法、方药。

第七节　脂溢性皮炎、脂溢性脱发

（一）疾病认识

脂溢性皮炎可发生于任何年龄阶段。婴儿的症状通常较轻微，多数在第一年内自限；而成人的病程往往是慢性、复发性的，主要表现为头面部、胸背部、腋窝、腹股沟、外阴等皮脂溢出部位的油腻性鳞屑，可伴有红斑、瘙痒等炎性刺激性反应。研究表明，其发病原因可能涉及皮脂分泌过剩、马拉色菌属感染、遗传因素、免疫失调及皮肤屏障功能损坏等。而日光暴露、高温、合并其他皮肤疾病、过度和不恰当治疗等因素则可能显著加重病情，导致皮损的快速加重或扩散。脂溢性皮炎在普通人群的发病率为5%，但在免疫受损的个体中，这一比例则增至30%~83%。临床上，脂溢性皮炎以头皮受累最为常见（可导致脱发，即脂溢性脱发），通常分为非炎症性和炎症性两种亚型。非炎症性表现为不同程度的灰白色糠状脱屑，而没有红斑或刺激反应；炎症性则以油性鳞屑性斑片和基底潮红为特征，严重者皮损面积大、可融合成片，并伴有油腻性厚痂和异味。皮肤镜、真菌培养或镜检、病理活检、皮脂含量检测等，可协助脂溢性皮炎的诊断、鉴别诊断或查找病因。据临床观察和皮损形态，可以常采用四点评分表、头皮黏附鳞屑评分（ASFS）和评价瘙痒的调查者全球评估（IGA）、Kim标准评分法等不同的评分体系，对脂溢性皮炎的严重程度进行评估。

脂溢性皮炎在中医古籍中称为"游风""白屑风"等（脂溢性脱发亦有"发

蛀脱发"之称）。中医认为，该病的发生总与"热、湿、燥、风"有关，并多以清热利湿、润燥止痒、健脾、祛风等为主要治则。如《外科真诠》言"由肌热当风，风邪侵入毛孔，郁久燥血，肌肤失养，化成燥证也"，认为素体血燥，复感风热，血燥生风，风燥热邪蕴阻肌肤，则肌肤不荣，见鳞屑、干燥，风热在表，故瘙痒，此即血热风燥之病机。《医宗金鉴·外科心法要诀·面游风》中记载"由平素血燥，过食辛辣厚味，以致阳明胃经湿热，受风而成"，认为血燥之人易发脂溢性皮炎，同时与后天饮食不节所致的湿热内蕴及感受风邪相关。此外，多本典籍均指出该病的发生与嗜食肥甘厚味，损及脾胃相关，须忌口牛、羊肉等肥甘厚味。

艾老指出，脂溢性皮炎的发生多因饮食不节、过食肥甘厚腻及酒类等，伤及脾胃，致使脾胃运化失常，湿热内生，或地处潮湿（如四川盆地），外受风湿邪气，郁而化热。肺热郁表，湿热上蒸皮肤、巅顶，侵及皮表发根，气血运行不畅，致皮肤、毛发受损失养，而出现皮屑多和脱发，湿热外溢则皮肤油脂分泌增多。在治疗方面，艾老强调治疗"面油风"应重视通络开窍，善用夜交藤、侧柏叶、石菖蒲、鸡血藤化湿通络，升清阳，开毛窍。夜交藤又名"首乌藤"，一则取养心安神、生发、乌发之效，二则取其藤类药物藤蔓伸展之性，条达气血之功。藤主通，能循脉络，无微不至。巧用藤类药物，故气行血活，以调和阴阳。侧柏叶在《本草纲目·卷三十四》有记载："头发不生，侧柏叶阴干，作末，和麻油涂之。"艾老在治疗各种原因引起的脱发时，常在辨病的基础上加以此药。艾老在临床运用中，考虑麝香为贵重稀少药材，会大大加重患者经济负担，因而代之以石菖蒲、鸡血藤开窍通络活血，在此基础上随证加减取效。

（二）辨证思路

脂溢性皮炎的发生，通常与体内"湿热内蕴、脾虚湿盛、肝气郁结、肺热熏蒸、血热风燥"等因素及"肺、脾、肝"三脏功能失调有关，往往有精微物质输布失司、湿滞难祛相关的特征证候表现，且多见虚实夹杂之证，单一脏腑为患或单纯的虚证均较少见。在临床中，一方面应重视皮损的外观表现，如皮损区域油脂分泌的情况、出汗及毛窍的开阖情况等；另一方面，应重视询问二便、纳食等全身情况，以此为据判断精微物质输布情况，评估湿热内蕴的程度，以脏腑辨证为纲，辨明刻下之证应责之何脏论治，常见如"肺热郁表，脾虚湿滞证""肝气郁结，脾虚湿滞证"等；最后，还应考虑是否存在耗伤肝肾精血的因素，如久病、产后、外伤等，若存在相关因素，则应重视补虚，以资生化之源。

（三）治疗方案

1. 肺热郁表，脾胃湿热证

症状： 皮肤及头皮油脂分泌旺盛、脱屑，可伴有红斑、丘疹、瘙痒和脱发。消化不良、食欲减退，或者饭后饱胀感。大便黏滞不畅，味臭，小便黄。舌质红，舌苔黄腻，脉弦数或滑数。

治法： 清肺开窍，运脾除湿。

处方：

枇杷叶 15g	黄芩 15g	栀子 10g	冬桑叶 15g
生山楂 20g	建曲 20g	槐米 20g	决明子 30g
苍术 15g	厚朴 15g	陈皮 15g	甘草 6g

加减： 血热者，加牡丹皮、侧柏叶、僵蚕凉血疏风生发；毛窍不开者，加石菖蒲、白鲜皮、葛根化湿升清阳开毛窍。

分析： 一般脂溢性脱发的主要表现就是头皮的油脂分泌较多，人体内精微物质的输布主要靠脾的分清与泌浊，脾的功能紊乱则营养物质分布受影响，导致湿邪内蕴，湿热蓄积。而肺为娇脏，主管宣发肃降。当肺脏的功能受到影响，不能正常宣发，则热邪不能散发，滞留在体表，形成郁热，进一步导致病情加重，湿热黏滞不去。故本证应从清肺开窍、运脾除湿进行论治，以平胃散运脾，清利中焦湿热，加用诸如槐米、决明子等现代研究有祛油功效的药物，以增强疗效；同时，加用枇杷叶、黄芩、栀子、桑叶等清肺开窍之品，透邪外出。此法在潮湿之四川盆地应用甚效。此外，还宜控制饮食，生活规律，从而使头发亮泽，固而不脱。

2. 肝郁脾虚，湿邪蕴阻证

症状： 皮肤及头皮油脂分泌旺盛、脱屑，可伴有瘙痒和脱发。与情志有关，可能在强烈情感刺激后出现或加重，或伴工作、学习压力大，或伴心情烦躁、易怒等情志问题。可伴腹痛、胀气、反酸、打嗝等，大便可能稀溏或黏腻。舌质暗红或淡红，舌苔腻，脉弦滑。

治法： 疏肝解郁，燥湿健脾。

处方：

柴胡 5g	白芍 10~20g	龙骨 20g	牡蛎 20g
侧柏叶 20g	杏仁 10g	首乌藤 15g	路路通 15g
白术 6g	苍术 6g	薏苡仁 20g	黄柏 15g
地肤子 30g	甘草 6g		

加减：若脂溢性脱发者毛窍已开，可加鸡血藤、丹参养血活血，以助毳毛生长；如久病气血亏虚者，可加黄芪、党参以益气补血；若情绪焦躁不安，可加合欢皮、酸枣仁、柏子仁以养心安神。

分析：肝脏主管疏泄，脾脏负责运化水湿，肝脾失调常相互影响。肝气郁结，势必影响脾之运化，使水湿内停，形成湿滞。脂溢性皮炎患者常见头皮油脂分泌过多和皮肤干燥、脱屑现象，其病理基础与脾虚湿困、肝郁化火有关。肝火郁滞，火助风动，风胜血干，导致皮肤瘙痒、脱屑；脾气虚弱，失于健运，不能将水湿转化为津液上承，则皮肤失于濡润，表现为干涩、脆弱。治疗的重点在于恢复肝脾之间相互协调的功能，并应同时嘱咐患者适当运动，改善情绪状态。

3. 气血亏虚，湿热中阻证

症状：慢性病程，面色苍白，神疲乏力，头发干枯、脱落，头皮痒而不泽。皮肤油脂分泌紊乱，可能出现油腻与干燥并存，头皮屑增多。食欲不振，口干而不多饮，大便或溏泄或干涩，或黏滞不爽，小便短赤。或有生产史、外伤史，或进补不当史。舌质淡胖，边有齿痕，舌苔白腻或黄腻，脉细弱或滑。

治法：补益气血，清热理湿。

处方：

生黄芪 40g	鸡血藤 20g	生地黄 20g	牡丹皮 15g
僵蚕 15g	党参 20g	茯苓 20g	薏苡仁 20g
侧柏叶 15g	山楂 15g	神曲 15g	苍术 8g
厚朴 15g	陈皮 10g	路路通 15g	山药 20g
甘草 6g			

加减：若脱发明显减少，油脂分泌基本正常，则可弃用理湿之剂，在补益气血药基础上，加用制何首乌、女贞子、淫羊藿、韭菜子滋补肝肾，肾精充足，则气血生化泉源不绝；同时，佐以红花、当归，既加强养血活血之功，又防诸补药之滋腻。若月经量少，且有血块，可加用丹参、益母草加强养血活血之功。

分析：脂溢性皮炎少见单纯的虚证，而往往是虚中夹实证，其形成多与久病、产后、外伤等耗伤肝肾精血的因素相关。同时，往往还存在进补不当之过，如新产耗伤气血，更兼母乳喂养，致使气血更伤，又产后大补肥甘厚味，营养过剩，脾胃之运化失常，致使化湿生热，遂成此证。治以补养气血、清热利湿。方中以平胃散清利中焦湿热，更以山楂、神曲消滞化湿，泄浊祛脂；茯苓、薏苡仁使湿热浊脂从下焦而走；生地黄、鸡血藤、川芎、路路通养血不碍湿，且又活血通络；黄芪、党参补气行血；牡丹皮、侧柏叶、僵蚕凉血疏风生发；山药顾护脾胃；甘草调和诸药。

（四）典型案例

案例1　王某，女，23岁。2014年6月8日初诊。

患者因"头面部红斑、鳞屑2个月"就诊。刻诊症见：头面部见散在绿豆至钱币大小红斑，上覆细小油腻性鳞屑，伴见粉刺。患者诉头皮、面部瘙痒，头发逐渐稀疏，腹胀、口干、纳差，大便干，小便黄赤。舌红，苔黄腻，脉滑。

西医诊断：脂溢性皮炎。

中医诊断：面游风。

辨证：脾虚湿热蕴结证。

治法：健脾理气，清热祛湿。

处方：楂曲平胃散加减。

生山楂20g	槐米30g	建曲20g	苍术10g
厚朴15g	陈皮10g	侧柏叶20g	黄柏15g
佩兰10g	冬桑叶10g	决明子20g	白薇15g
泽泻20g	甘草6g		

7剂，每日1剂，水煎服，1日3次。

外治：外用复方黄柏液稀释为20%浓度，涂头部患处。

嘱患者忌辛辣油腻之物，平时冷开水洁面，避免勤洗头。

二诊：服上方7剂后复诊，患者自诉面部瘙痒缓解，大便干，腹胀、口干减轻，食欲较前增强。望之皮损颜色变淡，未见明显鳞屑。续以上方加黄芩10g、炒栀子10g、玄参20g。

三诊：经过3个疗程的治疗，患者自诉大便正常，无腹胀、口干，面部油脂分泌减少。继续予楂曲平胃散合枇杷清肺饮加减治疗2周，患者诸症消失，巩固治疗至皮损完全消退。

案例点评：本例患者为脂溢性皮炎，中医称为"面游风"。中医认为，本病为素体血热，饮食不节，湿热蕴结，损伤脾胃。若再感外邪，湿热与邪气熏蒸，郁滞于头面部肌肤，导致皮肤油腻、脱屑、瘙痒。故治疗时予楂曲平胃散加味，可健脾胃、清湿热，脾胃健运，湿热得清，则"水津四布，五经并行"，自然诸症皆除。

案例2　赵某，男，29岁，司机。2012年5月21日初诊。

患者因弥漫性脱发伴瘙痒2年就诊。初诊：顶、侧脱发多，皮质软，伴瘙痒，有毛囊，乏力，晨起腰酸，多梦，喜食油腻、甜品，精神紧张，有家族史。舌苔薄黄，脉弦。

西医诊断：脂溢性皮炎。

中医诊断：白屑风。

辨证：湿滞瘀阻证。

治法：健脾除湿，活血化瘀。

处方：楂曲平胃散合桃红四物汤加减。

山楂 20g	建曲 20g	苍术 10g	厚朴 15g
陈皮 10g	当归 10g	生地黄 20g	川芎 5g
白芍 20g	桃仁 15g	红花 10g	桑白皮 15g
地骨皮 20g	苦杏仁 10g	侧柏叶 20g	甘草 6g

14 剂，水煎服，日 1 剂，150ml，每日 3 次。

二诊：头顶已有新发长出，瘙痒较前减轻，睡眠差，梦多，乏力、腰酸较前减轻。舌质暗，苔薄黄，脉弦。辨证、治法同前。处方：楂曲平胃散合柴芍龙牡汤加减。药物：山楂 20g，建曲 20g，苍术 10g，厚朴 15g，陈皮 10g，柴胡 10g，白芍 20g，龙齿 20g，牡蛎 20g，决明子 20g，丹参 20g，红花 10g，首乌藤 20g，鸡血藤 20g，合欢皮 20g，杏仁 10g，甘草 6g。14 剂，煎服法同前。

三诊：顶、侧新生毳毛多，偶有瘙痒，睡眠差，梦多。舌苔薄黄腻，质干红，脉弦。辨证：湿滞瘀阻，兼有肾虚。治法：除湿活血补肾。处方：楂曲平胃散合二至丸加减。药物：山楂 20g，建曲 20g，柴胡 10g，白芍 20g，丹参 20g，红花 10g，鸡血藤 20g，合欢皮 20g，龙齿 20g，茯神木 20g，首乌藤 20g，杏仁 10g，甘草 6g，女贞子 20g，墨旱莲 15g，玄参 20g，淫羊藿 20g。14 剂，煎服法同前。随访 1 年余，未复发。

（五）临证经验

艾老善以脏腑辨证为纲论治"面油风"，认为该病的发生总与"肺、脾、肝"三脏功能失调有关，且多见虚实夹杂之证。在临证治疗中，应根据实际情况灵活论治，急性期以恢复脾胃健运、使肝气条达舒畅为原则，同时清降肺气、宣透热邪，防止湿邪蕴热化燥；治疗后期，则应重视培补肝肾精血，以资生化之源。而在整个病程中，均应重视通络开窍，适当佐用首乌藤、侧柏叶、石菖蒲、鸡血藤之品，以化湿通络、升清阳、开毛窍。

（六）零金碎玉

1. 决明子、槐米

（1）单味功用

决明子，《神农本草经》谓其"主青盲、目淫、肤赤、白膜，眼赤痛、泪出。久服益精光，轻身"。其味甘、苦、咸，性微寒，归肝、肾、大肠经，有清热明目、祛风湿、润肠通便之功。用于目赤涩痛、羞明多泪、头痛眩晕、目暗不明、大便秘结等。药理研究证实，决明子辅助防治各种眼病、高血压、高脂血症、肥胖和便秘，效果明显。同时，决明子还有抗病原微生物、保肝、促进胃液分泌等作用。

槐米，味苦，性微寒，归肝、大肠经。功善凉血止血、清肝降火、润肠通便。主治肠风便血、痔血、尿血、血淋、崩漏、赤白痢、目赤、疮毒，以及高血压、便秘等病证。清·张德裕著《本草正义》记载："槐蕊苦，寒。清心肺脾大肠之火，疗赤眼肿痛热泪，止吐血衄血、肠风下血、痔疮恶疮，尤解杨梅疮毒、下疳伏毒。"

（2）伍用经验

艾老临床常配用二药，治疗肥胖、脂溢性皮炎、聚合性痤疮、瘰疬、暑疖、梅毒等证属湿热壅盛之相关皮肤病，以及习惯性便秘、痔疮等。决明子清肝祛湿、润肠通便，降血压、降血脂效果显著；槐米入肝、大肠经，功善清肝经湿热、除阳明湿毒。二药合用，旨在清肝火、祛湿、润肠通便。

2. 新鲜桑叶疗法

（1）适应证：黄褐斑、脂溢性皮炎、脱发及痤疮。

（2）禁忌证：皮损糜烂、破溃、水疱、感染、过敏者。

（3）操作方法与内容：①每次用前先准备新鲜桑叶约 5~10g（冬桑叶亦可）。②上药以水 2L 煮沸 1~2 分钟，滤取药液备用。③可用于洗头后清洁浸泡头皮、洁面，或者湿敷患处，也可用新鲜桑叶捣烂如泥敷患处。

（4）注意事项：①药液温度不宜高过皮肤温度。②药浴时水温以不冷为佳，忌水温高烫洗皮肤，易加重病情。③浴后可联合橄榄油疗法，或外搽保湿剂。

（七）问诊路径

1. 皮肤相关情况

（1）了解皮损区域油脂及汗液分泌情况、毫毛生长情况，检查皮肤弹性、皮屑的质地大小、皮损是否存在糜烂红斑等，并详询患者的病程和症状起始时间。

（2）了解患者平时的洗护习惯，使用的护肤品、洁面乳的情况等。

（3）分析是否存在其他合并疾病，如湿疹、面部再发性皮炎、日光疹等。

2. 全身症状情况

询问患者的睡眠、情绪、二便情况、饮食习惯、平时是否容易出现胃肠不适及具体表现等。

3. 其他

开放性问诊，例如：你还有哪些不舒服的需要补充？

4. 整合分析

确定证型、治法、方药。

第八节　颜面部再发性皮炎

（一）疾病认识

颜面再发性皮炎，亦称再生性皮炎，为现代较为常见的一种皮肤病，其临床表现为初起于眼睑周围，逐渐扩展至颊部、耳前，有时累及颜面全部，轻度红斑，细小糠状鳞屑，有时轻度肿胀，自觉瘙痒，但一般不发生丘疹、水疱及浸润和苔藓化。皮疹有的可发生于颈前及颈前三角区，但躯干、四肢等处不发生，多见于30~40岁女性，男性也可发病。近年来，由于化妆品的普及、外用药物的不当使用，导致本病的发生呈逐年上升的趋势。

本病的成因复杂，通常发病较为突然，病程约经一周后可能会减轻或消退，但容易反复发作，长期反复发作可能导致色素沉着。本病发病加重季节多为春秋季。目前，临床报道有因外感风热，侵袭肌腠，肺卫失调；或阳明气分热及血分，血热生风；或血虚风燥，肌肤失养；或痰湿内蕴，湿郁化热，上蒸于面而发病。

艾老认为，本病最为贴切的名称应为"再生性皮炎"，或为"红脸疮"。这是因为，青壮年常见的痤疮（肺风粉刺）、脂溢性皮炎、桃花癣、脓疱疮等感染性皮肤病，或湿疹、皮炎等过敏性皮肤病，最好发于面部皮肤较薄嫩部位，治疗时往往长期大面积使用含量较高的激素制剂，因这些部位对类固醇激素较易吸收，副作用也相对容易发生，导致皮肤屏障受损，很容易引起皮肤萎缩、变薄，毛细血管扩张，色素斑，皮肤发皱老化。特别是中青年女性，大多要使用化妆品，而某些不良化妆品含有激素等违规添加成分，长期使用这类化妆品，加之面部皮肤薄嫩、血管丰富、吸收快，使用这些含激素类产品，可以让病症暂时减轻，但同时皮肤对这类产品逐渐产生依赖。加之患者盲目追求用药起效迅速而经历不规范治疗，造成患者长期使用激素类药物，使患者对激素类药物产生心理及生理依赖，病情顽固，易复发，治疗较为棘手。患者因长期使用激素，皮肤的屏障功能遭到破坏，进食辛辣刺激性食物、日晒、热刺激等各种因素，均可导致症状加重。皮肤敏感性增高，对一般化妆品及药物耐受性差，停药后病症反复，就最易诱使患者过度使用激素。红斑、灼热、瘙痒、疼痛是最典型和突出的症状。用药后原发病症迅速改善，但一旦停用，皮肤上很快出现灼热、瘙痒、疼痛，并伴有毛细血管扩张。如再用，上述症状又迅速缓解，如此反复不止。并且具有遇热加重、遇冷减轻的特点。艾老根据其临床主要症状，如颜面潮红、瘙痒脱屑，甚至渗液，将此病称为"红脸疮"，认为本病是由湿热侵入营血，与气血搏结于面部而引发。

（二）辨证思路

本病主要的临床症状有红斑、灼热、瘙痒、疼痛，严重者伴渗液，病情易反复，病属"红脸疮"范畴。其病因病机为湿热入于营血，与气血搏结于面部。治当以清热凉血、祛风止痒为法，用经验方凉血消风散随症加减。

外部刺激对本病的发生、发展尤为重要，如紫外线、化妆品、护肤品、外用药等，都可能会导致本病加重或复发；而用凉开水外洗或外敷，可帮助皮肤修复。因此，外治法应用得当，对于本病有较大益处，且还需注意对患者的日常生活进行指导，减小加重或复发的概率。

（三）治疗方案

1. 湿热并重证

症状：皮肤红肿灼热，渗出黄水，上覆细痂壳，瘙痒难忍，遇热加重。大便黏滞臭秽，小便黄赤，口干。舌质暗红，苔黄腻，脉弦滑或滑数。

辨证：血热生风，兼湿热蕴结证。

治法：凉血消风止痒，清热利湿解毒。

处方：

桑白皮 15g	地骨皮 15g	地肤子 30g	马齿苋 20g
水牛角 15g	生地黄 15g	牡丹皮 15g	僵蚕 15g
龙骨 20g	白花蛇舌草 20g	重楼 5g	土茯苓 30g
甘草 6g			

加减：症状夜间加重、影响睡眠者，加青蒿、珍珠母、石决明等；脾虚湿热重者，加茵陈、茯苓、生白术、薏苡仁等；烦躁易怒者，加柴胡、黄芩、炒栀子等。

分析：血热盛，故见面部皮肤红赤灼痛；湿热盛，则皮肤有黄色渗液。方中桑白皮、马齿苋、地肤子、白花蛇舌草、重楼、土茯苓清热利湿解毒，水牛角、牡丹皮、生地黄、地骨皮清热凉血，僵蚕祛风止痒，龙骨平肝潜阳，甘草调和诸药。共奏清热利湿解毒、凉血消风止痒之功。

2. 热重于湿证

症状：皮肤色鲜红或紫红，烧灼疼痛明显，伴小丘疹，遇热则脱屑，瘙痒，烦躁，大便偏干，小便黄。舌质红，苔薄黄腻，脉数。

辨证：气血两燔证。

治法：凉血消风，清热解毒。

处方：

水牛角 15g	生地黄 15g	牡丹皮 15g	僵蚕 15g
龙骨 20g	石膏 15g	重楼 5g	枇杷叶 15g
黄芩 15g	栀子 15g	薏苡仁 30g	漏芦 30g
甘草 6g			

加减：脾虚者，加茯苓、白术；肝火旺盛者，加夏枯草；口干，加玄参、麦冬；症状夜间加重者，加地骨皮。

分析：皮肤红烫，遇热加重，是营血热盛；热盛伤阴则大便干、烦躁；小肠有热则小便黄。方中水牛角、生地黄、牡丹皮凉血清热，重楼、枇杷叶、黄芩、栀子、石膏、漏芦清热解毒，僵蚕祛风止痒，龙骨平肝潜阳、重镇安神，薏苡仁清利湿热，甘草调和诸药。共奏清热解毒、凉血消风之功。

3. 湿重于热证

症状：皮肤轻微发红，烧灼疼痛不明显，面部油脂分泌较多，瘙痒，大便偏稀，口中黏腻，身重困倦。舌苔腻，舌边有齿痕，脉濡。

辨证：血热生风，兼脾虚湿滞证。

治法：凉血消风，健脾祛湿。

处方：

水牛角 15g	生地黄 15g	牡丹皮 15g	僵蚕 15g
龙骨 20g	南沙参 30g	茯苓 15g	炒白术 15g
陈皮 6g	白花蛇舌草 15g	地肤子 30g	甘草 6g

加减：若舌苔厚腻，可加苍术、藿香、佩兰燥湿化湿；伴腹胀，可加厚朴；伴腹痛，加木香、黄连；头面油脂偏多者，可加茵陈、荷叶。

分析：血分有热，则见皮肤发红；血热生风，风性善行，故皮肤瘙痒；脾主运化水液，脾虚则水液运化失常，聚而成湿，故大便稀、舌苔腻、舌边有齿痕、脉濡；湿邪蕴于肌肤，则皮肤油脂分泌多；湿性重浊，阻碍清阳之气上升，故患者身重困倦。内治应凉血消风、健脾祛湿。方以凉血消风散合异功散加减。

4. 血热伤阴证

症状：面部红斑，灼热，瘙痒，脱屑，口干，眠差，五心烦热，大便干。

舌苔少，乏津，脉细。

辨证：血热伤阴证。

治法：凉血化斑，滋阴润肤。

处方：

玄参 20g	麦冬 10g	女贞子 30g	墨旱莲 15g
水牛角 20g	生地黄 20g	龙骨 20g	牡丹皮 15g
地肤子 30g	夏枯草 20g	甘草 6g	

加减：潮热烦躁者，可加黄芩、黄柏；围绝经期盗汗者，加浮小麦、白术、牡蛎；眠差、心神不宁，加酸枣仁、柏子仁；眠浅易醒者，加珍珠母、牡蛎。

分析：红脸疮的病因病机在于湿热入于营血，与气血搏结于面部，故血热是其基本证素。热、湿均会伤阴，病程长、年龄大、喜食辛辣食物、熬夜者，阴伤会更加明显。阴虚火旺者，常以凉血消风散加玄参、麦冬；兼肾阴虚者，常以凉血消风散合二至丸加减。

（四）典型案例

刘某，女，43岁。

反复面部潮红，伴瘙痒、脱屑1年。刻诊症见：面部潮红，皮肤变薄，可见毛细血管外露，伴脱屑、瘙痒，自觉紧绷感、灼热感。纳差，月经常提前1周左右，小便黄，大便不成形。舌红，苔黄腻，脉弦。

中医诊断：红脸疮。

西医诊断：再发性皮炎。

辨证：血热生风，兼夹湿热证。

治法：凉血消风，清利湿热。

处方：艾老经验方凉血消风散化裁。

生地黄 20g	牡丹皮 15g	僵蚕 10g	龙骨 20g
紫荆皮 15g	水牛角 30g	南沙参 20g	土茯苓 15g
地肤子 30g	白花蛇舌草 20g	重楼 15g	益母草 15g
蚕沙 30g	甘草 6g		

6剂，水煎服，每日1剂。

并嘱患者：停用一切化妆品及外擦药膏，用凉开水洗脸或冷敷；纯净水每日冷敷面部患处3~5次，脸部水未干时涂霍霍巴油；忌食辛辣油腻、蘑菇、花生、豆类、芒果等食物。

二诊：患者面部潮红、肿胀缓解十分之三四，瘙痒大减，二便调。舌红，苔薄黄，脉弦。自诉有子宫肌瘤病史，时有腹胀、肠鸣。于上方中加入浙贝母20g、山慈菇5g、炒白芍20g、枳壳10g，7剂。

三诊：前后治疗3周，皮损明显缓解，巩固治疗数月，至今随访未复发。

案例点评：本例患者感受湿热毒邪，郁于血分，血热生风，搏结于面部，故颜面潮红、瘙痒脱屑；日久血热生风化燥，风性上行，故见面部发病。治以凉血消风止痒、清利湿热解毒，用凉血消风散加味。本病发病与皮肤原有结构被破坏有关，正常的皮肤护理方法尤为重要，故医生需与患者充分沟通，以获得患者的配合。

（五）临证经验

本病病因病机为湿热入于营血，与气血搏结于面部，故基本证型为血热生风证。局部症状主要表现为皮肤红、烫、痒、痛等，需与全身症状相结合进行辨证。常见证型有血热生风证、血热生风兼湿热蕴结证、气血两燔证、血热生风兼脾虚湿滞证、血热伤阴证。治疗以凉血消风散作为基本方进行加减。

凉血消风散由生地黄、牡丹皮、僵蚕、龙骨、紫荆皮、水牛角组成。随症加减：脾胃气虚，如纳差、便溏、舌淡苔白者，加四君子汤以健脾益气；热毒偏盛，如颜面潮红明显，舌质红，苔黄者，加重楼、白花蛇舌草以增清热解毒之力；月经不调者，加益母草、蚕沙以养血活血调经；阴虚风燥，如颜面皮肤干痒，舌红少苔，脉细数者，加玄麦甘桔汤以养阴润燥；血虚生风，如皮肤干痒，鳞屑明显，舌淡少华者，加制何首乌、女贞子、墨旱莲以养血润燥；痒甚者，加地肤子、蝉蜕、刺蒺藜祛风止痒；眠差者，加合欢皮、珍珠母、酸枣仁养心安神；日久色素沉着者，加菟丝子、泽泻，以补肝肾、降浊阴、祛色斑；兼湿热，如颜面潮红，舌红，苔黄腻者，可先加藿香、佩兰以芳香化湿，再予茵陈、栀子清热利湿。

（六）零金碎玉

艾老强调，本病的治疗须内服外治，有机互补，同时重视饮食调护宜忌。内服外治，即在内服中药的同时，每天用冷开水或淡中药药渣水（2%~5%浓度）冷敷面部患处2~3次，再涂擦霍霍巴油。霍霍巴油可对面部皮肤有一定的保湿、抗氧化、抗日光照射作用，有利于促进皮肤屏障功能的修复。另外，本病日常调护尤其重要，如平素洗脸禁烫洗皮肤，建议选用冷开水或者冷纯净水洁面；面部皮疹严重患者，或面部结痂患者，其痂如垢着，数周或数月其痂粘面，此时最佳方法是不洗面、不清洁，俗称为"裸脸"。清淡饮食，尽量避免辛辣燥热饮食；停用既往化妆品，才能促进本病的愈合，同时也更能保证疗效。

本病成因复杂，病情反复发作，时轻时重，治疗时必须与患者仔细沟通，说明本病治疗的困难，时间较长，反复发作是不可避免的，才能使患者与医生"一条心"，可以收到较好的效果。

（七）问诊路径

1. 皮肤相关情况

（1）了解整体皮肤及皮损区域情况，并详询患者的病程和症状起始时间。如是否存在皮肤变薄、血管外露、毛孔粗大、皮肤粗糙；是否存在皮肤糜烂并伴有流水渗液、结痂；是否频繁出现大面积的丘疹、脓疱；是否存在皮温调节障碍，反复发红、发热；是否对称分布，边界是否清晰；皮损的颜色、形状、大小、数目、脱皮、脱屑情况，是否有间歇性缓解或反复发作的特点。

（2）了解患者既往用药史以及平时的洗护习惯；是否经常晒太阳，防晒措施是否得当。

（3）是否合并其他面部皮肤疾病，如痤疮、脂溢性皮炎等。

2. 全身症状情况

（1）询问患者的睡眠、情绪、二便情况、饮食习惯、平时是否容易出现胃肠不适及具体表现等。

（2）了解患者的内分泌情况。如月经周期、经量、颜色等是否正常；是否处于围绝经期，及其症状的出现时间和严重程度；其他内分泌相关症状，如是否有潮热、盗汗、失眠等；上述症状与面部再发性皮炎的出现和加重是否存在相关性。

3. 治疗和用药情况

询问先前接受的治疗方法及其效果，记录患者近期使用的药物。

4. 个人史

（1）了解患者的工作环境、压力情况；是否有职业暴露，如长期接触化学物质等；是否有日光暴露，工作时长和强度等。

（2）了解患者平时的饮食习惯偏好，是否有吸烟、饮酒等习惯。

5. 其他

开放性问诊，例如：你还有哪些不舒服的需要补充？

6. 整合分析

确定证型、治法、方药。

第九节　荨麻疹

（一）疾病认识

荨麻疹是一种以风团、瘙痒为主要表现的常见免疫相关性皮肤病。西医学认为，荨麻疹是一种局限性水肿反应，由多种因素导致皮肤黏膜小血管扩张及渗透性增高而发病。其特征为短暂但反复发作的风团、血管性水肿，或两者兼有，主要临床表现为突发瘙痒难忍，抓之即出现红色或苍白色风团，或大或小，发无定处，时起时消，消退后不留痕迹是其特征。病程超过6周，即为慢性荨麻疹。荨麻疹是常见皮肤病，据文献调查显示，中国人群荨麻疹的终身患病率为7.30%，时点患病率为0.75%，女性荨麻疹的患病率显著高于男性。

荨麻疹的病因或诱因复杂。而与急性荨麻疹比较，慢性荨麻疹的发病原因或诱因更难以明确。荨麻疹的发病与多种免疫机制相关，通常认为肥大细胞是荨麻疹发病过程中关键的效应细胞，可通过免疫和非免疫机制诱导活化。其中，变应原特异性免疫球蛋白E（IgE）与其高亲和力受体（FcεRI）结合，并激活肥大细胞的Ⅰ型变态反应是引起荨麻疹发生的重要免疫机制。除此之外，与荨麻疹发病相关的免疫机制，还包括Ⅰ型及Ⅱb型自身免疫反应。

荨麻疹归属于中医学瘾疹之范畴。瘾疹病名最早可追溯至《素问·四时刺逆从论篇》，其载"少阴有余，病皮痹瘾疹"。《丹溪心法》云："瘾疹多属脾，隐隐然在皮肤之间，故言瘾疹也。"隋·巢元方的《诸病源候论》中还出现了"风瘙疹""赤疹""白疹""风瘑癗""痦癗"等病名。"风瘙疹""赤疹""白疹"均出现在同一篇，原文曰"邪气客于皮肤，复逢风寒相折，则起风瘙疹。若赤疹者，由凉湿折于肌中之热，热结成赤疹也。得天热则剧，取冷则灭也。白疹者，由风气折于肌中热，热与风相搏所为，白疹得天阴雨冷则剧，出风中亦剧，得晴暖则灭，着衣身暖亦也"。得热或冷或受风加剧病情，此表现与热性荨麻疹和寒冷性荨麻疹十分相近，故乃古代荨麻疹的另一种叫法。"风痦癗""痦癗"见于《诸病源候论·卷之二·风痦癗候》，其云"夫人阳气外虚则多汗。汗出当风，风气搏于肌肉，与热气并，则生痦癗。状如麻豆，甚者渐大，搔之成疮"，其发病和形态可以是荨麻疹的一种表现，后世不少医书均沿用了这一名称。"气奔"之名见于《世医得效方》，曰"遍身忽皮底混混如波浪声，痒不可忍，抓之血出不能解，谓之气奔"。突然发生，全身瘙痒不可忍，均与荨麻疹的发病特点相符。"气奔"也可以是荨麻疹的一个名称。《医宗金鉴》中沿用了"瘩癗"这一名词，同时亦出现"鬼饭疙瘩"这一俗称，其云"初起皮肤作痒，次发扁疙瘩，形如豆瓣，堆累成片"，此皮疹特征应为荨麻疹无疑。

从古代文献的描述中可以发现，瘾疹、赤疹、风瘙疹、白疹等，虽然名字各异，根据其临床表现可以推断，实则指同一种即荨麻疹，因它们的发病特点、皮疹特点均与荨麻疹无异。我国古代，中医很早就对荨麻疹有非常丰富的认识。

（二）辨证思路

艾老认为，瘾疹病多因禀赋不足，脾肺虚弱。肺主皮毛，主一身之表，肺气虚则卫表不顾，易受外邪侵袭，风邪袭表，营卫不和，发于皮肤之间则见风团伴瘙痒。脾为后天之本，气血生化之源，脾虚则生化乏源，无以充养肺气，故此病易反复、缠绵不愈。

"瘾疹属脾"最早可追溯至元代朱震亨《丹溪心法·斑疹七》中，曰"瘾疹多属脾，隐隐然在皮肤之间，故言瘾疹也"。中医学认为，脾属土，脾胃为后天之本、气血化生之源，脾气足，气血生化有源，精微上输于肺，可濡养皮毛、温腠理；若脾气不足，生化乏源，土不生金而使腠理不充，气虚卫外不固，易使外风侵袭，逗留于肌肤，血虚难以濡养肌肤，且血虚易生内风，出现风团、瘙痒等症。明代戴思恭主要学术思想，既继承了朱丹溪"阳常有余，阴常不足"之论，又有新的阐释如"气之与火，一理而已，动静之变，反化为二"，由此，他提出了"气属阳动作火"和"阳易亢血易亏"理论。他认为，捍卫冲和不息之谓气，扰动妄动变常之谓火，气本属阳，反胜则为火；而阴血"生化于脾，总统于心；藏于肝，宣布于肺，施泄于肾，灌溉一身"。戴思恭认为，人在气交中，常常动多静少，因而阳动易化为火，阴血易被耗，百病由生，由此"湿滞于血，则为痛痒瘾疹"。明代陈实功十分重视外科疾病与脾胃之间的关系，他主张"外科尤以调理脾胃为要"，患者脾胃气血之盛衰与外科病证的治疗、预后、转归有密切的联系。所以说，荨麻疹的发病与脾胃气血盛衰关系密切。

明代张洁《仁术便览》载："又云瘾疹多属脾，隐隐然在皮肤之间，故言瘾疹也；发则多痒，或不仁者；是兼风兼湿之殊，色红者，兼火化也。"脾胃同居中焦，共主运化，若脾胃虚弱，水谷、水湿运化不利，则湿浊内生；甚者湿蕴化热，流注肌肤，与风相合，阻滞营卫，肌肤失于濡养，发而为瘾疹。

慢性荨麻疹是临床常见的难治性皮肤病，符合湿邪"湿性黏滞、病程缠绵"的特点。正所谓"诸湿肿满，皆属于脾"，湿邪内生与脾密切相关。《素问·经脉别论篇》言："饮入于胃，游溢精气，上输于脾，脾气散精，上归于肺，通调水道，下输膀胱，水精四布，五经并行。"若脾气健旺，其他司水之脏亦无恙，则脾可运化津液，津液不会聚而成湿，四肢肌肉得充，气血得和；若脾失健运，津液输布异常，则聚而成湿，困遏脾气，脾阳不振，形成"脾生内湿、湿气困脾"的恶性循环，导致荨麻疹迁延难愈。

此外，众多顽固性荨麻疹患者都有不出汗或少出汗的特点。从此处入手，艾老提出了治疗顽固性荨麻疹应解表开腠、引邪外出的思路，然后再佐以固表扶正的药物，荨麻疹应手而愈。因此，如何引邪外出是治疗本病的关键。荨麻疹乃风邪为患，风邪稽留腠理之间。邪气轻，外不得出腠理，内不得入脏腑，故游于腠理之间，发生瘙痒性多种形态的皮疹，不胜烦恼。根据辨证，可选用麻杏甘石汤、麻桂各半汤、银翘散等解表剂来治疗荨麻疹。

（三）治疗方案

1. 风寒型

症状：皮肤见淡红色或白色风团块，风团间可融合，遇寒冷或晨起加重，瘙痒明显，得热减轻，冬春季多发。舌苔薄白，脉浮紧。

辨证：寒郁肌表证。

治法：疏风散寒，调和营卫。

处方：

麻黄 10g	桂枝 5g	杏仁 10g	石膏 20g
南沙参 30g	炮姜 5g	制川乌 10g（先煎）	
制草乌 10g（先煎）		黄芪 30g	白术 15g
防风 10g	牡丹皮 15g	川射干 15g	甘草 6g

加减：瘙痒甚者，可加僵蚕、蝉蜕、秦艽以祛风止痒；眠差者，可加磁石、琥珀末、首乌藤等潜阳安神；纳差者，可加鸡矢藤、山药、鸡内金等健脾开胃；口干者，可加百合、知母、天花粉等养阴生津。

分析：此型在荨麻疹病例中不是主要类型，但也要加以重视，也应了解其病因病机、辨证论治，抓住遇寒加重的病因特点，用温煦肌肤、调腠理、开毛窍之法。方中桂枝和营坚表，防风、白术、黄芪、甘草益气固卫。煎煮时加生姜两片，更添祛风散寒、调和营卫之效。

2. 风热型

症状：皮损色红，遇热加重，汗出不畅，瘙痒剧烈，得冷减轻，夏季多发，冬季缓解。舌苔薄黄，脉浮数。

辨证：肺热郁表，血热生风证。

治法：清肺解表，凉血息风。

处方：

牡丹皮 12g	生地黄 12g	紫草 10g	刺蒺藜 12g
蝉蜕 9g	僵蚕 10g	地肤子 15g	苦参 10g
防风 10g	木槿皮 12g	蒲公英 15g	甘草 6g

加减：大便秘者，加瓜蒌子、火麻仁；心烦不宁者，加灵磁石、石决明、龙骨以重镇安神；血分热甚者，加水牛角以增强凉血之力。

分析：该证型多由于禀赋不耐，卫外不固，外邪侵袭所致；或不慎感受风邪，与热相兼，郁于腠理，引起营卫失调。该证型治以疏风清热为主，方选消风散加减。消风散为基础方，清解卫表风热邪气。方中防风祛风止痒，牡丹皮、生地黄清热凉血润燥，蝉蜕、僵蚕、防风疏散风热、息风止痉，僵蚕利咽宣肺，地肤子、苦参清热燥湿止痒，蒲公英、紫草清热解毒透疹。全方诸药合用，共奏疏风清热止痒之功，贵在以轻清之气祛邪于顷刻，故收效迅速。

3. 气血两虚型

症状：皮损常反复发作，延续数月或数年，劳累后或汗出后发作加剧。平素体弱多病，失眠多梦，疲倦，乏力，面色苍白，疹块形小色淡。舌胖，质淡，有齿痕，脉濡细。

辨证：气血两虚，寒郁肌表证。

治法：补益气血，散寒解表。

处方：

当归 15g	桂枝 9g	蝉蜕 15	细辛 3g
通草 3g	大枣 10g	甘草 10g	防风 12g
白芍 20g	龙骨 20g	炒白术 20g	白鲜皮 10g
炙黄芪 60g			

加减：久病者，加二至丸；伴气阴两虚者，加生脉散、玉竹等；失眠者，加酸枣仁、合欢皮等；素体虚弱者，加玉屏风等；大便稀溏者，加苦荞头、炒白术等；湿甚者，加冬瓜子、薏苡仁；胃脘疼痛者，加香连丸等；不寐者，加酸枣仁、五味子等；风团鲜红、灼热者，加生地黄、赤芍、黄柏、地骨皮等。

分析：针对素体偏弱的患者，方选八珍汤或当归饮子加减。若以血虚为主，眩晕、心悸明显者，可加大白芍用量；以气虚为主，气短、乏力明显者，可加大炙黄芪、炒白术用量。方中祛风走表之防风及养血扶正之当归，皆有祛风止痒之功。当归饮子中的白芍及黄芪，重在养血益气而祛风。

4.冲任不调型

症状：皮疹常于经前数天开始出现，随月经干净而消失，下次月经来潮时再发。月经期间全身泛发红色风团，或划痕征（+），或丘疹样皮损。舌苔薄黄腻，质淡红，脉滑。

辨证：冲任不调证。

治法：调摄冲任，凉血止痒。

处方：

瓜蒌子30g	牛蒡子30g	酸枣仁20g	当归10g
川芎10g	生地黄20g	鸡血藤15g	甘草6g
忍冬藤30g	白芍15g	川射干15g	牡丹皮15g
龙齿20g	紫荆皮20g	地肤子30g	地骨皮20g
磁石20g	大蓟20g	小蓟20g	

加减：有肠道寄生虫者，加驱虫药，如使君子、槟榔、雷丸等；瘙痒甚者，加浮萍、苦参；皮损肥厚者，加赤芍、天葵子、猫爪草等；口渴者，可加玄参、天花粉等；大便秘结者，可加决明子、火麻仁等；眠差者，可加合欢皮、珍珠母、首乌藤等；伴瘀血痛经者，加益母草等。

分析：该证型见于女性患者，由于素体冲任不调，在月经前后，素体抵抗力下降，或外邪侵入，导致荨麻疹反复或加重。方选四物汤合简化消风散加减。生地黄清热凉血、养阴生津；当归入肝经，补血活血，补而不滞；白芍养血敛阴，柔肝，缓急止痛；川芎上行头目，下行血海，中开郁结，旁通络脉，为血中之气药；简化消风散重在走气分，解表疏风，清热解毒止痒。全方补血而不滞血，行血而不伤血，调冲任、疏散风热、清热解毒。

（四）典型案例

陈某某，男，18岁，学生。2010年12月12日初诊。

反复全身红色风团伴瘙痒3月余。患者运动、遇热后汗出不畅，剧烈瘙痒，全身泛发粟粒大小红色小风团，汗出后缓解，曾服用抗组胺药物，但头痛剧烈，二便调。舌苔薄黄腻，质淡红，脉弦。

中医诊断：瘾疹。

西医诊断：慢性荨麻疹。

辨证：肺热郁表，血热生风证。

治法：清肺解表，凉血息风。

处方：

麻黄 5g	生石膏 10g	杏仁 10g	甘草 3g
柴胡 2g	白芍 10g	紫苏叶 5g	水牛角 10g
生地黄 10g	牡丹皮 10g	川射干 10g	紫荆皮 10g
龙骨 10g	地肤子 20g	徐长卿 10g	秦艽 5g

7剂，水煎服，日1剂。

二诊：患者运动后汗出不畅，瘙痒较前减轻，全身发粟粒大小红色小风团，数目、范围有所减少，汗出后缓解，二便调。舌苔薄黄腻，质淡红，脉弦。辨证、治法同前。处方：上方加桑叶10g、青蒿10g。7剂，水煎服，日1剂。

三诊：遇热偶有发作，有针刺感，数十秒即消退，瘙痒较前减轻，二便调。舌苔薄黄，质淡红，脉弦。辨证、治法同前。处方：上方去秦艽、桑叶，加女贞子30g、墨旱莲15g。7剂，水煎服，日1剂。

四诊：服药后明显缓解，瘙痒较前减轻，运动后汗出正常，二便调。舌苔薄黄，质淡红，脉弦。辨证、治法同前。处方：上方加地骨皮10g。7剂，水煎服，日1剂。随访1年未复发。

案例点评：患者运动后汗出不畅，肺热郁表，腠理开阖失司，毛窍无法正常打开，肌表功能失常。艾老为通腠理、开毛窍，特用麻杏石甘汤合凉血消风散加减。麻杏石甘汤中，麻黄辛温，开宣肺气以平喘，开腠解表以散邪；石膏甘辛大寒，清泄肺热以生津，辛散解肌以透邪。二药一辛温，一辛寒；一以宣肺为主，一以清肺为主，一宣一清，腠理开，俱能透邪于外；合用则相反相成，既能消除致病之因，又能调理肺的宣发功能，共用为君药。石膏得麻黄，清解肺热而不凉遏。杏仁味苦，降利肺气而平喘咳，与麻黄相配则宣降相因，与石膏相伍则清肃协同，是为臣药。甘草能益气和中。诸药合用，表邪得散，而无伤津耗液之弊；里热得除，亦无凉遏之虑。

一诊治疗后，运动后汗出不畅，瘙痒较前减轻，风团范围减小，辨证同前。二诊继续以开毛窍为主，加桑叶、青蒿等以调腠理开闭之功能，达到汗出均匀舒畅之目的。三诊遇热偶有发作，有针刺感，数十秒即消退，汗出可，辨证同前，此时增加女贞子、墨旱莲等养阴润燥之品，以解血热生风之证。四诊时明显缓解，瘙痒较前减轻，运动后汗出正常，守方继续治疗而痊愈。

（五）临证经验

艾老治疗荨麻疹，常以麻杏石甘汤为基本方化裁；慢性荨麻疹，多合用玉屏风散益气固表、祛风散邪；脾虚湿蕴者，合用四君子汤（方中人参改用南沙参，以除其滋腻之弊）；血虚生风者，加用四物汤（方中去川芎加用鸡血藤，取其补血行血、祛瘀活络之效）；口干者，加用玄麦甘桔汤；眠差者，加用柴芍龙牡汤或酸枣仁、柏子仁、首乌藤（此药既能养心安神，又能祛风通络止痒，较为常用）；便秘者，加用牛蒡子、决明子、槐米等。在辨证论治基础上，始终重视中医整体观，不仅在运方遣药上顾护机体平衡，更会根据患者个体差异，指导其饮食宜忌、活动起居等，为疾病的治疗及整体健康的维护创造良好条件。治疗期间尽量避免可能诱发皮损的过敏因素，饮食宜清淡、营养，忌辛辣刺激、海鲜发物等。注意休息，避免外感，加重病情。

（六）零金碎玉

艾老对荨麻疹的病因病机有深刻认识，提出首重脾胃以治本，"调腠理、开毛窍"为治标的标本兼顾原则，并根据分型辨证论治，取得了很好的治疗效果。在此分享常用的药对，供参考。

1. 生石膏、桑叶

（1）单味功用

生石膏，辛、甘，大寒，归肺、胃二经。具有清热泻火、除烦止渴的功效。主治外感热病，见高热烦渴、肺热咳喘，或胃火亢盛之头痛、牙痛。

桑叶，别名霜桑叶。性寒，味甘、苦。功能疏散风热，清肺润燥，清肝明目。主治风热感冒、肺热燥咳、头痛头晕、目赤昏花等。

（2）伍用经验

石膏清泄肺热，使得内闭之里热可除；冬桑叶疏散风热，使表热得以宣散。外邪除则腠理自开，临证作为加减药对治疗腠理不开引起的皮肤病证疗效佳。

2. 刺蒺藜、钩藤

（1）单味功用

刺蒺藜，辛、苦，微温，有小毒，归肝经，功可平肝疏肝、祛风明目。本品除可治疗肝阳眩晕、肝郁不舒等病证外，尚有疏风止痒、祛风明目之功，用于肝风内动或外风所致的皮肤瘙痒等皮肤疾患疗效较佳。正如《本草求真》所言，"凡因风盛而见目赤肿翳，并通身白癜瘙痒难当者，服此治无不效"。

钩藤，味甘，性凉，归肝、心包经，功可清肝平肝、息风止痉。此外，本品性本轻清，可清透外感邪热，与解表药配伍可治外感病。配伍蝉蜕、薄荷清肝疏肝平肝之药，有凉肝定惊之效。《本草纲目》述其可治疗"斑疹"，实为取其清肝、疏肝、止痉之用。

（2）伍用经验

艾老善用此二味，取其均可疏肝平肝，又可疏解表邪，用于白癜风、皮肤瘙痒等属肝气不舒兼有卫表不和之证，效果较佳。

（七）问诊路径

1. 皮肤相关情况

（1）病变起始时间和部位，详细询问患者的病程，症状起始时间。

（2）皮损性质：判断皮损的类型（如风团、水肿性红斑、环形红斑、多形红斑、划痕征等），了解并记录皮损的颜色（如苍白/粉红顶伴红晕，粉红顶苍白圈，或其他），有无融合、大小等。

（3）皮损分布：记录皮损的分布特点，是否对称分布，主要集中在上部还是下部，注意是否累及眶周、口唇等部位，真皮深部/黏膜等处受累往往为血管性水肿，边界不清，肿势弥漫，且颜色改变不明显。

（4）皮肤温度和感觉：询问皮损部位的皮肤温度是否升高，是否有疼痛、瘙痒或麻木等感觉异常。

（5）发作规律特点：询问出疹时间是否有特定规律（如夜间、刚睡醒，经前或行经中，受压几分钟后/30分钟~24小时内出现），以及能否自行消退，发出后完全消退所需要的时间是否超过24小时，了解皮损加重或缓解的趋势，询问发生变化前后的饮食、生活动态，分析导致变化的原因。

（6）发病频率，如每周发作不超过2次，每周发作2次及以上。

（7）了解是否合并有其他不典型皮肤表现，如是否有瘀斑、网状青斑、雷诺现象、皮肤淀粉样变等。

（8）询问患者日常皮肤护理习惯，如使用的护肤品或外用药物，日常洗澡的频率。

2. 全身情况

（1）询问伴随症状，判断是否存在系统损害及程度如何。体温及出汗情况：有无自觉发热/发冷。关节症状：暂时或游走性疼痛。呼吸道症状：喉头水肿、鼻炎、哮喘、过敏性休克。辅助检查：ESR（血沉），C4，IgM/IgG含量，全血细胞计数，白细胞分类，ASST（自体血清皮肤试验），过敏原筛查情况等。其他：血压情况（偏高或偏低），乏力，头痛，晕厥，超重，胸膜/腹膜/浆膜炎。

（2）询问患者的睡眠、情绪、二便情况、饮食习惯、平时是否容易出现胃肠不适及具体表现等。

3. 治疗和用药情况

（1）询问先前接受的治疗方法和治疗经过及其效果。

（2）记录患者正在使用的药物，包括但不限于激素、免疫抑制剂、生物制剂等，详细询问并记录剂量、使用频率、疗程及用药效果。

（3）询问是否有使用过 ACEI 类降压药、青霉素、非甾体类抗炎药、可待因、口服避孕药、各类"补品"，或其他可能诱发荨麻疹的药物。

4. 个人和家族病史

（1）个人及过敏史：询问是否有特定的饮食偏好，以及是否有食物或药物过敏史（建议患者记录食物日记，以观察症状与摄入食物之间的关联，有助于发现潜在的过敏原），了解是否有反复发作的过敏性疾病，如过敏性鼻炎、荨麻疹等。

（2）生活习惯和环境因素：评估可能暴露的刺激物或致病因素，如感染，寒/热刺激，震动，接触物品（橡胶、食品添加剂、眼药水、化妆品等），工作环境是否有粉尘、化学物质等潜在过敏原，情绪压力，日光，水源，吸烟饮酒等。

（3）运动习惯：评估是否有因强烈运动后出现荨麻疹的情况。

（4）慢性基础疾病，特别是自身免疫疾病。

（5）家族病史：了解家族中是否有过敏性疾病、类似系统性红斑狼疮或其他自身免疫疾病。

5. 其他

开放性问诊，例如：你还有哪些不舒服的需要补充？

6. 整合分析

确定证型、治法、方药。

第十节　特应性皮炎

（一）疾病认识

特应性皮炎（AD）是一种慢性、复发性、系统性炎症疾病，其病理机制复杂且尚不明确，可能与遗传、环境、情绪、皮肤屏障功能缺陷、免疫异常、皮肤菌群紊乱等多种因素有关。其典型症状包括多形性皮损对称分布，皮肤广泛瘙痒、干燥，易出现红斑、丘疹、水疱等，严重时还可能出现皮肤糜烂、渗出、结痂等表现。特应性皮炎除了引起局部皮肤病变外，还可能伴有多种全身系统性症状。如特应征表现（过敏性鼻炎、过敏性哮喘、过敏性结膜炎、嗜酸细胞性食管炎）；皮肤广泛干燥、掌纹增多、眉毛外侧 1/3 稀疏脱落（Hertoghe

征）、前臂屈侧皮肤白色划痕征；中至重度特应性皮炎患者，表现出全身性免疫异常激活，其合并类风湿关节炎等系统性自身免疫性或炎性疾病的风险增加。

特应性皮炎的患者绝大多数在 5 岁前发病，全球儿童的特应性皮炎患病率为约 5% 至 20% 以上不等，不同国家和族群之间差异很大。我国 1~7 岁儿童 AD 的患病率为 12.94%，我国 1~12 月龄婴儿患病率为 30.48%。弗若斯特·沙利文数据统计，2019 年中国 AD 患者人数已达到 6570 万人；预计中国 AD 人数将以 2.3% 的年复合增长率增加至 2024 年的 7370 万人，以 1.7% 的年复合增长率增加至 2030 年的 8170 万人。特应性皮炎的终身患病率很高，大约在 34.1%。青春期（13~14 岁）被诊断为特应性皮炎的人中，在 15 年后，仍有 50% 的患者患有持续性特应性皮炎。超过半数的成人 AD 患者，在年老时仍可出现 AD 相关症状。目前，主要依据症状和体征对特应性皮炎进行诊断，《中国特应性皮炎诊疗指南 2020 版》推荐儿童可以参考姚氏标准（姚志荣），成人 / 青少年可以参考张氏标准（张建中）进行诊断；国外则主要依据 Hanifin & Rajka 标准和 Williams 标准进行诊断。特应性皮炎遵循阶梯治疗原则，在使用保湿润肤剂、远离过敏原等基础治疗之外，会依据病情的严重程度，选择使用糖皮质激素、钙调神经磷酸酶抑制剂、抗组胺药、生物制剂等进行局部或系统治疗。

特应性皮炎因其皮损呈多形性，于耳周、脐周、肘窝及膝窝、眼睑、乳头、阴囊等部位受累，则易反复发作。因此，根据受累部位和症状的表现特点不同，中医又有"四弯风""湿疮""浸淫疮""血风疮""风疮""旋耳疮""风赤疮痍""乳头风""脐疮""痛疮""肾囊风""阴湿疮"等不同称谓，这些疾病的相关记载均与特应性皮炎关系密切。其中肘窝及膝窝受累是存在于 AD 患者的典型皮疹，故 AD 的中医诊断又以"四弯风"最为常见。

《诸病源候论·卷之三十五·痛疮候》云"痛疮者，由肤腠虚，风湿之气，折于血气，结聚所生。多着手足间，递相对，如新生茱萸子，痛痒，抓搔成疮，黄汁出，浸淫生长，拆裂，时瘥时剧"，指出肤腠虚、禀赋不耐是"四弯风"发病的基本原因和病理基础。《医宗金鉴·卷七十四·发无定处（下）》云"浸淫疮发火湿风，黄水浸淫似疥形，蔓延成片痒不止，治宜清热并消风。并注：此证初生如疥，搔痒无时，蔓延不止，抓津黄水，浸淫成片，由心火、脾湿受风而成""血风疮证生遍身，粟形搔痒脂水淫，肝肺脾经风湿热，久郁燥痒抓血津……若日久风邪郁在肌肤，则耗血生火，搔痒倍增，夜不得寐，挠破津血，心烦，大便燥秘，咽干不渴，此属火燥血短……兼忌椒、酒、鸡、鹅、动风等物"，认为该病多由风胜夹湿，湿热阻滞，血虚生风所致。而《外科启玄·卷之七·血风疮》云："此疮多在两小腿里外臁，上至膝，下至踝骨。乃血受风邪而生也。多痒，抓破出黄水成疮，况内有虫。延及十数，未遇良方，故不能取效也。"则指出虫淫为患是该病的重要致病因素，是导致其迁延难愈的原因，治疗时，如果不加入杀虫止痒之品，则势必收效甚微。总的来说，"四弯风"病发生的病理基础是先天禀赋不耐，且与风、湿、热、血虚等致病因素相关，从脏腑辨证来看，实证总与心火、肝脾湿热、肺气郁闭有关，虚证则多与久病伤阴、湿邪郁热化燥有关。依据《素问》"肺主皮毛，皮毛生肾"的论述，需要佐以益阴补肾、宣肺开窍之品以生肌泽肤，使肌肤修复生化有源。

艾老认为，湿疹病因复杂，临床表现可以概括为五个字：痒、湿、烂、顽、变。其中，最为棘手的是湿疹的"顽固"，湿疹缠绵难愈，非常难治。人体脏腑，与湿疹关系最为密切的是脾，"诸湿肿满，皆属于脾"。无论是急性湿疹，亚急性湿疹还是慢性湿疹，治疗的一个重要法则就是健脾除湿，只是不同时期的标本缓急，侧重点不同罢了。湿疹的急性期，其病机主要与心、脾有关，以湿热蕴结为主。所以治疗时，应该以清热凉血、除湿止痒为主，以健脾运脾为辅。等到恢复期，患处瘙痒明显减轻，渗出基本消失，治法则应扶正祛邪并重，健脾除湿。

（二）辨证思路

特应性皮炎的辨证，可以从三方面展开：辨分期，辨致病因素，同时还需以脏腑辨证为纲。湿疹的急性期，疾病活动程度高，症状激烈，往往表现为皮损潮红，有丘疱疹，瘙痒剧烈且持续，搔抓后脂水浸淫成片等，可伴有心烦、口渴、大便干、小便黄赤等全身症状表现，其致病因素以湿热蕴结为主，病机则主要与心火、肝脾湿热有关。亚急性期往往为长病程、反复发作所致，主要表现为皮损增生肥厚，边界明显，反复糜烂渗出及结痂，伴纳少、腹胀、神疲、大便稀溏等因实致虚的脾虚证候表现；病机主要与脾虚不运、湿邪留滞有关，故而正虚邪恋，迁延难愈；而若症见糜烂面久不收口，则应考虑"虫蚀为疡，虫淫扰肤"所致，适当加入鹤虱、百部等杀虫止痒，以促收口。慢性恢复期，患处有明显色素沉着，几乎不痒（若兼夹风邪，则游走不定、瘙痒阵作、皮损泛发），渗出基本消失，皮损肥厚色灰淡或暗沉，呈慢性浸润性苔藓样改变，反复脱屑，并伴有口干少津、入夜尤甚的全身表现；此时，病机则主要与肺气郁闭，毛窍不通，血虚风燥，气津精血耗伤肌肤失于濡养有关。治疗应以清解肌表邪热、补益肝肾为原则，正所谓"治风先治血"之意，并配合健脾之剂，如四君子汤，巩固疗效。

（三）治疗方案

1. 湿热郁肤证

症状：多发身体上部，局部潮红，肿胀轻，丘疹多，水疱少，瘙痒剧，抓破流滋少，易结痂，糜烂轻。伴有口干，小便少。舌质红，苔薄白，脉浮数。

治法：清热除湿，祛风止痒。

处方：

桑白皮 15g	地骨皮 15g	紫荆皮 15g	牡丹皮 15g
白鲜皮 10g	马齿苋 20g	黄芩 15g	白土苓 30g
重楼 5g	地肤子 30g	苦参 10g	青蒿 10g
石决明 20g	败酱草 10g	野菊花 10g	甘草 6g

加减：肝胆湿热较重者，可加龙胆草、茵陈；脾虚者，加用四君子汤、山药、白扁豆；风热重者，可加忍冬藤、连翘、冬桑叶；有鼻炎者，加辛夷、苍耳子、千里光、侧柏叶、小二郎箭；有哮喘者，加胆南星（先煎）、芦根、黄芩、鱼腥草、"三仁"（杏仁、桃仁、冬瓜仁）、"三子"（紫苏子、莱菔子、白芥子）。

分析：本证型多见于特应性皮炎急性期，治以祛邪为重，处方用药以祛湿利湿、清热解毒之品为主，少佐镇潜息风药和宣通开窍之品，以图邪去正安。

2. 脾虚夹湿证

症状：慢性病程，局部皮色微红，丘疱疹或汗疱疹较多，皮损肥厚粗糙，剧烈瘙痒，抓破有糜烂、渗液、结痂，病情顽固。伴有口不渴，乏力倦怠，纳差。舌质淡，苔白，脉细无力。

治法：健脾除湿，解毒止痒。

处方：

南沙参 30g	白土苓 30g	生白术 10g	马齿苋 20g
黄芩 15g	牡丹皮 10g	蒲公英 15g	地肤子 30g
苦参 10g	珍珠母 20g	石决明 20g	紫苏叶 15g
野菊花 10g	甘草 6g		

加减：大便稀溏者，易生白术为炒白术，并可加金荞麦、炒神曲健脾运脾以实大便；皮损肥厚者，加积雪草、夏枯草、郁金等泻火解毒，软坚散结；纳差者，加炒山楂、鸡矢藤健脾开胃；糜烂、渗出较多，疮口反复不愈者，加白鲜皮、苍术、鹤虱、百部燥湿止痒，杀虫敛疮；皮损集中在下肢者，可酌情加用四妙散，泻火、燥湿、解毒。

分析：本证型多见于特应性皮炎亚急性期，治法则应以扶正祛邪并重，健脾除湿并行，同时灵活选用杀虫止痒药增强疗效。

3. 血虚风燥证

症状：发病时间长，病程久，常反复多次发作。皮损灰淡或暗，有丘疹，水疱少，皮损肥厚、浸润，苔藓样改变，色素沉着，脱屑，剧烈瘙痒，受热加重。伴有口干少津，入夜尤甚。舌质瘦红，苔薄，脉弦细。

治法：养血润燥，祛风止痒。

处方：

制何首乌 15g	生地黄 15g	女贞子 30g	墨旱莲 15g
地肤子 30g	白鲜皮 10g	僵蚕 15g	紫荆皮 15g
刺猬皮 15g	千里光 10g		

加减：血热较重者，加水牛角、玄参、麦冬清热凉血，养阴润燥；风热较重者，加忍冬藤、连翘疏散风热；肺气郁闭者，加参叶、冬桑叶、黄芩、桑白皮、地骨皮开窍泄热；皮损肥厚者，加山慈菇、漏芦等软坚散结。

分析：本性多见于特应性皮炎慢性恢复期，症状不甚重但顽固难去，且皮损形态往往比较肥厚，伴有色素沉着。多与久病伤阴、湿邪郁热化燥有关，治以扶正为主，遵循《素问》"肺主皮毛，皮毛生肾"之论述，加入益阴补肾、宣肺开窍之品以生肌泽肤，以使肌肤修复生化有源。

（四）典型案例

案例 1 万某某，男，5 岁。2013 年 3 月 4 日初诊。

因全身反复丘疹风团，伴手足部红斑丘疹 5 年就诊。患者丘疹性荨麻疹反复发作，全身有散在的红斑，手足部皮肤红斑伴糜烂增厚，瘙痒明显，以四肢为多。手足部湿疹，瘙痒，无明显渗液，患有鼻炎。二便调，纳可。舌苔薄黄，质常，脉细。

西医诊断：特应性皮炎；丘疹性荨麻疹。

中医诊断：四弯风；虫咬皮炎。

辨证：湿热蕴结证。

治法：清热利湿，解毒止痒，通鼻窍。

处方：简化消风散加减。

白土苓 15g	鱼腥草 15g	忍冬藤 20g	连翘 10g
川射干 10g	牡丹皮 10g	龙骨 10g	紫荆皮 10g
地肤子 15g	地骨皮 15g	辛夷 5g	苍耳子 5g
甘草 3g			

8剂，水煎服，每两日1剂，一天3次，每次50ml，饭后半小时温服。

并交代饮食禁忌：不食用腌卤油炸、鸡鱼海鲜、牛羊肉及辣椒和带有特殊气味的蔬菜。不食用发酵类食物，不食用热性水果和饮料。尽量少洗澡，平日清水擦洗，食用橄榄油外涂保湿止痒。

二诊：丘疹性荨麻疹新发减少，四肢湿疹减轻，仍有鼻炎，二便正常。舌苔薄黄，质尖红，脉弦。方有效验，上方加南沙参15g、茯苓15g、生白术10g、黄芩10g、薏苡仁20g、马齿苋10g，改忍冬藤15g、龙骨15g。再进4剂。

三诊：丘疹性荨麻疹无新发，手背湿疹脱屑，仍有鼻炎，昨晚咳嗽。面部春季皮炎，二便正常。舌苔薄黄，质常，脉弦。辨证、治法同上，加强利湿解毒、活血祛风功效，并加用药物有针对性地治疗咳嗽症状。具体用药如下：芦根20g，黄芩15g，鱼腥草15g，苦杏仁5g，桃仁5g，辛夷10g，苍耳子10g，重楼5g，矮地茶15g，牡丹皮10g，川射干10g，龙骨15g，地肤子15g，鸡矢藤20g，甘草3g。10剂，水煎服，每两日1剂，一天3次，每次50ml，饭后半小时温服。

四诊：面部皮炎，手足部湿疹，丘疹性荨麻疹减轻，仍觉鼻堵，二便正常。舌苔薄黄腻，质常，脉弦。具体药物组成如下：辛夷5g，苍耳子5g，南沙参20g，茯苓10g，生白术10g，甘草3g，马齿苋15g，忍冬藤15g，连翘10g，牡丹皮10g，川射干10g，龙骨15g，紫荆皮15g，石决明15g，地肤子15g，重楼5g，金荞麦15g。进14剂，服用方法同上。

五诊：患者症状改善明显，皮疹无新发，色素沉着，二便正常。舌苔薄黄腻，质常，脉弦。减轻清热解毒药物的使用，具体方药如下：南沙参15g，茯苓10g，生白术10g，甘草3g，牡丹皮10g，龙骨15g，紫荆皮15g，地肤子15g，辛夷5g，马齿苋10g，川射干5g。进12剂，服用方法同上。嘱咐患者本病易于反复，要在饮食和生活习惯上长期控制。随访病情稳定，未再大发作。

案例2 鲜某某，男，7岁。2006年10月20日初诊。

因慢性湿疹7年，加重10天就诊。全身多处片块状皮损，呈斑疹、斑丘疹、丘疱疹，伴渗出，色红，抓痕，部分结痂，剧烈瘙痒，边界清楚，唇红，眠差，纳差，大便结。舌尖红，苔黄腻，脉弦。

西医诊断：特应性皮炎。

中医诊断：四弯风。

辨证：湿热蕴肤证。

治法：清热凉血，除湿止痒。

处方：马齿苋汤合二术煎加减。

马齿苋 15g	野菊花 10g	黄芩 8g	僵蚕 8g
龙骨 10g	紫荆皮 15g	苍术 3g	白术 3g
黄柏 10g	薏苡仁 30g	石决明 10g	灵磁石 10g
地骨皮 10g	白薇 10g	水牛角 8g	漏芦根 15g
白花蛇舌草 10g	神曲 10g	牛蒡子 15g	败酱草 15g
甘草 3g			

外治：红肿渗出处皮损，以黄柏 50g、芒硝 50g 煎水，浓度为 10%，不间断开放性冷湿敷。其余皮损用蛇黄膏涂抹加封包，1 日 1 次。3 剂。

二诊：皮损变薄，渗出明显减少，肿胀减轻，瘙痒减轻，纳稍增，大便通。舌苔薄黄腻，质常，脉弦。上方去水牛角、黄柏、薏苡仁，加桑白皮 15g、连翘 10g，再进 3 剂。前后用药 1 个半月左右，临床基本痊愈。随访 1 年未发作。

案例 3 刘某，女，11 岁。2009 年 4 月 8 日初诊。

因全身反复泛发丘疹、水疱伴瘙痒 9 年，复发加重 1 个月就诊。查体：全身泛发粟米至绿豆大小红色丘疹、水疱，以躯干部为甚，部分水疱搔抓后见淡黄色渗出，伴神疲、纳差、大便稀、夜间瘙痒剧烈、眠差。舌苔薄黄腻，舌质淡红，脉弦。

西医诊断：特应性皮炎。

中医诊断：四弯风。

辨证：脾虚夹湿热证。

治法：健脾除湿，清热祛风止痒。

处方：四君子汤合马齿苋汤加减。

南沙参 20g	茯苓 20g	生白术 15g	马齿苋 15g
黄芩 10g	野菊花 10g	牡丹皮 10g	白僵蚕 10g
龙骨 15g	紫荆皮 20g	地肤子 20g	白鲜皮 15g
甘草 3g			

15 剂，每日 1 剂，水煎 400ml，分 3 次，饭后半小时温服。

二诊：皮损颜色变淡，无渗出，瘙痒减轻，大便稀溏好转，纳可。舌苔薄白，舌质淡红，脉弦。上方去白鲜皮、地肤子，再进 15 剂。

三诊：患者全身皮损基本消退，散在粟米大小丘疹，全身皮肤干燥，纳眠可。舌苔薄黄，舌质淡红，脉细。上方南沙参改为 30g，再进 15 剂。前后用药 1 个半月左右，临床基本痊愈，随访 2 年未复发。

案例 4 张某某，男，55 岁，退休。1999 年 12 月 3 日初诊。

因四肢小丘疹伴干燥、瘙痒 3 年，加重 3 个月就诊。患者患湿疹 3 年，皮损见于四肢，瘙痒剧烈，每年冬季发作，可自行缓解，于多家医院诊断为"湿疹"，外用多种药物后（具体不详）无明显好转。今年9月无明显诱因始发，于1个月前在广元市某医院住院治疗1个月，症状缓解出院。目前皮损见于四肢，以双下肢为甚，皮肤干燥增厚，其间可见细小裂隙，其下可见散在小丘疹，抓破流滋，渗出多，瘙痒剧烈，纳眠可，大便稀，小便正常。患者纳眠尚可，大便稀，小便正常。曾因"胆结石"行胆囊切除术。舌苔薄黄，质常，脉弦。

西医诊断：特应性皮炎。

中医诊断：四弯风。

辨证：血虚风燥证。

治法：健脾除湿，祛风止痒，养阴润燥。

处方：四君子汤合消风散、二至丸加减。

桑白皮 15g	地骨皮 20g	南沙参 30g	茯苓 20g
炒白术 15g	马齿苋 20g	野菊花 15g	忍冬藤 30g
连翘 15g	川射干 15g	牡丹皮 15g	龙骨 20g
紫荆皮 20g	石决明 20g	磁石 30g	地肤子 30g
女贞子 30g	墨旱莲 15g	徐长卿 10g	甘草 3g

15剂，水煎服，日1剂，一日3次，每次150ml，饭后半小时温服。

嘱患者皮损处保持干燥，少接触水，尽可能少沐浴，即使沐浴，以清水洗净即可，不可使用香皂、沐浴露等，外涂橄榄油以滋润皮肤，防龟裂。

二诊：患者服药后皮疹多处结痂，新发少，夜间瘙痒明显，大便稀，小便正常。舌苔薄黄，质常，脉弦。治疗有效，继续守方加减，去桑白皮，加玄参20g、桑叶15g，又进15剂。注意事项同前。

三诊：患者双上肢皮损已全部结痂，下肢皮损呈淡红色，无渗出，瘙痒明显，现患者舌苔薄黄，质常，脉弦；大便不成形，小便正常。继续守方加减，去地骨皮、玄参，加檀香3g（冲服）调理气机，又进15剂。

四诊：患者服药后皮损基本消退，遗留色素沉着，现患者舌苔薄黄，质常，脉弦，二便正常。予前方加秦艽5g、苦参5g调理而愈。

（五）临证经验

艾老认为，湿疹"本源于湿，再源于热及风，风湿热互结郁于肌肤，或化燥伤阴"。艾老从风、湿、热、毒着眼辨证，他认为临床分型虽有湿热郁肤证、血虚风燥证、脾虚夹湿证，但往往诸因相间，诸证交杂。急性以湿热蕴结为主，亚急性以脾虚湿恋为主，慢性主要是血虚生风夹湿。本病的病因病机论述虽多，但离不开一个"湿"字；在治疗本病时，要以"治湿"为主，"健脾"为本，同时兼顾息风止痒、清热、凉血、解毒和散结消肿，即使是阴虚血燥之证，亦当虑其湿恋未去，治疗中当顾及于此。因此，治疗本病应该全身、局部并重，内服外敷，表里兼治。

艾老自拟马齿苋汤（马齿苋、野菊花、黄芩、牡丹皮、僵蚕、龙骨、紫荆皮），各期湿疹均可以在此方基础随症加减。方中马齿苋性味酸寒，入大肠、肝、脾经。功能清热解毒利湿、凉血散血消肿，最善解痈肿毒热。马齿苋治疗"四弯风"的功效，李时珍认为"皆散血消肿之功也"。野菊花清热解毒。肺主皮毛，与大肠相表里，故用黄芩泻肺热、清大肠火，以利皮肤湿热。牡丹皮，性味辛苦凉，功在清热凉血、活血消瘀，长于凉血热、行血滞，防湿热入血分，同时凉血以助祛热外泄。祛除外风、平息内风是瘙痒的主要治法。僵蚕息风止痉、祛风止痒、化痰散结，《医学启源》认为僵蚕可"去皮肤间诸风"。龙骨，平肝潜阳息风、镇惊安神、生肌敛疮。紫荆皮味苦，性平，《本草纲目》载其"活血行气，消肿解毒"。该方组方原理，紧扣湿疹病机之本质：湿、热、风。全方共奏清热除湿、凉血解毒、祛风止痒之功。

（六）零金碎玉

艾老十分注重患者的调护和外治法的应用。患者应避免外来的不良刺激（如过敏因素、饮食不当等），避免过度的皮肤清洁，更忌烫洗，洗浴水温应保持在37℃左右，避免过度搔抓而导致的皮肤感染，以及搔抓引起的"瘙痒—搔抓—皮损加重—更瘙痒"的恶性循环。艾老在使用外用药时，不主张一味追求短期疗效使用糖皮质激素类药物，而是特别重视局部皮损的变化，根据不同皮损选择不同的外用药物和不同剂型。急性期皮损红肿糜烂渗出，可选10%黄柏溶液或3%茶水进行开放性冷敷。药液温度要适宜，红肿渗出面积较大者，可用冷湿敷（10分钟）。切忌用热水洗，洗后将加重病情。亚急性湿疹红肿、渗出减少，暗红色丘疹与丘疱疹，轻度浸润及鳞屑，边界清楚。四肢躯干用10%蛇黄膏，阴囊用0.5%狼毒粉，肛周用1%曼陀罗花粉。慢性湿疹境界清楚，暗红斑上见丘疹、抓痕及鳞屑，典型皮损呈苔藓样变，用蛇黄膏封包疗法。婴儿湿疹用5%至10%参黄散（苦参、黄柏、黄连各等分）。

（七）问诊路径

1. 皮肤相关情况

（1）了解整体皮肤及皮损区域情况，并详询患者的病程和症状起始时间。瘙痒的程度以及发作规律，如是否会在夜间加重；检查皮肤弹性，是否干燥，询问汗液分泌情况等；观察分析皮损形态，如是否存在糜烂红斑、流滋渗液、色素沉着或肥厚等。

（2）了解患者平时的洗护习惯，如洗澡频率，使用的润肤露、沐浴露的情况等。

（3）了解患者的工作环境，如是否存在职业暴露、日光暴露等。

（4）了解患者平时的饮食习惯，如是喜甜食、饮酒频率等，或者饮食结构是否合理，是否喜好食用可能会加重特应性皮炎症状的食物。

（5）了解是否存在禀赋不耐、容易过敏的情况，如过敏性结膜炎、过敏性鼻炎/哮喘、嗜酸细胞性食管炎等特应征表现。

2. 全身症状情况

询问患者的睡眠、情绪、二便情况、饮食习惯、平时是否容易出现胃肠不适及具体表现等。

3. 其他

开放性问诊，例如：你还有哪些不舒服的需要补充？

4. 整合分析

确定证型、治法、方药。

第十一节　结节性红斑

（一）疾病认识

结节性红斑是一种皮下脂肪小叶间隔的脂膜炎，不伴原发性血管炎。结节性红斑好发于青年女性，主要临床表现为对称分布的结节，有压痛，不伴溃疡，略高出于皮面，初起为红色，消退后遗留色素沉着，多发于双侧小腿伸侧。通常，大多数患者结节性红斑可自行消退，但也有部分患者呈现慢性病程，且相当一部分患者容易复发。

结节性红斑属于中医"瓜藤缠""三里发""肾气游风"等范畴。中医多认为该病由湿热瘀阻所致，治疗上，多从湿、瘀、痰进行论治，同时兼顾扶正，如健脾、益气、养血、滋阴等。

艾老认为，本病的病因病机是素体脾虚或嗜食肥甘，致水湿留滞，湿热或寒湿流注经络，留着肌腠，凝滞脉络。湿邪阻络，则见瘀血之象；湿瘀胶结，而见暗红色隆起性结节；脉络瘀阻，气血不通，故红斑、结节压痛，伴关节刺痛、入夜尤甚。

（二）辨证思路

《素问·至真要大论篇》曰："诸湿肿满，皆属于脾。"脾气健运，气血充足，水湿化为津液正常输布，是保证皮韧肌坚的重要因素。结节性红斑患者素体脾虚或嗜食肥甘，致水湿留滞，湿邪既成，内伏碍脾，伺机而发，此为夙湿积聚，是结节性红斑的发病基础。

在夙湿积聚的基础上，一般有两种情况。一种情况是人体感受湿热邪气，加之脾胃亏虚，湿邪蕴积，日久化热，湿热之邪循经下注，化燥入营，凝血成瘀，湿瘀互结壅滞经络，形成湿热瘀阻证。另一种情况是素体脾虚湿盛，阳气不充，腠理不固，复因久处寒湿之地，以致寒湿之邪乘虚而入，流于经络，凝结气血，而致脉络瘀阻，形成寒湿阻络证。

结节性红斑的核心病机为湿阻络瘀，乃湿邪下注而进一步阻滞脉络，非瘀血为先，而是湿瘀胶结凝滞。故临床上单独化瘀效果不佳，加入除湿通络之品则效倍增。

（三）治疗方案

1. 湿热瘀阻证

症状：发病急骤，皮下结节略高出皮面，灼热红肿、肿胀光亮，触之作痛，此起彼伏，发作不止，经久难愈。伴头重纳差，四肢酸软，咽痛，关节疼痛，足踝红肿，口干口苦，体温升高，可达 38~39℃，便干尿黄。舌苔黄腻，舌边红，舌下络脉增粗，呈瘀紫样，脉濡数或滑数。

治法：清热利湿，活血通络。

处方：加味四妙散加减。

苍术 5g	黄柏 15g	薏苡仁 30g	川牛膝 15g
郁金 15g	夏枯草 20g	牡丹皮 15g	僵蚕 15g
白花蛇舌草 15g	重楼 5g	忍冬藤 30g	鸡血藤 30g
甘草 6g			

外治以验方金黄散外敷。处方：生天南星、生半夏、黄柏、黄芩、生大黄、天花粉、厚朴、苍术、陈皮、木香、甘草、杜仲各 30g，姜黄、白及各 60g，木芙蓉叶 250g。上药均用生品，烘干后研极细末，用蜂蜜水调，微温时敷于患处。

加减：若结节焮红赤肿，加连翘、紫草、茜草以清热凉血；若结节融合成大片斑块、暗紫、质地坚实、久治不化者，加软坚散结之品，如山慈菇、猫爪草、浙贝母、淡海藻等。艾老认为，淡海藻与甘草虽为"十八反"之一，临证用淡海藻 12g、甘草 3g 不为害，而是"相反相激，激之以溃其坚"；若有咽痛者，加牛蒡子、玄参、板蓝根；伴关节痛者，加豨莶草、秦艽、木瓜、羌活、独活等以祛风除湿；若足踝浮肿、久而不消者，加黄精、椒目以利水消肿。

分析：黄柏与苍术配伍，治疗下焦湿热病证，二者一辛一苦，一寒一温，辛能散以助药力，苦能降以达病所，温能燥湿邪，寒能解湿中之热，使其并走于下，互制互用，加强清热燥湿的功效。夏枯草清热散结，与僵蚕配伍增强散结之力；牡丹皮清热活血凉血；白花蛇舌草、重楼清热解毒，此五味药共用发挥清热解毒之效。郁金、忍冬藤、鸡血藤、川牛膝活血通络，其中郁金为血中之气药，气行则血行；忍冬藤、鸡血藤取藤蔓药物伸展之性，调畅气血，行气活血；川牛膝活血化瘀，并引诸药至下肢，直达病所；甘草调和诸药。

2. 寒湿阻络证

症状：病程缓慢，斑片结节颜色暗红、压痛明显，此起彼落，缠绵不愈，遇寒加重。可伴面色苍白，体倦乏力，少食懒言，口淡不渴，关节疼痛，腹胀，心悸，肢凉，大便不干或有溏泄。舌质淡胖，苔白或腻，脉沉缓或迟。

治法：健脾化湿，温经通络。

处方：当归四逆汤合四君子汤加减。

当归 10g	桂枝 10g	白芍 10g	细辛 3g
桃仁 10g	红花 10g	川芎 10g	鸡血藤 10g
苍术 10g	丹参 20g	南沙参 30g	茯苓 15g
炒白术 30g	甘草 6g		

外治以冲和散外敷。处方：紫荆皮120g，独活36g，白芷36g，赤芍60g，石菖蒲24g。上药烘干研细末，瓷罐收储。取适量药粉，用热茶水（60~80℃）或茶酒水（茶：白酒为1:1）调和后，微温外敷患处。

加减：若肢冷较著者，加炮附片；若胸闷纳呆、舌苔白腻，加厚朴、佩兰；若久病伤阴、脉中枯涩者，又当重用养阴生津、润通脉络之品以涤邪外出，可加大当归、白芍的用量，最多用至30g；气虚血瘀者，伍以益气之品，推血助行，并逐邪外出，如黄芪、党参等；对病程较久、邪气锢结难除者，可在扶正的基础上，伍用乳香、没药等活血散瘀，甚或伍以水蛭、土鳖虫、蜈蚣等虫类药物，搜剔络中顽瘀。

分析：方中桂枝解肌和营通脉，祛寒以畅血行；细辛温通表里，以助桂枝温经散寒。艾老治疗结节性红斑，健脾贯穿治疗始终，故以白术、苍术相伍，补运相兼，中焦得健，脾胃运化如常，水湿得运。结节性红斑皮损见于下肢，乃湿滞于下肢，以渗利为不二之法，故以茯苓利水渗湿，健脾而不伤气。南沙参益气养阴，以防桂枝、细辛伤阴太过，温阳不忘育阴。艾老认为，结节性红斑活血通络治疗宜早，通过活血化瘀可及时阻断病情。方中当归补血行血，气畅血行；白芍益阴和营，疏通脉络；桃仁、红花、丹参、川芎、鸡血藤重在活血通络，与当归、白芍同用，加强通调血脉之力，瘀去络通则病邪自然容易祛除。

（四）典型案例

患者，女，32 岁，2022 年 4 月 11 日初诊。

双小腿红斑结节伴疼痛 1 个月余。自诉 1 个月前无明显诱因双小腿出现多个红色疼痛性皮下结节，压之更甚，晨起好转。于当地医院就诊，皮肤病理结果提示为结节性红斑。曾服用泼尼松 25mg，每日 1 次，病情可控制，但容易复发，时起时消，反复不愈。现症见：双侧小腿及足踝轻度水肿，伸侧和外侧散在多个蚕豆大小的暗红色结节，部分表面略高出皮面，压痛明显，有灼热感，无破溃，伴有关节酸痛。体形偏胖，平素嗜食肥甘厚味之品，自觉乏力、口干、纳差、睡眠较差，二便调。舌质暗，苔薄黄腻，边有齿痕，脉滑数。抗链球菌溶血素 O 及结核菌素试验均为正常，白细胞计数 8.9×10^9/L，红细胞沉降率 34mm/ 小时。

中医诊断：瓜藤缠。

西医诊断：结节性红斑。

辨证：湿热瘀阻证。

治法：清热利湿，活血通络。

处方：加味四妙散加减。

苍术 5g	黄柏 15g	薏苡仁 30g	川牛膝 15g
南沙参 30g	茯苓 15g	麸炒白术 30g	郁金 15g
夏枯草 30g	牡丹皮 15g	白花蛇舌草 15g	重楼 10g
鸡矢藤 15g	蜈蚣 1 条	甘草 6g	

10 剂，每日 1 剂，水煎，分早中晚饭后 30 分钟温服。

每晚睡前外敷验方金黄散于结节处，厚度约 3mm。

嘱卧床休息，抬高患肢，忌辛辣等刺激性食物，避风寒，防潮湿。

二诊：2022 年 4 月 21 日。服药后结节较前缩小，部分结节消退，双下肢仍有肿胀，仍有轻度压痛，触之皮温正常，纳可，睡眠正常，二便调。舌暗，苔薄黄，脉滑数。辨证同前，效不更方，守初诊方继服 10 剂。外治法同前。

三诊：2022 年 4 月 30 日。诸症好转，双小腿结节消散，无疼痛，双下肢肿胀已消失，留有色素沉着斑，纳眠可，二便正常。舌暗，苔薄黄，脉滑数。二诊方去蜈蚣，加黄芪 30g、鸡血藤 30g。10 剂，煎服法及外治法同前。患者共服用中药 1 个月余，病情已基本稳定。停药随诊 3 个月未见复发。

案例点评：患者体形偏胖，平素嗜食肥甘厚腻、辛辣之品，致脾虚湿盛，运化失职。湿邪蕴久化热，湿性趋下，湿热之邪下注于血脉经络中，致气血运行不周，气滞则血瘀，瘀阻经络，故见小腿下段皮肤散在暗红斑片、结节。湿热下注，阻于脉络，气血运行不通，不通则痛，故见小腿出现肿胀、疼痛不适。湿热灼伤津液，故口干。湿热扰乱心神，故眠差。舌质暗，苔薄黄腻，边有齿痕，脉滑数。综其脉症，证属湿热瘀阻，治以清热利湿、化瘀通络。

方选加味四妙散加减。方中黄柏清热燥湿，牡丹皮活血散瘀，白花蛇舌草、重楼、夏枯草清热解毒散结。湿热互结，单用清热则助湿，纯用除湿则助热，需清利兼顾，故以苍术、麸炒白术运脾化湿，以薏苡仁、茯苓利水渗湿，以南沙参健脾滋阴。健脾利湿药与清解苦寒药同用，使苦燥利湿不伤阴，甘寒生津不碍湿。藤蔓药物具有伸展之性，鸡矢藤可调达气血，使气行血活；郁金既能理气，又能化瘀，为血中之气药，气行则血行，有行气通络之功；川牛膝既可利水湿，又可散瘀结。蜈蚣攻毒散结、通络止痛。甘草调和诸药。诸药合用，除湿清热、活血通络，正切中病机，达到标本兼治之目的。同时，艾老临证重视外治法，根据结节性红斑皮损特点及病因病机，选用验方金黄散外敷，以促进皮损消散。

二诊时患者结节较前缩小，部分消散，虽下肢仍有肿胀、轻度压痛，但整体情况趋向好转，故守方缓图。三诊时湿热瘀阻证渐解，加素体虚弱，应中病即止，故去蜈蚣，加黄芪、鸡血藤以调理气血，促进正气恢复。纵观整个治疗过程，祛湿通络贯穿治疗始终，前期以清热祛湿、化瘀通络为主，后期湿热退、瘀血化，则以健脾理湿、养血活血为要，内外并治，故获良效。

（五）临证经验

根据体质之强弱、证候之虚实、邪气之类型以及病程的不同阶段，选择加用相应的药物。对于阴虚有热者，可加青蒿、百合、麦冬滋阴清虚热；对于湿较重者，可加萆薢、佩兰、泽泻等清热祛湿；对于热邪较重者，可加蒲公英、紫花地丁、白花蛇舌草等清热解毒；瘀较重者，加制乳香、制没药等活血化瘀止痛；结节较硬者，加消瘰丸、夏枯草、珍珠母软坚散结。另外，本病调养也至关重要，应注意休息，适当抬高患肢以减轻局部疼痛。注意饮食宜忌，勿食辛辣等刺激性食物。避风寒，防潮湿，冬季注意保暖，以防复发。

（六）零金碎玉

艾老善用动物类药物治疗沉疴痼疾，治疗本病常用穿山甲珠，穿山甲主血瘀经闭、癥瘕、风湿痹痛、乳汁不下、痈肿、瘰疬等症。有消肿排脓的功效，能使痈肿未成脓者消，已化脓者速溃之效。

必要时还可选用蜈蚣，作用有三。一则通行十二经脉，其性走窜，可引药直达病所。二则加强其他活血化瘀药物的化瘀通络之效。三则蜈蚣辛温，可用于佐制其他药物寒凉之性，避免方药过于苦寒损伤脾胃。

（七）问诊路径

1. 皮肤相关情况

（1）了解整体皮肤及皮损区域情况，并详询患者的病程和症状起始时间。结节红斑的颜色、形状、大小、数目，是否对称分布，边界是否清晰；皮损的发展变化，是否有逐渐加重或减轻的趋势，是否有间歇性缓解或发作的特点；结节是否有压痛、瘙痒、破溃或糜烂；是否合并其他皮肤疾病，如湿疹、荨麻疹等。

（2）其他：是否有皮肤外伤史；了解患者平时的洗护习惯，使用的护肤品中是否含有刺激性成分；是否经常晒太阳，防晒措施是否得当。

2. 全身症状情况

（1）询问患者的发热、乏力、关节疼痛等症状。

（2）了解患者的免疫功能情况，是否经常感冒、容易疲劳等。

3. 个人史

（1）了解患者的工作环境、压力情况；是否有职业暴露，如长期接触化学物质等；是否有日光暴露，工作时长和强度等。

（2）了解患者平时的饮食习惯偏好，是否有吸烟、饮酒等习惯。

4. 其他

开放性问诊，例如：你还有哪些不舒服的需要补充？

5. 整合分析

确定证型、治法、方药。

第十二节　过敏性紫癜

（一）疾病认识

过敏性紫癜又叫作 IgA 血管炎，主要是由 IgA 免疫复合物沉积介导的坏死性小血管炎引发，特征为炎症反应，且不伴有血小板减少。皮损初期通常伴有红斑、水肿、荨麻疹样风团等皮肤炎症表现，皮损高出皮肤，是可触及性皮损。早期的瘀点或瘀斑色鲜红或呈紫红色，大小为针尖样至直径数毫米不等；陈旧的出血则因为含铁血黄素的沉积而呈黄色或棕色，典型皮损一般呈对称分布，好发于四肢外侧，且多见于臀部及下肢。通常除了有皮肤紫癜的表现外，该病还可以有腹痛和关节疼痛等症状，肾脏受累也较为常见。75%的患者合并有关节疼痛；40%~50%的患者有胃肠道受累，表现为腹部绞痛、便血或呕吐，肠套叠或肠穿孔相对少见；40%~45%的患者可有肾脏受累，表现为血尿、蛋白尿等症；极少数患者还可合并有睾丸炎，肺泡出血及咯血。

过敏性紫癜多见于2至6岁的儿童，约75%的患者小于8岁，约90%的患者小于10岁，是儿童系统性血管炎类疾病中最常见的一种。大多数儿童紫癜呈自限性，完全消退需要数周至数月不等，复发率约5%~10%。与儿童过敏性紫癜患者相比，60%以上的成人患者可见坏死性皮损（儿童发生率<5%）；60%~90%的成人患者可发现实体器官肿瘤，尤其是肺部肿瘤（儿童无此相关），且更易出现腹泻和白细胞增多。过敏性紫癜的男女患病率的比例约为1.2:1。一半左右的过敏性紫癜案例，在发病前有上呼吸道感染史，通常以扁桃体肿大和咽痛等为主要表现（与链球菌感染相关），是加重和诱发该病的强相关因素。

因此，本病有季节发作的特点，换季时高发，夏季发病则相对少见。其他，如疫苗接种和昆虫叮咬也可能触发本病。也有研究表明，在家族性地中海热患者中，过敏性紫癜的发生率会显著增高，达到约5%。总的来说，过敏性紫癜的治疗原则是止血、抗炎和防止进一步的脏器损害。常用西药有激素类、抗组胺药、芦丁片、维生素C等。

在中医典籍中，通常用"发斑""肌衄""葡萄疫"等描述紫癜样皮损。过敏性紫癜的发生、发展，在疾病早期以邪实为主，为素体有热，外感邪毒化热，毒热郁于血分，迫血妄行，溢于肌肤而成，而本虚的表现不明显。在后期，则兼有本虚的表现，与气阴不足、久病伤阳等有关。气主摄血，脾主统血，因饮食不节，寒温不适，劳倦过度，损伤脾气，则统摄无权，阴虚火旺，虚热迫血妄行，血不归经，外溢肌肤；久病伤阳，阳虚则无力推动和统摄血液，导致血瘀成斑。

艾老认为，本病属于葡萄疫的范畴。若外感风热之邪，入里化热，迫于营血；或因食物毒、药物毒化热生火，迫于营血；或脾气亏损，脾不统血，血溢脉外而成。外因多为风寒湿热之邪侵袭，内因与禀赋不足、脏腑气血失调有密切关系。疾病初期多为实证，病久多为虚证。瘀血为病情发展或反复发作的继发因素。因此，临床治疗中要根据病因病机，辨证施治，才能取得良好的治疗效果。血热证患者，给予凉血消风散清热凉血、止血消斑。脾不统血者，予以益气健脾、止血化斑药物。疾病后期，患者多虚，应及时予以滋阴养血、清虚热的药物，正气得复，以杜复发。

（二）辨证思路

本病涉及内因和外因两个方面。内因多因禀赋不足，脏腑阴阳气血失调；外因多为风寒湿热之邪侵袭。若素蕴内热，外感风寒风热之邪，蕴热化毒，毒热郁于血分，迫于脉络，溢于肌肤，故见红斑如锦纹，热壅咽喉故见疼痛。若素体蕴湿，或过食辛辣醇酒厚味之品，或服用某些药物，致使湿热内生，与气血相搏，灼伤脉络，则见瘀点、瘀斑；若侵及筋骨关节，则可见关节红肿疼痛，活动受限；若湿热之邪侵及肠胃，损伤血络，或使气机升降失常，则可见腹痛、便血、恶心、呕吐等；若湿热伤及肾之血络，可见尿血、尿浊等症。若素体阴虚血热或热毒日久伤阴，导致虚火内动，热伤血络，迫血妄行，血瘀肌肤，而成紫癜等症。若素体脾气虚弱，或思虑饮食伤脾，导致脾虚不能统血，或劳倦伤气，或病情日久，耗伤血气，均可使气虚统摄无权，血不归经，外溢肌肤，而成本病。若素体脾肾阳虚，或病情日久，累及脾肾，或长期大剂量应用激素，使脾肾受损，阳气虚衰，无力统摄或推动血液，也可见血瘀成斑，甚或使运化、蒸腾水液的功能受损，出现水肿、尿闭等症。总之，本病病因虽较为复杂，但均可造成血溢脉外或血滞脉中而成瘀血之机转。其病机变化可归结为气火逆乱、迫血妄行及气虚不摄、血溢脉外两类，间或兼有血滞脉中或停留于脏腑之间者。病理性质有虚实之分，并可由实转虚。一般而言，初期多为风热，气火亢盛；反复发作后，阴血耗损或火盛伤阴，可演变为阴虚火旺证；血去气伤，可转化为气虚证、阳虚证。

（三）治疗方案

1. 血热证

症状：皮肤红疹，出血色深红或发热，口渴，烦躁，尿黄，便结，或可见面红目赤、手足心热。

治法：清热泻火，凉血解毒。

处方：

水牛角 15g	鲜生地 15g	赤芍 10g	牡丹皮 10g
忍冬藤 30g	白茅根 15g	茜草根 15g	大蓟 20g
小蓟 20g	甘草 6g		

加减：若气分热盛，口渴欲饮，烦躁不安，脉洪大者，加生石膏、知母、栀子、芦根清热泻火解毒；血出暴急量多者，加用大黄、黄连，或合十灰散收敛止血；热毒炽盛，发热、出血广泛者，加生石膏、龙胆草、紫草，冲服紫雪

散；斑色紫赤者，加大青叶、玄参、丹参、紫草等增强凉血解毒活血之力。

分析：紫癜血热证的患者，需要重视舌苔的表现。如果舌质红且有黄干苔，脉洪数，这表示热邪正盛，治疗时应以清热生津、凉血息风为主。如果舌色淡红，苔薄且湿润，脉细弱，说明热邪有伤阴的趋势，治疗时应兼顾扶正，滋阴泻火。

2. 风热证

症状：皮里肉外出现紫红色斑点，斑点较小、稀疏分散或成片集成大小不等的斑片，伴随皮肤瘙痒。患者可能会感到咽喉不适或肿痛，口干口渴，或伴有轻微头痛和发热。舌质可能偏红，舌苔薄黄，脉象多浮数。

治法：疏风解表，清热解毒。

处方：

牛蒡子 15g	桑叶 15g	白菊花 5g	蝉蜕 15g
荆芥 5g	防风 5g	板蓝根 20g	白茅根 15g
生地黄 15g	苦参 6g	知母 5g	生石膏 10g
甘草 6g			

加减：瘙痒明显者，加薄荷、白蒺藜、白鲜皮以疏散风热；风毒盛者，加连翘、金银花之类以疏风清热解毒；血热盛者，加赤芍、紫草以清热凉血；邪热阻滞经络者，酌加秦艽、木瓜、桑枝等舒经通络。

分析：紫癜风热证是在风热外邪侵袭体表、约束经络后，导致气血运行不畅，经络失和而出现的一种病变。风为百病之长，风邪夹热，不仅极易侵犯人体，还会内传血络，导致肺络受损。肺主皮毛、开窍于鼻，故紫癜风热证多表现为皮肤出现紫癜，伴随咽喉痛、口干等呼吸道症状。同时风热与体内素体之热邪相互作用，影响肝的疏泄功能，导致肝失条达，局部表现为气血壅滞，导致皮肤及经络的病理改变，故紫癜风热证还往往瘙痒难忍。总之，风热邪气壅结，阻碍正气的宣发，此时需要通过疏风清热、解毒泄热的手段，祛邪外出，恢复正气的通畅和机体的正常功能。治病求本，针对风热紫癜既要注重解表散风，又要注重清泄体内的热毒，兼顾气血的调和，促使气血流通，从而达到正邪相搏，邪去正安的目的。在治疗时，需要根据患者的具体症状和体质差异来调整用药，如气虚者应该兼顾补气，血虚者应当辅以养血，具体加减需要医者依症灵活变通。此外，紫癜风热证患者在饮食上应避免辛辣刺激、生风动火之品，宜清淡、润燥，以助于体内风热的消散。

3. 湿热证

症状：皮肤出现紫红色斑点，或呈湿疹样改变，伴有轻微疼痛或灼热感。

可伴有关节疼痛或肿胀，尤其是双膝和踝关节；下肢可能会出现轻微至中度的水肿，尤以下午为重。疲惫乏力，口臭，尿黄及大便黏滞不爽。舌质红或暗红，舌苔黄厚或腻，脉象滑数。

治法：清热利湿，化瘀止痛。

处方：

金银花 15g　　黄柏 15g　　生薏苡仁 30g　苍术 5g

羌活 5g　　　独活 5g　　桑寄生 15g　　络石藤 15g

白茅根 15g　　仙鹤草 30g

加减：关节疼痛剧烈者，加秦艽、防己、忍冬藤、桑枝等祛风通络止痛；关节肿胀或下肢水肿者，加滑石、薏苡仁、蚕沙、赤小豆等利水消肿；兼有咽喉疼痛者，加桔梗、山豆根、玄参、板蓝根。

分析：湿热证型的紫癜多与体内湿热蕴结有关。湿热互结，导致气血运行不畅而生紫斑，并往往伴有关节疼痛和肿胀、水肿。患者在饮食上应避免辛辣、油腻、生冷的食物，以防助湿生热，加重病情。

4. 阴虚火旺证

症状：紫斑颜色较深，分布不均，可有疼痛感。低热，夜间尤甚，伴有手足心热。明显口渴，尤其是夜间增饮，饮不解渴。腰膝酸软，头晕耳鸣，眠差心烦，两颧潮红。舌质红或绛红色，舌苔少或无苔，脉象细数或无力。

治法：滋阴降火，凉血止血。

处方：

茜草根 15g　　黄芩 10g　　侧柏叶 15g　　生地黄 20g

阿胶 15g（烊化兑服）　　甘草 6g

加减：阴虚较甚，见两颧潮红、五心烦热、咽干口燥、舌红而干者，可加玄参、龟甲、女贞子、墨旱莲养阴清热；若肾阴亏损而火热不甚，症见腰膝酸软、头晕乏力、舌红少苔、脉沉细数者，去黄芩，加熟地黄、枸杞子、山茱萸以滋补肾水；或用六味地黄丸滋补肾阴，加仙鹤草、玄参凉血止血；血热，斑色青紫、月经过多，或齿衄、鼻衄等出血较甚者，酌加紫草、仙鹤草、牡丹皮、白芍凉血止血。

分析：在治疗紫癜阴虚火旺证时，需要注意药物的选择和配伍。例如，黄芩虽然能清热燥湿，但在此证型中可能需要减量使用，以防其苦燥特性进一步损伤阴液。在滋阴降火的同时，还需注意凉血止血的重要性。患者的饮食和生活习惯也应与治疗方案相配合。建议患者避免辛辣、温燥的食物，多食用清淡、滋阴的食物，如银耳、梨等。同时，确保充足的休息，避免过度劳累，以免加重阴虚火旺的症状。

5. 脾虚失摄证

症状：皮肤紫斑，暗淡不鲜，易反复出现。身体乏力，面色苍白或萎黄，肌肉消瘦，食欲减退，腹胀，大便稀溏或时而腹泻。舌质淡白，或有齿痕，舌苔薄白，脉象无力或细弱。

治法：健脾益气，养血止血。

处方：

龙眼肉 3g	生黄芪 20g	党参 30g	白术 10g
茯苓 15g	当归 5g	鸡血藤 30g	阿胶 15g（烊化兑服）
白芍 15g	地榆炭 15g	仙鹤草 30g	

加减：若经常反复，每于感冒后加重，可配合玉屏风散以固表御邪；若镜下血尿、蛋白尿久治不愈，可加大黄芪、党参用量，并加用金樱子、土牛膝、萆薢之类以升清降浊。

分析：脾虚失摄证型紫癜的治疗中，补气健脾是核心。脾气得健则能正常摄血，避免血液溢出脉外，方选归脾汤加减。患者的生活习惯、饮食调整以及情绪管理也都应该与治疗相结合，以促进整体健康和恢复。建议患者食用易于消化且能健脾的食物，如粳米、薏米、山药等，同时避免食用油炸、辛辣、生冷以及难以消化的食物，以免进一步损伤脾胃。

6. 脾肾阳虚证

症状：面色苍白或暗淡，四肢不温或冰凉，失眠多梦，易疲倦乏力，腰膝酸软，食欲减退，恶心呕吐，腹痛腹泻，小便清长或夜尿频多，大便溏薄。舌质淡胖，舌苔白腻，脉象沉迟或细弱无力。

治法：温补脾肾，益气固摄。

处方：

制附子 3g	肉桂 3g	熟地黄 15g	山药 20g
山茱萸 15g	牡丹皮 10g	茯苓 15g	党参 30g
白术 10g	伏龙肝 5g	阿胶 15g（烊化兑服）	

加减：若腰膝酸软较甚，加用菟丝子、续断以滋补肝肾；若见心悸、喘息、汗出、脉虚浮而数者，加人参、蛤蚧、五味子以纳气平喘；尿清、便溏者，加菟丝子、肉豆蔻、五味子、补骨脂以温补固摄；若水肿、心悸、唇干、脉虚数或结代，宜重用炮附子，加桂枝、甘草、丹参以温阳化瘀；若见神倦欲寐、泛恶、甚则口有尿味，宜加用制大黄、黄连、制半夏以解毒降浊。此外，若便血、吐血等出血较多，气随血脱时，又急宜回阳固脱，方用独参汤或参附汤加减。

分析：脾肾阳虚导致中焦和下焦元阳不足，进而无法温煦脾胃，运化失常，气血生化功能受损，导致脾虚不能统血，出现紫癜。同时，肾阳不足影响水液的代谢，表现为小便清长或夜尿频繁，大便溏薄。由于脾肾阳虚，患者往往还会伴随面色苍白或暗淡，四肢不温，腰膝酸软等症状。故方选金匮肾气丸合黄土汤加减。方中制附子、肉桂以温阳为主；熟地黄滋养肾阴，与温阳药配伍，既补阴又能接纳阳气；山药、山茱萸补脾益肾，党参、白术健脾益气，茯苓、伏龙肝健脾燥湿，阿胶补血养血。加减用药也是围绕温补固摄，补肾健脾，解毒降浊等治疗目的来选择。

（四）典型案例

案例1 杨某某，女，9岁，学生。2004年3月12日初诊。

因双下肢散在瘀斑、瘀点7天就诊。初诊：双下肢散在瘀斑、瘀点，无疼痛等不适，压之不褪色，双侧扁桃体1度肿大，不伴腹痛、关节疼痛。尿常规（－）。大便稀溏。舌质淡红，舌苔薄白，脉细。

西医诊断：过敏性紫癜。

中医诊断：葡萄疫。

辨证：脾不统血证。

治法：健脾摄血，凉血止血。

处方：四君子汤加减。

南沙参20g	茯苓15g	白术10g	牡丹皮10g
川射干10g	龙骨15g	紫荆皮15g	大蓟20g
小蓟20g	仙鹤草10g	黄精20g	椒目10g
重楼5g	牛蒡子20g	甘草3g	

7剂，水煎服，1日1剂。

二诊：双下肢瘀斑、瘀点较前变淡，无新发皮损，双侧扁桃体不肿，咽红，无腹痛、关节疼痛。辨证：脾不统血，卫表不固证。治法：健脾摄血，益气固表。处方：四君子汤合玉屏风散加减。药物：黄芪15g，白术10g，防风5g，南沙参20g，茯苓15g，甘草3g，牡丹皮10g，川射干10g，龙骨15g，紫荆皮15g，黄精20g，椒目10g，重楼10g，薏苡仁20g，青果3g。14剂，水煎服，1日1剂。

三诊：双下肢皮损基本消退，无新发皮损，咽不红。辨证、治法同前。处方：四君子汤合玉屏风散加减。药物：上方加玄参10g、白茅根15g、蒲公英20g。14剂，水煎服，1日1剂。随访近1年未复发。

案例2 管某某，男，13岁，学生。2010年11月12日初诊。

因反复双下肢瘀斑、瘀点3月就诊。首诊：双下肢散在瘀斑、瘀点及出血点，压之不褪色，平均1~2日发一次，不伴腹痛、关节疼痛。尿常规（−）。

西医诊断：过敏性紫癜。

中医诊断：葡萄疫。

辨证：血热伤络证。

治法：凉血止血。

处方：凉血消风散合百合知母汤加减。

桑白皮 15g	地骨皮 20g	石膏 20g	知母 10g
百合 20g	水牛角 20g	生地黄 20g	牡丹皮 15g
川射干 15g	龙骨 20g	紫荆皮 20g	大蓟 30g
小蓟 30g	藕节 20g	白茅根 30g	仙鹤草 30g
重楼 5g	甘草 6g		

14剂，水煎服，1日1剂。

二诊：服药后双下肢皮损较前变淡，未见出血点，服药后1周发一次，无腹痛、关节疼痛，扁桃体不大。辨证：脾不统血证。治法：健脾止血。处方：四君子汤加减。药物：南沙参30g，茯苓20g，白术15g，甘草6g，牡丹皮15g，川射干15g，龙骨20g，紫荆皮20g，大蓟30g，小蓟30g，合欢皮20g，栀子15g，重楼20g，白花舌蛇草15g，地骨皮20g，广藿香15g，佩兰15g，藕节30g，秦艽15g。7剂，水煎服，1日1剂。

三诊：双下肢皮损较前变淡，无出血点，未新发皮损。辨证、治法同前。处方：四君子汤加减。药物：去合欢皮，加薏苡仁30g、女贞子30g、黄芪20g。7剂，水煎服，1日1剂。随访1年未复发。

案例3 李某，女，15岁，学生。2004年5月17日初诊。

因双下肢出现紫斑1周就诊。患者2周前患扁桃体炎，经治疗后好转，约1周后双下肢出现紫斑，粟米至黄豆大小，伴有双膝关节疼痛。查体：双下肢皮肤见大小不一的紫红色斑疹。压之不褪色。舌质红，苔薄黄，脉弦数。血常规、血小板正常，便、尿常规正常。

西医诊断：过敏性紫癜。

中医诊断：葡萄疫。

辨证：血热妄行，血溢脉外证。

治法：清热凉血，解毒消斑。

处方：凉血消风散加减。

水牛角 15g	生地黄 15g	牡丹皮 15	僵蚕 15g
龙骨 20g	紫荆皮 20g	地骨皮 20g	败酱草 20g
秦艽 10g	白鲜皮 20g	桑白皮 20g	磁石 15g
甘草 6g			

7剂，水煎服，每日1剂。

二诊：患者关节疼痛减轻，双下肢皮疹颜色变淡，无新发，口干。舌质淡红，苔薄白，脉弦。上方水牛角减为10g，去龙骨，加玄参20g，7剂。后紫癜完全消退，关节疼痛消失。随访1年未见复发。

（五）临证经验

过敏性紫癜的发生、发展，在疾病早期以邪实为主，而本虚的表现不明显；在后期，则兼有本虚的表现。实证多与素体有热有关；或外感邪毒化热，毒热郁于血分，迫血妄行，溢于肌肤所致。虚证者则责之气虚统摄无权，血不归经，外溢肌肤；或久病伤阳，阳虚则无力推动和统摄血液，导致血瘀成斑；阴虚火旺，虚热迫血妄行。治疗此类患者，在用药上，宜清解外邪，宜凉血，宜健脾益气固肾，而不宜使用耗气伤阴之品，也不宜温补。此外，过敏性紫癜等许多皮肤病是由于禀赋不足，食无禁忌所发，故在治疗的同时尤其要重视忌口。《外科正宗》强调："凡病虽在于用药调理，而又要关于杂禁之法……鸡、鹅、羊肉、蚌、蛤、河豚、虾、蟹海腥之属，并能动风发痒……不减口味，后必疮痒无度。大疮须忌半年，小疮当禁百日，此诚为知命君子也。"因此，在饮食上，也应遵循上述治疗原则，选择清淡营养之品。

（六）零金碎玉

1. 仙鹤草、大枣

（1）单味功用

仙鹤草别名众多，如《本草图经》称其龙牙草，《天宝本草》称其过路黄、毛脚鸡。其味苦、辛，性平，归肺、肝、脾经。功可止血，健胃。主治咯血、吐血、尿血、便血、赤白痢疾、崩漏带下、劳伤脱力、痈肿、跌打及创伤出血等。

大枣，味甘，性温，归脾、胃经，有补中益气、养血安神、缓和药性的功效。可用于治疗胃虚食少、脾弱便溏、气血津液不足、营卫不和、心悸怔忡、妇人脏躁等。《神农本草经》云："主心腹邪气，安中养脾，助十二经，平胃气，通九窍，补少气、少津液、身中不足，大惊，四肢重，和百药。"

（2）伍用经验

艾老常配用二药，治疗过敏性紫癜及血小板减少性紫癜等皮肤病属气血虚弱证者，意在补气血、止血。仙鹤草止血，兼顾健脾；大枣补中，益气养血。二者配合，即为标本兼顾，临证作为加减药对治疗气血虚弱及升血小板效佳。

（七）问诊路径

1. 皮肤相关情况

（1）详细了解皮肤症状及紫癜部位和分布情况，记录病程起始时间和发作周期。紫癜的形状、大小、数目、颜色的深浅及其变化情况；是否有间歇性缓解或间歇性发作的特点；紫癜是否伴有瘙痒或疼痛。

（2）询问患者日常皮肤护理习惯，如使用的护肤品或药物；日常洗澡的频率。

（3）了解患者的居住环境，季节变化等对症状影响，是否存在花粉季节、空气质量差等外部诱因。

（4）询问患者饮食偏好和过敏史，对食物的过敏反应，例如是否对某些海产品、坚果、牛奶等食物过敏；了解是否有反复发作的过敏性疾病，如过敏性鼻炎、荨麻疹、药物过敏等。

2. 全身症状情况

（1）询问患者是否有疲倦感、乏力、面色苍白等全身表现。

（2）了解患者的睡眠质量、情绪状态，是否有失眠、多梦的情况。

（3）询问患者的二便情况，是否有便溏、腹痛等肠道问题。

（4）兼顾患者的月经史和性功能，如女性患者的月经周期、经量、痛经情况，男性患者的性功能等。

（5）关节损害相关症状：询问患者是否有关节疼痛、肿胀等症状。

（6）肾损害相关症状：询问是否有血尿、蛋白尿的现象，颜色、量及频率；了解是否有水肿，特别是眼睑、脚背和下肢的水肿情况。

（7）询问是否患有其他可能影响肾功能的疾病，如高血压、糖尿病、动脉硬化等，以及这些疾病的控制情况。

3. 辅助检查情况

询问患者最近的尿常规检查，包括红细胞、白细胞、蛋白质等指标；询问是否进行过血肌酐、尿素氮等肾功能的检测，了解检测结果；询问患者的水肿、血尿和蛋白尿的情况，是否与某些活动或饮食习惯有关。

4. 其他

开放性问诊，例如：你还有哪些不舒服的需要补充？

5. 整合分析

确定证型、治法、方药。

第十三节　口腔扁平苔藓

（一）疾病认识

扁平苔藓是一种典型皮损表现为"多角形紫红色扁平丘疹"的特发性炎症性皮肤病。本病好发于四肢屈侧，常累及黏膜，皮损表面可有蜡样薄膜，可见Wickham纹，为特征性皮损，皮肤病理活检有特异性。口腔扁平苔藓最常见于双侧磨牙区的颊黏膜，其次为舌、下唇的唇红部、牙龈等处，可同时伴或不伴皮肤损害。

本病相当于中医学紫癜风范畴，也可参考口疮、口破、喉痹等辨证处方。《医宗金鉴·外科卷上·口部》曰"大人口破分虚实，艳红为实淡红虚，实则满口烂斑肿，虚白不肿点微稀"，指出口疮有虚、实之分。虚者，色淡红，满口白斑微点，甚者陷露龟纹，脉虚口不渴；实者，色艳红，满口烂斑，甚者腮舌俱肿，脉实口干。又《诸病源候论·卷三十·咽喉疮候》曰"咽喉者，脾胃之候也。由脾胃热，其气上冲咽喉，所以生疮。其疮或白头，或赤根，皆由挟热所致"，提出了脾胃热可致咽喉生疮。《景岳全书·卷之二十八·咽喉》曰"满喉生疮，红痛久不能愈，此实水亏虚火证也"，则强调虚热论治。

艾老提出，本病的病机为心肾不交，虚火上炎，因脾胃湿热交结所致，属于虚实夹杂之证。中医理论认为，脾开窍于口，心开窍于舌，肾脉连咽系舌本，两颊与齿龈属胃与大肠，任脉、督脉均上络口腔唇舌。口腔疮疡的发生与心、脾（胃、大肠）、肾，以及任脉、督脉关系密切。心属火，肾属水，若肾水不能涵养心火，水火不济，虚火妄动，咽喉失于濡养而黏膜起刺、粗糙、疼痛；脾胃虚弱，久则积热不化，熏蒸于上，口腔溃疡、糜烂伴疼痛久不能愈。正如李东垣在《脾胃论·卷中·饮食劳倦所伤始为热中论》中所说："既脾胃气衰，元气不足，而心火独盛。心火者，阴火也。起于下焦，其系系于心。心不主令，相火代之。"任、督二脉为一身阴阳之总司，二脉失和，疾病丛生。

（二）辨证思路

该病病程一般较长，可分为三个阶段。急性期主要是阴虚火旺，兼夹风湿热，可见口腔黏膜双侧对称出现假膜伴白色网状或环状条纹（亦称龟背纹），亦可见白色突起的小丘疹，周围发红，表面光滑，疼痛，伴见阴虚火旺的症状。该期治宜滋阴清热、疏泄风湿热，方选玄麦甘桔汤合百合知母汤、凉血消风散加减。

慢性期主要为阴虚夹湿，可见口腔黏膜白色网状条纹增厚，形成假膜，表面粗糙、肥厚，亦可见糜烂，并伴有口唇麻木、体倦、纳差、舌淡边有齿痕、苔薄、脉弦细。治宜滋阴化痰散结，健脾除湿。故在前法基础上，加消瘰丸、四君子汤、生脉饮等加减。

缓解期主要是脾肾两虚、余邪未尽，可见口腔假膜变薄，或新生黏膜，舌淡红，苔薄，脉细滑。治宜滋养脾肾，以玄麦甘桔汤、消瘰丸合二至丸，加黄精、玉竹之类。

另外，若由于风湿蕴聚，郁久化热成毒，热毒盛者，加白花蛇舌草、重楼；皮损肥厚者，加山慈菇、猫爪草、夏枯草；大便干结者，加瓜蒌子、槐角、决明子；失眠者，加柏子仁、酸枣仁、龙齿。

（三）治疗方案

1. 急性期

症状：口腔黏膜双侧对称出现白色网状或环状条纹，亦可见白色突起的小丘疹，周围发红，表面光滑，疼痛，偶见血疱、溃疡，伴有口干、口涩、多梦、寐差。舌尖红，苔薄黄，脉弦。

辨证：阴虚火旺证。

治法：滋阴清热。

处方：玄麦甘桔汤、百合知母汤合凉血消风散加减。

玄参 20g	麦冬 15g	桔梗 10g	百合 30g
知母 10g	水牛角 20g	龙骨 20g	牡丹皮 15g
生地黄 10g	合欢皮 20g	白花蛇舌草 10g	灵磁石 15g
酸枣仁 30g	柏子仁 30g	甘草 6g	

加减：口干咽燥明显者，加女贞子、墨旱莲以补肾阴、敛虚火；气虚疲乏者，可加南沙参、北沙参、太子参等；火旺者，如心烦、口苦者，可加栀子。

分析：该期为心肾不交，虚火上炎，灼伤肺阴，心火独盛，扰乱心神。治宜滋阴清热，加养心安神之品以助补肾养心，交通心肾，方选玄麦甘桔汤合百合知母汤加减。艾老认为，风、湿、热三邪蕴于肌肤不得疏泄，会加重本病。因此，在初期常加用凉血消风散，以清热凉血，兼有"治风先治血，血行风自灭"之意。

方中玄参"滋下焦少阴之水，清上焦氤氲之热……追无根浮游之火"；知母、生地黄、百合、麦冬既能养阴，又可清火；水牛角、牡丹皮凉血清火；龙骨、灵磁石入肾经强阴、清热降火；酸枣仁、柏子仁养心安神；白花蛇舌草清热利湿；合欢皮行气；桔梗引药上行，直达病所；甘草调和诸药。共奏滋阴清热、交通心肾、润肺养心之功。

2. 慢性期

症状：口腔黏膜白色网状条纹增厚，形成假膜，表面粗糙肥厚，亦可见糜烂，并伴有口唇麻木、体倦、纳差。舌淡边有齿印，苔薄，脉弦细。

辨证：阴虚痰凝，脾虚湿滞证。

治法：滋阴化痰散结，益气健脾除湿。

处方：前法基础上加消瘰丸、四君子汤加减。

玄参 20g	麦冬 15g	桔梗 10g	百合 30g
知母 10g	牡丹皮 15g	生地黄 10g	白花蛇舌草 10g
龙骨 20g	牡蛎 30g	浙贝母 30g	猫爪草 10g
南沙参 30g	茯苓 15g	炒白术 15g	甘草 6g

加减：纳差者，加藿香、佩兰化湿醒脾开胃；腹胀者，加陈皮、厚朴行气除满。

分析：此乃阴虚夹湿之证，湿积久则生痰，痰火凝结为患。因病程较长，故在前法基础上加消瘰丸以化痰软坚，佐以四君子汤健脾除湿，所谓"脾旺则湿自去"。

方中玄参、麦冬、百合、知母、生地黄滋阴清热降火；牡丹皮清热凉血活血；白花蛇舌草清热利湿；龙骨入肾经强阴潜阳；牡蛎、浙贝母、猫爪草软坚散结；南沙参益气健脾；茯苓健脾渗湿；炒白术健脾燥湿；桔梗引药上行，直达病所；甘草调和诸药。共奏滋阴化痰散结、益气健脾除湿之功。

3. 缓解期

症状：口腔假膜变薄，或新生黏膜。舌淡红，苔薄，脉细滑。

辨证：脾肾两虚，余邪未尽证。

治法：滋养脾肾。

处方：玄麦甘桔汤、消瘰丸合二至丸，加黄精、玉竹之类。

玄参 20g	麦冬 15g	桔梗 10g	牡蛎 20g
浙贝母 20g	猫爪草 10g	女贞子 30g	墨旱莲 10g
玉竹 15g	黄精 20g	甘草 6g	

加减：若湿邪蕴聚，郁久化热成毒，热毒盛者，加白花蛇舌草、重楼；皮损肥厚者，加山慈姑、猫爪草、夏枯草；大便干结者，加瓜蒌子、槐角、决明子；失眠者，加柏子仁、酸枣仁、龙齿。

分析：此为病情好转，肾阴逐渐恢复之时，在玄麦甘桔汤、消瘰丸基础上加用二至丸，以滋阴养肾。方中玄参滋阴清热降火；麦冬、玉竹、黄精养肺脾之阴；女贞子、墨旱莲养肾阴；牡蛎、浙贝母、猫爪草软坚散结；桔梗引药上行，直达病所；甘草调和诸药。共奏滋阴清热、补益脾肾之功。

（四）典型案例

何易某，女，46岁。2015年10月25日初诊。

1年前，患者因口腔扁平苔藓于当地医院治疗后无明显缓解。刻诊症见：两颊黏膜假膜上可见针尖大小丘疹伴糜烂，其余躯干、四肢未见皮损分布，自觉阵发性手足心热，面部潮热，偶有汗出，入睡困难且易醒，大便偏结。舌偏暗，尖红，苔薄黄，脉弦数。

中医诊断：紫癜风。

西医诊断：口腔扁平苔藓（慢性期急性发作）。

辨证：阴虚火旺证。

治法：滋阴清热，凉血安神，软坚散结。

处方：方选玄麦甘桔汤、百合知母汤合凉血消风散加减。

玄参 20g	水牛角 20g	龙骨 20g	合欢皮 20g
白花蛇舌草 20g	麦冬 15g	射干 15g	牡丹皮 15g
桔梗 10g	知母 10g	生地黄 10g	百合 30g
槐角 30g	决明子 30g	龙齿 30g	灵磁石 30g
酸枣仁 30g	柏子仁 30g	甘草 6g	

14剂，每日1剂，水煎服。

外治：用淡盐水漱口，每日3次，涂锡类散。

二诊：口腔未见糜烂，手足心发热缓解，每晚入睡较前好转，大便通畅。舌淡红，苔薄，脉弦细数。前方去决明子、柏子仁，加消瘰丸、太子参30g、黄精20g、石菖蒲6g。14剂，如法煎服。外治同上。

三诊：口腔假膜变薄，睡眠改善，手足心热。舌稍暗，苔薄黄，脉弦细。方选玄麦甘桔汤、凉血消风散合二至丸加减。处方：玄参、水牛角、龙骨、白花蛇舌草、合欢皮、浙贝母各20g，麦冬、射干、牡丹皮、墨旱莲各15g，桔梗、玉竹各10g，槐角、决明子、酸枣仁、女贞子各30g，甘草6g。14剂。患者坚持治疗近4月，皮损基本消退，又巩固治疗数月。随访半年未复发。

案例点评：患者病史较长，就诊时属于急性发作期，辨证为阴虚火旺证，故初予滋阴清热、凉血安神之剂；二诊患者皮损糜烂缓解，加入消瘰丸、石菖蒲软坚散结；三诊口腔假膜变薄，手足心热，结合舌脉，可知患者阴虚火旺仍较明显，故加入补益肝肾的女贞子、墨旱莲则意在扶正固本。

口腔扁平苔藓的病机为心肾不交，虚火上炎，由脾胃湿热交结所致，虚实夹杂。在疾病发展的不同阶段，表现不同，侧重点不同。在急性期，口腔黏膜可见白色网状、环状条纹、丘疹、溃疡或血疱，虚火较明显，治疗时滋阴降火为主；慢性期口腔黏膜可见假膜形成，痰湿较明显，需在滋阴降火的基础上，增加健脾、祛湿、化痰之药；缓解期假膜变薄，或有新生黏膜，是肾阴逐渐恢复之时，治疗时应在滋阴降火的基础上，增加养阴扶正药物。治疗全程不忘阴虚本质，治疗时滋阴降火应贯穿始终。

（五）临证经验

本病西医称其为扁平苔藓，中医有紫癜风之称。西医学对本病的病因、发病机制尚不明确，无特异性的治疗，且反复发作是治疗本病的难点所在。本病多以口腔黏膜粗糙、肥厚、疼痛、糜烂为主要症状。口腔黏膜粗糙、肥厚多因心肾不交，虚火上炎，耗伤阴血，阴血不足，血虚生风生燥所致；脾胃受损，健运失司，水湿内停，久蕴化热，湿热互结，熏蒸黏膜则变生糜烂、白斑，经久不愈；阴虚内热，与湿热合而循经上蒸，热盛则疼痛。艾老治疗本病多分期论治，急性期、慢性期和缓解期，三期病机各有侧重，急性期重在祛邪，而缓解期则需要固肾培元，兼顾脾胃，同时治疗本病尤其应有治未病思想，防其复发与恶变。

（六）零金碎玉

艾老颇为重视"治未病"的思想，认为长期皮损不及时治疗容易发生癌变，故应密切观察皮损变化。如有癌变倾向，可加用复方斑蝥胶囊、破壁灵芝孢子、小金丹、西黄丸等有抗癌功效的中成药，以扶正祛邪，促其早日愈合，既病防变。同时，重视加强口腔的护理，避免不当刺激引起病情加重。如果确诊为口腔岩，可以先行切除病灶后，再服中西医药物治疗，以加强疗效。

（七）问诊路径

1. 口腔相关情况

了解整体口腔及皮损区域情况，并详询患者的病程和症状起始时间；口腔黏膜的光泽、是否肿胀充血，是否存在假膜以及假膜是否完整，病变部位的颜色、形状、大小、数目；皮损是否突出口腔黏膜表面，是否有疼痛、烧灼、麻木感等，是否影响进食；是否有逐渐加重或减轻的趋势，有何间歇性缓解或发作的特点；了解患者平时的口腔护理习惯，是否经常使用刺激性的口腔清洁剂或漱口水；是否合并其他口腔疾病，如口腔溃疡、牙龈炎、黏膜烫伤等。

2. 全身症状情况

（1）询问患者的睡眠、情绪、二便情况、饮食习惯、平时是否容易出现胃肠不适及具体表现等。

（2）了解患者的免疫功能情况：是否经常感冒、容易疲劳等。

（3）了解患者的情绪和压力情况：工作时长和强度，有无焦虑抑郁等。

3. 个人史

了解患者平时的饮食习惯偏好，是否喜食油炸辛辣刺激，食物温度是否过烫，有无吸烟、饮酒等习惯。

4. 其他

开放性问诊，例如：你还有哪些不舒服的需要补充？

5. 整合分析

确定证型、治法、方药。

第十四节　带状疱疹

（一）疾病认识

带状疱疹是一种临床常见的皮肤病，其最常见的临床表现是神经疼痛，发病部位往往出现灼痛、刺痛，痛感常向邻近皮肤放射，严重者疼痛难忍，影响患者的正常工作和生活。

中医学认为，带状疱疹属于"蛇串疮"范畴。早期多因情志内伤，肝气郁结，久而化火妄动，湿热内蕴，外溢皮肤而生；亦因外感毒邪，以致湿热火毒蕴积肌肤而成。蛇串疮一病，着眼点在一"痛"字，"经络不通、不通则痛"乃其病机关键所在，其病位在"血分"。该病多发于老年人，盖老年人脏腑功能衰退，正气本虚，气血不足，不荣则痛；又血虚则血行不畅而致血滞不通，不通则痛。临床中，患者经过前期治疗，疗效不佳则会遗留疼痛，故一般病程较长者还有"久病致瘀""久病入络"之弊，导致瘀血阻滞经络，气血不行，疼痛难愈。

艾老在1987年首次提出"活血药在带状疱疹治疗中用不嫌早"的观点。《外科证治全书》曰："诸痛皆由气血瘀滞不通而致"。带状疱疹用活血化瘀药可减少疼痛发生，同时可佐以虫药破血逐瘀定痛。需要注意的是，使用峻烈虫药如水蛭、虻虫、全蝎、蜈蚣时，应重用补益气血之品如黄芪、当归等，以免耗伤正气。艾老指出，年老体弱者，常因肝虚火旺，湿热毒盛，气血凝滞，以致疼痛剧烈，病程迁延。如在治疗早期佐以益气活血通络法，便可防患于未然。一者，可助药力运行直捣病所，大大增强祛邪药物的功效。二者，"血为气母，气为血帅"。疾病早期邪气阻碍气机，气机不畅则血行受阻，因而早期即已出现气血运行失常。后期局部出现剧烈疼痛时，气血瘀滞已久，甚为难治。因此，疱疹早期即应运用益气活血通络法。选择适当的外治方药是成功的关键。临床上，治疗带状疱疹后遗神经痛，多养血活血、行气止痛。

（二）辨证思路

带状疱疹的辨证需"查其隐，观其显，防其变"。何为隐？即只有症状，没有皮肤损害。比如隐匿型带状疱疹初期，有特殊疼痛的症状，没有皮肤损害的出现，注意不要误诊，按照带状疱疹治疗，可以取得很好的疗效。何为显？比如带状疱疹既有特殊疼痛的症状，又有皮肤损害的出现，如果及时治疗，并应用活血化瘀药物，可以迅速缓解病情。何为变？在疾病处于显的阶段，要考虑到带状疱疹的后遗疼痛，早用活血化瘀药物来预防后遗疼痛的发生，这就是防其变。这一思想，可以寓预防于治疗之中，又可在治疗中防其变。

（三）治疗方案

1. 肝经湿热，气滞血瘀证

症状：初期或急性期出现散在的红色疹块，可能发展成簇状、条带状疱疹。疱疹渐进性增多，出现微痒或刺痛，以腰间带脉区域为主，多沿条带分布。疱疹内容物开始清稀，后逐渐混浊，攻坚滞结，虽多而不破损。疼痛感随时间递增，或可见局部红肿，发热。可伴有口苦咽干，小便黄赤，大便干结或黏滞。舌质可能呈红，舌苔黄腻或干，舌下静脉曲张，脉象多弦数。

治法：清肝泻火除湿，益气活血通络。

处方：

龙胆草 3g	黄芩 15g	栀子 10g	柴胡 5g
生地黄 20g	白芍 20g	制乳香 5g	制没药 5g
甘草 6g			

加减：若疱疹明显、苔腻、大便干结，可加决明子、天花粉泻火通便，并加重黄芩、栀子用量以清热泻火；若痛感显著，可加用延胡索、三七粉、路路通、土鳖虫等，增强活血祛瘀、通络止痛效果；若有口苦、咽干等症状，可加用薄荷、百合、知母以清肝泻火；若有热扰神明，夜眠不安，可加用茯苓、合欢皮、酸枣仁安神清热；若发热、恶寒、肢体疼痛，可加用荆芥穗、防风散风邪解表；若湿热下注，小便黄赤，可加用滑石粉、通草利水通淋；若舌苔黄腻，

口感黏腻，可酌加生薏苡仁利湿清热。

分析：此证型多见于蛇串疮初起时或急性期。肝郁化火、湿热壅聚、邪毒蕴积则疱疮浆液饱满，簇状分布；气滞血瘀、经络不通而有明显痛感。故选用龙胆泻肝汤加减。龙胆草、黄芩、栀子，既泻实火，又清湿热；柴胡疏肝行气，兼可清热；生地黄清热凉血，白芍柔肝缓急止痛；制乳香、没药活血化瘀止痛；佐以水蛭活血通络；甘草既缓和药性，又解毒止痛。本方诸药君臣佐使相互配合，既可清热解毒，泻火利湿，又能凉血活血，消肿止痛。

2. 气血不足，瘀血阻络证

症状：局部皮疹不明显，或可见紫红或暗红色的色素沉着区域，呈现片状分布，边界较清晰。皮肤干燥伴有瘙痒或刺痛感，可随情绪、气候因素变动，情绪波动，如有焦虑、抑郁等时，症状可能加重。久病体虚者或可见腰膝酸软，疲乏无力，头昏耳鸣。舌质紫暗或有瘀点、瘀斑，舌体瘦薄，舌下静脉怒张，脉象多见细涩或者弦细。

治法：益气活血，通络止痛。

处方：

桃仁 10g	红花 5g	当归 5~10g	川芎 3~5g
丹参 30g	鸡血藤 30g	路路通 15g	蜈蚣 1 条
全蝎 0.5g（冲服）	地龙 10g	黄芪 30g	甘草 6g

加减：余毒未清者，加土茯苓、忍冬藤清解余毒。眠差者，加用首乌藤安神通络止痛。疼痛难忍，心烦者，因"诸痛痒疮，皆属于心"，故加用珍珠母、代赭石镇心安神止痛。此外，活血化瘀通络之品，性多辛燥，久用易伤及气阴，故后期多伍用山药顾护胃气，白芍、女贞子、枸杞子滋养阴液，使邪去而不伤正。发于胸胁部者，加柴胡疏肝解郁，白芍养血敛阴，柔肝止痛。久病体虚者，加北沙参、太子参、山药健脾益气，固护胃气。

分析：蛇串疮后期多见气血不足、瘀血阻络证，以益气活血、通络止痛为治法，故方选桃红四物汤加减。方中用当归、川芎、丹参、鸡血藤、桃仁、红花养血活血并用，双管齐下，更加路路通、蜈蚣、全蝎、地龙等通络止痛之品，其效益彰。气血关系密切，相互为用，"气为血帅"，气行则血行，气滞则血瘀，故用黄芪益气行血，气血充足则经络得养，疼痛消失。

（四）典型案例

案例 1 陈某，男，74 岁，退休。2005 年 9 月 5 日初诊。

因左胸胁部出现红斑丘疱疹伴瘙痒 1 天就诊。自述 1 天前无明显原因患处出现红斑数个，伴瘙痒，随后起成群小水疱，瘙痒加剧。查见患者左胸胁部有 3 处约 2.5cm×4cm 大小的红斑，其上疱疹群集。舌质红，舌苔薄黄腻，脉弦数。

西医诊断：带状疱疹。

中医诊断：蛇串疮。

辨证：肝经湿热证。

治法：清肝泻火除湿，益气活血通络。

处方：龙胆泻肝汤加减。

龙胆草 3g	柴胡 10g	茵陈 10g	黄芩 15g
白芍 20g	南沙参 30g	栀子 15g	制乳香 10g
制没药 10g	山药 30g	甘草 6g	

3 剂，水煎服，每日 1 剂，分 3 次，每次 150ml，饭后半小时温服。

外治：二味拔毒散清茶水调涂患处。

二诊：患者自述痒轻痛甚，见皮损暗红，少许糜烂伴渗液。舌淡红，舌苔薄黄，脉弦。处方：桃仁 10g，红花 10g，当归 15g，柴胡 10g，白芍 20g，生黄芪 15g，栀子 15g，水蛭 6g，山药 30g，延胡索 30g，甘草 6g。4 剂。外治：紫草油外涂患处。

三诊：见患处红斑隐现，脱屑。舌质淡红，舌苔薄黄，脉弦细。二诊方去栀子、延胡索，加太子参 30g、麦冬 15g、五味子 10g，7 剂。随访 3 月，皮损消退，无痛，仅留色素沉着。

案例 2 张某，男，68 岁，退休。2001 年 6 月 28 日初诊。

因右胸胁部红斑水疱伴疼痛 1 个月就诊。1 个月前患者因工作劳累后在右胸胁部出现红斑、群簇性丘疹、水疱，伴疼痛，在某医院诊为"带状疱疹"，给予西药抗病毒、消炎止痛及营养神经治疗 2 周后，患者皮损消退，但皮损处皮肤仍疼痛难忍，影响工作及睡眠，遂来我科诊治。初诊：患者诉右胸胁皮肤疼痛，不能触碰，衣物摩擦疼痛尤甚，精神、睡眠差，纳可，大便干，小便正常。查体：右胸胁部可见片状色素沉着及少量痂皮，未见红斑及丘疱疹。舌质淡暗，舌苔薄，脉细弦。

西医诊断：带状疱疹。

中医诊断：蛇串疮。

辨证：气血不足，瘀血阻络证。

治法：益气养血，活血通络。

处方：桃红四物汤加减。

黄芪 30g	当归 15g	川芎 15g	桃仁 15g

地龙 15g	红花 15g	丹参 30g	鸡血藤 30g
血木通 15g	橘络 15g	蜈蚣 2 条	延胡索 30g
忍冬藤 30g	土茯苓 20g	柴胡 10g	白芍 30g
首乌藤 30g	珍珠母 15g（先煎）		

14 剂，水煎服，每日 1 剂，分 3 次，每次 150ml，饭后半小时温服。

二诊：疼痛明显好转，睡眠质量改善。上方去忍冬藤、土茯苓、首乌藤、珍珠母，加用山药 30g、女贞子 20g、枸杞子 15g、甘草 10g，继服 14 剂而愈。门诊随访 3 月未见复发。

案例 3 叶某，女，78 岁，退休。2013 年 3 月 13 日初诊。

因患右胸部带状疱疹后遗神经痛 1 个月就诊。1 个月前患者无明显诱因右侧胸部出现红斑水疱，伴疼痛。就诊于当地医院，诊断为"带状疱疹"，予静脉输液（具体不详）治疗后水疱消退，仍然剧烈疼痛，行神经阻断治疗可维持 1 天，为求进一步治疗，故来我院就诊。初诊：右侧胸部水疱已结痂，部分已脱落。自诉皮损处疼痛，可放射至右胸部及肩背部，呈灼痛，尤以夜间为甚，影响睡眠。二便正常。舌质正常，舌苔薄黄，脉弦细。

西医诊断：带状疱疹后遗神经痛。

中医诊断：蛇串疮。

辨证：气滞血瘀证。

治法：养血活血，通络止痛。

处方：桃红四物汤加减。

桃仁 15g	红花 10g	当归 10g	川芎 5g
生白芍 20g	瓜蒌皮 15g	薤白 10g	水蛭 5g
延胡索 20g	蜈蚣 1 条	路路通 15g	鸡矢藤 30g
丹参 30g	甘草 6g		

10 剂，水煎服，每日 1 剂，分 3 次，每次 150ml，饭后半小时温服。

二诊：服药后疼痛明显减轻，夜间仍疼痛明显，口服止痛药可入睡。尿灼热、尿不尽，大便正常。守上方加土鳖虫 15g、玄参 20g、金荞麦 30g、生黄芪 40g。再服 7 剂。

三诊：患者未诉其他不适，疼痛已较前明显减轻。守方不变，再进 7 剂。病愈。

案例 4 王某，男，45 岁。2005 年 6 月 22 日初诊。

患者自述 1 个月前右胁疼痛，并出现成簇水疱，继则皮肤糜烂，蔓延成片。在当地医院治疗后皮损处结痂、脱落。目前患处灼热，疼痛剧烈，未见皮损。

舌质暗，苔薄黄，脉弦。

西医诊断：带状疱疹后遗神经痛。

中医诊断：蛇串疮。

辨证：气滞血瘀证。

治法：养血活血，通络止痛。

处方：桃红四物汤加味。

桃仁 15g	红花 15g	当归 15g	川芎 10g
柴胡 10g	白芍 20g	黄芪 30g	路路通 15g
蜈蚣 1 条	延胡索 30g	山药 30g	甘草 6g

水煎服，每日 1 剂，分 3 次服。服药 4 剂后，患者疼痛减轻，但仍有针刺样痛。守上方，加太子参 30g、北沙参 30g。续服 4 剂后痊愈。

案例点评：《内经》曰"不通则痛""不荣则痛"。故临床上治疗带状疱疹后遗神经痛，多养血活血、行气止痛。所以方用桃红四物汤。该病发生于胸胁部，且肝主藏血，故予以柴胡疏肝解郁；白芍养血敛阴，柔肝止痛；路路通、蜈蚣通络止痛；久病则体虚，予以黄芪、北沙参、太子参、山药健脾益气，固护胃气。

（五）临证经验

艾老提出，带状疱疹之治疗，重点在"头尾并重"，开头控制病情及时，可以大大缩短治疗时间，减轻痛苦；收尾阶段主要是后遗疼痛，疼痛原因乃经络不通，所以艾老提出"带状疱疹活血药用不嫌早"的观点。实践证明，早期应用活血化瘀药物，可以减轻疼痛时间和疼痛程度，这一治疗特色已经被临床推广使用。而针对通络止痛药的选择，艾老认为通络止痛药中有两类对本病治疗较有意义：一为藤类药。中草药之藤，性清轻，善走行，通络力强，如忍冬藤解毒通络止痛，鸡血藤养血通络止痛，首乌藤滋阴养血安神、通络止痛等。二为虫类药。如全蝎、蜈蚣、地龙等，血肉有情之品，极富灵性，倘能结合患者特点，在辨证中稍佐一二，每每收到意想不到之良效。

（六）零金碎玉

1.二味拔毒散

（1）组成：二味拔毒散由明雄黄、白矾等分组成，具有消炎止痛的作用。二味拔毒散古代亦有，应用于治疗带状疱疹是文琢之教授的创新应用，在临床上治疗缠腰火丹疗效十分明显。

（2）制法：共研细末。

（3）用法：用清茶水调化，鹅毛或棉签蘸药涂搽患处。

（4）适应证：治缠腰火丹、风湿诸疮、红肿痒痛者，用之止痛效果明显。为治疗缠腰火丹外用特色药物。

（5）禁忌证：对本品过敏者禁用；孕妇慎用。

（6）注意事项：①本方治疗缠腰火丹效果明显，水调、油调均可，但浓度要大，以浓茶水为妙。②有皮损处或水疱破溃者，擦搽药物时当避开，以免导致疼痛。

2. 水蛭、蜈蚣、丹参

（1）单味功效

水蛭，《神农本草经》谓其"味咸，平。主逐恶血、瘀血、月闭，破血瘕、积聚……生池泽"，《本草拾遗》记载"人患赤白游疹及痈肿毒肿，取十余枚令啖病处，取皮皱肉白，无不差也"。其味咸、苦，性平，无毒，归肝经。气腥善行，入血破散。该品破血力大，适用于瘀血停滞引起的经闭、肿瘤包块以及跌打肿痛等病证。

蜈蚣，《神农本草经》谓其"啖诸蛇、虫、鱼毒……去三虫"。其性味辛、温，有毒，归肝经。功善息风止痉，攻毒散结，通络止痛。用于小儿惊风、抽搐痉挛、中风口歪、半身不遂、破伤风、风湿顽痹、疮疡、瘰疬、毒蛇咬伤等。

丹参，出自《神农本草经》，其"味苦，微寒"，入心、肝经。可活血通经、清心除烦、排脓生肌，用于胸肋胁痛、风湿痹痛、癥瘕结块、疮疡肿痛、跌仆伤痛、月经不调、经闭痛经、产后瘀痛等。

（2）伍用经验

艾老常用上三味药配伍，治疗带状疱疹后遗神经痛。带状疱疹属于中医学"蛇串疮"之范畴，该病后期久痛入络，水蛭功善活血破瘀通经，蜈蚣搜剔络邪、通络止痛，丹参入心、肝经，功善活血通经止痛，兼可清心除烦，对带状疱疹后遗神经痛功效显著。临床应用，还可临证配伍理气、温通、扶正之品，效果更佳。

（七）问诊路径

1. 皮肤相关情况

（1）详细了解皮肤病变区域的起始时间和发展过程。疼痛的性质、强度及其发作规律，特别关注是否急性疼痛使患者难以忍受；疼痛是否特定于某一个神经节段，是否沿着神经走向分布（一般为单侧疼痛，不超过正中线）；询问瘙痒的程度，以及是否有皮疹先于疼痛出现。

（2）观察疱疹的分布情况，记录数量、形态和颜色。分析疱疹是否呈单侧簇带状分布，是否沿神经干走向，是否融合；复诊患者观察并询问是否有新出现的疱疹。

（3）询问是否有过敏或感染史。了解是否有药物或接触过敏症；了解患者近期是否出现外感病相关症状；是否有湿疹、荨麻疹等皮肤病史，或是否合并其他皮肤疾病。

2. 全身症状情况

（1）询问伴随症状：是否伴有发热、乏力等全身症状；是否有恶心、头痛等其他不适。

（2）了解患者的其他身体状况：睡眠如何，是否有失眠、多梦等表现；是否有焦虑、抑郁等情绪不稳定的表现；询问患者的饮食习惯，如是否喜食辛辣、油炸刺激食物，以及这些习惯是否已做适当调整；询问排便情况。

3. 其他

开放性问诊，例如：你还有哪些不舒服的需要补充？

4. 整合分析

确定证型、治法、方药。

第十五节　扁平疣

（一）疾病认识

扁平疣是一种由人乳头瘤病毒引起的常见皮肤病，皮损通常为圆形或椭圆形的扁平丘疹，大小在 1~5 毫米之间，颜色可以从肉色到棕色不等，常出现在面部、前臂和手部，一般无明显的自觉症状，偶有轻微瘙痒。本病的发生与机体免疫力下降、他人传染等有关。虽然扁平疣有时会自行消退，但多数病程较长，难以彻底治愈，常规西医手段治疗后有复发风险。扁平疣常出现在身体暴露部位，可能影响患者的外貌美观，从而造成心理困扰。

扁平疣属于中医"扁瘊""瘊子""疣"等范畴。《诸病源候论·疣目候》中指出："此亦是风邪搏于肌肉而变生也。"薛己在《外科枢要·卷四·论疣子》中说："疣属肝胆少阳经风热血燥，或怒动肝火，或肝客淫气所致。盖肝热水涸，肾气不荣，故精亡而筋挛也。"认为本病病在少阳，其病机以虚证为本，本虚标实。中医认为，本病乃肝旺血燥，卫外不固，风热毒邪侵袭，阻于经络，客于肌表而成。

艾老认为，扁平疣的病机是外感疫疠之邪（并指出该邪属含灵之毒），侵入机体致局部气血凝滞、痰阻而成。对于病程长、经久不愈、皮损广泛的患者，其病机则更为复杂。现代人因嗜食辛辣油腻之品及熬夜等不良习惯易损伤正气，正虚则卫外不固，腠理失司，易感受外来邪毒，加之饮食内伤脾胃致痰热内生，外来邪毒与内生痰热相合，致邪热炽盛，化为热毒，终致内外邪毒蕴于肌肤，发为扁平丘疹。而正虚不能驱邪外出，邪毒蕴于肌肤，病久入络，阻碍气血津液运行，使水湿停聚，血行不畅，则痰湿、瘀血内生，痰瘀互结，阻于肌肤，就会致使病情缠绵难愈、反复发作。

（二）辨证思路

扁平疣的关键病机为正虚邪犯。外有疫疠之邪侵入机体，内有正气虚损，病理产物有郁火、瘀、痰等。辨证时，应辨明正虚者为气虚、阴虚、脾虚或是肾虚等；邪毒多为风热；病理产物是哪种更为偏盛，以郁火为主，还是痰湿为主，抑或是瘀血为主，还是其中二者或多者均明显。

扁平疣病位在肌肤属阳，不红不热属阴，故本病应归于半阴半阳证。临床观察，扁平疣患者皮损发红发痒者一般病程较短，不红不痒者病程缠绵难愈。所以，在治疗扁平疣过程中，除了紧扣病机清热解毒散结外，还可运用透阴转阳之法，适当选一些辛温疏散之品，助其皮损阳化，移深就浅。辛能发散行气，温能散寒助阳。辛温之品可以通利血脉，促进血液循环，消散瘀血，善于走散，具有行血、散瘀、通经之效。其属阳药，阳药运行，阴邪化去，便能加快疣体脱落。艾老的"祛疣方"中加入防风、白芷等辛温疏散之品，正体现透阴转阳之意。"透阴转阳"是中医重要治法之一，现引入治疗扁平疣，旨在为扁平疣提供一个新的治疗思路。

（三）治疗方案

1. 热瘀互结证

症状：扁平丘疹，稍高出皮肤，色淡褐，边界清，患者自觉无痒痛，眠可，二便常。舌淡红，苔薄黄腻，脉弦。

治法：清热解毒散结，辛温疏散化瘀。

处方：祛疣汤加减。

马齿苋 20g	板蓝根 30g	防风 10g	白芷 6g
赤芍 15g	木贼草 30g	薏苡仁 60g	重楼 5g

加减：皮损坚硬、疼痛者，加猫爪草、皂角刺；发于下肢者，加牛膝、独活；红肿、疼痛者，加连翘、紫花地丁；夜寐不安者，合用百合知母汤；疣体数目较多者，加用白花蛇舌草、忍冬藤等。

分析：扁平疣的病机是外感疫疬之邪侵入机体致局部气血凝滞、痰阻而成。本型多见于扁平疣初起或平素正气较为充实之人，一时染毒。治疗上以祛邪为主，用马齿苋清热解毒利湿，凉血散血消肿；板蓝根清热解毒，凉血消肿；防风祛风解表；白芷祛风燥湿；赤芍清热凉血，散瘀止痛；重楼清热解毒，消肿散结；木贼草清肝明目、止血、利尿通淋；薏苡仁健脾渗湿。诸药合用，共奏清热祛湿、解毒散结之功。

2. 湿热郁肤证

症状：散在高粱米大小扁平实性丘疹，表面光滑，高出皮肤，抚之碍手，边界清楚，互不融合，多数为正常皮色，少量为淡褐色，自诉无瘙痒等不适。伴或不伴纳差、大便稀。舌苔薄黄，边有齿印，质常，脉弦滑。

治法：清热解毒，化湿散结。

处方：祛疣汤合消瘰丸加减。

马齿苋 20g	木贼 30g	重楼 5g	野菊花 15g
白芷 10g	防风 10g	赤芍 15g	薏苡仁 30g
玄参 20g	牡蛎 20g	浙贝母 30g	甘草 6g

加减：大便稀、完谷不化者，加四君子汤；湿痰黏着难去，病情缠绵者，要加强扶正祛邪、健脾除湿化痰之力，在基础方上加用化痰散结的药，如白芥子、山慈菇、猫爪草等。

分析：素体脾虚者，或久病伤及脾胃者，脾虚湿蕴，湿浊内生，加之外感邪气，正虚不能驱邪外出，邪毒蕴于肌肤，病久入络，阻碍气血津液运行，使水湿停聚，郁而化热，阻于肌肤而发扁平丘疹。由于正虚感邪且湿邪黏滞难去，本类型的扁平疣可能缠绵难愈，治疗时间相对更长。治疗上，在祛疣汤的基础上加消瘰丸以增强化痰软坚散结之力。脾虚明显者还需顾护脾胃，以四君子汤合用加减。

（四）典型案例

张某，男，28 岁，职员。2003 年 7 月 12 日初诊。

因面部小丘疹 10 年就诊。患者无明显诱因面部出现扁平小丘疹，瘙痒不明显，逐渐增多，曾于多家医院（具体不详）就诊，诊断为"扁平疣"，行液氮冷冻、激光等治疗后复发。既往史：无特殊。刻下症见：面部散在高粱米大小扁平实性丘疹，表面光滑，高出皮肤，抚之碍手，边界清楚，互不融合，多数为正常皮色，少量为淡褐色，自诉无瘙痒等不适。纳眠尚可，二便正常。舌苔薄黄，边有齿印，质常，脉弦滑。

中医诊断：扁瘊。

西医诊断：扁平疣。

辨证：湿热郁肤证。

治法：清热解毒，化湿散结。

处方：祛疣汤合消瘰丸加减。

马齿苋 20g	木贼 30g	重楼 5g	野菊花 15g
白芷 10g	防风 10g	赤芍 15g	薏苡仁 30g
漏芦 30g	玄参 20g	牡蛎 20g	浙贝母 30g
丹参 30g	红花 10g	山慈菇 10g	猫爪草 10g
白花蛇舌草 15g	甘草 3g		

14 剂，水煎服，日 1 剂，一日 3 次，饭后半小时温服。嘱患者每日睡前以酿造食用白醋涂擦疣体，促其消散。

二诊：患者面部皮疹变薄，二便调，纳眠可。舌苔薄黄，边有齿印，质常，脉弦。前法有效，守方加减，去白花蛇舌草，加南沙参 30g、茯苓 20g、白术 15g，又进 14 剂。继续每日睡前以酿造食用白醋涂擦疣体。

三诊：患者面部皮疹发红，自觉瘙痒，二便调，纳眠可。舌苔薄黄，边有齿印，质常，脉弦。守方加减，加入蚕沙 60g，又进 7 剂。继续每日睡前以酿造食用白醋涂擦疣体。

四诊：患者面部皮疹多数脱落，舌苔薄黄，质常，脉弦。以南沙参 30g、马齿苋 20g、板蓝根 30g、防风 10g、白芷 5g、赤芍 15g、木贼 30g、薏苡仁 60g、重楼 5g、猫爪草 10g、夏枯草 20g、甘草 6g，调理而愈。

案例点评：本例年轻男性患者，病程长，经多种治疗后复发，一诊时患者面部散在扁平实性丘疹，多数为正常皮色，少量为淡褐色，自诉无瘙痒等不适，纳眠、二便正常。患者正气尚且充足，治疗先以祛邪为主，结合舌苔薄黄，边有齿印，质常，脉弦滑，辨证为湿热郁肤证，以祛疣汤加消瘰丸加减治疗，考虑患者病史长，既往治疗复杂，邪气郁闭日久，气血阻滞较重，瘀血、痰湿明显，加漏芦、白花蛇舌草、丹参、红花、山慈菇、猫爪草，增强清热利湿、活血化瘀、化痰散结之功。二诊患者面部皮疹变薄，前法有效，守方加减，结合扁平疣正虚邪犯的本质，需兼顾扶正，故去白花蛇舌草，加入四君子汤；三诊时患者面部皮疹发红，自觉瘙痒，是促阴转阳，扁平疣即将脱落之兆，继续守方，并加入蚕沙祛风除湿、活血痛经。四诊时果见疣体多数脱落，再按原思路守方加减，巩固疗效。

（五）临证经验

祛疣汤是艾老根据热瘀互结证扁平疣的特殊病因病机而设，以疏风清热解毒，软坚散结消瘀为主。方中马齿苋、野菊花、板蓝根具有清热解毒之效，为主药。马齿苋性味酸、寒，能清热解毒、散血消肿，早在《本草纲目·菜部第二十七卷·菜之二》中就有用马齿苋治疗疣的记载，曰"诸肿瘘疣目，捣揩之"；野菊花疏风清热、消肿解毒，作用于肝经，《本草汇言·卷之三草部·草类上》中记载野菊花能"破血疏肝，解疔散毒"；板蓝根更以清热解毒散结见长。故三药同用，大大加强了本方清热解毒作用。玄参清热凉血，解毒散结；牡蛎软坚散结，平肝潜阳；浙贝母清热化痰，开郁散结。三药组成消瘰丸，是《医学心悟》中治疗瘰疬的代表方剂，该方组方严谨，配伍精当，力专效著，运用于自拟祛疣汤中，具有清热化痰、软坚散结之功，为臣药。赤芍清热凉血，又能散瘀，《滇南本草·丛本卷上》曰其能"泻脾火，降气行血，破瘀血，散血块，止腹痛，散血热，攻痈疽，治疗癫疮"；木贼草归肝经，疏散风热，《本经逢原·卷二·瀑草部》记载其能"发散肝胆风邪"；薏苡仁利水渗湿，健脾，《本草纲目·谷部第二十三卷·谷之二》云"薏苡仁属土，阳明药也，故能健脾益胃"。三药既能助主药疏风清热，也能助臣药散结化瘀，还能疏肝健脾，使得脉络通畅，同时又兼顾补益正气，标本兼顾，故为佐药。白芷性辛温，能解表、散风、通窍，能引诸药上行至头面部，透达肌表；防风发表散风。两药共用，起到引方中诸药直达病所，祛邪外出的作用。

本方中诸药排列有序，相辅相成，使得气行血畅，瘀消结散，毒邪外出。结合不同患者的临床表现，在基础方上根据不同的兼证灵活加减，体现中医辨证论治的特点，标本兼顾，可以取得良好的治疗效果。

结合本病半阴半阳的特点，旨在透阴转阳，使阴转阳化，促进向愈。"祛疣方"中加入防风、白芷等辛温疏散之品正体现透阴转阳之意，但不可一味清热解毒致使脾胃损伤，当然也不能过用温燥之品，防止皮损暴发。

扁平疣的外治法也很重要，常用以下几种方法。

（1）中药外洗法：采用药渣再煎水外搽，降低外用药物的浓度，减小其对皮肤的刺激性。同时，在外搽药水中加入少量白醋以增加药物疗效。具有开腠理、调气血、通经络等作用。

（2）醋擦：即用醋外擦，有一定的治疗效果。以酿造食用白醋涂擦疣体，既可促阴转阳，又可防止扁平疣扩散。

（3）火针疗法：祛邪助长阳气。同时，热能引热，犹如蓬勃旺盛之势，作为催化动力剂，为祛邪达到事半功倍之效。

（六）零金碎玉

1.消瘰丸

消瘰丸组成为玄参20g、浙贝母30g、牡蛎20g，见于清代程国彭《医学心悟》，原为治瘰疬初起未溃而设。方中玄参清热滋阴，凉血散结；牡蛎软坚散结；贝母清热化痰。三药合用，可使阴复热除，痰化结散，使其自消。共奏清热滋阴，化痰散结之效。常用于瘰疬属肝肾阴亏者，肝火郁结，灼津为痰；亦可用于痰核、瘿瘤属痰火结聚者。艾儒棣教授不拘泥此方仅治疗瘰疬，根据中医"异病同治"的理念多治怪病顽疾。在扁平疣中，见疣体凸起、表面光滑、伴脾虚湿盛、舌苔腻、脉滑者，可合用之。

2.山慈菇、猫爪草

（1）单味功用

山慈菇之名，始见于《嘉祐本草》，然陈藏器《本草拾遗》已有记载，名金灯，即其花。能散坚消结，化痰解毒，其力颇峻。《本草蒙筌》云："味辛，苦。有小毒。生捣为拔毒敷药，频换则灵；焙研合玉枢神丹，必资作主。消痈疽无名疔肿，散瘿疹有毒恶疮。"张景岳说，山慈菇"味甘微辛，有小毒"，归肝、胃、肺经，功可清热解毒、消肿散结。主治痈疽恶疮、瘰疬结核、咽痛喉痹、蛇虫咬伤。明·卢之颐著《本草乘雅半偈》曰："山慈菇，剥人面皮，化人疣赘。"

猫爪草，别名猫爪儿草、三散草。《中华本草》在猫爪草条下指出：味甘、辛，性平。归肝、肺经。功能与主治：泻火解毒，化痰散结。主治瘰疬，结核，咽炎，疔疮，蛇咬伤及疟疾，偏头痛，牙痛。

（2）伍用经验

本药对中，山慈菇善散坚消结、化痰解毒，猫爪草泻火解毒、化痰散结。二药常相须为用，作为临证加减药对，治疗扁平疣有痰胶结不散者效果明显。

（七）问诊路径

1.皮肤相关情况

（1）了解整体皮肤及皮损区域情况，并详询患者的病程和症状起始时间，记录疣体的颜色、形状、大小、数目、分布情况和受累部位，是否突出皮肤表面，是否有破损，是否有角化现象等。

（2）了解患者平时的洗护习惯，使用的护肤品或化妆品中是否含有刺激性成分；是否经常晒太阳，防晒措施是否得当。

（3）是否合并其他可能影响皮肤屏障功能的疾病，如特应性皮炎、再发性皮炎等。

2. 全身症状情况

（1）询问患者的睡眠、情绪、二便情况、饮食习惯、平时是否容易出现胃肠不适及具体表现等。

（2）了解患者的免疫功能情况，是否经常感冒、容易疲劳等。

3. 个人史

了解患者是否有接触史，如是否与他人共用毛巾、瑜伽垫、刮胡刀等，是否重视公共场所接触物品的卫生和消毒。

4. 治疗和用药情况

询问先前接受的治疗方法及其效果，记录患者近期使用的药物。

5. 其他

开放性问诊，例如：你还有哪些不舒服的需要补充？

6. 整合分析

确定证型、治法、方药。